农药
环境毒理学
基础

万树青　李丽春　张瑞明　编著

化学工业出版社
·北京·

内 容 简 介

本书从环境毒理学视角，系统介绍了化学农药的主要类型和作用机理，并在此基础上重点阐述农药的环境毒性与毒理，有机体对化学农药吸收、转运、代谢的过程以及致毒的机理。论述了农药急性毒性和慢性毒性（致癌、致畸和致突变）的基本原理和评价方法，农药环境污染、农药残留、农药药害对环境生物的影响及其降害的措施和安全风险评价的原理和方法，农药中毒的防范与救治，国内外农药管理的法律法规和解读新颁布的《农药管理条例》的主要内容和农药安全使用的策略和措施，还综述了代谢组学在农药环境毒理学研究和风险评估应用上的现状与展望。

本书主要供农业大专院校、医学院的环境科学、毒理学研究作教学参考之用，也可作为农业系统干部和技术人员的培训资料和从事农业环境保护工作人员的参考用书。

图书在版编目（CIP）数据

农药环境毒理学基础/万树青，李丽春，张瑞明编
著. —北京：化学工业出版社，2021.4
ISBN 978-7-122-38482-9

Ⅰ.①农…　Ⅱ.①万…　②李…　③张…　Ⅲ.①农药
毒理学-环境毒理学　Ⅳ.①R994.6②S481

中国版本图书馆 CIP 数据核字（2021）第 024628 号

责任编辑：刘　军　孙高洁　冉海滢　　　　文字编辑：陈小滔　李娇娇
责任校对：刘　颖　　　　　　　　　　　　装帧设计：关　飞

出版发行：化学工业出版社（北京市东城区青年湖南街13号　邮政编码100011）
印　　装：三河市延风印装有限公司
710mm×1000mm　1/16　印张26¼　字数527千字
2021年6月北京第1版第1次印刷

购书咨询：010-64518888　　　　　　　　售后服务：010-64518899
网　　址：http://www.cip.com.cn
凡购买本书，如有缺损质量问题，本社销售中心负责调换。

定　　价：128.00元　　　　　　　　　　　　　　版权所有　违者必究

　　我们生活的地球上有茂密的森林，秀丽的山川河流，广袤无边的大草原，肥沃的土壤，上有蓝天，下有海洋，还有我们筑起的家园。得益于地球上的自然环境，人类在距今 500 万年的第三纪上新世从猿类分化出来，从爬行到直立，从刀耕火种的原始农业生产到现代化农业。18 世纪，人类步入工业文明，经历了蒸汽机时代、电气化时代和计算机时代，实现了产业的信息化与网络化。人类的文明，促进了人类自身的发展、知识的爆炸和财富的积累。

　　然而，随着人类文明的推进，环境问题凸现出来。由于人类疯狂地向大自然掠取，大量森林被砍伐，草原被垦植，大量动物被捕杀。结果是土表植被被破坏、生物物种急剧减少、生物多样性正面临前所未有的大劫难，土地沙化、尘土飞扬、洪水泛滥、山体滑坡、气候异常、冰川融化、地震、海啸、火山喷发、龙卷风、气旋等自然灾害接踵而来，吞食了无数的生命。人类生存的环境受到极大的威胁。

　　化学农药是 20 世纪 30～40 年代现代农业发展的产物，1939 年瑞士科学家 Paul Müller 发现了滴滴涕（DDT）的杀虫作用，并因此获得了 1948 年的诺贝尔生理学或医学奖，这是现代化学合成农药的里程碑。随后化学合成了有机磷酸酯类、氨基甲酸酯类、拟除虫菊酯类等农药。至今世界有机合成化学农药的历史已有八十多年，化学农药在保护作物和控制人畜疾病方面发挥着越来越重要的作用，成为人类赖以生存的重要化学品。

　　1962 年，美国的 Rachel Carson 女士编写了《寂静的春天》（Silent Spring）一书，论述了化学合成杀虫剂对大自然的危害，唤起了人们对农药残留的重视，导致 20 世纪 70 年代开始世界各国相继停用高残留的滴滴涕（DDT）、六六六等有机氯农药。1996 年 3 月，美国的两位科学家 Theo Colborn、John Peterson Myers 和科学记者 Dianne Dumanoski 联合创作了《痛失未来》一书（Our Stolen Future：Are We Threatening Our Fertility，Intelligence，and Survival?），向人们介绍了激素杀手（hormone disrupters）的危害。它们隐藏在广泛使用的有毒化学药品，主要是杀虫剂里，这些杀虫剂不但残留在食物里，而且渗入地下水，还常常混进饮用水里。它们通过食物链进入人体，干扰激素平衡，造成人类生育繁衍的危机。

　　《痛失未来》的作者就人类的生存问题向我们又一次敲响了警钟。时任美国副总统的戈尔在为《寂静的春天》30周年纪念版写过前言后又为《痛失未来》作序。这足显整个社会对农药的重视，农药对人类活动的重要影响。这本书的出版使社会对农药——这类释放到环境中的化学品提出了更高的要求，涉及农药的一些国际公约相继签署生效。

2001年5月22日，127个国家和地区的代表在瑞典首都斯德哥尔摩签署了《关于持久性有机污染物的斯德哥尔摩公约》。持久性有机污染物的英文为persistent organic pollutants，所以该公约也被称为POPs公约，2004年11月11日，该公约正式对中国生效。

编写本书的目的是使人们认识到化学农药对生态环境的影响，对生物有机体的伤害，特别是对人体的伤害。为了减少化学农药对环境的影响和对人畜的毒性，有必要深入了解施用化学农药后，它们在环境中的归宿，它们是如何进入生物体内，在机体内是如何代谢转化的，致毒的机理又是什么等。只有了解这些问题，才有可能有效防范和减轻农药对环境的影响和人畜的伤害。

由于化学农药的广泛应用，农药残留问题不可避免，环境毒理学和农药环境毒理学是突破包围的一种工具。利用这个工具可以降低因环境污染和生态破坏等一系列问题带来的痛苦和灾难，减轻和消除因环境毒物或化学农药对人们心灵带来的恐惧与不安。同时毒理学作为一种武器，将在环境治理中发挥越来越重要的作用。

本书是作者长期从事农药学和农药环境毒理学教学和农田生态安全性研究工作的总结，是在原《环境毒理学》讲义基础上重新编排整理而成的，在此要特别感谢我的二位已毕业的研究生的支持与帮助，当听闻要编书的信息后，他们第一时间主动提出参与此书的编写工作。其中第十一章是由李丽春博士（中国水产科学研究院珠江水产研究所）撰写，书中涉及生态安全风险评估内容由李丽春博士补充，第五章由张瑞明工程师（广东中科英海科技有限公司）撰写，他们正在从事农药环境安全性评价研究工作，在工作中积累了丰富经验。他们借助本书将自己的研究工作体会和经验贡献给热爱环保事业的人们。

在本书出版之际，须特别感谢化学工业出版社对本书书稿的认真审核，本书责任编辑提出了许多宝贵意见，李丽春和张瑞明对全书进行了文字处理和编排工作。

科学技术进步，促进人类文明的发展，经济腾飞，人们享受着财富带来的幸福感。但在科技和经济飞速发展的今天，人类有责任保护我们的生存空间，留住我们的青山绿水，造福我们的子孙后代。消除污染，保护环境，刻不容缓！

万树青
2020年12月

目录

第三章　农药环境毒性　096

第四章　农药毒性毒理试验研究方法　129

第九章 农药药害与降害措施

第十章 农药生态毒理与环境安全评价

第一章

绪 论

第一节 农药环境毒理学的几个基本概念

一、自然环境与生物圈概念

1. 自然环境

自然环境（environment）指周围所在的条件，对不同的对象和学科来说，环境的内容也不同。生物学所定义的环境是生物生活周围的气候、生态系统、群体和其他种群的总称。《中华人民共和国环境保护法》对环境的定义为：影响人类生存和发展的各种天然的和经过人工改造的自然因素的总体，包括大气、水、海洋、土地、矿藏、森林、草原、湿地、野生生物、自然遗迹、人文遗迹、自然保护区、风景名胜区、城市和乡村等。人类生活的自然环境，主要包括岩石圈、土圈、水圈、大气圈、生物圈，其中与人类生活关系最为密切的是生物圈。

2. 生物圈

地球上所有的生物与其环境的总和称为生物圈（biosphere），是指地球上凡是出现并感受到生命活动影响的地区，是地表有机体包括微生物及其自下而上环境的总称，是地球特有的圈层。它也是人类诞生和生存的空间。生物圈是地球上最大的生态系统。它的范围是：大气圈的底部、水圈大部和岩石圈表面。

二、环境问题

（一）人类发展与环境

在人类刚出现时，原始人类依靠生物圈获取食物来源，在狩猎和采集食物阶段，人类和其他动物基本一样，在整个生态系统中占有一席位置。但人类会使用工具，会节约食物，因此，人类占有优越的地位，会用有限的食物维持日益壮大的种群。

在畜牧业和农业阶段，人类已经改造了生物圈，创造围绕人类自己的人工生态系统，从而破坏了自然生态系统，随着人类不断发展，数量增加，不断地扩大人工生态系统的范围，由于地球的范围是固定的，自然生态系统不断地缩小，许多野生生物不断地灭绝。

从人类开始开采矿石，使用化石燃料以来，人类的活动范围开始侵入岩石圈。人类开垦荒地，平整梯田，尤其是自工业革命以来，大规模地开采矿石，破坏了自然界的生态平衡。

自 20 世纪后半叶以来，由于人类工农业蓬勃发展，大量开采水资源，过量使用化石燃料，向水体和大气中排放大量的废水废气，造成大气圈和水圈的质量恶化。

（二）化学农药的环境问题

20 世纪上半叶发展起来的化学农药，在农业现代化进程中发挥了极其重要的作用，特别是在高效防治农作物的病虫草害和其他有害生物，保障粮食丰收，维系世界和平与稳定上功不可没。但由于过量使用，加上化学农药自身毒性问题，造成了越来越严重的环境问题，最为突出的是农药"3R"问题，即抗性（resistance）、残留（residue）和害虫再猖獗（resurgence）。化学农药是人类合成的，属外来生物活性物质，它能引起机体形态、机能、生长发育和寿命的改变，或引起机体平衡稳态失常及生物功能的降低，或引起机体对外界应激状态代偿能力的损伤、致易感性增高，或生理、生化代谢异常。越来越严重的环境问题，引起人类的关注，从而使得环境保护事业开始出现。

首先是 1962 年美国科普作家 Rachel Carson（蕾切尔·卡逊）创作的科普读物《寂静的春天》（*Silent Spring*）一书出版。在这本书中，卡逊以生动而严肃的笔触，描写因过度使用化学药品和肥料而导致环境污染、生态破坏，最终给人类带来不堪重负的灾难，阐述了农药对环境的污染，用生态学的原理分析了这些化学杀虫剂对人类赖以生存的生态系统带来的危害，指出人类用自己制造的毒药来提高农业产量，无异于饮鸩止渴，人类应该走"另外的路"。该书将近代污染对生态的影响透彻地展示在读者面前，给予人类强有力的警示。号召人们迅速改变对自然世界的看法和观点，呼吁人们认真思考人类社会的发展问题。另外，她记录了工业文明所带来的诸多负面影响，直接推动了日后现代环保主义的发展，从而引起全世界的关注，使得环境保护事业开始出现，新的环境保护和环境毒理学科相继诞生。

在行动上，20世纪70年代开始，世界各国相继停用高残留的滴滴涕（DDT）、六六六等有机氯农药。

1972年6月5日在瑞典首都斯德哥尔摩召开联合国人类环境会议，会议通过了《人类环境宣言》，并提出将每年的6月5日定为"世界环境日"。同年10月，第27届联合国大会通过决议接受了该建议。世界环境日的确立，反映了世界各国人民对环境问题的认识和态度，表达了人类对美好环境的向往和追求。

2001年5月22日，127个国家和地区的代表在瑞典首都斯德哥尔摩签署了《关于持久性有机污染物的斯德哥尔摩公约》。持久性有机污染物的英文为 persistent organic pollutants，所以该公约也被称为 POPs 公约，2004年11月11日，该公约正式对中国生效。

持久性有机污染物（POPs）是指人类合成的能持久存在于环境中，通过生物食物链累积，并对人类健康及环境造成有害影响的化学物质。这些物质在环境中不易降解，存留时间较长，可以通过大气、水的输送而影响到区域和全球环境，并可通过食物链富集，最终严重影响人类健康。这些物质可能造成人体内分泌系统紊乱，生殖和免疫系统受到破坏，并诱发癌症和神经性疾病。与常规污染物不同，持久性有机污染物对人类健康和自然环境危害更大。这些有机污染物能够沿着食物链传播，在动物体内的脂肪中富集。它们还会引起过敏、先天缺陷和癌症，以及诱发免疫系统和生殖器官的疾病。它们都属于环境激素，即使浓度极小，也会影响人类的内分泌系统。这些污染物已经在土壤和水中长期存在，不仅难于生物降解，而且流动性很强，能够传播到世界各地，包括南极和北极。研究表明，持久性有机污染物对人类影响会持续几代，对人类生存繁衍和可持续发展构成重大威胁。首先消除的12种POPs中，8种是有机氯杀虫剂。根据公约规定，缔约方须在公约对缔约方生效当日起计的两年内制定国家实施方案并尽快组织实施。

2004年2月24日，《关于在国际贸易中对某些危险化学品和农药采用事先知情同意等程序的鹿特丹公约》（简称《鹿特丹公约》）正式生效。从2005年6月20日起，我国将全面执行《鹿特丹公约》，因其核心内容是实行事先知情同意程序（prior informed consent procedure），因而该公约也称为《PIC公约》，农药出口企业在出口《鹿特丹公约》限定的农药品种时，应预先告知进口国，并服从进口国的进口决定。

这些公约的实施，使许多国家对农药残留限量要求成倍提高，并相继禁用高毒高残留农药。昆虫生长调节剂等非直接杀伤型农药得到了迅速发展。

为了最大限度发挥化学农药的作用，减少对环境的影响，根据农药应用的现状，国务院颁布了《农药管理条例》，它的作用主要是在行政管理方面加强农药管理，保证农药质量，保障农产品质量安全和人畜安全，保护农业、林业生产和生态环境。作为我国农业领域一部重要的行政法规，条例的出台为进一步加强农药管理，保障农产品质量安全，推动建设资源节约、环境友好的现代农业，提供坚实有力的法律依据。

经过半个多世纪的应用和研究，除了发挥了农药应有的作用外，人们对于农药对环境的影响有了更清晰的认识，经不断扬弃，今天的农药已走向成熟，研究程序日趋完善，产品要求更为科学。

三、毒物相关概念与毒理学相关学科

（一）毒物相关概念

1. 毒物

毒物（poison，toxicant）指在一定条件下，较小剂量就能够对生物体产生损害作用或使生物体出现异常反应的外源化学物。毒物可以是固体、液体和气体，与机体接触或进入机体后，能与机体相互作用，发生物理化学或生物化学反应，引起机体功能下降或造成器质性的损害，严重的甚至危及生命。

毒物与非毒物之间并无截然分明的界限，从广义上讲，世界上没有绝对有毒和绝对无毒的物质。就是人们赖以生存的氧和水，如果超过正常需要量进入体内，如纯氧输入过多或输液过量过快时，即会发生氧中毒或水中毒。食盐是人类不可缺少的物质，如果一次摄入60g左右也会导致体内电解质紊乱而生病，如一次摄入200g以上，即可因电解质严重紊乱而死亡。反之，一般认为毒性很强的毒物，如砒霜、汞化物、蛇毒、乌头、雷公藤等也是临床上常用的药物。所以有人曾说"世界上没有无毒的物质，只有无毒的使用方法"，可见给毒物下一个绝对准确的概念是困难的。

绝大多数毒物就其性质来说是化学物，天然的或合成的，无机的或有机的，单体或化合物。但也可能是动植物、细菌、真菌等产生的生物毒素。

毒物具有以下基本特征：①对机体有不同水平的有害性，但具备有害性特征的物质并不都是毒物，如单纯性粉尘。②经过毒理学研究之后确定为毒物的。③必须能够进入机体，与机体发生有害的相互作用。具备上述三点才能称之为毒物。

2. 农药

农药（pesticide）是用于预防、控制危害农业、林业的病、虫、草、鼠和其他有害生物以及有目的地调节植物、昆虫生长的化学合成或者来源于生物、其他天然物质的一种物质或者几种物质的混合物及其制剂。农药可根据原料、成分、用途、作用方式等进行分类。

（1）按原料的来源及成分分类

① 无机农药　主要指由天然矿物原料加工、配制而成的农药，故又称为矿物性农药。其有效成分都是无机的化学物质，常见的有石灰、硫黄、砷酸钙、磷化铝、硫酸铜等。

② 有机农药　主要指由碳、氢元素构成的一类农药，多数可用有机合成方法制得。目前所用的农药大多数属于这一类，通常又可据其来源及性质分为植物性农药（烟草、除虫菊、印楝等）、矿物油农药（石油乳剂等）、微生物农药（苏云金杆菌、农用抗菌素等）及人工化学合成的有机农药。

（2）按用途分类　按农药主要的防治对象分类，常用的有以下几类：

① 杀虫剂　对昆虫机体有直接毒杀作用，以及通过其他途径可控制其种群形成或可减轻、消除害虫为害程度的药剂。

② 杀螨剂　可以防除植食性有害螨类的药剂。

③ 杀菌剂　对病原菌能起到杀死、抑制或中和其有毒代谢物，因而可使植物及其产品免受病菌为害或可消除病症的药剂。

④ 杀线虫剂　用于防治农作物线虫病害的药剂。

⑤ 除草剂　可以用来防除杂草的药剂。

⑥ 杀鼠剂　用于毒杀多种场合中各种有害鼠类的药剂。

⑦ 植物生长调节剂　对植物生长发育有控制、促进或调节作用的药剂。

（3）按作用方式分类　这种分类方法常指对防治对象起作用的方式，常用的分类方法如下：

① 杀虫剂

A.胃毒剂　只有被昆虫取食后经肠道吸收进体内，到达靶标才可起到毒杀作用的药剂。

B.触杀剂　接触到虫体（常指昆虫表皮）后便可起到毒杀作用的药剂。

C.熏蒸剂　以气体状态通过昆虫呼吸器官进入体内而引起昆虫中毒死亡的药剂。

D.内吸剂　使用后可以被植物体（包括根、茎、叶及种、苗等）吸收，并可传导运输到其他部位组织，使害虫吸食或接触后中毒死亡的药剂，如吸食而引起中毒的，也是一种胃毒作用。

E.拒食剂　可影响昆虫的味觉器官，使其厌食、拒食，最后因饥饿、失水而逐渐死亡，或因摄取营养不足而不能正常发育的药剂。

F.驱避剂　施用后可依靠其物理、化学作用（如颜色、气味等）使害虫忌避或发生转移、潜逃现象，从而达到保护寄主植物或特殊场所目的的药剂。

G.引诱剂　使用后依靠其物理、化学作用（如光、颜色、气味、微波信号等）可将害虫诱聚而利于歼灭的药剂。

② 杀菌剂

A.保护性杀菌剂　在病害流行前（即当病原菌接触寄主或侵入寄主之前）施用于植物体可能受害的部位，以保护植物不受侵染的药剂。

B.治疗性杀菌剂　在植物感病以后，可用一些非内吸杀菌剂，如硫黄直接杀死病菌；或用具内渗作用的杀菌剂，可渗入到植物组织内部，杀死病菌；或用内吸杀菌剂直接使药剂进入植物体内，随着植物体液运输传导而起治疗作用。

C.铲除性杀菌剂　对病原菌有直接强烈杀伤作用的药剂。这类药剂常为生长期植物所不能忍受，故一般只用于播前土壤处理、植物休眠期或种苗处理。

③ 除草剂

A.输导型除草剂　施用后通过内吸作用传至杂草的敏感部位或整个植株，使之中毒死亡的药剂。

B.触杀型除草剂　不能在植物体内传导移动，只能杀死所接触到的植物组织的药剂。在除草剂中，习惯上又常分为选择性和灭生性两大类。严格地讲，这不能作为作用方式的划分。

C.选择性除草剂　即在一定的浓度和剂量范围内杀死或抑制部分植物而对另外一些植物安全的药剂。

D.灭生性除草剂　在常用剂量下可以杀死所有接触到药剂的绿色植物体的药剂。

3. 毒性

毒性（toxicity）指外源化学物质与机体接触或进入体内的易感部位后，能引起损害作用的相对能力，或简称为损伤生物体的能力。也可简单表述为，外源化学物在一定条件下损伤生物体的能力。一种外源化学物对机体的损害能力越大，则其毒性就越高。外源化学物毒性的高低仅具有相对意义。在一定意义上，只要达到一定的剂量，任何物质对机体都具有毒性；如果低于一定数量，任何物质都不具有毒性，关键是此种物质与机体的接触量、接触途径、接触方式及物质本身的理化性质，但在大多数情况下与机体接触的剂量是决定因素。

由药物毒性引起的机体损害习惯称中毒。大量毒药迅速进入人体，很快引起中毒甚至死亡，称为急性中毒；少量毒药逐渐进入人体，经过较长时间积蓄而引起的中毒，称为慢性中毒。此外，药物的致癌、致突变、致畸等作用，则称为特殊毒性。

毒性与剂量、接触途径、接触期限有密切关系。

评价外源化学物的毒性，不能仅以急性毒性高低来表示，有一些外源化学物的急性毒性是属于低毒或微毒，但却有致癌性，如 $NaNO_2$，有些外源化学物的急性毒性与慢性毒性完全不同，如苯的急性毒性表现为中枢神经系统的抑制，但其慢性毒性却表现为对造血系统的严重抑制。我们平常见到的"剧毒""低毒"等实际上就是指毒物的毒性。按世界卫生组织（World Health Organization，WHO）急性毒性分级标准，毒物的毒性分级如下：

剧毒：毒性分级 5 级；成人致死量，每千克体重小于 0.05g；60kg 成人致死总量，0.1g。

高毒：毒性分级 4 级；成人致死量，每千克体重 0.05～0.5g；60kg 成人致死总量，3g。

中等毒：毒性分级 3 级；成人致死量，每千克体重 0.5～5g；60kg 成人致死总量，30g。

低毒：毒性分级 2 级；成人致死量，每千克体重 5～15g；60kg 成人致死总量，250g。

微毒：毒性分级 1 级；成人致死量，每千克体重大于 15g；60kg 成人致死总量，大于 1000g。

4. "三致"作用

三致是指致突变（mutagenecity）、致畸（teratogenesis）和致癌（carcinogenesis）作用。随着科学技术的不断发展和人民生活水平的不断提高，人们接触的各种各样的环境有害因素特别是化学物质越来越多。其中，有许多是对人体有害的。例如，工业污染造成城市中聚集大量煤烟和煤焦油，长期接触的人很容易患阴囊癌；孕妇经常接触有害因素，胎儿易致畸；甲醛可以破坏 DNA 的碱基，造成基因突变。部分化学农药也是"三致"的重要因子。这些由环境有害因素引发的"三致"作用，是毒理学研究的热点之一。

（二）与毒理学相关的学科

1. 毒理学

毒理学（toxicology）是一门研究化学物质（包括药物、环境污染物和工业化学物质等）有害作用的应用学科；是一门研究化学物质对生物体的毒性反应、严重程度、发生频率和毒性作用机制的科学，也是对毒性作用进行定性和定量评价的科学；是预测其对人体和生态环境的危害，为确定安全限值和采取防治措施提供科学依据的一门学科。

主要应用生理学、药理学、生物学、生物化学和病理学等基础学科的理论和技术，通过动物实验、临床观察和流行病学调查方法，研究外来物质的吸收、分布、代谢和排泄、毒性作用及其机制，以及中毒后如何治疗。毒理学不仅为保护人类和其他生物免遭化学物质的毒害，保障人民身体健康提供了帮助，而且也直接为研制有良好选择作用的毒物，通过比较毒性和选择毒法，研制出更具选择性的药物和农药等，并进行化学物质的安全性评价或危险性评价，制订卫生标准，提供科学依据。

2. 环境毒理学

环境毒理学（environmental toxicology）是研究外源性的毒物包括化学物及物理和生物因素对生物有机体的有害作用及其作用机理，进而预测其对人体和生态环境危害的严重程度，为确定安全限值和采取防治措施提供科学依据的科学，也是对毒性作用进行定性和定量评价的一门学科。由于毒理学的研究目的是为保护生物体的健康或安全提供科学依据，因此从学科性质上划分，毒理学属于预防医学，贯穿了预防为主的思想。环境毒理学主要研究环境化学污染物和其他有害物质对生物有机体的影响。

3. 农药环境毒理学

农药环境毒理学（environmental toxicology）是环境毒理学的一个重要分支，主要研究化学农药在环境中的分布、转移、代谢、转化和积累，造成生态系统的平衡破坏、引起植物药害发生，并通过食物链在生物体内富集，对有益生物和人类造成影响。农药环境毒理学是 20 世纪 70 年代中期发展起来的一门新兴学科，它的研究范围包括农药在生态环境中的降解、代谢、转移，农药对生态系统成员个体和群体的短期和长期毒性以及毒性的评价方法。对投入市场的农药品种，需进行严密而科学的检测。农药对生态环境和动植物、人体的影响，是关系到人类健康和生态环境安全的大问题，所以越来越引起人们的高度关注。

因此，开展农药环境毒理学研究，普及农药环境毒理学的知识是促进我国农业现代化，实现人们对美好生活向往，减少农药化合物对环境压力，保持生态平衡，促进人类健康发展，指导科学合理使用化学农药，实现人类社会可持续发展的必由之路。

随着现代科学技术的迅速发展，学科间的交叉，特别是分子生物学、细胞和分子遗传学、基因组学、转录组和代谢组学等向农药毒理学的渗透，促进了农药环境毒理学理论和检测手段不断完善，使其成为农药科学和环境科学中发展速度最快的一门新兴学科。建立快速准确的农药环境、食品残留检测系统，农药对生物有机体的毒性和毒理以及环境风险评估系统，特别是农药环境污染造成的生态系统破坏，对有机体损伤以及农作物药害的预警、预测和修复以及治理，这些均是当前农药环境毒理学领域的研究热点。

4. 生态毒理学

生态毒理学（ecotoxicology）研究化学和物理因子对生命有机体，特别是对特定的生态系统中生物种群和群落的毒性效应，同时也研究这些因素在环境中的相互作用与归宿。

5. 保护生物学

保护生物学（conservation biology）是研究人类对生物多样性的影响及防止物种灭绝的有效途径的科学。

6. 生物多样性

生物多样性（biodiversity）研究生态环境的遗传多样性、物种多样性、生态系统多样性和景观多样性。

7. 环境生物学

环境生物学（environmental biology）是研究生物系统与人为逆境相互关系的科学。

第二节　环境问题的由来

人类诞生以后，人类除了以自己的存在来影响环境，适应环境外，还以自己的劳动来改造环境，把自然环境转变为新的生存环境，继而新的生存环境再反作用于人类，经反复复曲折长期的过程，人类在改造客观世界的同时，也改造自己。人类通过劳动学会了更有效地利用环境，改造环境，给自然环境打上了人类社会活动的烙印，并相应地产生了一个智能圈或技术圈、社会经济圈。人类赖以生存的环境，就是这样由简单到复杂，由低级到高级发展而来的。

一、环境分类

自然环境、工程环境、社会环境共同组成各级人类生存环境的结构单元。

1. 自然环境

自然环境是人类生存和发展的物质基础，它是由大气、水体、土地、岩石和生物等各种自然环境要素以不同的组分和耦合方式，组成的多种多样的生存环境。自然环境可以从各种不同的角度作进一步分类，按要素可分为大气环境、水环境、土壤环境等；按生态特征可分为陆生环境、水生环境等；按人类对其影响程度，可分为原生环境和次生环境等。

2. 工程环境

工程环境是在自然环境的基础上，由人类的工业、农业、建筑、交通、通信等工程所构成的人工环境，构成一个整体的技术圈。它表示由人类社会建造的有一定的社会结构和物质文明的世界，包括地球上使用技术手段的一切领域或地球表层由技术引起全部变化的总和，如工业系统、农业系统、交通系统、通信系统、城市系统和乡村居住系统等。工程环境的形成，表明技术因素对自然界的作用，它一方面表明人类的本质力量，人类技术因素对自然的作用，另一方面表明人类技术因素离不开自然界的状况。因此，工程环境不能破坏自然环境，不能毁坏生物圈，而应遵循生态系统的原则，补充其生物圈，完善其自然环境，并与自然环境相互作用，形成一个"工程-自然"统一的系统。

3. 社会环境

社会环境是人类在长期生存发展的社会劳动中所形成的，是人与人之间各种社会联系及联系方式的总和，包括经济关系、道德观念、文化风俗、意识形态、法律关系等。与自然环境的概念一样，它也是在把环境看成是以人为中心的客体的这一大前提下派生出来的一个概念，它是在自然环境的基础上，通过人类长期有意识的社会劳动，由加工和改造了的自然物质、创造的物质生产体系、积累的物质文化等所构成的总和。社会环境是人类活动的必然产物，它一方面是人类社会进一步发展的促进因素，另一方面又可能成为束缚因素。社会环境是人类精神文明和物质文明的一种标志，并随着人类社会发展不断地丰富和演变。社会环境还可以进一步分为文化环境、心理环境等。

总之，人类的生存环境是一个极其庞大的，复杂的多极的谱系。以自然环境为主体的区域环境有森林、草原、沙漠、冰川、海洋、湖泊、河流、山地、平原等多种类型。它们主要是地球自身长期演变发展的结果。当然也会在人类活动的影响下，发生一定程度的变化；以人工环境为主体的区域环境有城市、农村、工业区、旅游区、开发区等多种类型。它们分别构成一个个独特的人类生态系统。现实社会中，区域环境往往兼具二者的特点，是一种结构复杂、功能多样的环境，由于解决环境的问题，关键在于人类的社会活动，因此，区域环境主要是按社会的经济结构和行政体系来划分。全球环境又称地球环境，范围包括大气圈中的对流层和平流层的下部、水圈、土壤岩石圈和生物圈。它是人类生活和生物栖息繁衍的场所，是向人类提供各种资源的场所，也是不断受到人类活动改造和冲击的空间。宇宙环境指的是大气层以外的环境。它是人类生存环境的最外圈部分，即大气层以外的宇宙空间。这是人类活动进入大气层以外的空间和地球邻近的天体的过程中提出来的概念，也称空间环境。无论从何种角度进行环境分类，环境都具有共同的特性。首先，环境是一个以人类社会为主体的客观物质体系，对人类社会的生存和发展，它既有依托作用，又有限制作用，因此，有合适与否，或优劣之分。其次，环境是一个有机的整体，不同地区的环境由若干个独立组成部分（环境要素），以其特定的联系方式构成一个完整的系统。环境还具有明显的区域性、变动性特征，区域性在于各个不同层次或不同空间的地域，其结构方式、组成程度、能量物质流动规模和途径、稳定性程度等都具有相对的特殊性，从而显示出区域特征。环境的变动性是指在自然和人类社会行为的共同作用下，环境的内部结构和外在状态始终处于不断变化的过程中。当人类行为作用引起的环境结构与状态的改变不超过一定限度时，环境系统的自动调节功能可以使这些改变逐渐消失，使结构和状态恢复原有的面貌。也就是说，人类通过自己的社会行为可以促进环境的定向发展，也可能导致环境的退化。

二、环境问题的产生及发展中的环境问题

（一）环境问题的产生

1. 环境问题发展阶段的划分

所谓环境问题，是指由人类活动所引起的环境质量变化，以及这种变化对人类生产、生活以至健康和生命造成危害的问题。环境问题古已有之，它是随着人类社会的出现、生产力的发展和人类文明的提高而相伴产生。并由小范围，低程度危害发展到大范围，对人类生存造成不容忽视的危害；即由轻度污染、轻度破坏、轻度危害向重污染、重破坏、重危害方向发展。依据环境问题产生的先后和轻重程度，联系人类文明的进程，可将环境问题大致划分为四个阶段：

第一阶段。环境问题萌芽阶段（工业革命以前）：在农业文明以前的整个远古时代，人类以渔猎和采集为主，人口数量极少，生产力水平极低，对自然环境的干预甚微，可以认为不存在环境问题。

第二阶段。从农业文明时代开始，人类掌握了一定的劳动工具，具备了一定的生产能力，在人口数量不断增加的情况下，对自然的开发利用强度也在不断加大。为了获取更多的生活资料，人们开垦耕地，把许多森林草原等植被破坏，使地球表面裸露出大片黄土地。出现了如地力下降、土壤盐碱化、水土流失，甚至河道淤塞、改道和决口等主要环境问题。但这时的环境问题还只是局部的，零散的，还没有上升为影响整个人类社会生存和发展的问题。

第三阶段。环境问题发展恶化阶段（工业革命至 20 世纪 50 年代）：从英国产业革命以来，科学技术水平突飞猛进，人口数量急剧膨胀，经济实力空前提高，各种机器、设备竞相发展，在追求经济增长的驱使下，人类对自然环境展开了大规模的前所未有的开发利用，大规模地改变了环境的组成和结构，从而也改变了环境中的物质循环系统，带来了新的环境问题，一些工业发达的城市和工矿区的工业企业，排出大量废物污染环境，天空黑烟弥漫，水体乌黑发臭，矿山黑迹斑斑，使环境污染事件不断发生。如 1873 年 12 月、1880 年 1 月、1882 年 2 月、1891 年 12 月、1892 年 2 月，英国伦敦多次发生可怕的有毒烟雾事件，19 世纪后期，日本足尾铜矿区排出的废水污染了大片农田，1930 年 12 月，比利时马斯河谷工业区由于工厂排出的有害气体，在逆温条件下造成了严重的大气污染事件。如

果说农业生产主要是生活资料的生产，它在生产和消费中所排放的"三废"可以纳入物质的生物循环而能迅速净化、重复利用的话，那么，工业生产除生产生活资料外，还大规模地进行生产资料的生产。大量深埋地下的矿物资源被开采出来，并加工利用投入到环境之中。许多工业产品在生产和消费过程中排放的"三废"都是生物和人类所不熟悉，且难以降解、同化和忍受的。总之，随着大机器生产、大工业的日益发展，环境问题也随之发展且逐步恶化。

第四阶段。环境问题的第一次高潮（20世纪50～80年代）：环境问题的第一次高潮出现在20世纪50～80年代。20世纪50年代以后，环境问题更加突出，震惊世界的公害事件连接不断，1952年12月的伦敦烟雾事件、1953～1956年的日本水俣病事件、1961年的四日市哮喘病事件、1955～1972年的骨痛病事件等，曾造成成千上万的人直接死亡。20世纪50年代突现的化学农药的环境问题构成了世界上第一次环境问题高潮。

2. 环境问题产生的原因

产生环境问题的原因为：第一，人口迅猛增加，都市化速度加快；第二，工业不断集中和扩大，能源消耗激增。当时，在工业发达国家环境污染已达到严重程度，直接威胁到人们的生命安全，成为重大的社会问题，激起广大人民的不满，也影响了经济的顺利发展。

环境问题的第二次高潮（20世纪80年代后）：进入20世纪80年代后，具体地说于1984年由英国科学家发现、1985年美国科学家证实在南极上空出现"臭氧空洞"构成了第二次世界环境问题的高潮。人类越来越清醒地认识到，这时的环境问题已由工业污染向城市污染和农业污染发展，由点源污染向面源（江、河、湖、海）发展，局部污染向区域性和全球性污染发展，呈现出地域上扩张和程度上恶化的趋势。各种污染交叉复合，正危及整个地球系统的平衡。环境问题的性质也由此产生了根本的变化，即上升为从根本上影响人类社会生存和发展的重大问题。这些问题如不能从根本上得到解决，则很可能会使人类文明面临灭顶之灾。

（二）环境科学的产生及环境科学学科体系的产生和发展

随着环境问题的日益显著，人们愈来愈迫切地希望了解人与环境的关系，掌握解决环境问题的途径。环境科学正是在人们的殷切企盼中发展起来的。由于人们对环境问题的认识是循序渐进的，环境科学的形成和发展也经历了一个过程才逐渐形成现在的学科体系。

1. 20世纪50～70年代末——环境工程学

最初人们认为环境问题是生产技术方面的问题，以治理污染为主要手段，原则是"谁污染谁治理"，环境科学成了治理污染的代名词，也促进了环境工程学的发展。但这时期虽然采取了各种污染治理对策，耗费了大量的人力、物力和财力，然而环境问题并没有从根本上得到解决。

2. 20 世纪 70 年代末～90 年代初——环境规划学、环境经济学、环境法学

随着这些学科的发展，人们发现环境问题的产生是单个的生产厂商将环境成本转嫁给社会的结果，这就是著名的"环境外部性"理论。该理论认为，由于将环境资源看成是可以自由取用的公共物品，生产厂商无需对生产过程中消耗的环境资源支付费用，而是将产品成本中的应包括的环境成本转嫁给社会、政府，从而使成本外在化。采取的对策是大量的经济手段，原则为"外部性成本内在化"，即设法将环境的成本内在化到产品的成本中去。具体说来就是通过对自然环境和自然资源进行赋值，使环境污染和破坏的成本在一定程度上由经济开发建设行为担负。这一时期最重要的进步就是认识到自然环境和自然资源的价值性。促使环境经济学、环境规划学和环境法学蓬勃发展。其结果是虽对解决环境问题起到了很大的推动作用，但环境仍在恶化。

3. 20 世纪 90 年代初以来——环境管理学

1987 年，联合国世界环境与发展委员会发表了《我们共同的未来》，第一次将环境问题与发展联系起来。明确指出，目前严重的环境问题，产生的根本原因就在于人类的发展方式和发展道路。采取的对策应该是改变目前的发展方式，协调经济发展与环境之间的关系，走可持续发展的道路。其结果是促进了环境管理学学科的建设和发展。环境科学思想和方法的演变说明了人类是可以逐渐认识并把握到自然的存在价值的，更说明了在严重的环境问题面前，觉醒了的人类完全有可能克服这个发展的难题和障碍。

第三节　毒理学的发展及研究方法概述

一、毒理学的发展

（一）毒理学的发展历史

1. 毒理学的萌发阶段

古代人把动物毒汁或植物提取物用于狩猎、行刺或战争。到中世纪古罗马、古希腊、古埃及的文献中有关于有毒植物和金属毒物等的记载。我国的《神农本草经》，收集了大量的动植物用于人的疾病的防治。15 世纪瑞士医学家 Paracelsus 提出"药物与毒物的区别在于剂量"，此期是毒理学的萌发阶段。

2.经典毒理学形成与发展

到近代 18 世纪下半叶，西班牙人 Orfiia 对当时认为有毒的物质用狗做实验加以验证，成为实验毒理学的先例。在之后的 100 多年内，人类应用各种基础学科，提出了各种假说并进行测试，初步形成了毒理学的理论，经典毒理学得到发展。

3.现代毒理学的快速发展

环境污染出现的直接或间接的中毒事故，促进了现代毒理学的快速发展。随着社会发展的需要，形成了许多独立的毒理学科，如军事卫生毒理学（military hygienic toxicology）。这是一门研究军事毒物及相关环境因素对机体的有害作用、作用机理及为促进部队指战员健康提出防治措施的科学。军事卫生毒理学来源于毒理学，是毒理学的一个重要分支。

（二）毒理学间的关系和研究方向

1.经典毒理学

经典毒理学（classical toxicology）是研究化学物质的测定、事故、特性、效应和调节的中毒有害作用机理和保护作用的一门科学。主要研究内容是外源性化学物的有害作用及机理。基本上包括两个方面：其一，毒性的质和量的评价（或评定）。质的评价是指引起有害作用的能力，而量的评定是毒物的剂量效应关系等。其二，研究在一定条件下的作用机理。

2.现代毒理学

现代毒理学（modern toxicology）是研究环境物理、化学和生物因素对生物体毒作用性质、量化机理和防治措施的一门科学。包括毒性作用机制、毒素和毒性测定、化学物质毒性分级、各种应用毒理学（如军事毒理学、卫生毒理学和机制毒理学），为制定法规、申报药品和保健食品提供必备的权威性研究资料及环境因素的危险性评价。比如，环境污染物、食品、食品资源、食品添加剂、劳动和军事环境中接触的各种形式的环境因素，以及特殊环境下的不利影响。军用战剂、核素、微波、激光、次声等物理因素和生物因素，如细菌毒素、动物毒素、植物毒素、病毒、有害基因活性产品等对机体的有害作用和防治措施等都是现代毒理学的重要研究内容。现代社会中，人们也利用毒理学知识，根据毒物具有选择性毒性研制开发抗肿瘤、灭害除草等药物。

3.军事毒理学

军事毒理学（military toxicology）是利用毒理学的概念和方法，从预防医学角度，研究军队平战时环境因素和军事作业中外源化学物特别是化学武器的有害作用及机理、防治和急救措施的科学。它主要研究卫生学范畴的外源化学物和生物物理因素的有害作用、机理和防治措施，属于毒理学的一个分支，与卫生毒理学的研究内容在军事环境因素上有交叉。

4. 卫生毒理学

卫生毒理学（hygienic toxicology）是从卫生学角度，利用毒理学的概念和方法，研究人类生产和生活可能接触的环境因素（理化和生物因素）对机体的生物学作用，特别是毒性损害作用及其机理和防治措施的科学，为工业毒理学、环境毒理学、食品毒理学的统称。卫生毒理学又称预防毒理学，属于预防医学的范畴，也是毒理学的一个分支学科。毒理学是从医学角度研究化学物质对生物机体损害作用的科学。

（三）毒理学的发展趋势

1. 目的延伸

由单纯研究环境因素的有害作用机理到利用其毒性防治疾病和除草灭害。已往毒理学研究的目的主要是对有害因素包括机理作出评价。而今，则利用毒理学知识，对化学品、生物因子进行修饰，可以具有抗肿瘤等疾病的治疗作用，而副作用相对减轻；再者，有些除草剂、灭害剂则正是利用某些物品具有选择性毒性的特点而研制成功的。

2. 内容广泛

由单纯研究环境因素的有害作用机理和安全性评价扩展到研究防护措施。已往的研究侧重于描述毒理研究，通过实验室研究结果对某一化学品作出安全性评价，现在则更偏重于对救治方法、防护措施及装备研究。

3. 对象扩大

由单纯研究化学因素对生物体的影响扩展到物理因素和生物因素的作用。已往毒理学主要研究外源化学物对机体的影响机理，现在逐渐扩大到研究物理因素（如辐射、微波、次声以及冷、热有害因素）和生物毒素（如动物毒素、细菌毒素、有害基因工程产品等）的影响。

4. 层面深入

由单纯研究环境因素对整体、器官等水平的影响扩展到分子水平的作用。随着分子生物学的引入，毒理学进一步揭示了外源化学物的分子结构与生物大分子的关系；并可应用分子探针研究化学物的毒性，使我们有可能观察到低剂量下的毒性反应；应用酶学、核酸、染色体分析与基因合成技术等研究毒物作用机制。

5. 范围拓展

由单纯研究环境因素对神经系统等作用扩展到对精神心理行为的影响。神经科学的发展，也促使了神经毒理与行为毒理的结合。

6. 技术提高

技术由单纯研究经典毒理学的方法延伸到遗传、免疫、生态多学科方法技术的引入。随着与生命科学有关学科（如自由基生物学、生物化学、生物物理学和分子生物学、免疫学、发育生态学、遗传学等）的发展，新方法进一步引入到毒理学中，使研究手段大大提高。

综上所述，当前，毒理学发展的主要趋势是：①与相关学科进一步相互渗透。②毒理学进入分子水平。③形成毒理学的分支学科越来越多、越来越细化。总之，毒理学的发展与其他学科一样，总是循着由宏观至微观，由整体至局部，由综合至分析，由理论至应用的规律，循环往复地深入发展。

二、毒理学的研究方法

（一）动物模型的选择

根据研究目的可选用植物、微生物、非哺乳类动物及哺乳类动物。

环境生态毒理学主要对植物和非哺乳类动物群体进行研究，环境生态毒理学研究常常以水蚤为毒性试验对象，通常将收集到的毒理学资料通过数学和计算机科学的方法编制成生态毒理模型，以预测未来的生态毒理学现象。

1. 动物模型选择的依据

① 动物模型对于一定环境因子的反应尽可能与目标生物的反应相近。

② 具有经济可行性。

一般的实验动物有：狗、小鼠、大鼠、家兔、豚鼠、仓鼠。

2. 毒理学实验类型

（1）活体实验　活体实验即体内实验法，也称整体生物实验。

按目标生物可能接触的剂量和途径使实验生物在一定时间内接触环境污染物，然后观察生物的形态和功能变化。

整体生物实验不仅可以反映环境污染物的综合生物学效应，而且可以反映生物整体对环境污染物的各种生物学效应。

按照染毒时间的长短可分为：急性、亚急性（亚慢性）和慢性毒性实验；按照实验目的的不同可分为繁殖实验、蓄积实验、代谢实验及"三致实验"（即致癌变、致畸变和致突变实验）。

（2）离体实验　离体实验即体外实验法，可利用器官灌流技术，将受试化学物经过血管流经特定的脏器，观察环境污染物在脏器内的代谢转化和毒性作用；也可以将某种脏器从体内取出再制成原代游离细胞，进行环境污染物对细胞毒性作用的研究；还可以利用经过在体外多次传代的细胞株（如 HeLa 细胞，CHO 细胞，V79 细胞等）对外来化学物进行一般毒性和特殊毒性研究；采用离心技术，可将细胞器或组分（如内质网，线粒体等）分离纯化，研究环境污染物对这些亚细胞组分的毒性作用。

（3）流行病学调查与生物调查

① 采用医学流行病学的调查方法，根据动物实验的结果及对环境污染物毒理作用的预测或假设，选用适当的观察指标，对接触该环境污染物的人群进行调查，分析环境污染与人群健康损害的关系。

② 环境污染物对动物、植物及微生物群体的损害，也可通过生物调查的方法进行研究。

（二）实验技术

目前化学技术、生物技术、生物化学技术、分子生物学技术、膜片钳技术、荧光分光光度法已用于细胞膜结构和功能的研究，自旋共振技术已成为直接测定自由基的工具，通过核磁共振技术可研究生物大分子构象的变化和直接探索环境污染物在动物体内的代谢转化。

在社会和经济发展的推动下，随着生命科学、物理学、化学、数学及其他基础科学的发展和渗透，环境毒理学的理论和方法也将不断向前发展。

环境污染物对机体毒作用的评定，主要通过以下几种动物实验方法进行。

1. 急性毒性试验

急性毒性试验的目的是探明环境污染物与机体短时间接触后所引起的损害作用，找出污染物的作用途径、剂量与效应的关系，并为进行各种动物实验提供设计依据。一般用半数致死量、半数致死浓度或半数有效量来表示急性毒作用的程度。

2. 亚急性毒性试验

亚急性毒性试验主要研究环境污染物反复多次作用于机体引起的损害。通过这种试验，可以初步估计环境污染物的最大无作用剂量和中毒阈剂量，了解有无蓄积作用，确定作用的靶器官，并为设计慢性毒性试验提供依据。

3. 慢性毒性试验

慢性毒性试验用于探查低剂量环境污染物长期作用于机体所引起的损害，确定一种环境污染物对机体的最大无作用剂量和中毒阈剂量，为制定环境卫生标准提供依据。

随着毒理学的不断进展，为了探明农药及其代谢物对机体是否有蓄积毒作用或致畸、致突变、致癌等作用，人们又建立了蓄积试验、致突变试验、致畸试验和致癌试验等特殊的试验方法。

第四节 农药环境毒理学的发展历史、研究对象、研究内容和任务

一、农药环境毒理学的发展历史

1. 化学农药的开发与应用

20 世纪中叶发现和发展起来的化学农药，主要包括有机氯类、有机磷酸酯类和氨基甲酸酯类等杀虫剂品种，它们的相继问世和广泛应用，推动了世界现代农业的发展。具有标志性的成果就是 1939 年瑞士科学家 Paul Müller 发现了滴滴涕（DDT）的杀虫作用，并因此获得了 1948 年的诺贝尔生理学或医学奖，这是现代化学合成农药的里程碑，也是农药学科的起点。1942 年 Schrader 合成 TEPP（特普，焦磷酸四乙酯），1944 年合成对硫磷，使有机磷杀虫剂在德国得到开发。1945 年第一个通过土壤作用的氨基甲酸酯类除草剂被英国人发现，而有机氯杀虫剂氯丹却在美国和德国首先应用。其后不久，氨基甲酸酯类杀虫剂在瑞士开发成功。化学农药在保护作物和控制人畜疾病方面发挥着越来越重要的作用，成为人类赖以生存的重要化学品。在可以预见的将来，化学农药仍然是人类战胜农作物病虫害的有力武器。

2. 农药环境毒理学的产生和发展

随着化学农药的推广与应用，化学农药的环境问题不可避免地产生了。在一片欢声笑语中，敏锐的作家 Rachel Carson 在 1962 年编写了《寂静的春天》（*Silent Spring*）一书，论述了化学合成杀虫剂对大自然的危害，唤起了人们对农药残留、生态、农药环境毒性、农药对人畜的危害的重视，各国开始投入大量的人力、物力开展农药毒理的研究，相继诞生了农药毒理学、农药环境毒理学等学科，农药残留和农药毒性检测技术、农药环境安全性评价体系得到空前的发展和不断完善。研究的结果导致 20 世纪 70 年代开始世界各国相继停用高残留的 DDT、六六六等有机氯农药。我国相继禁用了高残留的有机氯、某些高毒的和具"三致"作用的有机磷酸酯和氨基甲酸酯类杀虫剂以及其他类型的农药，这一系列措施促进了环境安全新型农药类型和品种不断涌现出来。农药环境毒理学是这一时期发展起来的新型学科，化学农药的广泛使用，带来的环境污染问题引起学术界和行政管理部门的高度关注。

二、农药环境毒理学的研究对象、研究内容与任务

1. 研究对象

农药环境毒理学的研究对象为化学农药，研究范围非常广泛，包括化学因素、物理因素、生物因素，而生物体包括人、动物、植物。因此农药环境毒理学涉及化学、生理学、病理学、生物化学、遗传学、分子生物学等学科领域；与工业、农业、经济有联系；也与医学、生态学及环境保护有密切的联系。因而，农药环境毒理学在医学、药学、环境保护、动物学、职业劳动保护和食品卫生等领域中均有广泛用途。

2. 研究内容

农药环境毒理学主要通过动物实验来研究农药或农药代谢物的毒副作用。它是农药环境科学和生态学的交叉领域，研究内容主要包括：

① 农药施用后在环境中的物理、化学变化及归宿，如物理迁移（漂移、沉降、挥发、吸附、淋溶、流失等）以及降解、代谢、光解等化学变化；

② 农药及其环境代谢物在转移变化过程中对环境和非靶标生物群体的影响，特别是高残留农药通过食物链在生物体内的逐级富集，对处于高位的生物以及人类会造成的潜在的危害；

③ 农药及其环境代谢物在生物体内的吸收、分布、转化和排除规律，及对生物体的一般毒性作用与机理；

④ 农药及其代谢物毒性评定方法，包括急性、亚急性和慢性毒性试验，代谢试验，蓄积试验，繁殖试验，迟发神经毒试验，以及各项致突变试验、致癌试验及致畸变试验等；

⑤ 农药及其代谢物对生物体损害作用早发现、早防治的理论，防治方法和措施。

3. 研究任务

农药环境毒理学的主要任务：

① 研究农药及代谢物在环境中的降解和转化产物，对有机体包括对人以及其他非靶标动物、植物和微生物造成的损害和毒性作用机理；

② 用最灵敏的探测手段，找出农药及代谢物作用于机体后最初出现的生物学变化，提出农药及其代谢物对人的健康损害的早期检测指标；

③ 定量评定农药及代谢物对机体的影响，确定其剂量与效应或剂量-反应关系，进行毒性和安全性评价，为制定环境卫生标准提供依据；

④ 研究农药及代谢物对生态环境的影响以及消降动态，为合理使用农药提供科学的依据。

农药环境毒理学的研究主要以动物实验研究为主，观察实验动物通过各种方式和途径，接触不同剂量的环境污染物后出现的各种生物学变化。实验动物一般为哺乳动物，也可利用其他的脊椎动物、昆虫以及微生物和动物细胞株等。

用动物实验来观察环境农药残留物对机体的毒作用，条件容易控制，结果明确，便于分析，是评定环境农药残留物毒副作用的基本方法。但动物与人毕竟有差异，动物实验的结果，不能直接应用于人。因此，一种环境污染物经过系统的动物毒性试验后，还必须结合环境流行病学对人群的调查研究结果进行综合分析，才能作出比较全面和正确的估价。

随着人类对环境污染物认识不断深入，农药环境毒理学将在多个方向发展，其中主要是探讨多种环境污染物同时对机体产生的相加、协同或拮抗等联合作用；深入研究环境污染物在环境中的降解和转化产物所引起的生物学变化；研究致畸作用的机理，完善致突变作用的试验方法，找出致癌作用与致突变作用的确切关系；深入研究环境污染物对动物神经功能、行为表现以及免疫机能的早期敏感指标；深入研究环境污染物的化学结构同它们的毒性作用的性质和强度的密切关系，以便根据化学结构，作出毒性的估计，减少动物毒性试验，并为合成某些低毒化合物提供依据。

参 考 文 献

[1] 孟紫强. 环境毒理学基础. 北京：高等教育出版社，2003.
[2] 孟紫强. 环境毒理学. 北京：中国环境科学出版社，2000.
[3] 惠秀娟. 环境毒理学. 北京：化学工业出版社，2003.
[4] 孔志明. 环境毒理学. 3 版. 南京：南京大学出版社，2006.
[5] 李建政. 环境毒理学. 北京：化学工业出版社，2009.

第二章

化学农药的主要类型及作用机理

目前，用于防治作物病虫草等其他有害生物的农药种类很多，有人工合成的化学农药，有利用生物活体和活性成分制成的生物农药，以及利用生物工程技术，转抗虫、抗病和抗杂草基因的作物，甚至害虫天敌如赤眼蜂等天敌昆虫均可归属农药或农药管理范畴。由于生物农药一般情况不会造成环境问题，因此，本章主要讨论的是人工合成的化学农药中的杀虫剂、杀菌剂、除草剂、杀植物线虫剂、杀鼠剂和植物生长调节剂的主要类型、重要的品种以及它们的作用机理和相关的毒性问题。

第一节　杀虫剂的主要类型与作用机理

一、杀虫剂的主要类型

（一）有机氯类杀虫剂

有机氯类杀虫剂是一类含氯原子的有机合成杀虫剂，滴滴涕和六六六是这类杀虫剂的杰出代表。具有广谱、高效、价廉、急性毒性小等特点，于 1940～1970 年，在全世界广泛应用，在防治卫生害虫和农业害虫方面发挥过重大作用。

大多数有机氯杀虫剂具有高度的化学稳定性，半衰期长达数年，在自然界极难分解。大量广泛应用后，造成在农产品、食品和环境中残留量过高。有机氯农药的脂溶性强，并能通过生物链富集，容易在人体内蓄积，对人畜产生慢性毒性，尤其是残留药剂进入人奶或牛奶中，对婴儿的健康有潜在危害性，以及对鸟类等动物有慢性毒害等问题，引起人们极大关注。自 1970 年以来，滴滴涕、六六六、艾氏剂、狄氏剂等主要有机氯杀虫剂品种相继被禁用。我国也于 1983 年禁止使用滴滴涕和六六六，目前禁用的还有二溴氯丙烷、三氯杀螨醇、毒杀芬、硫丹等。仅有少数品种，如甲氧滴滴涕、三氯杀虫酯等尚在应用，在疟疾流行区可用于室内滞留喷洒，防治疟疾媒介——蚊虫。

（二）有机磷类杀虫剂

有机磷就是含磷的有机化合物。有机磷杀虫剂的广泛应用是在第二次世界大战以后。1944 年 Schrader 合成了对硫磷，由于其杀虫活性高，杀虫谱极广，引起世界各国的重视，促进了有机磷杀虫剂的迅速发展，相继合成了内吸磷、氯硫磷、敌百虫、倍硫磷、苯硫磷、马拉硫磷、毒死蜱、杀蚜磷、二嗪磷、敌敌畏、乐果、杀螟硫磷等，这些都是农业上常用的杀虫剂。

1. 化学结构分类

根据化学结构，有机磷杀虫剂可分为以下四类。

（1）磷酸酯（phosphate）　通式：

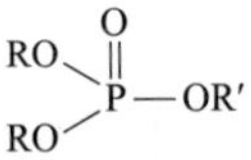

磷酸酯 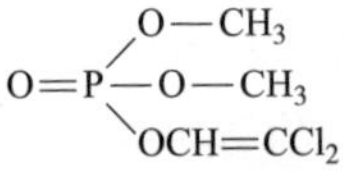　　　　　　敌敌畏

例如敌敌畏、久效磷等。

在磷酸酯三个取代基中一般有一个酸性基团，或称为亲核性基团，例如敌敌畏中的二氯乙烯基和久效磷中的 1-甲基-2-甲胺基甲酰乙烯基。这是一般具有生物活性的有机磷化合物的特点。

（2）硫代、二硫代和三硫代磷酸酯　磷酸酯分子中的氧原子被硫原子置换，即称为硫代磷酸酯，根据置换的硫原子数又可分为一、二、三硫代磷酸酯。

通式：

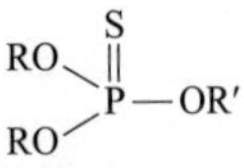

一硫代磷酸酯(如对硫磷、杀螟硫磷等) 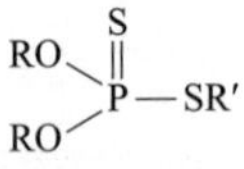　二硫代磷酸酯(如马拉硫磷、乐果、甲拌磷等) 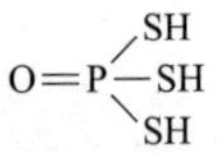　三硫代磷酸酯(如脱叶磷)

（3）膦酸酯、硫代膦酸酯

① 膦酸酯（phosphonate）　磷酸中的一个羟基被有机基团置换即在分子中形成了 P—C 键，称为膦酸，它的酯叫膦酸酯。

通式：

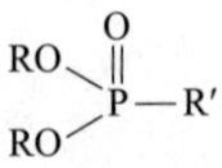

例如敌百虫。

② 硫代膦酸酯（phosphonothioate）　通式：

$$RO \diagdown \underset{RO \diagup}{\overset{\overset{\textstyle S}{\|}}{P}} - R'$$

例如苯硫膦（EPN）。

（4）磷酰胺、硫代磷酰胺　磷酸分子中羟基(—OH)被氨基(—NH$_2$)取代，称为磷酰胺，磷酰胺分子中剩下的氧原子也可能被硫原子替换，而成为硫代磷酰胺。

① 磷酰胺（phosphoramidate）　通式：

$$RO \diagdown \underset{RO \diagup}{\overset{\overset{\textstyle O}{\|}}{P}} - NH_2$$

例如甲胺磷。

② 硫代磷酰胺（thiophosphoryl amide）　通式：

$$RO \diagdown \underset{R'O \diagup}{\overset{\overset{\textstyle S}{\|}}{P}} - NH_2 \quad 或 \quad RO \diagdown \underset{R'S \diagup}{\overset{\overset{\textstyle O}{\|}}{P}} - NH_2$$

例如乙酰甲胺磷、水胺硫磷等。

2. 有机磷杀虫剂应用概况

至今，有机磷杀虫剂已发展成人工合成农药中品种最多、产量最大的一类。据统计，全世界已有 300～400 种有机磷原药，其中大量生产并广泛使用的基本品种约 100 种，加工品种可达 10000 余种。这类杀虫剂具有品种多、药效高、用途广等优点，因此在目前使用的杀虫剂中占有极其重要的地位。

大多数杀虫效果高的有机磷农药在人、畜体内能够转化成无毒的磷酸化合物，这样的杀虫剂有马拉硫磷、杀螟硫磷、灭蚜硫磷、敌百虫、乙酰甲胺磷、双硫磷等。但有不少品种对哺乳动物急性毒性较高，它们对哺乳动物的作用机理与对害虫的没有本质上的差别。对植物来说，有机磷杀虫剂在一般使用浓度下不致引起对植物的药害，只有个别药剂对某些作物会产生药害，例如高粱对敌百虫、敌敌畏很敏感，在较低浓度下，也会引发严重药害。

有机磷杀虫剂的持效期一般较短。品种之间差异甚大，有的施药后数小时至 2～3 天完全分解失效，如辛硫磷、敌敌畏等。有的品种因植物的内吸作用可维持较长时间的药效，有的药效甚至能达 1～2 个月以上，如甲拌磷。

有机磷类杀虫剂种类繁多、毒性特殊、使用历史悠久和使用范围广泛，在给人类生产和生活带来利益的同时，也直接或间接地、短期或长期地对人类自身造成威胁，对生命造成危害，引起了社会各界的普遍关注。

（三）氨基甲酸酯类杀虫剂

氨基甲酸酯类杀虫剂是以毒扁豆碱为模板的仿生合成杀虫剂，是在研究毒扁豆碱生物活性与化学结构关系的基础上发展起来的。分子结构接近天然产物，在自然界易被分解，残留量低。在土壤中，由于微生物的影响，氨基甲酸酯类会迅速分解，最终生成 NO_2、N_2、H_2O 等简单化合物。

氨基甲酸酯类杀虫剂的结构上引入含 N—S 键的衍生物，并由此开发出一系列的由 N—S 键引出的不同的氨基甲酸酯类化合物的衍生物。现已有 5 种类型的衍生物，即：芳基和烷基硫基类衍生物、二烷基氨基硫基类衍生物、N,N'-硫双氨基类型、N-磷酰氨硫基类型、N-氨基酸酯硫基类型。

主要品种有：茚虫威（indoxacarb）、异丙威（isoprocarb）、涕灭威（aldicarb）、灭多威（methomyl）、克百威（carbofuran）、硫双威（thiodicarb）等。由于环境毒性问题，其中克百威（carbofuran）和涕灭威（aldicarb）在我国蔬菜、果树、茶叶、中草药材上已被禁用，克百威（carbofuran）在甘蔗作物上也被禁用。

（四）拟除虫菊酯类杀虫剂

拟除虫菊酯杀虫剂是在天然除虫菊酯化学结构上衍生发展起来的。除虫菊素（pyrethrin）是菊科植物如白花除虫菊（*Tanacetum cinerariifolium*）和红花除虫菊（*T. coccineum*）等花中的杀虫有效成分（图 2-1）。除虫菊花中含有除虫菊素 I 和 II、瓜叶除虫菊素（cinerin）I 和 II、茉莉除虫菊素（jasmolin）I 和 II 六种杀虫有效成分（表 2-1），总称为天然除虫菊素，以除虫菊素 I 和 II 含量最高，杀虫活性最强。

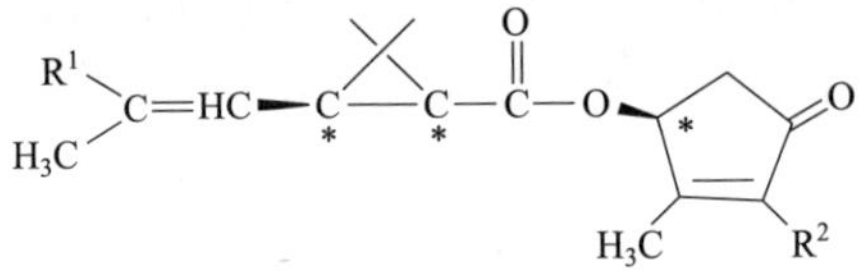

图 2-1　除虫菊素化学结构

表 2-1　天然除虫菊素的化学结构和组成

组分	R^1	R^2	分子式	分子量	含量/%	报道年份
除虫菊素 I	—CH₃	—CH₂CH=CHCH=CH₂	$C_{21}H_{28}O_3$	328.43	35	1924*
除虫菊素 II	—CO—OCH₃	—CH₂CH=CHCH=CH₂	$C_{22}H_{28}O_5$	372.44	32	1924*
瓜叶除虫菊素 I	—CH₃	—CH₂CH=CHCH₃	$C_{20}H_{28}O_3$	316.42	10	1945
瓜叶除虫菊素 II	—CO—OCH₃	—CH₂CH=CHCH₃	$C_{21}H_{28}O_5$	360.43	14	1945
茉莉除虫菊素 I	—CH₃	—CH₂CH=CHC₂H₅	$C_{21}H_{30}O_3$	330.45	5	1964
茉莉除虫菊素 II	—CO—OCH₃	—CH₂CH=CHC₂H₅	$C_{22}H_{30}O_5$	374.46	4	1964

*为除虫菊素 I、II 结构的最早报道年份，后经多人修正，直到 1947 年最后确定表中组分结构。

天然除虫菊酯（素）是一类比较理想的杀虫剂：杀虫毒力高，杀虫谱广，对人畜十分安全。从环境安全性来评价，它不污染环境，没有慢性毒性等不良效应，也不会发生累积中毒。它的唯一不足就是持效性太差，在光照下会很快氧化。因此，天然除虫菊酯不能在田间使用，只能用于室内防治卫生害虫。

第一个人工合成的拟除虫菊酯是烯丙菊酯（allethrin），它以除虫菊酯Ⅰ为原型，用烯丙基代替环戊烯醇侧链的戊二烯基（即在醇环侧链除去一个双键），使光稳定性有些改善（图2-2）。

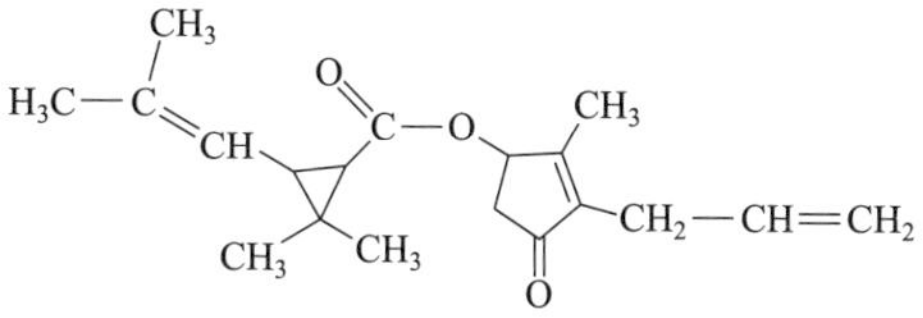

图 2-2　烯丙菊酯

由烯丙菊酯衍生的拟除虫菊酯杀虫剂称为第一代拟除虫菊酯，它主要代表品种有：苄菊酯（dimethrin）、苄呋菊酯（resmethrin）、胺菊酯（tetramethrin）、苯醚菊酯（phenothrin）、苯醚氰菊酯（cyphenothrin）。

在菊酯类化合物化学结构改造中引入苯氧基苄醇基团，而合成了甲氰菊酯。这个化合物的光稳定性更强，对一些昆虫，特别是对螨类和粉虱等都有较好的效果，缺点是对卵无效且口服毒性较高。之后合成的氯菊酯（permethrin）（图2-3），解决了天然除虫菊素和第一代拟除虫菊酯分子中的两个光不稳定中心，是真正实现了光稳定性的农用拟除虫菊酯杀虫剂。在结构中引入氰基相继合成了氯氰菊酯和溴氰菊酯。将有机氯杀虫剂DDT的有效结构嵌入菊酸中，开发出分子结构中不具环丙烷的氰戊菊酯，从而打破了菊酯类杀虫剂必须具有"三碳环"结构的传统观点，光稳定的第二代农用拟除虫菊酯杀虫剂得到了空前的发展。在结构中导入氟原子开发成功的菊酯类杀虫、杀螨剂有联苯菊酯、氟氯氰菊酯、氯氟氰菊酯和七氟菊酯等。

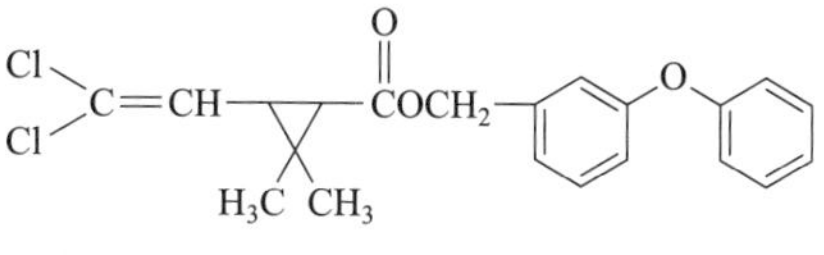

图 2-3　氯菊酯化学结构

主要品种：氯氰菊酯（cypermethrin）、高效氯氰菊酯（*beta*-cypermethrin）、溴氰菊酯（deltamethrin）、氟氯氰菊酯（cyfluthrin）、氯氟氰菊酯（cyhalothrin）、氰戊菊酯（fenvalerate）、S-氰戊菊酯（esfenvalerate）、醚菊酯（etofenprox）等。

（五）沙蚕毒素类杀虫剂

沙蚕毒素（nereis-toxin，NTX）是生活在海滩泥沙中的一种环节蠕虫沙蚕（*lumbriconereis heteropoda*）分泌的毒素，沙蚕毒素对许多昆虫有毒杀作用，特别对水稻螟虫具有特殊的毒杀效果。由此，人们开始合成了 NTX，第一个 NTX 类杀虫剂——杀螟丹，也是人类历史上第一次成功利用动物毒素进行仿生合成的杀虫剂。

沙蚕毒素杀虫剂杀虫谱广，可用于防治水稻、蔬菜、甘蔗、果树、茶树等多种作物上的多种食叶害虫、钻蛀性害虫，对蚜虫、叶蝉、飞虱、蓟马、螨类等有良好的防治效果，属低毒低残留杀虫剂。多数品种对人畜、鸟类、鱼类及水生动物的毒性均在低毒和中等毒范围内，使用安全。对环境影响小，施用后在自然界容易分解，不存在残留毒性。但对家蚕、蜜蜂毒性较高。

某些作物如大白菜、甘蓝等十字花科蔬菜的幼苗对杀螟丹、杀虫双敏感，在夏季高温或作物生长较弱时更敏感；豆类、棉花等对杀虫环、杀虫双特别敏感，易产生药害。在使用时要引起注意。

主要品种：杀螟丹（cartap）、杀虫双（thiosultap-disodium）、杀虫单（thiosultap-monosodium）、杀虫环（thiocyclam-hydrogen oxalate）、杀虫磺（bensultap）。

（六）氯化烟酰类杀虫剂

氯化烟酰杀虫剂（chloronicotinyl insecticides）指硝基亚甲基、硝基胍及其开链类似物，是烟碱的衍生物。1984 年，日本特殊农药制造公司合成了硝基胍 NTN33893（Ⅲ）作为杀虫剂，命名为吡虫啉（imidacloprid）。吡虫啉是第一个作用于烟碱型乙酰胆碱受体的氯化烟酰类化合物，随后相继合成了烯啶虫胺（nitenpyram）和啶虫脒（acetamiprid）。氯化烟酰类对蚜虫类和白粉虱等有卓越的生物活性，由于氯化烟酰类杀虫剂具有良好的内吸性，它可以用来防治刺吸式口器害虫如蚜虫、白粉虱、叶蝉、飞虱以及一些咀嚼式口器害虫如马铃薯甲虫等。由于许多作物的病毒病是由一些刺吸式口器害虫传播的，所以使用吡虫啉、啶虫脒和噻虫嗪还有助于防治一些作物的病毒病。

主要品种有：吡虫啉（imidacloprid）、啶虫脒（acetamiprid）、噻虫嗪（thiamethoxam）、烯啶虫胺（nitenpyram）。

（七）吡咯（吡唑）类杀虫剂

吡咯类杀虫剂是在从土壤链霉菌 *Streptomyces fumanus* 的代谢产物中分离出的二噁吡咯霉素的基础上发展起来的。二噁吡咯霉素对昆虫和蜱螨目的蜘蛛表现中等程度的生物活性，但对哺乳动物的毒性却非常高。为了促使这类化合物成为新的类型的杀虫剂，化学家对其化学结构进行改造。以二噁吡咯霉素为先导化合物，成功开发出了氟虫腈、虫螨腈、丁烯氟虫腈，其中丁烯氟虫腈是中国研制产品。这类杀虫剂为广谱性杀虫、杀螨剂。作用机理研究表明虫螨腈作用于细胞内线粒体膜，是一个优良的氧化磷酸化解偶联剂，它干扰膜内外的质子浓度，使其透过线粒体膜受阻，从而阻碍 ATP 产生，导致细胞呼吸中断，最终机体死亡。

主要品种有：虫螨腈（chlorfenapyr）、氟虫腈（fipronil）、乙虫腈（ethiprole）、唑虫酰胺（tolfenpyrad）、丁烯氟虫腈（butene-fipronil）。

（八）吡啶类杀虫剂

通常将吡啶及其衍生的杀虫剂统称为吡啶类杀虫剂。吡啶具有芳香性，这与苯环结构有相似的地方，但吡啶环上有氮原子，表现为二者在疏水性和内吸性上存在差异，吡啶类化合物具有更高的生物活性和较低毒性。含吡啶环的杀虫剂类型繁多，生物活性也多种多样。此类杀虫剂不仅高效、低毒，而且对人及有益生物有卓越的环境相容性。

吡蚜酮（pymetrozine）是一类全新的杀虫剂，对刺吸式口器害虫表现出优异的防治效果，对高等动物低毒，对鸟类、鱼和非靶标生物安全，在昆虫间具有高度的选择性。它具有独特的作用方式，即为"口针穿透阻塞"，对昆虫没有直接毒性，当刺吸式口器害虫接触到该化合物，即立刻停止取食，最终使其饥饿致死。

从毒理学角度来看，吡蚜酮在正常使用下，在安全性方面不会发生任何问题。实际上，该化合物对哺乳动物毒性极低，对大多数的非靶标生物如节肢动物、鸟类和鱼非常安全。吡蚜酮在环境中可迅速降解。具有类似作用方式的杀虫剂还有氟啶虫酰胺（flonicamid）。

（九）双酰胺类杀虫剂

"双酰胺"是这类化合物的重要结构特征，作用于鱼尼丁受体是它们的主要作用方式。然而，由于化学结构上的变化，这类产品并不完全拘囿于鱼尼丁受体作用剂。氟苯虫酰胺、氯虫苯甲酰胺、溴氰虫酰胺、四氯虫酰胺皆为鱼尼丁受体作用剂；而环溴虫酰胺作用于鱼尼丁受体变构体；溴虫氟苯双酰胺的作用机理则明显不同，它是 γ-氨基丁酸（GABA）门控氯离子通道别构调节剂。由于具有不同的作用靶标，双酰胺类杀虫剂呈现了不同的防治谱和抗性治理领域。

主要品种：氟苯虫酰胺（flubendiamide）、氯虫苯甲酰胺（chloantraniliprole）、溴氰虫酰胺（cyantrannilprole）、四氯虫酰胺（tetrachlorantraniliprole）、环溴虫酰胺（cyclaniliprole）等。

（十）苯甲酰脲类和嗪类杀虫剂

苯甲酰脲类化合物和嗪类化合物的作用靶标为昆虫体壁几丁质合成酶，抑制昆虫几丁质合成，属于昆虫生长调节剂。这两类杀虫剂杀虫力强，对哺乳动物毒性低，对天敌昆虫影响少以及对环境无污染，是一类"环境友好农药"。

苯甲酰脲类杀虫剂分为七大类，即：苯甲酰基取代苯基脲类、苯甲酰基吡啶氧基苯基脲类、苯甲酰基烷（烯）氧基苯基脲类、苯甲酰基氧基苯基脲类、苯甲酰基取代氨基苯脲类、苯甲酰基杂环基脲类、苯甲酰基苯基脲类类似物和硫脲或异硫脲衍生物。

主要品种：除虫脲（diflubenzuron）、氟啶脲（chlorfluazuron）、氟铃脲（hexaflumuron）、氟虫脲（flufenoxuron）、丁醚脲（diafenthiuron）、噻嗪酮（buprofezin）、灭蝇胺（cyromazine）、虱螨脲（lufenuron）。

（十一）保幼激素与蜕皮激素类杀虫剂

昆虫脑激素、保幼激素和蜕皮激素等，对昆虫的生长、变态和滞育等主要生理现象具有重要的调控作用，保幼激素与蜕皮激素类杀虫剂是在对上述激素研究的基础上发展起来的，人们往往将这些化合物及几丁质合成抑制剂称为昆虫生长调节剂（insect growth regulator）。这些杀虫剂并不快速杀死昆虫，而是通过干扰昆虫的生长发育来减轻害虫对农作物的危害。

保幼激素（juvenile hormone，JH）是由昆虫咽侧体分泌，控制昆虫生长发育、变态及滞育的重要内源激素之一。已发现四种天然保幼激素，合成了数以千计的保幼激素类似物，有些人工合成品的生物活性竟比昆虫内源保幼激素高 1000 倍以上。

蜕皮激素（ecdysone 或 molting hormone）是由昆虫前胸腺分泌的一类昆虫内源激素，它和保幼激素共同控制昆虫的生长与变态。1988 年人工合成了非甾族化合物的蜕皮激素抑食肼和虫酰肼。抑食肼和虫酰肼在化学结构上与天然昆虫蜕皮激素相去甚远，但它们却具有与天然蜕皮激素相同的生理效应。

人工合成的保幼激素类似物烯虫酯，对蚊、蝇的幼虫有较强的杀灭作用。烯虫乙酯对鳞翅目、半翅目和某些鞘翅目、同翅目害虫有效。合成的烯虫炔酯化合物对蚜虫和小粉蚧有效。其后合成了吡丙醚、苯氧威和苯虫醚等保幼激素类杀虫剂。

主要品种：

(1) 保幼激素类似物　烯虫酯（methoprene）、吡丙醚（pyriproxyfen）。

(2) 蜕皮激素类似物　抑食肼（RH-5849）、虫酰肼（tebufenozide）。

（十二）阿维菌素类杀虫杀螨剂

阿维菌素是十六元大环内酯类化合物，是从土样中的灰色链霉菌 *Streptomyces avermitilis* MA-4680（NRRL 8165）的发酵液中分离得到的。分离出 8 个结构十分相近的化合物，总称作阿维菌素类杀虫剂（avermectin）。

口服阿维菌素 B_{1a}，可以防治绵羊、猫、狗或马体内线虫和节肢动物寄生虫。该药易为植物叶子吸收，用 $0.02\mu g/mL$ 浓度的阿维菌素就能很有效地防治螨类、毛虫。

天然阿维菌素类杀虫剂中含有 8 个组分，主要有 4 种即 A_{1a}、A_{2a}、B_{1a} 和 B_{2a}，

其总含量≥80%；对应的 4 个比例较小的同系物是 A_{1b}、A_{2b}、B_{1b} 和 B_{2b}，其总含量≤20%。用于防治害虫的阿维菌素类杀虫剂，以阿维菌素 B_{1a}＋阿维菌素 B_{1b} 为主要杀虫成分，其中 B_{1a} 不低于 80%。自从 1991 年"害极灭"进入我国农药市场以后，阿维菌素类农药在我国的害虫防治体系中占有较重要地位。阿维菌素类杀虫剂在我国目前有 10 余家企业生产，目前市售的阿维菌素类系列农药有阿维菌素、依维菌素和甲氨基阿维菌素苯甲酸盐。

阿维菌素对叶螨和许多种类的昆虫有非常强的触杀活性，已广泛用于防治大多数农作物和园艺作物的害虫和害螨。依维菌素（ivermectin）是在阿维菌素结构基础上改造成功的产物，已用于防治家畜寄生虫。半合成的阿维菌素——埃玛菌素（emamectin，MK-244）（4″-外-甲氨基-4″-脱氧阿维菌素 B_1），已制成了埃玛菌素的盐酸盐，在我国登记防治棉铃虫。

主要品种有：阿维菌素（abamectin）、埃玛菌素（emamectin）。

（十三）多杀菌素杀虫剂

多杀菌素是放线菌多刺糖多孢菌（*Saccharopolyspora spinosa*）发酵生产中产生的次生代产物，是含 spinosyn A 基本组成成分和 spinosyn D 的混合物。由美国陶氏益农公司开发并已商品化，因其低毒，低残留，对昆虫天敌安全，自然分解快，而获得美国"总统绿色化学品挑战奖"。

多杀菌素主要有胃毒作用，还具有触杀活性，施用后当天即见效，可有效防治各种鳞翅目害虫，对一些啃食大量树叶的鞘翅目、直翅目害虫也有效。

主要品种有：多杀菌素（spinosad）。

（十四）专用杀螨剂

杀螨剂是指用于防治危害植物的螨类的化学药剂，一般是指只杀螨不杀虫或以杀螨为主的药剂。生产上用来控制螨类的农药有两类：一类是专性杀螨剂，即通常所说的杀螨剂，指只杀螨不杀虫或以杀螨为主的农药；一类是兼性杀螨剂，指以防治害虫或病菌为主，兼有杀螨活性的农药。

螨类属于节肢动物门，蛛形纲，蜱螨目，个体较小。在一个群体中可以存在所有生长阶段的螨，包括卵、若螨、幼螨、成螨。螨类繁殖迅速，越冬场所变化大。这对杀螨剂提出了很高的要求，即杀螨活性强，既杀成螨，又要对卵、若螨、幼螨具有良好的杀伤作用；持效期长，可以防治整个生长期间的螨；对作物安全，对高等动物安全，不伤害天敌，不造成环境污染。

目前常用杀螨剂主要品种有：嘧螨酯（fluacrypyrim）、螺甲螨酯（spiromesifen）、噻螨酮（hexythiazox）、炔螨特（propargite）。

二、杀虫剂的作用机理

（一）神经毒剂的作用机理

当前大多数的杀虫药剂是神经毒剂，它们主要干扰破坏昆虫神经的生理、生化过程，引起昆虫神经传导功能的紊乱并致其中毒死亡。该类杀虫剂主要有：有机磷与氨基甲酸酯类、拟除虫菊酯类、甲脒类、阿维菌素、多杀菌素、沙蚕毒素类和新烟碱类杀虫剂等。

1. 有机磷与氨基甲酸酯类杀虫剂

有机磷和氨基甲酸酯类杀虫剂从 1939 年到现在已开发具使用价值的杀虫剂约有 200 种，能成为商品的有 50~60 种。使用有机磷和氨基甲酸酯类杀虫剂后，昆虫的中毒症状表现为异常兴奋、痉挛、麻痹、死亡四个阶段。有机磷与氨基甲酸酯类杀虫剂是典型的神经毒剂，它们的作用靶标为乙酰胆碱酯酶。

（1）乙酰胆碱酯酶及其功能　神经冲动在神经细胞间的传导，是由突触间隙的神经传递介质实现的。已知的神经传递介质有乙酰胆碱、去甲肾上腺素、一些生物胺和氨基酸如 γ-氨基丁酸（GABA）等。

在脊椎动物的神经系统中，乙酰胆碱作为传递介质，作用于胆碱突触，包括中枢神经系统突触、运动神经的神经肌肉接头、感觉神经末梢突触、交感神经及副交感神经各神经突触，以及所有神经节后副交感神经末梢和汗腺、血管、肾上腺髓质等处交感神经末梢。在昆虫体内，中枢神经系统为腹神经索，乙酰胆碱也是其突触中的传递介质。

$$CH_3COCH_2CH_2N(CH_3)_3 \qquad HO- -CH(CH_2NH_2) \qquad H_2NCH_2CH_2CH_2COOH$$

乙酰胆碱　　　　　　　　　去甲肾上腺素　　　　　　　GABA

乙酰胆碱酯酶（AChE）是一个水解酶，底物是乙酰胆碱。水解作用的反应式如下：

$$CH_3COOCH_2CH_2N(CH_3)_3 + H_2O \longrightarrow CH_3COOH + HOCH_2CH_2N^+(CH_3)_3$$

乙酰胆碱酯酶有三类作用部位，即催化部位、结合部位和空间异构部位。

① 催化部位。又称酯动部位，是催化分解乙酰胆碱发生乙酰化、有机磷发生磷酰化的部位。

② 结合部位。在催化部位四周的许多氨基酸残基都可能作为结合部位。因此结合部位有以下四个。（a）阴离子部位，它是天冬氨酸、谷氨酸羟基。乙酰胆碱的 $N^+(CH_3)_3$ 基团就与阴离子部位上的负电荷结合。有一种家蝇突变型，它与乙酰胆碱的结合在阴离子部位是正常的，但与有机磷酸酯和氨基甲酸酯结合以后其亲和力却降低了，两者相差 500 倍，说明它们结合到另外一些部位上。（b）疏水部

位，这个部位是抑制剂的亲脂性基团（如甲烷、乙烷及丙烷基团）与酶结合的部位，可以减少 K 值，增加亲和力。疏水基部位已在丁酰胆碱酯酶中证实。在乙酰胆碱酯酶上也可能有这个部位，已经发现许多芳基甲基氨基甲酸酯中，苯环上增加一个甲烷取代基对乙酰胆碱的抑制能力增加 3 倍。(c) 电荷转移复合体（CTC）部位，在酶与抑制剂结合时，如果一方是易失去电子的电子供体，而另一方是强亲电性的电子受体，就很容易结合。这种结合可以在吸收光谱中出现一个新的吸收峰，证明酶与抑制剂通过电荷的转移形成了复合体。在苯基氨基甲酸酯中，芳基氨基甲酸酯是作为电子的供体，因此，在苯环上加 CH_3^+ 或 NH_3 时（对苯环提供电子），就具有形成 CTC 的能力，如加 NO_2^- 就不能使其形成 CTC。试验证明这种取代基主要对乙酰胆碱酯酶的亲和力产生影响，而对氨基甲酰化无影响，拒电性基团使亲和力增加（K_d 值减少），认为是与酶的某些部位结合形成了电荷转移复合体。(d) 靛结合部位，当乙酰胆碱酯酶被一些试剂处理后，活性变化很大，对乙酰胆碱失去了活性，对 1-酯酸萘酯、苯乙酸酯，甚至甲萘威、毒扁豆碱等也失去活性，唯独对靛乙酸却增加了活性。

③ 空间异构部位。它是远离酶的活性部位，这个部位与某种离子或者某种化合物上取代基团结合时，酶的结构产生了立体变形，从而改变了其他作用部位的反应。

乙酰胆碱受体（AChR）是指在神经膜突触间隙中，接受神经传递介质（如乙酰胆碱）的细胞膜上的某种成分。在后膜上乙酰胆碱受体与乙酰胆碱结合就是激活过程。这个激活包括受体本身发生某些改变，而这些改变又间接影响突触后膜的三维结构的改变。膜的改变主要是各种离子通透的改变。乙酰胆碱受体是一种酸性糖蛋白，并含有与乙酰胆碱相似的氨基酸的含量，它位于突触后膜内的一端并伸出膜外，为接受乙酰胆碱的部位。

乙酰胆碱与受体结合后可通过两种方式造成膜通透性改变：一是直接改变了膜上三维结构，使膜上的离子通道可开放或关闭，于是离子就可以进入或被阻止进入；二是间接通过环核苷酸的磷酸化作用，使受体引起核苷酸环化酶活性增加，从而产生了更多的环核苷酸（如环鸟苷酸与离子导体起磷酸化作用，使离子通道体改变，从而通透性改变）使离子进出或进出被阻。这种直接和间接效应在脊椎动物颈上神经等进行试验表明都存在。

乙酰胆碱至少有烟碱型及毒蕈碱型的两种受体。由突触膜上释放出乙酰胆碱，它可与毒蕈碱型的或烟碱型的受体结合，还可通过联系神经元与多巴胺受体结合。第一个结合可直接影响膜电位改变，在突触后膜产生一个快兴奋性突触后电位，可以被阿托品阻断。第二个结合可使鸟苷酸环化酶活化，产生环鸟苷酸，通过磷酸化作用，在突触后膜产生一个慢兴奋性突触后电位。

（2）有机磷杀虫剂对乙酰胆碱酯酶的抑制作用　有机磷杀虫剂大多是一些磷酸酯或磷酰胺。一般对虫、螨均有较高的防治效果。大多数有机磷杀虫剂具有多种作用方式，杀虫范围广，能同时防治并发的多种害虫。有机磷杀虫剂的杀虫性能和对人、畜、家禽、鱼类等的毒害，是由于抑制体内神经中的"乙酰胆碱酯酶"或"胆碱酯酶"的活性而破坏了正常的神经冲动传导，引起了一系列急性中毒症状（如异常兴奋、痉挛、麻痹、死亡）。

① 酶活性抑制。有机磷化合物在结构上与天然底物乙酰胆碱有些类似。虽然磷化合物大都没有正电荷基团与正常的酶的阴离子部位结合，但磷酸酯基仍然可以被吸附在酯动部位，分子的其余部分则排列在由多种氨基酸侧链基团组成的整个活性区内，相互之间产生亲和力，发生一系列与乙酰胆碱类似的变化，生成磷酰化酶。乙酰化酶是不稳定的，水解很快，半衰期约 0.1ms，而磷酰化酶则十分稳定，两者的稳定性相差 10^7 倍以上。

有机磷杀虫剂与 AChE 的反应式如下：

$$E+PX \underset{K_{-1}}{\overset{K_1}{\rightleftharpoons}} PX \cdot E \overset{K_2}{\underset{X}{\searrow}} PE \overset{K_3}{\longrightarrow} P+E$$

式中，PX 为有机磷杀虫剂；X 为侧链部分，例如对氧磷的 $-O-\langle\bigcirc\rangle-NO_2$；E 为 AChE；$K_2$ 为磷酰化反应速率常数；K_3 为脱磷酰基水解速率常数或称酶致活常数。

反应开始时有机磷酸酯先与酶形成复合体（PX·E），X 分离后形成磷酰化酶（PE），再经过脱磷酰基使 AChE 恢复。其中以 K_3 步骤最慢。

② 形成可逆性复合体。依靠抑制剂与酶活性区之间的亲和力形成抑制剂络合物。

③ 磷酰化反应。有机磷酸酯与 AChE 的反应是利用 P 原子的亲电性攻击酶的丝氨酸上的羟基。例如对氧磷与 AChE 的反应：

$$(C_2H_5O)_2P-O-\langle\bigcirc\rangle-NO_2[HOE] \longrightarrow (C_2H_5O)_2P-E + H^+ + {}^-O-\langle\bigcirc\rangle-NO_2$$

对氧磷-AChE复合体　　　　　　　　　　O,O-二乙基磷酰化酶　　对硝基酚

各种磷酸酯杀虫剂与 AChE 反应时都是形成 O,O-二乙基磷酸酰化酶，同时分离 X 基团（如对硝基酚）。

磷酸化反应实质上是有机磷酸酯与 AChE 中的亲核基 OH^- 之间的亲电反应。如果能加强 P 原子的亲电性可以提高对 AChE 的抑制能力。

酰化反应的另一个特点是 P 原子的亲电性反应与 X 基团（PX）的分离是同时进行的。X 基团分离后磷酰化酶才能形成。P 原子的亲电性愈强，X 基团的分离能力愈大。X 基团的分离是酯键的碱性水解作用，所以取代基在改善 P 原子亲电性时，P—X 键也就更容易水解，有时候严重影响有机磷化合物的稳定性。

④ 酶活性的恢复。酶经磷酰化后，虽然水解作用极为缓慢，但仍然能自发地

放出磷酸并使酶复活，这一反应称为自发复活作用或脱磷酸酰化作用。反应可用下式表示：

$$EP + H_2O \longrightarrow EH + P\text{—}OH$$

自发复活速度与抑制剂的离去基团无关，而取决于磷原子上残留的取代基以及酶的来源。磷酰化 AChE 水解速度是正常底物乙酰化酶水解速度的 $10^{-9} \sim 10^{-7}$，也低于氨基甲酰化酶。如果不用致活试剂，磷酰化酶恢复很慢。在高等动物中被抑制的 AChE 可以用化学药物使酶迅速恢复，有些化合物已经作为高等动物有机磷酸酯中毒的治疗药物，这些药物都是亲核性试剂，它们的作用都是攻击磷酰化酶中磷原子而取代它们。

在一些情况下可以通过催化剂使 K_3 反应的速度加快，这些催化剂有很大的价值，它们全是亲核试剂。其作用主要是攻击 P 原子把它的催化部分取代下来。如同抑制剂的抑制过程：E＋PX＝EPX，亲核试剂作用是 A＋EP＝EA＋P，EA 是很不稳定的，很快裂解，恢复酶的活性。最早发现的有恢复磷酸化酶活性的化合物是羟胺，但其对磷酸化酶抑制作用不强。

羟胺（NH_2OH）是一个弱的 AChE 复活剂，只能使酶的活性恢复比自然恢复增加 10％。一些好的复活剂如肟、羟肟酸等，在其分子中，若在与亲核中心适当距离处引入阳离子中心，就会使复活活性增强。所以，用于有机磷中毒治疗的解毒剂，如解磷定（2-PAM）、4-PAM、双复磷等具有这类结构。

2-PAM   4-PAM

⑤ 磷酰化酶的老化。所谓老化是指磷酰化酶在恢复过程中转变为另一种结构，以至于羟胺类的药物不能使酶恢复活性。通常认为，老化现象是二烷基磷酰酶的脱烷基反应造成的。在脱去烷基之后，磷酰化酶变得更稳定了，磷酸负离子能抵抗肟类复活剂的亲核进攻。

磷酰化酶的老化速率与磷酰基上的烷基有关。二乙基磷酰化酶老化缓慢，与乙基相比，甲基、仲烷基及苄基酯的老化速度要快得多。老化反应速度可能主要取决于非酶的化学力，发生烷基磷酸酯基 C—O 键的断裂。因此，酶如果受烷基化能力高的磷酸酯的抑制，老化现象易于发生。

（3）氨基甲酸酯类杀虫剂对乙酰胆碱酯酶的抑制作用　氨基甲酸酯类杀虫剂是一类与毒扁豆碱结构类似的杀虫剂。此类杀虫剂常用品种有：甲萘威、仲丁威、杀螟丹、克百威、抗蚜威、速灭威、混灭威、异丙威、残杀威、灭多威、丙硫威、丁硫威、唑蚜威、硫双威等。

使用氨基甲酸酯类杀虫剂与有机磷杀虫剂后，昆虫表现为相同的的中毒症状。

它们的作用机制都是抑制 AChE 的活性，使得 ACh 不能及时分解而积累，不断和 AChR 结合，造成后膜上 Na^+ 通道长时间开放，突触后膜长期兴奋，从而影响了神经兴奋的正常传导。不同的是有机磷杀虫剂对 AChE 的抑制依赖其大的 K_2 和小的 K_3，该反应是不可逆性抑制。氨基酸酯类杀虫剂对 AChE 的抑制主要依赖于其小的 K_d 值（$K_d = K_{-1}/K_1$），即依赖于和 AChE 形成比较稳定的复合物，反应是可逆性抑制。也就是说，氨基甲酸酯类杀虫剂（CX）与 AChE 通过疏水作用结合成稳定的复合体是抑制 AChE 的主要原因，氨基甲酰化反应是次要原因。

2. 拟除虫菊酯类杀虫剂

拟除虫菊酯类杀虫剂是根据天然除虫菊素化学结构而仿生合成的杀虫剂。由于它杀虫活性高、击倒作用强、对高等动物低毒及在环境中易生物降解的特点，已经发展成为 20 世纪 70 年代以来有机化学合成农药中一类极为重要的杀虫剂。

一般认为，天然除虫菊酯和拟除虫菊酯杀虫剂与 DDT 一样属于神经轴突部位传导抑制剂，而对于突触没有作用。

使用拟除虫菊酯后，害虫的中毒症状期有兴奋期与抑制期。在兴奋期，受刺激的昆虫极为不安而乱动，在抑制期的昆虫活动逐渐减少，行动不协调，进入麻痹以至死亡。例如，用氰戊菊酯处理突背蔗龟甲成虫表现症状极为明显。但对鳞翅目幼虫，往往兴奋期极短，迅速击倒进入麻痹。除此之外，还具有驱避、影响生长发育较为复杂的中毒症状。

拟除虫菊酯类杀虫剂的作用机制：用电生理方法以烯丙菊酯处理美洲蜚蠊的神经索巨大神经轴突，发现负后电位延长，并阻碍神经轴传导，当用 $0.3\mu mol/L$ 浓度时，也同样使负后电位延长，但无阻碍传导。用拟除虫菊酯处理多种昆虫神经的多个部位（如蜚蠊尾须、家蝇的运动神经元，吸血椿象的中枢神经系统，沙漠飞蝗的周围神经系统等），结果都测定出有重复后放现象。

根据对感觉神经元的反应和处理蜚蠊的作用可把拟除虫菊酯分为 I 和 II 型，I 型化合物对感觉神经元在体外可产生重复放电，而 II 型化合物（含氰基拟除虫菊酯）不会产生重复放电，可能对突触产生作用，在突触中，它的传递物质或许是谷氨酸或 GABA。

拟除虫菊酯的一个有趣的特点是它们在低温条件下对昆虫毒性更高，在 15℃ 的 LD_{50} 毒力大于 32℃ 的 LD_{50} 的 10 倍，烯丙菊酯对昆虫的作用方式是影响它的轴突传导，在低温条件下，作用更为突出。

拟除虫菊酯的作用机制可能与 ATP 酶的抑制有一定的关系，相当高浓度的烯丙菊酯对红细胞膜及鼠脑微粒体的 Na^+-K^+-ATP 酶有抑制作用。较高浓度的拟除虫菊酯对美洲蜚蠊的 Na^+-K^+-ATP 酶也有抑制作用。这些作用机制一部分是间接的影响作用，Na^+-K^+-ATP 酶与传递 Na^+ 及 K^+ 离子的功能有间接的关系。推测这不是神经传导受影响的主要原因，而可能是物理作用。拟除虫菊酯虽不抑制胆碱酯酶，但对美洲蜚蠊脑部的乙酰胆碱有显著增加作用，这可能与突触传导有关。

用拟除虫菊酯处理昆虫后，发现中毒死亡的昆虫有失水现象，大量的水滴附在体表上，这是对表皮分泌活动的影响，具体过程还不明确。

综合上述的几个生理效应与拟除虫菊酯处理后昆虫最后造成的死亡都有一定的关系，但都不是它的主要毒杀机制，因为这些效应在很多其他神经毒剂的中毒征象中也同样存在。

除虫菊素像有机磷、氨基甲酸酯等杀虫剂一样，都属于神经毒剂。除虫菊素与DDT的毒理机制十分类似，但除虫菊素击倒作用更为突出。除虫菊素不但对周围神经系统有作用，对中枢神经系统，甚至对感觉器官也有作用，而DDT只对周围神经系统有作用。除虫菊素的毒理作用比DDT复杂，因为它同时具有驱避、击倒和毒杀3种不同作用。由于除虫菊素的作用比DDT快得多，因此，除虫菊素的中毒症状一般只分为兴奋期、麻痹期和死亡期三个阶段。在兴奋期，昆虫到处爬动、运动失调、翻身或从植物上掉下，到抑制期后，活动逐渐减少，然后进入麻痹期，最后死亡。在前两个时期中，神经活动各有其特征性变化。据有关资料报道，兴奋期长短与药剂浓度有关，浓度越高，兴奋期越短，抑制速度越快，而低浓度药剂可延长兴奋期的持续时间。一般认为，除虫菊素对周围神经系统、中枢神经系统及其他器官组织（主要是肌肉）同时起作用。由于药剂通常是通过表皮接触进入，因此，先受到影响的是感觉器官及感觉神经元。钠离子通道是神经细胞上的一个重要结构，细胞膜外的钠离子只有通过钠离子通道才能进入细胞内。在平时钠离子通道是关闭的，当一个刺激给予一个冲动或给予轴突传导一个信息时，刺激部位上膜的通透性改变，钠离子通道打开，大量钠离子进入细胞内。钠离子通道通过允许钠离子进入细胞内而达到传递神经冲动的作用。由于除虫菊素作用于钠离子通道，引起神经细胞的重复开放，最终导致害虫麻痹、死亡。

此外，除虫菊素对突触体上ATP酶的活性也有影响。据相关研究，除虫菊素对ATP酶活性的影响程度与除虫菊素的浓度有关，浓度越高，ATP酶活性下降越大。

3. 甲脒类杀虫剂

甲脒类杀虫剂是杀虫剂中很有效的一类，生产上曾经使用的杀虫脒，目前仍广泛使用的为双甲脒（amitraz）。

杀虫脒的作用机制很特殊，它具有神经毒剂典型的中毒症状，如兴奋、麻痹、死亡，另外还具有驱避和拒食作用，如经杀虫脒处理的稻茎三化螟初孵幼虫不钻蛀入茎，结果饥饿而死，三化螟成虫在接触了杀虫脒药液后，则表现兴奋、乱飞乱舞。棉铃虫雌蛾取食稀释的杀虫脒蜜糖溶液后，变为过度兴奋，交配后不能分开，交配率降低了40%。对牛蜱，杀虫脒引起它们从寄主身体上脱落下来。对于螨类和鳞翅目幼虫，引起驱避行为如逃散或吐丝脱落等情况。这种拒食可能作用于神经系统，而驱避行为是作用于感觉器官。直接注射杀虫脒于蜚蠊体内，使其不接触到化学感官，所用剂量较低，不引起兴奋，但可出现拒食现象，一般认为兴奋与昏迷可能是由于单胺氧化酶受抑制，拒食作用可能与神经胺及神经胺激性突触传导有关。这两者之间又是有联系的，因为单胺氧化酶可以分解某些单胺型的神经胺。

对杀虫脒的杀虫作用曾提出过10多种可能的机制，直到近年才有了比较明确的认识，即该杀虫剂的作用机制一是对轴突膜局部的麻痹作用，二是对章鱼胺受体的激活作用。杀虫脒代谢成去甲杀虫脒占领章鱼胺受体，引起突触后膜兴奋，干扰了神经兴奋的正常传导，引起一系列昆虫行为的改变，如增强活动性，不断发抖，致使昆虫从植株上跌落而无法取食。

由于杀虫脒的慢性毒性及致癌作用，现已被禁用。

4. 阿维菌素杀虫剂

阿维菌素（avermectin）是从土壤微生物中分离出来的具有杀螨、杀虫和杀体内寄生虫的有效药剂，其中最有活性作用的是阿维菌素 B_{1a}。阿维菌素 B_{1a} 对寄生性线虫的神经生理研究表明，该化合物可抑制突触传导，可能是一种 GABA 拮抗剂，或可以刺激 GABA 释放，对神经系统的作用表现为致使线虫昏迷麻痹，最终死亡。

γ-氨基丁酸（GABA）是来源于非蛋白质的重要氨基酸，在脑组织中以游离状态存在，但它在脑中的功能尚不完全明白，GABA 是一种抑制性突触的神经传递物质，GABA 可使后突触细胞刺激降低。因而寻找对 GABA 具抑制性或拮抗性或刺激性的物质就可以影响突触传递。GABA 拮抗剂荷包牡丹碱，可抑制蜚蠊神经肌肉传递，而苯并二氮杂类似物也具有同样性质且具有显著的杀虫杀螨活性。

阿维菌素是一种神经毒剂，其机理是作用于昆虫神经元突触或神经肌肉突触的 GABAA 受体，干扰昆虫体内神经末梢的信息传递，即激发神经末梢放出神经传递抑制剂 GABA，促使 GABA 门控的氯离子通道延长开放，对氯离子通道具有激活作用，大量氯离子涌入造成神经膜电位超级化，致使神经膜处于抑制状态，从而阻断神经末梢与肌肉的联系，使昆虫麻痹、拒食、死亡。因其作用机制独特，所以与常用的药剂无交互抗性。据报道，除 GABA 受体控制的氯化物通道外，阿维菌素还能影响其他配位体控制的氯化物通道，如阿维菌素可以诱导无 GABA 神经支配的蝗虫肌纤维的膜传导的不可逆增加。

5. 多杀菌素杀虫剂

多杀菌素具有全新的作用机理，它并不作用于乙酰胆碱酯酶（AChE）和 Na^+ 通道，不同于传统的有机磷和拟除虫菊酯类杀虫剂。多杀菌素作用于烟碱型乙酰胆碱受体（nAChR），虽然吡虫啉等烟碱类杀虫剂也作用于 nAChR，但是两者还是有差异的，多杀菌素在 nAChR 上的作用位点并不是吡虫啉在 nAChR 上的作用位点。另外，也有研究表明多杀菌素作用于 GABA 受体，但是同样发现多杀菌素在 GABA 受体上的作用位点与已知的阿维菌素在 GABA 受体上的作用位点不同。

6. 沙蚕毒素类杀虫剂

沙蚕毒素（nereistoxin，NTX）是在沙蚕体内发现的具有杀虫活性的化合物，而人工合成的杀螟丹及其类似物都必须在昆虫体内发生代谢，转化为沙蚕毒素才能起杀虫作用。对蜚蠊的第六腹神经节、蛙的腹肌、腿肌，大鼠膈肌的试验证明，沙蚕毒素影响胆碱激性突触的传导，但它又不抑制胆碱酯酶，它使突触前膜上的神经传递物质减少，也同时使突触后膜对乙酰胆碱的敏感性降低。因此认为它的主要作用靶标是乙酰胆碱受体，它起的作用就是抑制了突触后膜的膜渗透性（Na^+，K^+）的改变。但是，究竟它是对受体起作用还是直接对离子导体起作用，研究人员有不同的看法。比较一致的说法是，沙蚕毒素与二硫苏糖醇的结构相似，二硫苏糖醇是乙酰胆碱受体的有效抑制剂。在昆虫体内 NTX 降解为 1,4-二硫苏糖醇（DTT）的类似物，从二硫键转化而来的巯基进攻乙酰胆碱受体（AChR）并与之结合，作用于神经节的后膜部分，从而阻断了正常的突触传递。但是，沙蚕毒素有一点与烟碱完全不同，它不但对烟碱型的受体有作用，对于毒蕈碱型的受体也有作用，表现为：

（1）对突触传导的抑制　沙蚕毒素类杀虫剂在昆虫体内转化为沙蚕毒素后，再作用于神经系统的突触体。放射自显影研究显示，杀螟丹集中于神经节部位。神经电生理实验表明，沙蚕毒素是作用于神经传导的胆碱能突触部位。

沙蚕毒素作用于神经系统的突触部位，使得神经冲动受阻于突触部位。在低浓度时，沙蚕毒素类杀虫剂就能够表现出明显神经阻断作用。$2 \times 10^{-8} \sim 1 \times 10^{-6}$ mol/L 的 NTX 就能引起蜚蠊末端腹神经节突触传导的部分阻断。

（2）在烟碱型乙酰胆碱受体（nAChR）上的结合位点　沙蚕毒素类杀虫剂对突触传导的阻断作用是通过与突触后膜乙酰胆碱受体结合实现的。以果蝇和蜚蠊为材料的研究结果显示，NTX 能够抑制 α-金环蛇毒素与 nAChR 结合。

（3）沙蚕毒素类杀虫剂与 nAChR 之间的生物化学反应　沙蚕毒素类杀虫剂与受体结合后，发生氧化还原反应，受体被还原而导致功能受阻。

（4）对受体通道电流的影响　NTX 与 nAChR 结合，影响了受体正常的神经功能，抑制了通道电流的产生，使突触后膜不能去极化，导致神经传导中断。研究人员采用单通道膜片钳技术记录了杀螟丹对鼠 PC12 细胞烟碱型乙酰胆碱受体（nAChR）的影响，用杀螟丹单剂处理时，没有引起通道的开放。10pmol/L ACh 就能诱导单通道电流。当杀螟丹与乙酰胆碱同时作用时，单通道的开放时间缩短，间隔增加，表现出杀螟丹的剂量效应。单通道开放的动态变化，说明杀螟丹是 nAChR 开放通道的阻断剂。

（5）其他的作用机理　沙蚕毒素类杀虫剂的主要作用机理是作用于 nAChR，

一方面竞争激动剂结合位点，破坏正常神经兴奋的传导；另一方面结合在受体通道上的阻断剂位点，降低受体通道的离子通透性。此外，沙蚕毒素类杀虫剂还可能存在其他的作用机理。

7. 新烟碱类杀虫剂

烟碱类杀虫剂包括 nitroguanidines、硝基亚甲基类（nitromethylenes）、氯化烟酰类（chloronicotinyls），现在被普遍称为新烟碱类（neonicotinoids）。它们以天然源烟碱化合物为模板合成，作用机理与烟碱相似，作用于昆虫的中枢神经系统，对突触后膜烟碱型乙酰胆碱受体产生不可逆抑制。烟碱类杀虫剂对哺乳动物毒性低，对非靶标昆虫相对低毒，而对多数害虫高效。这类杀虫剂的一个重要特点是：由于它们有相对大的水溶性和相对小的分配系数，因而具有优良的内吸性和长的持效期，对刺吸昆虫如烟粉虱特别有效。目前用于防治烟粉虱的烟碱类杀虫剂主要有吡虫啉、啶虫脒、噻虫嗪等。

吡虫啉是用于防治烟粉虱的第一个烟碱类杀虫剂。啶虫脒属于第二代烟碱类杀虫剂，具有触杀、胃毒作用及较强的渗透作用，有很好的叶片传导活性并通过木质部向顶分布。杀虫谱比其他烟碱类杀虫剂广，对人、畜低毒，对传粉昆虫安全。

（二）昆虫呼吸作用抑制剂及其作用机理

昆虫的呼吸作用包括气管系统与外界环境的气体交换和细胞内呼吸两个过程。前一过程是指虫体通过气管系统吸入氧并将其输送到各类组织中去，同时排出新陈代谢的二氧化碳和水；后一过程是指虫体内的细胞和呼吸组织利用吸入的氧，氧化分解体内的能源物质，产生高能化合物 ATP 及热量的能量代谢过程。

杀虫剂对昆虫呼吸作用的影响也分为两个方面，即物理和化学的。物理作用主要指油乳剂类的杀虫剂（如石油乳剂）阻塞昆虫的外部呼吸系统，使昆虫"窒息"而死亡。化学作用为杀虫剂干扰昆虫的能量代谢过程（细胞内呼吸）而使昆虫死亡。

1. 砷素杀虫剂

砷素杀虫剂包括砷的亚砷酸和五价砷酸化合物，如亚砷酸、亚砷酸钠及砷酸铅、砷酸钙等。这类杀虫剂在历史上起过作用，目前已很少使用。砷素杀虫剂的作用机制主要是抑制能量代谢中含—SH 基的酶，例如亚砷酸是丙酮酸去氢酶系及 α-酮戊二酸去氢酶系的抑制剂，作用机制是与硫辛酸的两个—SH 基结合而形成复合体，从而使丙酮酸去氢酶系或 α-酮戊二酸去氢酶系失去作用。

2. 氟乙酸、氟乙酸钠和氟乙酰胺

氟乙酸是三羧酸循环的抑制剂。氟乙酸钠和氟乙酰胺在动物体内代谢产生氟乙酸，氟乙酸与乙酰辅酶 A 结合形成氟乙酸乙酰辅酶 A，进一步与草酰乙酸形成

氟柠檬酸。氟柠檬酸是乌头酸酶的抑制剂。乌头酸酶受抑制，则三羧酸循环被阻断。氟乙酸及其系列化合物对高等动物剧毒，曾被用作杀鼠剂和杀虫剂，现已被禁用。

3. 鱼藤酮和杀粉蝶素 A

鱼藤酮是豆科植物鱼藤根中含有的杀虫活性成分。杀粉蝶素 A 是由茂原链霉素产生的有杀虫作用的抗生素。鱼藤酮作为无公害植物源杀虫剂是主要的植物杀虫剂之一，目前仍受到高度重视。它是一种线粒体呼吸作用抑制剂，作用于电子传递体系，影响 ATP 产生，具体作用位点为切断 NADH 去氢酶与辅酶 Q 之间的呼吸链。

杀粉蝶素 A 的化学结构与辅酶 Q 相似，也是呼吸链的抑制剂。

4. 番荔枝内酯

番荔枝内酯（annonaceous acetogenin，ACG）是从番荔枝科植物中分离提纯的末端含 Y-内酯环并且具有生物活性的天然产物。番荔枝科植物分布于热带、亚热带地区，有 130 个属，2300 多个种。就目前所知，ACG 只发现于番荔枝科植物中。自从 1982 年 Jolad 从紫玉盘属植物中分离出首个 ACG 化合物 uvaricin 以后，经过二十年的研究，已经从 40 多个属 150 余种植物中获得近 400 个 ACG 化合物，而且随着研究的深入，还将分离出更多新的 ACG 化合物。线粒体是细胞中产生能量的主要场所，ACG 强烈的生物活性来自于它对细胞线粒体呼吸链的抑制作用，通过抑制线粒体中 NADH-泛醌（ubiquinone，UQ）氧化还原酶和癌细胞质膜 NADH 氧化酶，其中以抑制 NADH-UQ 氧化还原酶为主，使氧化磷酸化反应中合成 ATP 所需要的质子动力势不能形成，从而达到抑制细胞能量代谢活动的目的。

ACG 作为商业杀虫剂的应用要广泛些，传统杀虫剂大多干扰害虫的神经系统或其他生理过程，多次使用后容易产生抗药性，ACG 由于它与众不同的作用机理，使其对产生抗药性的害虫有强烈的致死作用，因此 ACG 是非常有前途的杀虫剂。尽管鱼藤酮具有相同的杀虫作用机制，但它作为杀虫剂不太理想，因为它在环境中降解太快而不能持续杀虫，同时由于它的副作用较大，限制了它作为商业杀虫剂的使用范围。大多数 ACG 都有强烈的杀虫作用，它们来源于植物，较稳定，而且对环境的危害很小。实际使用中，ACG 的杀虫效果与其抑制线粒体复合物的构效关系是一致的，也是邻双四氢呋喃（THF）型。ACG 的杀虫效果明显。

5. 氢氰酸及其系列化合物

氰化钠、氰化钾及氰化钙与水及无机酸反应产生氢氰酸，是一种气体熏蒸杀虫剂，它作用于呼吸链的电子传递系统，是细胞色素 c 氧化酶的抑制剂。

磷化氢是目前世界上公认的用于储粮保护的主要熏蒸剂之一，它在包括我国在内的广大发展中国家应用尤为广泛。它不仅对虫、鼠、螨、线虫等都有明显毒杀作用，而且基本无残留，不影响谷物品质和种子活力，价格低廉，使用方便。

随着人们生活水平的提高，对环保意识的增强，一些对储粮具有有害残留或对环保能造成危害的有效熏蒸剂已经被禁止使用，这使磷化氢在储粮保护工作中的地位和作用更加重要了，国内外专家一致认为在当今世界上还没有任何其他熏蒸剂能完全取代磷化氢。目前严重的是，由于长期不合理使用磷化氢，一些主要储粮害虫已分别对磷化氢产生了抗性，因而磷化氢的有效使用正面临危机。

不同研究一致证明赤拟谷盗、杂拟谷盗、谷蠹吸收的磷化氢大部分存在于细胞液中。如赤拟谷盗吸收的氚标记 98％磷化氢积累于胞液中，这与破碎线粒体更易被磷化氢抑制和磷化氢体外能显著抑制细胞色素氧化酶，但体内对此酶几乎没有抑制作用的现象是一致的。研究认为这是线粒体膜对磷化氢的通透性较低的缘故。

体外实验研究表明：磷化氢能抑制大鼠线粒体呼吸，是鼠肝及昆虫"活跃"状态（状态Ⅲ，解偶联态、离子泵状态）下线粒体呼吸作用的有力抑制剂，而对状态Ⅲ抑制程度最为严重。体外实验动力学研究表明磷化氢是牛心细胞色素氧化酶的非竞争性抑制剂，因此磷化氢对细胞色素氧化酶的抑制作用一直被认为是磷化氢使昆虫致死的主要原因。体外实验表明磷化氢对谷蠹、锯谷盗、锈赤扁谷盗的细胞色素氧化酶活力有明显抑制作用，但体内实验表明磷化氢对这些昆虫的细胞色素氧化酶活力几乎没有任何抑制作用。用磷化氢致死剂量处理玉米象也只能抑制其体内细胞色素氧化酶活力的 50％。这些结果暗示细胞色素氧化酶作为体内磷化氢对昆虫的直接生化损伤部位是值得怀疑的。

体外实验研究发现，磷化氢对昆虫细胞色素 c 氧化酶、细胞色素 c 在可见光区和末端区的吸收光谱与过硫酸钠对它们诱导的还原光谱相似；磷化氢使它们圆二色性光谱发生的巨大变化也表明，磷化氢使细胞色素 c 氧化酶，细胞色素 c 中血红素 Fe 的价态发生了变化，且两种情况下细胞色素氧化酶对磷化氢的反应要比细胞色素 c 敏感得多。从而有力证明细胞色素氧化酶是磷化氢作用的主要靶标部位。

有报道氢氰酸能抑制昆虫呼吸传递链中的细胞色素氧化酶，阻断电子由 NADH 脱氢酶向氧气的传递，使氧气不能被还原，导致线粒体产生 O^-，O^- 可被超氧化物歧化酶（SOD）歧化成过氧化氢，从线粒体释放出来。

由上述知，磷化氢的作用机制之一是由于磷化氢抑制了昆虫线粒体在呼吸过程中产生 O^-，O^- 又被 SOD 歧化为过氧化氢，当昆虫对磷化氢吸收较少时，过氧化氢可及时被过氧化氢酶和过氧化物酶所消除，不会对昆虫造成不可逆毒害，但如果昆虫对磷化氢吸收量较多，产生的过氧化氢不能被过氧化氢酶和过氧化物酶及时地完全消除，过氧化氢就在昆虫体内积累，达到一定程度时便对昆虫产生细胞毒性而引起细胞死亡。磷化氢能使谷象、谷蠹体内 SOD 活力增加，使过氧化氢酶、过氧化物酶活力降低的研究结果是对上述机制的有力支持，这一机制可以解释昆虫在磷化氢暴露后要经过一段时间才能死亡的现象以及磷化氢作用必须有氧气参与才能取得杀虫效果的现象。

（三）昆虫发育毒剂的作用机理

昆虫生长调节剂即发育毒剂是通过抑制昆虫生理发育，如抑制蜕皮、抑制新表皮形成、抑制取食等导致害虫死亡的一类药剂，由于其作用机理不同于以往作用于神经系统的传统杀虫剂，且毒性低、污染少、对天敌和有益生物影响小，有助于可持续农业的发展，有利于无公害绿色食品生产，有益于人类健康，因此被誉为"第三代农药""二十一世纪的农药""非杀生性杀虫剂""生物调节剂"和"特异性昆虫控制剂"。由于它们符合人类保护生态环境的总目标，迎合各国政府和各阶层人民所关注的农药污染的解决途径这一热点，因此该类农药成为全球农药研究与开发的一个重点领域。

早在1967年，Wiliarm就提出了昆虫生长调节剂作为第三代杀虫剂的设想。但由于昆虫生长调节剂作用缓慢，加之人们环境意识不强，且农药使用者大都期望虫子在喷雾后迅速死去等因素，使其未能得到广泛应用。随着人们对常规化学农药对环境影响的不断认识，和对农药及其作用机理的进一步理解，使诸如昆虫生长调节剂等具有特定作用机理、对环境友好的农药倍受青睐。目前在水稻、蔬菜、果树、棉花及森林虫害防治上得到越来越广泛的应用。如灭幼脲、氟苯脲、苯氧威、烯虫酯等，还有新型昆虫生长调节剂——环虫酰肼，它对鳞翅目幼虫有优异的防效，主要应用于蔬菜、茶叶、果树、稻田、观赏植物。经昆虫摄取后，几小时内在抑制昆虫取食的同时引起昆虫提前蜕皮导致死亡，它通过调节幼体内激素和蜕皮激素水平，干扰昆虫的蜕皮过程。

各类昆虫发育抑制剂对昆虫的作用机制不同，中毒后的症状和行为也各不相同。喷施灭幼脲后，鳞翅目幼虫不能蜕皮而死亡，成为幼虫与预蛹之间的畸形个体；有的幼虫蛹末端旧皮不能蜕落，蛹头部出现突出物。幼虫胸足变黑，成虫羽化不正常，不能飞翔等。

1. 几丁质合成抑制剂

对几丁质合成抑制剂作用机理的研究也很多，总的来说，这类化合物可使昆虫表皮的几丁质合成过程受阻，沉积受抑制，但是其具体的作用机制至今仍不清楚，关于其作用机制的假设很多。

最初认为是抑制几丁质合成酶，但实验已证实该类化合物对几丁质合成酶没有直接的抑制性，有学者认为苯甲酰基脲通过激活蛋白分解而抑制几丁质合成酶的酶原聚合，有学者则认为是通过影响蜕皮激素代谢酶的活性影响几丁质的合成。

还有假说认为苯甲酰基脲影响虫体内DNA的合成，Deloach等报道除虫脲造成厩螫蝇成虫表皮组织细胞的DNA减少。有学者通过实验证明，灭幼脲除了影响黏虫的几丁质沉积外，还改变几丁质-蛋白复合体的结构，影响氨基酸的含量和比例以及蛋白质和 DNA、RNA 含量。这些早期的关于作用机制的假说都不能完全解释该类化合物的作用，因此至今仍难以将其机理阐明。

2. 非甾类蜕皮激素类似物

该类药剂与受体复合物结合后，与蜕皮激素作用类似，激活基因表达，启动蜕皮行为，然而，蜕皮的完成是由蜕皮激素、保幼激素、羽化激素等激素协调作用的结果。由于双酰肼类化合物只是模拟一种蜕皮激素作用，使"早熟的"蜕皮开始后却不能完成。这种中止可能是血淋巴和表皮中的双酰肼类化合物抑制了羽化激素释放所致；也可能是大量保幼激素的存在造成的，因为只有在保幼激素极度降低，蜕皮激素大量存在的情况下才能完成变态蜕皮。这类药剂抑制蜕皮作用可发生在昆虫自然蜕皮前的任何时间，而苯甲酰基脲类的作用则发生在被处理虫的自然蜕皮过程中。

3. 保幼激素类似物

（1）保幼激素的重要生理效应　保幼激素可使虫在蜕皮后保持幼虫形态。在减少或缺少保幼激素时，幼虫蜕皮化蛹，或蛹羽化为成虫，这一作用随昆虫的发育时期而不同。保幼激素无论如何多，都不能使蛹蜕皮成为成虫，也不能使成虫变为蛹。

（2）作用靶标部位　首先是表皮细胞，其次是成体胚芽，也作用于生殖腺、神经系统、脂肪体、中肠。

（3）激素对基因的影响　通过基因调节产生相应的蛋白质酶系来起作用，常表现为染色体上发生膨胀现象，DNA 结构改变（激活）→RNA 的形成、积聚→染色体膨胀。激素对 DNA 的作用是间接或直接的，直接作用是解除了 DNA 的抑制，间接作用是影响了膜的渗透性，改变了 Na^+ 及 K^+ 的分布，可干扰 DNA 的活性。如高离子浓度已证明可以使染色体上的 DNA 与组蛋白脱离，使其失去抑制作用。

一般认为，激素都是活化 DNA，但实际上是有矛盾的。这是因为不同的发育阶段，不同的基因处于不同的状态，因此对某些基因的 DNA 起活化作用的同时，对另一些基因的 DNA 却造成了抑制。此学说能很好地解释目前试验所得的结果，特别是保幼激素的作用，但是，三个主管调节基因却没有被证明，对保幼激素作用的具体机制还不能完全明了。

有关保幼激素类似物的作用机理提出了几个可能的假说，其一为保幼激素类似物完全模拟了保幼激素，破坏了昆虫生理的内部平衡。其二为两者有差异，保幼激素类似物成为正常保幼激素的拮抗剂，或是作用于不正常的作用部位，引起生长发育的改变，如对保幼激素代谢的影响；或是成为保幼激素代谢酶系的竞争性抑制剂或竞争性底物，影响保幼激素的合成，影响神经分泌，影响核酸、蛋白质的合成。

4. 抗保幼激素类似物

抗保幼激素类似物主要是抑制保幼激素的形成及释放，破坏其运转到靶标部位，刺激其降解代谢及阻止其在靶标部位上起作用，破坏昆虫的咽侧体，使其不能合成保幼激素。

以上几类药剂的作用机制主要是从药剂对昆虫体内的酶、激素的影响来研究的，比较少从昆虫微观的角度去探索。例如使用昆虫生长调节剂后有的虫体成为幼虫与预蛹之间的畸形个体，有的旧皮不能脱落，到底是什么原因造成昆虫的蜕皮、化蛹、羽化有如此次序？其间有多余的细胞定时消失，这是巧合还是有基因控制？这都需要我们去研究，同时也为我们引出了一个生命中重要的现象——细胞凋亡。

细胞凋亡（apoptosis）又叫作程序性细胞死亡（programmed cell death，PCD），作为一种死亡方式，它是一种生理性、主动性的"自杀"行为，受到基因的调控。它存在于有机体发育的各个阶段。一些结构或器官在发育某个阶段是必需的，随着发育的进行不再是需要的，或是个体发生过程中重演了种系发生现象，这些都依赖于细胞凋亡过程。同样，在昆虫生长发育过程中细胞凋亡扮演了重要的角色。昆虫的发育是一种变态发育，很多昆虫在幼虫和成虫期的生活形态完全不同，这就要求某些特定组织、特定细胞在特定的时间和特定的部位死亡，化蛹或羽化时所出现的特定组织的分解均为程序性细胞死亡的结果。由此可见，昆虫的变态是由多基因控制的、机制复杂的生理现象。细胞凋亡在昆虫发育过程中具有重要的生物学意义。许多化合物可通过不同途径诱导不同组织中的细胞死亡而使有机体产生畸形，这启发我们，杀虫剂是一类对昆虫有毒性的化合物，低剂量杀虫剂可能只是干扰昆虫细胞产生凋亡，使其不能正常蜕皮，造成畸形。例如，昆虫杆状病毒作为一种新型生物杀虫剂也可诱导细胞凋亡。所以，了解细胞凋亡的有关知识有利于我们从细胞的微观角度出发，去研究昆虫生长发育调节剂的作用机制。

（四）肌肉毒剂

氯虫苯甲酰胺（chlorantraniliprole）杀虫剂与昆虫肌肉细胞内的鱼尼丁受体结合，导致该受体通道在非正常长时间开放，钙离子从钙库中无限制地释放到细胞质中，致使害虫瘫痪死亡。

第二节　杀菌剂的主要类型与作用机理

用于防治植物病害的化学农药统称为杀菌剂。根据所影响的病原物种类的不同，杀菌剂包括杀真菌剂（fungicide）、杀细菌剂（bactericide）和杀病毒剂（virucide）。目前，还没有商品化的杀病毒剂。杀菌剂作用方式可分为：①杀菌作用，其表现是真菌孢子不能萌发或者在萌发中死亡，其机理是真菌的能量供应不足而致死；②抑菌作用，有些化学药剂不杀死病原菌，它们仅仅是暂时抑制真菌的生长；当这些真菌不再接触到药剂时，它们又能够恢复生长。抑菌作用主要是真菌的芽管或者菌丝的生长受到抑制，或者使芽管和菌丝的形态产生变化，如芽管粗糙，芽管末端膨大、扭曲和畸形，菌丝过度分枝等，其机理是真菌生长必需物质的生物合成受到抑制。

一、杀菌剂的主要类型

杀菌剂的种类繁多，一般按药剂的作用方式、化学类型和使用目的分类。杀菌剂按化学结构类型进行分类有：芳烃类、二硫代氨基甲酸酯/盐类、硫代磷酸酯类、苯并咪唑类、苯基酰胺类、二甲酰亚胺类、三唑类、苯吡咯类、苯胺基嘧啶类、甲氧基丙烯酸酯类等。杀菌剂根据使用目的不同可分为保护性杀菌剂和治疗性杀菌剂。本节采用对那些化学结构不同但具有相同作用方式的杀菌剂进行分类。

（一）保护性杀菌剂

保护性杀菌剂为多作用位点的没有选择性或选择性较低的一类杀菌剂。这类杀菌剂不能进入植物体内，对已侵入植物体内的病菌没有作用，对施药后新长出的植物部分亦不能起到保护作用。

1. 铜制剂

常见的铜素杀菌剂有波尔多液、王铜、碱式硫酸铜、氢氧化铜、氧化亚铜、硫酸甲氨络合铜、丁戊己二元酸铜、8-羟基喹啉铜等。

铜制剂的杀菌作用取决于制剂释放的铜离子浓度。但要特别注意的是较高浓度的游离铜离子对绿色植物也有很强的毒性，故一般水溶性的铜盐不能直接喷施于植物上，而是加工成难溶性的铜盐。这些难溶性铜盐喷施到作物表面以后，在植物体分泌的有机酸或呼吸放出的二氧化碳与水形成的碳酸作用下，可以逐步分解，缓慢释放铜离子起杀菌作用。

在高温、高湿条件下，植物呼吸作用加强，分泌有机酸的量加大，植物表面的酸性物质成倍增加，加速铜盐分解，释放过量铜离子。或者遇到碱性物质，例如在使用碱式铜盐前后一周内使用碱性的石硫合剂等，铜盐在碱性条件下溶解度增加，也会过量释放铜离子。因此，高温、高湿条件下，很容易出现作物药害现象。对 Cu^{2+} 特别敏感和比较敏感的植物上，一般不能施用铜素杀菌剂。

2. 无机硫类

无机硫杀菌剂是指一类以硫黄为主加工而成的制剂。硫黄的杀菌作用主要依赖于制剂释放单质硫起作用，也可以被还原形成毒力更强的硫化氢（H_2S）起杀菌作用。为了提高硫黄防治植物病害的效果，一般把硫黄加工成有利于分散和黏着的各种制剂。无机硫类杀菌剂具有杀菌、杀螨和杀虫作用，是防治植物白粉病的重要保护性杀菌剂。

主要品种有：硫黄粉（sulphur）、石硫合剂（lime sulphur）。

3. 有机硫类

我国常用的有机硫杀菌剂，主要有下列两类。

（1）二硫代氨基甲酸盐类　二硫代氨基甲酸盐类杀菌剂从结构特点又分为两组。

① 1,2-亚乙基二硫代氨基甲酸盐类　此组化合物的特点是氮原子上的两个氢原子仍保留一个不被取代。氮原子上负荷的游离氢能使 H_2S 或 HS—分裂出来，形成异硫氰酸酯类化合物。可防治多种卵菌、子囊菌、半知菌和担子菌引起的作物叶部病害。对小麦锈病、玉米大斑病及蔬菜霜霉病、炭疽病、疫病和果树黑星病、炭疽病有很好的防效。

代表品种：代森锰锌（mancozeb）。

② 二甲基二硫代氨基甲酸盐类　此组化合物氮原子上的两个氢原子都被取代，是一类有强螯合力的化合物，例如福美胂、福美锌、福美铁等。能防治葡萄灰霉病、观赏植物锈病、苹果和梨黑星病以及贮藏病害，核果类果树的缩叶病核盘菌病害，腐霉菌等引起的猝倒病和镰刀菌引起的其他病害。

代表品种：福美双（thiram）。

（2）三氯甲硫基（ClCS—）类　又称邻苯二甲酰亚胺类。

主要品种：克菌丹（captan）。

4. 有机胂类

有机胂杀菌剂主要有两种类型：烷基胂酸盐类和二硫代氨基甲酸胂类。砷制剂是防治丝核菌病害的特效杀菌剂。但由于砷对人、畜有累积性毒性和在土壤中积累破坏土壤性质及引起植物药害的问题，这类药剂现已被禁止使用。

有机胂杀菌剂对营养生长期的水稻安全，但对生殖生长期的水稻很容易引起药害。所以这类杀菌剂用于防治水稻纹枯病时，应在水稻分蘖盛期至孕穗前使用。药害表现为稻穗不孕，严重影响产量。主要用于喷雾防治水稻纹枯病及葡萄白粉病、炭疽病、人参斑点病等，也可以种子处理防治棉花立枯病。

烷基胂酸盐类杀菌剂对病原菌的作用是砷原子起毒力作用；二硫代氨基甲酸胂类则是其化合物分子的氨基阴离子和砷原子同时起毒力作用。

砷制剂的作用靶标是生物体内含—SH基的二硫辛酸，并对生物体内氧化磷酸化反应有解偶联作用。

烷基胂酸盐类主要品种：甲基胂酸锌、硫代甲基胂、甲基胂酸钙、甲基胂酸铁铵等。

二硫代氨基甲酸胂类主要品种：福美甲胂（urbacid）、福美胂（asomate）。

5. 芳烃类杀菌剂

芳烃类杀菌剂是一类苯环上的氢原子被氯原子或其他基团所取代的保护性杀菌剂，包括六氯苯、四氯硝基苯、五氯硝基苯、氯硝胺、百菌清等，大多用于种子处理和土壤处理。其中的一些品种由于活性较低及残留和慢性毒性等问题而停止使用。

目前在生产上仍然使用的品种有：五氯硝基苯（quintozene）、百菌清（chlorothalonil）。

6. 其他保护性杀菌剂

代表品种：福尔马林（formaldehyde）、敌磺钠（fenaminosulf）。

（二）治疗性杀菌剂

当病菌已侵入植物体内，并植物出现病害症状时，需用治疗性杀菌剂。治疗性杀菌剂的特征是，大多数具有内吸传导性和选择性，作用位点或靶标在不同的生物之间存在选择性的差异。此类杀菌剂包括羧酰替苯胺类、有机磷类、苯并咪唑类、羟基嘧啶类、二甲酰亚胺类、苯酰胺类、噻唑类、麦角甾醇生物合成抑制剂、氨基甲酸酯类、取代脲类、苯吡咯类、苯胺嘧啶类、甲氧基丙烯酸酯类杀菌剂等。

目前在生产上常见的现代选择性杀菌剂按化学结构和作用方式分为下列几大类。

1. 二甲酰亚胺类杀菌剂

该类化合物的菌核利（dichlozolin）对核盘菌属（Sclerotinia）和灰葡萄孢属（Botrytis）引起的植物菌核病和灰霉病有极好的防治效果，但后来发现该杀菌剂有致癌毒性，现已停止生产和使用。通过结构改造，生产出了能消除致癌毒性并保留对核盘菌和灰葡萄孢霉的生物活性的异菌脲、乙烯菌核利和腐霉利三种二甲酰亚胺类杀菌剂。这类杀菌剂的共同特点是对灰葡萄孢属、核盘菌属、长蠕孢属等真菌引起的植物病害具有特效。

除腐霉利有一定的渗透性外，其余都不能被植物吸收，属于非内吸的保护剂，但又不同于传统的保护性杀菌剂，具有很高的选择性和作用专化性，是一类现代选择性保护剂。

代表品种：乙烯菌核利（vinclozolin）、腐霉利（procymidone）、异菌脲（iprodione）、菌核净（dimetachlone）。

2. 有机磷类

有机磷杀菌剂，主要用于防治黄瓜白粉病，禾谷类作物白粉病、稻瘟病、立枯病等，同时也具有杀虫和杀螨作用。不同结构类型的有机磷杀菌剂具有完全不同的抗菌谱，硫赶磷酸酯类杀菌剂主要用于防治稻瘟病和其他水稻病害；硫逐磷酸酯类杀菌剂主要用于防治白粉病和立枯病。有机磷杀菌剂主要有硫代磷酸酯、磷酸酰胺和烷基磷酸盐三种类型。但是，磷酸酰胺类杀菌剂因为毒性较高而退出市场。

主要品种有：异稻瘟净（iprobenfos）、敌瘟磷（edifenphos）、稻瘟灵（iso-prothiolane）、甲基立枯磷（tolclofos-methyl）、三乙膦酸铝（fosetyl-aluminium）。

3. 苯并咪唑类

杀菌剂苯菌灵的降解产物多菌灵为此类杀菌剂代表。通常也把甲基硫菌灵归为苯并咪唑类的相关杀菌剂。苯-N-氨基甲酸酯类的杀菌剂乙霉威，对苯并咪唑类杀菌剂有极高抗药性水平的真菌表现负交互抗药性，乙霉威和多菌灵对大多数真菌的作用靶标是 β-微管蛋白。乙霉威被归于苯并咪唑类杀菌剂。

这类杀菌剂对大部分植物病原子囊菌、半知菌和担子菌有效，但对半知菌中的交链孢属、长蠕孢属、轮枝孢属等真菌和卵菌及细菌无效。

主要品种：多菌灵（carbendazim）、噻菌灵（thiabendazole）、甲基硫菌灵（thiophanate-methyl）、乙霉威（diethofencarb）。

4. 羧酰替苯胺类

主要品种：萎锈灵（carboxin）和氧化萎锈灵（oxycarboxin），及后来开发的拌种灵（amicarthiazol）、戊菌隆（pencycuron）。其中戊菌隆不具有内吸性，只有保护作用，这些杀菌剂主要用来防治担子菌病害。

5. 甾醇生物合成抑制剂

甾醇是生物细胞膜的重要组分，不同类型生物的甾醇结构和组分也各有区别。真菌甾醇主要是麦角甾醇（ergosterol），除了参与细胞膜的结构以外，在细胞生命活动中还具有调节作用和激素作用。抑制麦角甾醇生物合成，即可破坏真菌细胞膜的结构和功能，干扰细胞正常的新陈代谢，导致菌体生长停滞、繁殖率下降，甚至细胞死亡。此类杀菌剂的化学结构类型有：吡啶类、嘧啶类、哌嗪类、咪唑类、三唑类、哌啶类、吗啉类、多烯大环内酯类和烯丙胺类等化合物。甾醇生物合成抑制剂有以下显著特性：

① 具有广谱的抗菌活性，对几乎所有作物的白粉病和锈病有特效，除鞭毛菌、细菌和病毒外，对子囊菌、担子菌、半知菌都有一定效果。

② 具有内吸特性和明显的熏蒸作用，不仅具有极好的治疗作用，而且还具有保护作用和抗产孢作用。

③ 极高的杀菌活性，持效期长，一般为3～6周。

④ 麦角甾醇生物合成抑制剂不能防治卵菌和细菌病害。

主要品种：氯苯嘧啶醇（fenarimol）、抑霉唑（imazalil）、咪鲜安（prochloraz）、三

唑酮（triadimefon）、烯唑醇（diniconazole）、丙环唑（propiconazole）、戊唑醇（tebuconazole）、己唑醇（hexaconazole）、腈菌唑（myclobutanil）、苯醚甲环唑（difenoconazole）、十三吗啉（tridemorph）、苯锈啶（fenpropidin）。

6. 苯基酰胺类

苯基酰胺类为对卵菌有特效的选择性杀菌剂。苯基酰胺类杀菌剂在结构上包含三种亚结构的杀菌剂，即酰基丙氨酸类（acylalanines）的甲霜灵、呋霜灵（furalaxyl）、苯霜灵（benalaxyl）等；酰胺-丁内酯类（acylamino-butyrolactones）的呋酰胺（ofurace）和噁唑烷酮类（acylamino-oxazolidinones）的噁霜灵（oxadixyl）等杀菌剂。

苯基酰胺类杀菌剂几乎对所有霜霉目的病原菌都有抗菌活性，已有研究表明甲霜灵作用机理是抑制 rRNA 生物合成。

主要品种：甲霜灵（metalaxyl）、高效甲霜灵（metalaxyl-M）、噁霜灵（oxadixyl）等。

7. 噻唑或噻二唑类

分子中含有 S 和 N 原子的五环结构称为噻唑。最早发现的具有极好杀细菌活性的噻二唑化合物敌枯唑和敌枯双因有致畸毒性而禁止使用。噻唑类化合物往往具有以下特殊的生物活性：①一般具有防治植物病害的极高专化性，如三环唑和噻瘟唑只对防治稻瘟病有高的活性；②一般具有极强的选择性，可以被植物吸收和输导，对植物安全；③或多或少地表现作用于寄主与病原菌的早期互作过程，防治植物病害的原理主要是化学保护作用。

主要品种：三环唑（tricyclazole）、烯丙苯噻唑（probenazole）、叶枯唑（bismerthiazol）。

噻唑类杀菌剂还具有激发植物抗病性的特点，具有同样作用的代表品种为活化酯杀菌剂。

8. beta-甲氧基丙烯酸酯类

beta-甲氧基丙烯酸酯（beta-methoxyacrylates）类杀菌剂来源于具有杀菌活性的天然抗生素嗜球果伞素 A（strobilurin A），所以又称为嗜球果伞素类（strobilurins）杀菌剂。甲氧基丙烯酸酯类杀菌剂具有以下突出优点：①具有很高的选择性，对几乎所有的作物和生态安全，符合人类对环境的要求；②具有特别广谱高效的抗菌活性，对卵菌、子囊菌、担子菌和半知菌都有很高的杀菌活性，符合综合防治策略；③具有保护、铲除、抗产孢和治疗作用，符合预防为主的植物保护方针；④具有良好的内吸输导性能和扩散性能，其中阿米西达比三唑类杀菌剂更好地在植物体内均匀分布，并可以在植物冠层内通过气相扩散；⑤具有独特的作用靶标，与其他现有杀菌剂没有交互抗药性；⑥具有显著的延缓植物衰老，促进植物生长的作用，提高农产品产量和质量。

主要品种：嘧菌酯（azoxystrobin）、醚菌酯（kresoxim-methyl）、肟菌酯（trifloxystrobin）、烯肟菌酯（enstroburin）。

9. 苯吡咯类和苯胺基嘧啶类

（1）苯吡咯类 这是一类以假单胞杆菌（*Pseudomonas* spp.）的天然产物硝吡咯菌素（pyrrolnitrin）为先导物，在苯环上进行分子结构改造，使其对光稳定而合成成功的新型高效、低毒、内吸性杀菌剂。主要品种有咯菌腈（fludioxonil）和拌种咯（fenpiclonil）。咯菌腈在土壤中残留时间长，对水动物和水生植物有高的毒性。

这类杀菌剂杀真菌谱广，包括子囊菌和担子菌，可以用于种子处理来防治镰刀菌、腥黑粉菌。

（2）苯胺基嘧啶类 苯胺基嘧啶类杀菌剂主要有：嘧菌胺（mepanipyrim）、嘧霉胺（pyrimethanil）和嘧菌环胺（cyprodinil）。其作用机理是抑制氨基酸甲硫氨酸（methionine）的合成，与其他类杀菌剂无交互抗性。这三种化合物都是疏水性的并且对哺乳动物低毒。

10. 氨基甲酸酯类、异噁唑类、取代脲类和甲氧基吗啉类

除个别品种（乙霉威）外，这四类杀菌剂均是防治卵菌纲引起的病害的药剂。

代表品种：氨基甲酸酯类的霜霉威（propamocarb）、异噁唑类的噁霉灵（hymexazol），取代脲类的霜脲氰（cymoxanil），甲氧基吗啉类的氟吗啉（flumorph）、烯酰吗啉（dimethomorph）。

11. 抗菌素类

抗菌素是由微生物代谢产生的一类抗生物质。多数是从土壤中分离的放线菌类的代谢物，如放线菌酮、庆丰霉素、链霉素、春雷霉素、公主岭霉素等。大部分农用抗菌素具有选择性强、活性高等特点，具有保护和治疗作用。同时抗菌素在自然界中的降解速度快，对环境安全，得到广泛的研发和应用。

不同的抗菌素具有不同的抗菌谱，有的具有广谱的抗菌活性，如放线菌酮、庆丰霉素、链霉素等可以防治多种植物真菌和细菌病害；有的只具有较窄的抗菌活性，如灭瘟素只能防治稻瘟病，井冈霉素只能防治丝核菌病害。

二、杀菌剂的作用机理

杀菌剂作用机理可以归纳为抑制病菌呼吸作用破坏能量的生成、抑制或干扰病菌的生物合成和对病菌的间接作用等类型。

（一）抑制病菌呼吸作用破坏能量的生成

杀菌剂抑制病菌呼吸作用的结果是破坏能量的生成，导致菌体死亡。呼吸作

用的能量转化是包括糖酵解、三羧酸循环和呼吸链电子传递在内，最终产生 ATP 的过程。呼吸作用抑制剂的作用靶标是病菌呼吸作用过程中催化物质氧化降解的专化性酶或电子传递过程中的专化性载体。电子传递链中的一些酶的复合物抑制剂及氧化磷酸化抑制剂往往表现很高的杀菌活性。杀菌剂抑制病菌呼吸作用的靶标位点如下文介绍。

1. 对糖酵解和脂质氧化的影响

在葡萄糖磷酸化和磷酸烯醇丙酮酸形成丙酮酸的过程中，己糖激酶和丙酮酸激酶需要有 Mg^{2+} 及 K^+ 的存在才有催化活性。一些含重金属元素的杀菌剂可以通过离子交换，破坏细胞膜内外的离子平衡，使细胞质中的糖酵解受阻。

百菌清、克菌丹和灭菌丹可以与磷酸甘油醛脱氢酶的—SH 结合，使其失去催化 3-磷酸甘油醛或磷酸二羟丙酮形成 1,3-二磷酸甘油醛的活性。

2. 对乙酰辅酶 A 形成的影响

细胞质内糖酵解产生的丙酮酸通过渗透方式进入线粒体，在丙酮酸脱氢酶系的作用下形成乙酰辅酶 A，然后进入柠檬酸循环进行有氧氧化。克菌丹能够特异性抑制丙酮酸脱氢酶的活性，阻止乙酰辅酶 A 的形成。作用位点是丙酮酸脱氢酶系中的硫胺素焦磷酸（TPP）。TPP 在丙酮酸脱羧过程中起转移乙酰基的作用，而 TPP 接受乙酰基时只能以氧化型（TPP^+）进行。但有克菌丹存在的情况下，TPP^+ 结构受破坏，失去转乙酰基的作用，乙酰辅酶 A 不能形成。

3. 对柠檬酸循环的影响

柠檬酸循环在线粒体内进行，参与柠檬酸循环每个生化反应的酶都分布在线粒体膜、基质和液泡中。杀菌剂对柠檬酸循环的影响主要是对这些关键酶活性的抑制，使代谢过程不能进行。福美双、克菌丹、硫黄、二氯萘醌等能够使乙酰辅酶 A 失活，并可以抑制柠檬酸合成酶、乌头酸酶的活性；代森类杀菌剂可以与菌体柠檬酸循环中的乌头酸酶螯合，使酶失去活性；克菌丹通过破坏酮戊二酸脱氢酶的辅酶——硫胺素焦磷酸结构使活性丧失；硫黄和萎锈灵可抑制琥珀酸脱氢酶和苹果酸脱氢酶的活性；含铜杀菌剂能够抑制延胡索酸酶的活性。

4. 对呼吸链的影响

呼吸链是生物有氧呼吸能量生成的主要代谢过程，一个分子葡萄糖完全氧化为 CO_2 和 H_2O 时，在细胞内可产生 36 分子 ATP，其中 32 个是在呼吸链中通过氧化磷酸化形成的。因此，抑制或干扰呼吸链的杀菌剂常常表现很高的杀菌活性。

在真菌和植物的线粒体呼吸中，有 6 个关键酶复合物（Ⅰ到Ⅵ）参与了从 NADH 和 $FADH_2$ 到 O_2 的电子传递，并通过电子传递产生 ATP。在复合物Ⅰ中，由 NADH-辅酶 Q 氧化还原酶（NADH-ubiquinone oxidoreductase）催化，电子从 NADH 传递到辅酶 Q。然而，在复合物Ⅱ中，电子是从 $FADH_2$ 传递到辅酶 Q，这个过程是由琥珀酸辅酶 Q 氧化还原酶（succinate-ubiquinone oxidoreductase）催化。然后，在辅酶 Q 细胞色素 c 氧化还原酶的催化下，辅酶 Q 或还原型辅酶 Q 库将电子传递到细胞色素 bc_1 酶复合物（复合物Ⅲ）。复合物Ⅲ有 2 个活性中心：还原型辅酶 Q 氧化位点（在外部，Q_o）和辅酶 Q 还原位点（在内部，Q_i）。Q_o 位点由细胞色素 b 的亚铁血红素 b_L 和一个铁硫蛋白组成，而 Q_i 位点则包含细胞色素 b 的亚铁血红素 b_H。因此，电子从辅酶 Q 流动到细胞色素 c，要么经过直线的 Q_o 链，要么经过循环的 Q_i 路径，这个循环的 Q_i 路径具有反馈反应。然后，细胞色素 c 将电子经过细胞色素 $a-a_3$（末端）氧化酶（复合物Ⅳ）传递到最终的受体 O_2。在特殊环境下，在真菌中还没有十分清楚，电子能够绕过正常的呼吸路径从辅酶 Q 传递到 O_2，这一途径对氰化物不敏感，由旁路氧化酶（alternative oxidase，也称复合物Ⅴ）催化。这种呼吸作用也称为旁路呼吸（alternative respiration）。在呼吸链电子传递过程中，所释放的质子在几个不同的位点由 ATP 合成酶（复合物Ⅵ）催化，经过氧化磷酸化产生 ATP。

一些杀菌剂或者抗菌化合物作用于这 6 个酶复合物。杀虫剂鱼藤酮（rotenone）和杀菌剂敌磺钠（fenaminosulf）是复合物Ⅰ抑制剂，羧酰替苯胺类（carboxamide）杀菌剂是复合物Ⅱ抑制剂。对于复合物Ⅲ的 2 个活性中心，抗菌素黏噻唑菌醇（myxothiazol）和几种重要的杀菌剂是 Q_o 位点抑制剂，抗霉素 A（antimycin）和氰霜唑（cyazofamid）等新杀菌剂是 Q_i 位点抑制剂。

甲氧基丙烯酸酯类杀菌剂主要作用于真菌的线粒体呼吸，破坏能量合成从而抑制真菌生长或将病菌杀死。药剂与线粒体电子传递链中复合物Ⅲ（Cyt bc_1 复合物）中的 Cyt b 的 Q_o 位点结合，阻断电子由 Cyt bc_1 复合物流向 Cyt c。所以甲氧基丙烯酸酯类杀菌剂又称 Q_o 抑制剂，简称 Q_oIs。

5. 对旁路氧化途径的影响

旁路氧化途径也称为旁路呼吸途径（alternative pathway），是电子传递链中的一个支路。旁路氧化酶（alternative oxidase，AOX 或 AO）是关键酶，将电子直接从辅酶 Q 传递至 O_2，不经过复合物Ⅲ和复合物Ⅳ，所以也称为抗氰呼吸途径，但能量生成的效率只有细胞色素介导的呼吸链的 40%。水杨基肟酸（SHAM）是 AOX 的特异性抑制剂。

（二）抑制或干扰病菌的生物合成

病菌的生物合成受到抑制或干扰则会出现孢子芽管粗糙、末端膨大、扭曲畸形，菌丝生长缓慢或停止或过度分枝，细胞不能分裂、细胞壁加厚或沉积不均匀、细胞膜损伤，细胞器变形或消失，细菌原生质裸露等中毒症状，继而细胞死亡。

1. 抑制细胞壁组分的生物合成

不同类型病原菌细胞壁的主要组分和功能有很大的差异，以致抑制细胞壁组分生物合成的杀菌剂具有选择性或不同的抗菌谱。

（1）对肽聚糖生物合成的影响　细菌的细胞壁主要成分是多肽和多糖形成的肽聚糖。现已知青霉素的抗菌机理是药剂与转肽酶结合，抑制肽聚糖合成，阻止细胞壁形成。

（2）对几丁质生物合成的影响　真菌中的子囊菌、担子菌和半知菌的细胞壁主要成分是几丁质（N-乙酰葡糖胺同聚物）。几丁质的前体 N-乙酰葡糖胺（Glc-NAc）及其活化是在细胞质内进行的，然后输送到细胞膜外侧，在几丁质合成酶的作用下合成几丁质，其合成途径如下：

$$N\text{-乙酰葡糖胺(GlcNAc)} \longrightarrow N\text{-乙酰葡糖胺-6-磷酸} \xrightarrow[\text{UTP}]{\text{pi}} \text{UDP-GlcNAc}$$

$$\longrightarrow \text{UDP-GlcNAc} + (\text{GlcNAc})_n \xrightarrow{\text{几丁质合成酶}} (\text{GlcNAc})_{n+1} + \text{UDP}$$

已知多抗霉素类抗菌素的作用机理是竞争性抑制真菌几丁质合成酶，干扰几丁质合成，使真菌缺乏组装细胞壁的物质，生长受到抑制。多抗霉素对不同真菌的抗菌活性存在很大差异，这是因为不同真菌的细胞壁组分及其含量存在差异，药剂通过细胞壁到达壁的内侧难易程度不同。同样，多抗霉素的不同组分因其结构上的辅助基团不同而表现不同的抗菌谱。

卵菌的细胞壁主要成分是纤维素，不含几丁质。因此，几丁质生物合成抑制剂对卵菌没有作用。

（3）对黑色素生物合成的影响　黑色素是许多植物病原真菌细胞壁的重要组分之一，利于细胞抵御不良物理化学环境和有助于侵入寄主。黑色素化的细胞最大的特点就是黑色素的分布与附着胞功能间的关系。黑色素沉积于附着胞壁的最内层，与质膜临近，但有一环形区域非黑色素化，该区域称为附着胞孔，并由此产生侵入丝。附着胞壁的黑色素层是保证侵入时维持强大的渗透压所必不可少的。真菌黑色素大多属于二羟基萘酚（DHN）黑色素，主要合成途径如图 2-4。

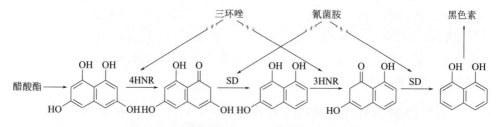

图 2-4　真菌黑色素生物合成抑制剂的作用位点

三环唑、咯喹酮、灭瘟唑、稻瘟醇、唑瘟酮、四氯苯酞（phthalide）、香豆素（coumarin）等对真菌的作用机理是抑制 1,3,6,8-四羟基萘酚还原酶（4HNR）和 1,3,8-三羟基萘酚还原酶（3HNR）的活性；环丙酰菌胺（carpropamid）和氰菌胺（zarilamid）等则是抑制小柱孢酮脱水酶（SD）的活性，使真菌附着胞黑色素的生物合成受阻，失去侵入寄主植物的能力。

2. 抑制细胞膜组分的生物合成

菌体细胞膜由许多含有脂质、蛋白质、甾醇、盐类的亚单位组成，亚单位之间通过金属桥和疏水键连接。细胞膜各亚单位的精密结构是保证膜的选择性和流动性的基础。膜的流动性和选择性吸收与排泄则是细胞膜维护细胞新陈代谢最重要的生物学性质。杀菌剂抑制细胞膜特异性组分的生物合成或药剂分子与细胞膜亚单位结合，都会干扰和破坏细胞膜的生物学功能，甚至导致细胞死亡。目前已知抑制细胞膜组分生物合成和干扰细胞膜功能的杀菌剂作用机理有如下几种。

（1）对麦角甾醇生物合成的影响　麦角甾醇是真菌生物膜的特异性组分，对保持细胞膜的完整性、流动性和细胞的抗逆性等具有重要的作用。目前已知抑制麦角甾醇生物合成的农用杀菌剂包括多种化学结构类型，其中吡啶类、嘧啶类、哌嗪类、咪唑类、三唑类杀菌剂的作用靶标是 14α-脱甲基酶（Cyt P-450 加单氧酶），又称为脱甲基抑制剂（DMIs）。

（2）对卵磷脂生物合成的影响　磷脂和脂肪酸是细胞膜双分子层结构的重要组分。硫赶磷酸酯类的异稻瘟净、敌瘟磷等的作用机理是抑制细胞膜的卵磷脂生物合成。通过抑制 S-腺苷高半胱氨酸甲基转移酶的活性，阻止磷脂酰乙醇胺的甲基化，使磷脂酰胆碱（卵磷脂）的生物合成受阻，改变细胞膜的透性。例如细胞膜的透性改变可以减少 UDP-N-乙酰葡糖胺泌出，进一步影响几丁质的生物合成。

（3）对脂肪酸生物合成的影响　脂肪酸是细胞膜的重要组分。现已知稻瘟灵杀菌剂的作用靶标是脂肪酸生物合成的关键酶乙酰 CoA 羧化酶，干扰脂肪酸生物合成，改变细胞膜透性。

（4）对细胞膜的直接作用　有机硫杀菌剂与膜上亚单位连接的疏水键或金属桥结合，致使生物膜结构受破坏，出现裂缝、孔隙，使膜失去正常的生理功能。含重金属元素的杀菌剂可直接作用于细胞膜上的 ATP 水解酶，改变膜的透性。

3. 抑制核酸生物合成和细胞分裂

核酸是重要的遗传物质，细胞分裂分化则是病菌生长和繁殖的前提。因此，抑制和干扰核酸的生物合成和细胞分裂，会使病菌的遗传信息不能正确表达，生长和繁殖停止。

（1）抑制 RNA 生物合成　核糖核酸（RNA）是在 RNA 聚合酶的催化下合成的。细胞内有三种 RNA 聚合酶，分别合成 rRNA、mRNA、tRNA 和 5sRNA。已知苯酰胺类杀菌剂甲霜灵的作用机理是专化性抑制 rRNA 的合成。

（2）干扰核酸代谢　腺苷脱氨形成次黄苷是重要的核酸代谢反应之一，而且次黄苷与白粉病菌的致病性有关。烷基嘧啶类的乙菌定的作用机理是抑制腺苷脱氨酶的活性，阻止次黄苷的生物合成（图 2-5）。

嘌呤是通过四氢叶酸代谢途径生物合成的，已知杀菌剂敌锈钠的作用机理是模仿叶酸前体对氨基苯甲酸，竞争性抑制叶酸合成酶的活性，从而阻止嘌呤的合成。

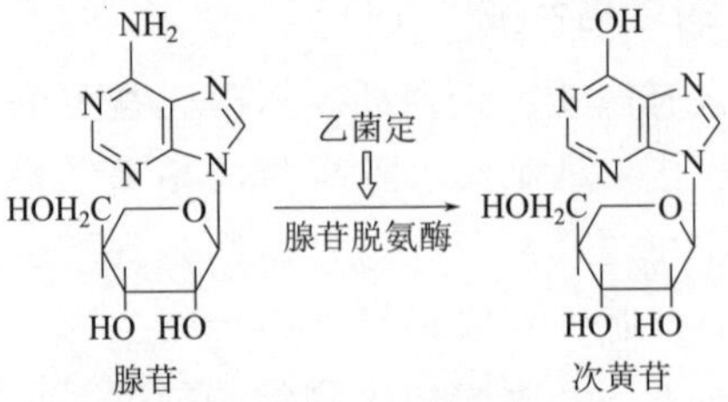

图 2-5　乙菌定杀菌剂的作用位点

（3）干扰细胞分裂　苯并咪唑类杀菌剂多菌灵和秋水仙素一样是细胞有丝分裂的典型抑制剂。苯菌灵和硫菌灵在生物体内也是转化成多菌灵发挥作用的，所以他们有类似的生物活性和抗菌谱。多菌灵是通过与构成纺锤丝微管的亚单位 β-微管蛋白结合，阻碍其与另一组分 α-微管蛋白装配成微管，或使已经形成的微管解装配，破坏纺锤体的形成，使细胞有丝分裂停止，表现为染色体加倍，细胞肿胀。最近研究表明，多菌灵在引起小麦赤霉病的禾谷镰孢菌中是与另一种微管蛋白结合，阻碍细胞分裂的。

4. 抑制病菌氨基酸和蛋白质生物合成

氨基酸是蛋白质的基本结构单元，蛋白质则是生物细胞重要的结构物质和活性物质。尽管很多杀菌剂处理病菌以后，氨基酸和蛋白质含量减少，但是已经确认最初作用于氨基酸和蛋白质生物合成的杀菌剂并不多。苯胺嘧啶类杀菌剂，如嘧霉胺、甲基嘧啶胺、环丙嘧啶胺等现代选择性杀菌剂的作用机理是抑制真菌蛋白氨酸生物合成，从而阻止蛋白质合成，破坏细胞结构。

蛋白质的生物合成是一个十分复杂的过程，从氨基酸活化、转移、mRNA 装配、密码子识别、肽键形成、移位、肽链延伸、终止，以至肽链从核糖体上释放，几乎每一步骤都可以被药剂干扰。但是目前确认最初作用机理是抑制或干扰蛋白质生物合成的杀菌剂主要是抗菌素。一些抗菌素可以在菌体细胞内质网上与 RNA大亚基或小亚基结合，如春雷霉素通过干扰 rRNA 装配和 tRNA 的酰化反应抑制蛋白质合成的起始阶段；链霉素、放线菌酮、稻瘟散、氯霉素等通过错码干扰肽键的形成、肽链的移位等，抑制核糖体上肽链的伸长。蛋白质生物合成抑制剂处理病菌以后，往往表现细胞内的蛋白质含量减少，菌丝生长明显减缓，体内游离氨基酸增多，细胞分裂不正常等中毒症状。

（三）对病菌的间接作用

传统筛选或评价杀菌剂毒力的指标是抑制孢子萌发或菌丝生长的活性。但是，后来发现有些杀菌剂在离体下对病菌的孢子萌发和菌丝生长没有抑制作用，或作用很小。但施用到植物上以后能够表现很好的防病活性。很多研究表明，这些杀菌剂的作用机理很可能是通过干扰寄主与病菌的互作而达到或提高防治病害效果的。如三环唑除了抑制附着胞黑色素生物合成，阻止稻瘟病菌对水稻的穿透侵染以外，还能够在稻瘟病菌侵染的情况下诱导水稻体内 O_2^- 产生及 POX 等抗病性相关酶的活性和抑制稻瘟病菌的抗氧化能力等。因此，三环唑在水稻上防治稻瘟病的有效剂量远远低于离体下对黑色素合成的抑制剂量。

三乙膦酸铝在离体下对病菌生长发育几乎没有抑制作用，施用于番茄上可以防治致病疫霉（*Phytophthora infestans*）引起的晚疫病，但在马铃薯上不能防治同种病菌引起的晚疫病。这是因为三乙膦酸铝在番茄体内可以降解为亚磷酸发挥抗菌作用，而在马铃薯体内则不能降解成亚磷酸。

随着分子生物学研究的发展，近年来在有机酸、核苷酸、小分子蛋白质等诱导寄主植物抗病性研究方面取得许多新成果，尤其是水杨酸诱导抗性得到生产应用的证实。活化酯是第一个商品化的植物防卫激活剂，诱导激活植物的系统性获得抗性。*beta*-氨基丁酸也被报道有这种功能。

事实上，很多对病菌具有直接作用的杀菌剂也会通过影响病菌-寄主的互作，改善或提高防治病害的效果。例如，麦角甾醇生物合成抑制剂等可以清除寄主植物细胞的活性氧，干扰细胞凋亡程序，延缓衰老，提高寄主的抗病性。抑制细胞色素介导的电子传递链的甲氧基丙烯酸酯类杀菌剂，可以与寄主体内抑制旁路呼吸的（类）黄酮类物质协同作用，提高对病菌的毒力。

生物体内的各种生理生化代谢是相互联系的，因此上述的杀菌剂作用机理绝不是孤立的。例如能量生成受阻，许多需要能量的生物合成就会受到干扰，菌体细胞内的生物合成受到抑制，菌体的细胞器就会受到破坏，又必然会导致菌体细胞代谢发生大的变化。如麦角甾醇生物合成中的脱甲基作用受到抑制以后，不仅含有甲基的甾醇组分进入细胞膜，影响了细胞膜的正常功能，改变了膜的透性，引起一系列的生理变化，而且有些甲基甾醇本身很可能也是有毒的。

（四）麦角甾醇合成抑制剂对病原菌的作用机制

甾醇（sterol）是菌体细胞膜的一种组成成分。甾醇合成抑制剂（SBI）的作用机制是影响甾醇分子的生物合成，从而破坏细胞膜的功能。这类杀菌剂已经研发出了 40 个品种。根据它们的化学组成可以分为七类。根据它们作用的分子生物学机制又可以分为脱甲基化抑制剂和 Δ^{14} 还原酶、Δ^8-Δ^7 异构化酶抑制剂两个部分。这类杀菌剂大多数都是脱甲基化抑制剂，只有 5 种属于 Δ^{14} 还原酶、Δ^8-Δ^7 异构化酶抑制剂。

1. 脱甲基作用抑制剂的作用机制

在许多真菌中，主要的甾醇物质是麦角甾醇（ergosterol）。当然在某些真菌中（如霜霉菌、白粉菌和锈菌等）存在着其他甾醇物质 [ergosta-5,24(28)-dienol]

等。在真菌中，甾醇物质的代谢途径的简化过程是：由乙酸的代谢产物经 14α-脱甲基化、Δ^{14} 还原作用、Δ^8-Δ^7 异构化作用，生成麦角甾醇。在这个过程中，出现的第一个甾醇类化合物是羊毛甾醇（lanosterol），它经过多次转化才能生成麦角甾醇。这些转化过程之一就是 14α-脱甲基化。在这一脱甲基化过程中，甾醇 14α-脱甲基化酶催化了氧化脱甲基化反应，使 Δ^{14} 位置上的甲基脱去。对这一过程的抑制是 P450 细胞色素中第 6 对位上的亚铁离子与甾醇合成抑制剂中氮杂茂部分的 N^3 或 N^4 原子形成复合物造成的。由于它们之间形成了复合物，使其与羊毛甾醇的正常结合受到了阻碍。脱甲基作用抑制剂对细胞色素 P450 的抑制不仅取决于对亚铁离子的正常作用的干扰，而且决定于脱甲基作用抑制剂中 N' 部分对脱辅基蛋白的亲和力。另外，甾醇 14α-脱甲基作用对植物和哺乳动物的甾醇类生物合成也具有重要意义。脱甲基作用抑制剂对真菌和其他生物的选择作用是由于该抑制剂对这些生物脱甲基化酶的亲和力不同。这种质量上的选择性可能就是由于这类杀菌剂对脱辅基蛋白的亲和力不同。

上述抑制作用，导致了功能性甾醇类物质的短缺和羊毛甾醇等 14α-甲基甾醇类物质的过多积累。这些变化使膜的流动性发生了改变，因为 14α-甲基增加了甾醇类物质的厚度从而使甾醇类物质在膜的双层结构中不能正确地装配，这可能使膜的通透性增强，这些影响最终将对真菌的生长产生抑制作用。

2. 吗啉类的作用机制

这类杀菌剂作用的分子生物学机制主要是抑制甾醇合成 Δ^{14} 还原酶和 Δ^8-Δ^7 异构化酶分子的正常催化作用。当用吗啉类杀菌剂处理后，由于抑制了上述两种酶，使几种中间体甾醇大量积累，如麦角甾-8，24（28）-二烯-3 角醇、麦角甾-8，14，24（28）-三烯-3 麦醇、麦角甾-8，14-二烯-3-醇和麦角甾-8，14，22-三烯-3-醇，而麦角甾醇和表麦角甾醇则明显减少。对这两种酶最初的抑制，均因化合物、真菌和真菌生长条件的不同而异。据报道，丁苯吗啉的另一个作用点可能是角鲨烯环氧酶。

与脱甲基作用抑制剂相比，吗啉类杀菌剂抑制上述酶的作用对甾醇生物合成过程的破坏作用略小，因此吗啉类杀菌剂的杀菌作用也弱于脱甲基作用抑制剂。

第三节　除草剂的主要类型及作用机理

化学除草具有高效、快速、经济等优点，有的品种还可促进作物生长，它是大幅度提高劳动生产率，实现农业现代化必不可少的一项先进技术，成为农业高产、稳产的重要保障。

除草剂应用水平是一个国家农业现代化发展程度的标志，如美国、日本、英国等发达国家，主要农作物的除草几乎全部依赖于化学除草剂。在几大类农药中，除草剂的商品化的程度呈逐年上升的趋势。化学合成除草剂是在20世纪40年代发现的，以2,4-D的发现作为标志，半个世纪以来，除草剂的研究与开发，一直呈迅速发展的趋势。70年代研究开发了乙酰乳酸合成酶抑制剂——磺酰脲类和咪唑啉酮类除草剂，由于该类除草剂每亩（1亩≈666.7m^2）仅用0.5～2g有效成分，加上它们对高等动物的安全性高，因而此类除草剂跻身于超高效的行列。在除草剂使用方面，随着耕作制度改革和农村劳动力的转移，除草剂的需求量在逐年上升。

除草剂与其他农药一样，由于高频率地重复使用，也会伴随产生许多不利的影响，诸如除草剂对环境的污染，对当茬或后茬作物的药害，除草剂在作物中的残留以及杂草对除草剂的抗药性等。其中抗药性杂草种群的蔓延，会给农业生产带来潜在的威胁。因此，在推广使用除草剂的同时，还要加强对如何合理使用除草剂的宣传，提高广大农村技术人员、农民科学使用除草剂的水平。

一、除草剂的主要类型

要科学施用除草剂，就必须掌握除草剂的作用原理，掌握除草剂的分类和常见品种的使用方法。除草剂可以按作用方式、在植物体内的输导性、使用方法和化学结构等分类。按作用方式可分为选择性除草剂和灭生性除草剂；按在植物体内输导性可分为输导型除草剂和触杀型除草剂；按使用方法可分为土壤处理剂与茎叶处理剂。本节主要按除草剂化学结构分类。

（一）苯氧羧酸类

首次发现具有植物生长调节和除草活性的化合物为2,4-二氯苯氧乙酸即2,4-D，随后开发出2,4,5-涕，2甲4氯，2,4-D的丙酸和丁酸，2,4-D钠盐、钾盐、铵盐、二甲胺盐等，酯类品种2,4-D甲酯、乙酯、丁酯等。

苯氧羧酸类除草剂的基本特性：①由于酸不易溶于水和常见的有机溶剂，生产上多应用其盐或酯；②苯氧羧酸类为选择性输导型除草剂，多数品种具有较高的茎叶处理活性，并兼具土壤封闭效果；③该类除草剂的作用机理为干扰植物的激素平衡，使受害植物扭曲、肿胀、发育畸形等，最终导致死亡；④主要用于水稻、玉米、小麦、甘蔗、苜蓿等作物田防除一年生、多年生阔叶杂草和部分莎草科杂草。

代表品种有：2,4-D、2,4-D钠盐、2,4-D二甲胺盐、2,4-D丁酯、2,4-D异丁酯、2甲4氯（MCPA）。

（二）芳氧苯氧基丙酸酯类

将2,4-D结构中的苯基以二苯醚替换后所得化合物为禾草灵（diclofop-methyl)，该化合物不具植物生长调节活性，仅对禾本科杂草有效，而对阔叶杂草无效。以禾草灵为先导化合物，开发出系列芳氧苯氧基丙酸酯类除草剂。

芳氧苯氧基丙酸酯类除草剂的共同特点：①以茎叶处理为主，表现出很强的茎叶吸收活性；②多用于阔叶作物田，少数品种可用于水稻和高粱田；③用来防除一年生和多年生禾本科杂草；④均具有输导性；⑤该类化合物在丙酸部位具有手性碳，因而具有同分异构体——R 体、S 体，其中 R 体为活性体；⑥为脂肪酸合成抑制剂，其靶标酶为乙酰辅酶 A 羧化酶；⑦对哺乳类动物低毒；⑧多数品种环境降解较快。

代表品种有：精喹禾灵（quizalofop-p-ethyl），高效氟吡甲禾灵（haloxyfop-p-methyl）、精吡氟禾草灵（fluazifop-p-butyl）。

（三）二硝基苯胺类

第一个二硝基苯胺类除草剂氟乐灵问世，以后相继出现了许多新品种。二硝基苯胺类除草剂有以下特点：①均为选择性触杀型土壤处理剂，在播种前或播后苗前应用；②杀草谱广，对一年生禾本科杂草高效，同时还可以防除部分一年生阔叶杂草；③易于挥发和光解，尤其是氟乐灵；④土壤中半衰期 2～3 个月，对大多数后茬作物安全；⑤水溶性低并易被土壤吸附，在土壤中不易移动，不易污染水源；⑥对人、畜低毒，使用安全。

代表品种：氟乐灵（trifluralin）、二甲戊乐灵（pendimethalin）、仲丁灵（butralin）。

（四）三氮苯类

三氮苯类除草剂属于氮杂环衍生物。目前开发出的这类药剂绝大多数是均三氮苯类，较重要的非均三氮苯类仅有嗪草酮一种。

三氮苯类除草剂化学结构通式

三氮苯类除草剂可以分为"津""净"和"通"三个系统。即分子中取代基（X）为氯原子（—Cl）称为"津"类，为甲硫基（—SCH$_3$）称为"净"类，为甲氧基（—OCH$_3$）称为"通"类。

三氮苯类除草剂的通性：①水溶性非常低，多数不易在有机溶剂中溶解。多数三氮苯类除草剂的性质稳定，具有较长的持效期；②选择性输导型土壤处理剂，易经植物根部吸收，并随蒸腾流向上转移至地上部分，转移仅限制在质外体系中；③作用机制是抑制植物光合作用中的电子传递，杂草中毒症状，首先是在叶片尖端和边缘产生失绿，进而扩及叶片，终致全株枯死；④在土壤中有较强的吸附性，通常在土壤中不会过度淋溶，因此，对有些敏感作物也能利用土壤位差，达到安全施药的目的；⑤三氮苯类虽存在持效长的优点，但有时会对后茬敏感作物产生影响。

主要品种有：莠去津（atrazine）、扑草净（prometryn）。

（五）酰胺类

酰胺类除草剂中目前应用较为广泛的是 N-苯基氯乙酰胺类。

酰胺类除草剂的特点：①都是选择性输导型除草剂；②广泛应用的绝大多数品种为土壤处理剂，部分品种只能进行茎叶处理；③几乎所有品种都是防除一年生禾本科杂草的除草剂，对阔叶杂草防效较差；④作用机制主要是抑制发芽种子 α-淀粉酶及蛋白酶的活性；⑤土壤中持效期较短，一般为 1～3 个月；⑥在植物体内降解速度较快；⑦对高等动物毒性低。

代表品种：乙草胺（acetochlor）、异丙甲草胺（metolachlor）、丁草胺（butachlor）、甲草胺（alachlor）、丙草胺（pretilachlor）、敌草胺（napropamide）、异丙草胺（propisochlor）、苯噻酰草胺（mefenacet）、吡氟酰草胺（diflufenican）。

（六）二苯醚类

二苯醚类除草剂常用品种为对-硝基二苯醚，在这一类中邻位取代的品种占重要地位，它们具有光活化机制，目前生产中应用的都是此类除草剂。

常用二苯醚类除草剂的特点：①多数品种为触杀型除草剂，可以被植物吸收，但传导性差；②邻位置换二苯醚除草剂的作用机制是抑制叶绿素的合成或破坏脂膜，其靶标酶为原卟啉原氧化酶（protox）；③防除一年生杂草和种子繁殖的多年生杂草，多数品种防除阔叶杂草的效果优于防除禾本科杂草；④对高等动物低毒。

主要品种：氟磺胺草醚（fomesafen）、乙羧氟草醚（fluoroglycofen-ethyl）、三氟羧草醚（acifluorfen sodium）、乙氧氟草醚（oxyfluorfen）、乳氟禾草灵（lactofen）。

（七）磺酰脲类

磺酰脲类除草剂的模式结构包括三部分：芳环、脲桥与杂环，每一部分的分子结构与除草活性都有关，试验证明，高活性化合物的结构必备条件是：芳环-脲桥-杂环。

磺酰脲类除草剂的共同特点：①活性高，用量极低，每亩使用剂量在 0.5～3g 有效成分；②杀草谱广，所有品种都能防除阔叶杂草，部分品种还可防除禾本科或莎草科杂草；③选择性强，对作物相对安全；④使用方便，多数品种既可进行土壤处理，也可进行茎叶处理；⑤植物根、茎叶都能吸收，并可迅速传导；⑥作用机制为抑制乙酰乳酸合成酶（ALS）或乙酰羟基丁酸合成酶（AHAS），阻碍支链氨基酸的合成，该类除草剂通常称为乙酰乳酸合成酶抑制剂；⑦一些品种土壤残留较长，影响下茬作物；⑧对人、畜毒性极低。

主要品种：氯磺隆（chlorsulfuron）、苯磺隆（tribenuron-methyl）、苄嘧磺隆（bensulfuron-methyl）、烟嘧磺隆（nicosulfuron）等。

（八）氨基甲酸酯类

氨基甲酸酯类除草剂的作用机理还不太清楚，可能与抑制脂肪酸、脂类、蛋白质、类异戊二烯、类黄酮的生物合成有关。杂草和作物间对此类除草剂的降解代谢或轭合作用的差异是其选择性的主要原因，位差、吸收与传导的差异也是此类除草剂选择性的原因之一。

此类除草剂主要用作土壤处理剂，在播前或播后苗前施用。但禾草敌在稗草3叶期前均可施用。硫代氨基甲酸酯类除草剂的挥发性强，为了保证药效，旱地施用的除草剂需混土。

主要品种：禾草丹（thiobencarb）、甜菜宁（phenmedipham）、哌草丹（dimepiperate）、禾草特（molinate）。

（九）有机磷类

第一个有机磷除草剂为伐草磷（2,4-DEP，falone），随后相继研制出一些用于旱田作物、蔬菜、水稻及非耕地的品种如草甘膦、草丁膦、调节膦、莎稗磷、胺草磷、哌草磷、抑草磷、丙草磷、双硫磷等除草剂。其中草甘膦成为世界上生产量和使用量最高的除草剂品种之一。

主要品种：草甘膦（glyphosate）、双丙氨膦（bilanafos）、草铵膦（glufosinate ammonium）、莎稗磷（anilofos）。

（十）咪唑啉酮类

咪唑啉酮类除草剂具有杀草谱广、选择性强、活性高等优点。咪唑啉酮类化合物是继磺酰脲类后的第二个超高活性的除草剂，它既能防除一年生禾本科与阔叶杂草，也能防除多年生杂草，其作用机理是抑制植物体内乙酰乳酸合成酶和乙酰羟基丁酸合成酶的活性。

主要品种：咪唑乙烟酸（imazethapyr）、甲氧咪草烟（imazamox）。

（十一）磺酰胺类

磺酰胺类除草剂是一类新的乙酰乳酸合成酶抑制剂，其主要结构形式是三唑并嘧啶磺酰胺，现有六个品种，均为含氟的旱田除草剂，包括唑嘧磺草胺、甲氧磺草胺、氯酯磺草胺、双氯磺草胺、双氟磺草胺和五氟磺草胺。

主要品种：唑嘧磺草胺（flumetsulam）。

（十二）嘧啶水杨酸类

嘧啶水杨酸类除草剂是又一类新的乙酰乳酸合成酶抑制剂，可以防除水稻田和旱作物地杂草。现有五个品种：嘧草硫醚、嘧草醚、双草醚、嘧啶肟草醚和环酯草醚。

主要品种：嘧啶肟草醚（pyribenzoxim）、双草醚（bispyribac-sodium）。

（十三）环己烯酮类

环己烯酮类除草剂是选择性内吸传导型茎叶处理剂。已有一些品种实现商品化，如禾草灭、烯禾啶、cloproxydim、噻草酮、烯草酮、苯草酮、丁苯草酮、吡喃草酮和环苯草酮，除环苯草酮为水田除草剂外，其他均为旱田除草剂。吡喃草酮用于防除油菜、大豆田的禾本科杂草。

环己烯酮类除草剂在结构上同芳氧苯氧基丙酸酯类除草剂完全不同，但其作用机制一样，都是乙酰辅酶 A 羧化酶（ACCase）抑制剂，用于阔叶作物苗后防除一年生或多年生禾本科杂草，田间症状为杂草叶片黄化，停止生长，几天后，枝尖、叶和根分生组织相继坏死。

主要品种：烯禾啶（sethoxydim）、烯草酮（clethodim）。

（十四）取代脲类

发现灭草隆的除草作用后，相继开发出一系列的卤代苯基脲和含氟脲类除草剂，其中除草剂一号、敌草隆、绿麦隆、杀草隆、异丙隆等品种，在化学除草方面中发挥了重要的作用。

主要品种：敌草隆（diuron）、绿麦隆（chlorotoluron）。

（十五）环状亚胺类

环状亚胺类除草剂为原卟啉原氧化酶抑制剂，是一种触杀型除草剂，可被迅速吸收到敏感植物或杂草组织中，使原卟啉原Ⅸ在植物细胞中逐渐累积而发挥药效，使植株迅速坏死，或在阳光照射下使茎叶脱水干枯而死。对后茬作物无影响。

主要品种：噁草酮（oxadiazon）、氟烯草酸（flumiclorac-pentyl）。

（十六）三酮类

三酮类除草剂是一类对羟基苯丙酮酸酯双氧化酶（HPPD）抑制剂，可分为三类：吡唑类、三酮类和异噁唑类，其作用特点是具有广谱除草活性，苗前和苗后都可使用。其中磺草酮能有效防除玉米多种阔叶杂草和禾本科杂草。甲基磺草酮主要用于防除玉米田杂草如苍耳等。对磺酰脲除草剂产生抗性的杂草有效。双环磺草酮是由 SDS 生物技术公司开发的新品种。

主要品种：磺草酮（sulcotrione）、甲基磺草酮（mesotrion）。

（十七）有机杂环类

1. 灭草松

灭草松（bentazone）是选择性触杀型苗后处理剂。主要用于水稻、大豆、花生、禾谷类作物田，防除莎草科和阔叶杂草，如矮慈姑、荸荠、鸭舌草、节节菜、异型莎草、三棱草、苍草、马齿苋、荠菜、繁缕、曼陀罗、苘麻、豚草、莎草及蓼等。为低毒除草剂。

2. 二氯喹啉酸

二氯喹啉酸（quinclorac）是内吸传导型选择性苗后除草剂。主要用于水稻秧田、直播田和移栽田特效杀除稗草。可杀死 1～7 叶期的稗草，对 4～7 叶期的高龄稗草药效突出，还能有效地防除鸭舌草、水芹、田皂角，但对莎草科杂草效果差。由于该品种结构稳定，在水体和土壤中不易降解，将对后茬作物产生药害。

3. 异噁草酮

异噁草酮（clomazone）是内吸传导型选择性灭芽除草剂。可防除稗草、狗尾草、马唐、金狗尾草、龙葵、香薷、水棘针、马齿苋、苘麻、野西瓜苗、藜、蓼、苍耳、狼巴草等一年生禾本科杂草和阔叶杂草，对多年生杂草小蓟、大蓟、苣荬菜、问荆有一定抑制作用。

4. 草除灵

草除灵（benazolin-ethyl）是选择性内吸传导型芽后处理除草剂。主要用于油菜、麦类、苜蓿等作物防除一年生阔叶杂草如繁缕、牛繁缕、雀舌草、苋、猪殃殃等。

二、除草剂的作用机理

（一）作用机理分类

1. 光合作用抑制剂及其机理

绿色植物是靠光合作用来获得养分的，光合作用是植物体内各种生理生化活动的物质基础，是植物特有的生理机制。生物界活动所消耗的物质和能量主要是由光合作用来积累的，所有动植物的细胞结构及生存所必需的复杂分子，都来源于光合作用的产物及环境中的微生物。光合作用在温血动物体内并不发生，因此抑制光合作用的除草剂对温血动物的毒性很低。光合作用是绿色植物利用光能将所吸收的二氧化碳同化为有机物并释放出氧的过程，植物在进行光合作用时，可将光能转变成化学能：

$$6CO_2 + 6H_2O \xrightarrow[\text{叶绿体}]{h\nu} C_6H_{12}O_6 + 6O_2$$

这一反应过程是由一系列复杂的生物物理及生物化学过程来完成的。一般把发生在叶绿体内的光合作用分成光反应和暗反应两大阶段。叶绿体内的光合作用可分成下列几个步骤：

① 叶绿体内的色素（通常由叶绿素 a 及 b 所组成）被吸收的光量子所激活。

② 将贮藏在"激活了的色素"中的能量，在光系统Ⅰ及Ⅱ中经过一系列的电子传递，转变成化学能，在水光解过程中，将氧化型辅酶Ⅱ（NADP$^+$）还原成还原型辅酶Ⅱ（NADPH）。

$$NADP^+ + H_2O \xrightarrow{h\nu} NADPH + 1/2O_2 + H^+$$

与此反应相偶联的是 ADP 与无机磷酸盐（Pi）形成 ATP。

$$ADP + Pi \xrightarrow{h\nu} ATP$$

③ 将贮存 NADPH 及 ATP 中的能量，消耗于后面不直接依赖光的反应，即固定和还原二氧化碳的反应——暗反应中。

光系统Ⅰ、Ⅱ及各种电子载体（如质体醌、细胞色素、质体蓝素、铁氧化还原蛋白等）组成了电子传递链，它们将水光解所释放出的电子传递给 NADP$^+$，每还原一分子 NADP$^+$ 为 NADPH 需要两个电子，并同时形成 ATP。ATP 的合成包括在两个光系统中，称为非循环光合磷酸化（noncyclic photophosphorylation）。近来的研究表明，每两个电子不是形成一分子 ATP，而是约 4/3 分子 ATP。相反，仅光系统Ⅰ是包含在循环的光合磷酸化过程中，这一过程也发生在光的影响下，但与开链的电子传递系统无关。现已逐步弄清，光系统Ⅱ反应中心包含两个同系的分子量为 3.2×10^4 和 3.4×10^4 的蛋白，分别称为 D$_1$ 和 D$_2$ 多肽，它们在叶绿体的类囊体膜上分别与光系统Ⅱ系统中电子传递起重要作用的质体醌 QB 和 QA 相结合，图 2-6 为植物光合电子传递链及光合抑制剂作用位点。

（1）抑制光合电子传递　干扰光合作用的除草剂品种中大约 70% 是抑制光合电子传递。抑制光合电子传递的除草剂种类很多。

植物的光系统Ⅱ光合反应中心，其核心蛋白（core protein）由两个亚单位，即 D$_1$ 和 D$_2$ 组成，包含叶绿素、褐藻素、β-胡萝卜素、非血红素铁及细胞色素 b559；两种质醌 QA 和 QB 就结合在这一 D$_1$/D$_2$ 复合体上。

水裂解系统提供的电子经过一个电子受体 Z、叶绿素二聚体（chlz）、叶绿素（chl）和褐藻素（pheo）传递到 QA，然后经 Fe 到 QB，最后传递到质体醌（PQ）。

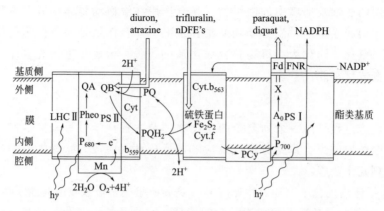

图 2-6　植物光合电子传递链及光合抑制剂作用位点

QB 一端和 215 位组氨酸（His215）结合，另一端和靠近 262 位酪氨酸（Tyr262）的羧基结合；QA 一端和 215 位组氨酸（His215）结合，另一端则和靠近 261 位丙氨酸（Ala261）的酰胺基结合；Fe 和 4 个组氨酸相连，从而将 D_1、D_2 两个亚单位联结成一个复合体，见图 2-7。

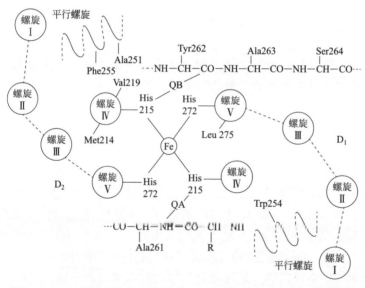

图 2-7　D_1、D_2 两个亚单位联结成一个复合体示意图（仿 M. Devine）

三嗪类、尿嘧啶类除草剂的作用机制就是竞争性地占领了在 D_1 蛋白上 Q_B 的"结合龛"（bing niche），即 QB 的天然配体，见图 2-8。除草剂占领该天然配体后，QB 即失去这种配体，其电子传递功能丧失，从而阻碍了电子从 QA→QB→PQ 的传递。

除草剂叠氮三嗪（azido-triazine）和 QB 的"结合龛"结合如图 2-9。叠氮三嗪含烷基的侧链朝向第 264 位丝氨酸的氨基酸片段，侧链上与 N 相连的 H 可能和丝氨酸 OH 形成桥键，而叠氮则朝向跨膜螺旋Ⅳ上第 214 位甲硫氨酸（Met214）。

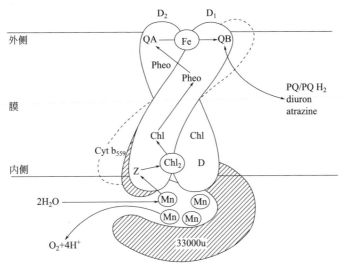

图 2-8　三嗪类、尿嘧啶类除草剂占领了在 D₁ 蛋白上 QB 的"结合龛"示意图（仿 M. Devine）

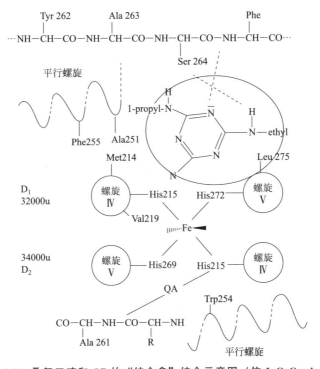

图 2-9　叠氮三嗪和 QB 的"结合龛"结合示意图（仿 J. C. Caseley）

　　三嗪类除草剂特丁净（terbutryn）在 QB"结合龛"上结合的模式如图 2-10。特丁净以 2～3 个桥键和蛋白相联结；223 位丝氨酸 OH 和三嗪环乙基侧链 N 相连的 H 组成"桥"，靠近 224 位异亮氨酸（Ile224）的 N 上的 H 和三嗪环的 N 组成"桥"。

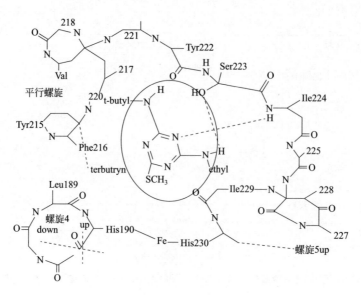

图 2-10 特丁净在 QB "结合龛"上的结合示意图

取代脲类除草剂（如敌草隆）的结合位点也在这个由叶绿体基因编码的 D_1 蛋白上，但不是三嗪类除草剂的结合位点。已有研究指出，在 D_1/D_2 蛋白复合体上，电子从 QA 到 QB 的传递还必须有低浓度的 HCO_3^- 离子的参与，在 D_1 蛋白上亦有 HCO_3^- 结合位点，可能位于敌草隆结合位点下面，而被敌草隆结合位点所覆盖。取代脲类除草剂和 D_1 蛋白上的结合位点结合后，改变了蛋白质的结构，从而阻碍了 HCO_3^- 和其结合位点的结合，结果影响电子从 QA→QB 的传递。

（2）拦截传递到 $NADP^+$ 的电子　敌草快、百草枯（基于毒性问题，已限制使用）这类联吡啶类除草剂具有 $-450mV$ 和 $-350mV$ 的氧还电势，可以作用于光系统 I，拦截从 X 到 Fd 的电子，使电子流彻底脱离电子传递链，从而导致 $NADP^+$ 还原中止，破坏了同化力的形成，见图 2-11。此外，联吡啶类阳离子在拦截电子后就被还原成相应的自由基，在氧参与下，自由基被氧化成初始离子，这个初始离子又参与反应，形成一系列氧的活化产物。

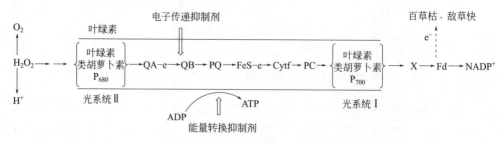

图 2-11 光合作用抑制剂的作用部位

这些氧的活化产物同样是植物毒剂，导致类囊体膜中不饱和脂肪酸的过氧化。叶绿体的内囊体膜脂类化合物中含大约90%的不饱和脂肪酸，主要是亚麻酸和亚油酸，其功能是保持膜的流动性。上述除草剂作用产生的单态氧在脂质膜中不能快速除去，将和亚麻酸和亚油酸相互作用，从而导致过氧酸的形成，脂肪酸过氧化物接着又被还原，进一步通过碳链断裂，产生醛及短链的烷烃。按照这种方式，亚麻酸将产生乙烷，亚油酸将产生戊烷。此外，单态氧也能和其他富含未共用电子的分子反应，如和组氨酸、甲硫氨酸等氨基酸反应，而且单态氧的反应也不仅限脂类，亦可扩大到蛋白质、氨基酸、核酸及色素等。

（3）光系统Ⅱ作为除草剂的靶标　在抑制光合作用除草剂种类中，最明显的是三氮苯类（如莠去津、西玛津）和取代脲类（如敌草隆、灭草隆），它们通过结合 D_1 蛋白上的质体醌PQ抑制光合作用电子链的传递。D_1 蛋白是光系统Ⅱ中心复合体的一种重要蛋白。位于 D_2 蛋白上的电子供应体QA把电子传递给PQ，PQ再把电子传递给位于 D_2 蛋白上的细胞色素 b_6f 复合体，PQ被抑制使这个过程被抑制。这种电子传递的抑制通常是通过测定除草剂的氧化效应而得知的。

电子传递链的抑制有两方面的影响：第一，$NADP^+$ 的量减少，CO_2 的固定受阻。第二，更重要的是中断光合作用暗反应，光系统Ⅱ的电子能量不能转化为底物，不能降低能量，导致氧自由基的大量积累，引起叶绿素的光氧化，产生不饱和的脂以及破坏分子结构。另外，除草剂结合到 D_1 蛋白上阻止它的快速变构，这可能会加大各种自由基带来的破坏效应。

通过一系列的实验可以证明除草剂结合在 D_1 蛋白上的位点。D_1 蛋白的分子质量是32kDa，$psbA$ 基因已经找出并被测序，亲水性表明它们是类囊体膜蛋白。光亲和标记技术表明PQ和除草剂竞争 D_1 蛋白上的同一个位点，D_1 蛋白上位于类囊体腔的一侧。X-射线晶体衍射检测出来肠道细菌光系统Ⅱ中心复合体的三维结构，它是一种模式结构。通过高等植物的自然突变体、细菌自然突变体、光合藻类自然突变体、利用定点突变技术，可以从分子水平上详细分析除草剂的结合点和除草剂的抗性。结果表明光系统Ⅱ结合位点是除草剂最具代表性的结合位点，也是植物异生物质最具代表性的结合位点。

2. 干扰呼吸作用与能量代谢

呼吸作用是碳水化合物等基质通过糖酵解和三羧酸循环的一系列酶的催化而进行的有机酸氧化过程，并通过氧化磷酸化反应将产生的能量转变为三磷酸腺苷（ATP），以供生命活动的需要。

植物在呼吸作用过程中，氧化作用和磷酸化作用是两个相互联系又同时进行的不同过程，此过程为偶联反应。凡是破坏这个过程的物质称为解偶联剂。植物的呼吸作用是在细胞的线粒体中进行的，除草剂可以改变线粒体的机能，包括对ATP合成的解偶联反应和干扰电子传递等两个方面。如五氯酚钠、地乐酚、敌稗和苯氧羧酸等除草剂都是解偶联剂，干扰呼吸作用。植物在这些药剂的作用下，体内贮存的能量 ATP 不断地用于植物生长、生化反应及养分的吸收和运转，变成 ADP，随着 ADP 浓度的增加，植物的呼吸作用加速。另外，呼吸所释放的能量，不能用于 ADP 的氧化磷酸化，因而，中断了 ATP 的形成，使植物体中 ATP 的浓度降低，其结果是呼吸作用成为一种无用的消耗，造成植物能量的亏缺，使植物体内各种生理、生化过程无法进行，从而导致植物死亡。

例如，均三氮苯类除草剂抑制植物的呼吸作用，特别是提高浓度就能显著抑制呼吸过程中氧的吸收和 CO_2 的释放，从而大大降低了呼吸系数，造成呼吸过程的紊乱。

均三氮苯类除草剂干扰光合作用中希尔反应中氧释放时的能量传递，进而影响 NADP 的还原作用和 ATP 的形成。

3. 抑制光合色素合成

高等植物叶绿体内的色素主要是叶绿素（包括叶绿素 a 和叶绿素 b）和类胡萝卜素。类胡萝卜素包括胡萝卜素和叶黄素，后者是前者的衍生物。胡萝卜素和叶黄素都是脂溶性色素，与脂类结合，被束缚在叶绿体片层结构的同一蛋白质中。光合作用中光能的吸收与传递及光化反应和电子传递过程均在这里进行，因此，抑制色素的合成将抑制光合作用。

（1）抑制类胡萝卜素的合成　类胡萝卜素大量存在于类囊体膜上，靠近集光叶绿素及光反应中心，其主要功能是保护叶绿素，防止其受光氧化而遭到破坏。类胡萝卜素生成酶系包括合成酶（synthase）、脱饱和酶（desaturase）和环化酶（cyclase）。这些酶系主要分布在叶绿体被膜，而在类囊体膜中则少有分布。去饱和酶的催化作用需要分子氧的参与。去饱和作用可能是由羟基化（hydroxylation）引起的，但单加氧酶（羟化酶）是否参与反应尚未证实。羟基化后再脱去一个水分子，双键就形成。类胡萝卜素的生物合成途径如图 2-12，类胡萝卜素生物合成过程中除草剂的主要靶标是去饱和酶。哒嗪酮类、氟啶酮、苯氧基苯酰胺主要是抑制了八氢番茄红素去饱和酶，导致八氢番茄红素积

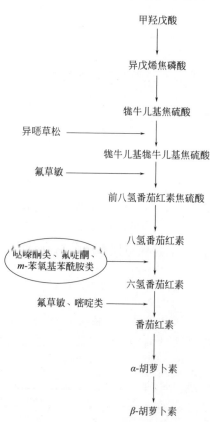

图 2-12　类胡萝卜素的生物合成途径及除草剂作用位点

累；氟草敏、嘧啶类可抑制六番茄红素去饱和酶活性。

由于类胡萝卜素合成被抑制，导致失去叶绿素保护色素，而出现失绿现象。

（2）抑制叶绿素合成　二苯醚类除草剂（如除草醚）和环亚胺类除草剂（如噁草灵）都是过氧化型除草剂。用这些除草剂处理植物后往往显示以下的特点：①阻碍叶绿素的合成；②色素在光照中被分解，即所谓"漂白"作用；③在光照中形成乙烷及其他短链烷烃化合物；④叶绿素光合成中的关键酶——原卟啉原氧化酶被抑制；⑤植物中原卟啉Ⅸ积累。

因此，原卟啉原氧化酶是这两类除草剂作用的第一靶标。原卟啉原氧化酶被抑制后，原卟啉原Ⅸ不能被氧化成原卟啉Ⅸ，并在镁螯合酶和铁螯合酶作用下分别生成叶绿素和血红素，造成原卟啉原Ⅸ瞬间积累，漏出并进入细胞质，并在除草剂诱导的氧化因子作用下氧化成原卟啉Ⅸ（PPⅨ），PPⅨ进一步被转换为一个代谢物（590FP）见图2-13。590FP在细胞质中产生高活性氧，从而引起细胞组分的过氧化降解，植物枯死。

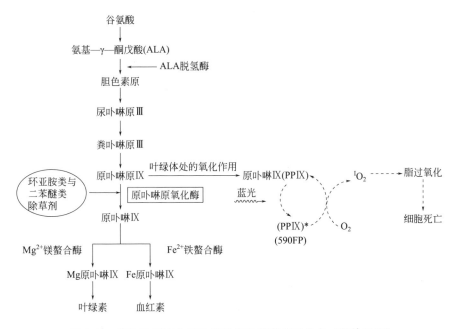

图 2-13　植物叶绿素合成途径以及除草剂作用位点（仿徐汉虹）

4. 抑制氨基酸、核酸和蛋白质的合成

氨基酸是植物体内蛋白质及其他含氮有机物合成的重要物质，氨基酸合成的受阻将导致蛋白质合成的停止。蛋白质与核酸是细胞核与各种细胞器的主要成分。因此，对氨基酸、蛋白质、核酸代谢的抑制，将严重影响植物的生长、发育，造成植物死亡。

（1）抑制氨基酸的生物合成　目前已开发并商品化的抑制氨基酸合成的除草剂有：有机磷类、磺酰脲类、咪唑啉酮类、磺酰胺类和嘧啶水杨酸类等。在上述这些类别中，除含磷除草剂外，其他均为抑制支链氨基酸生物合成的除草剂。

①含磷除草剂对氨基酸的抑制作用。目前常用的含磷除草剂有草甘膦、草铵膦和双丙氨膦。草甘膦的作用部位是抑制莽草酸途径中的 5-烯醇丙酮酸基莽草酸-3-磷酸酯合酶（5-enolpyruvylshikimic acid-3-phosphate synthase，EPSPS），使苯丙氨酸、酪氨酸、色氨酸等芳香族氨基酸生物合成受阻。草铵膦和双丙氨膦则抑制谷氨酰胺的合成，其靶标酶为谷氨酰胺合成酶（glutamine synthetase，GS）。

② 抑制支链氨基酸的合成。植物体内合成的支链氨基酸为亮氨酸、异亮氨酸和缬氨酸，其合成开始阶段的重要酶为乙酰乳酸合成酶（acetolactate synthetase，ALS），其可将 2 分子的丙酮酸或 1 分子丙酮酸与 α-丁酮酸催化缩合，生成乙酰乳酸或乙酰羟基丁酸。磺酰脲类、咪唑啉酮类、磺酰胺类、嘧啶水杨酸类等除草剂的作用靶标酶为 ALS，见图 2-14。靶标 ALS 抑制剂是目前开发最活跃的领域之一。

另外，杀草强为杂环类灭生性除草剂，它通过抑制咪唑甘油磷酸脱水酶（IG-PD）而阻碍组氨酸的合成。

综上所述，植物体内氨基酸合成受相应酶的调节控制，而各种氨基酸合成抑制剂则正是通过控制这种不同阶段的酶以发挥其除草效应的。氨基酸合成抑制剂抑制植物氨基酸合成的作用位点见图 2-15。

（2）干扰核酸和蛋白质的合成　除草剂抑制核酸和蛋白质的合成主要是间接性的，直接抑制蛋白质和核酸合成的报道很少。已知干扰核酸、蛋白质合成的除草剂几乎包括了所有重要除草剂的类别。例如，苯甲酸类、氨基甲酸酯类、酰胺类、二硝基酚类、二硝基苯胺类、卤代苯腈、苯氧羧酸类与三氮苯类等。试验证明，很多抑制核酸和蛋白质合成的除草剂干扰氧化与光合磷酸化作用。通常除草剂抑制 RNA 与蛋白质合成的程度与降低植物组织中 ATP 的浓度存在相关性。因此，多数除草剂干扰核酸和蛋白质合成被认为不是主要机制，而是抑制 ATP 产生的结果。磺酰脲类除草剂是通过抑制支链氨基酸的合成而影响核酸和蛋白质的合成，并证明氯磺隆能抑制玉米根部 DNA 的合成。目前尚未有商品化的除草剂是直接作用于核酸和蛋白质的合成。

5. 抑制脂类的合成

类脂包括脂肪酸、磷酸甘油酯与蜡质等。它们分别是组成细胞膜、细胞器膜与植物角质层的重要成分。脂肪酸是各种复合脂类的基本结构成分。如磷酸甘油酯是脂肪酸与磷脂酸的复合体。因此，除草剂抑制脂肪酸的合成，也就抑制了脂类合成，最终造成细胞膜、细胞质膜或蜡质生成受阻。

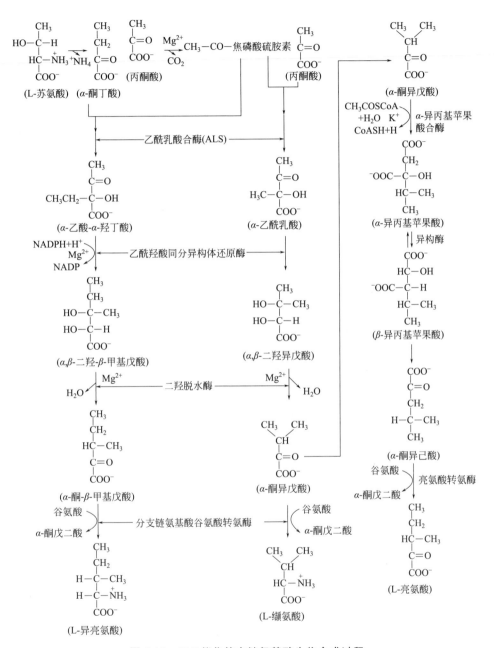

图 2-14　ALS 催化的支链氨基酸生物合成过程

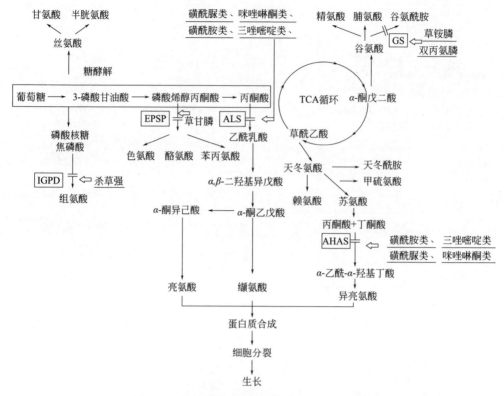

图 2-15　抑制氨基酸合成的除草剂（仿徐汉虹）

目前，已知芳氧苯氧基丙酸酯类、环己烯酮类和硫代氨基甲酸酯类除草剂是抑制脂肪酸合成的重要除草剂。芳氧苯氧基丙酸酯类和环己烯酮类除草剂的靶标酶为乙酰辅酶 A 羧化酶（ACCase），它是催化脂肪酸合成中起始物质乙酰辅酶 A 生成丙二酸单酰辅酶 A 的酶，见下式：

$$\text{乙酰-CoA} + HCO_3^- + ATP \xrightarrow{\text{ACCase}} \text{丙二酸单酰-CoA} + ADP + Pi$$

硫代氨基甲酸酯类除草剂是抑制长链脂肪酸合成的除草剂，它是通过抑制脂肪酸链延长酶系，而阻碍长链脂肪酸的合成，见图 2-16。

6. 干扰植物激素的平衡

激素是调节植物生长、发育、开花和结果的物质，在植物的不同组织中都有适当的含量。

激素类型的除草剂可以破坏植物生长的平衡，当低浓度时对植物有刺激作用，高浓度则产生抑制作用。受害植物的组织可以表现刺激与抑制两种症状，导致生长畸形或扭曲，如 2,4-D 对双子叶植物的毒害症状。

属于激素型的除草剂种类很多，如苯氧羧酸类（2,4-D、2 甲 4 氯）、苯甲酸类（麦草畏、豆科威）、毒莠定等。

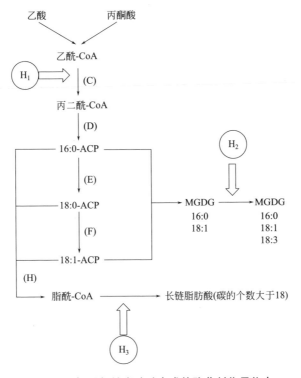

图 2-16　抑制长链脂肪酸合成的除草剂作用位点

MGDG：单半乳糖苷二酰甘油；H_1：芳香基丙酸及相似结构环己二酮；H_2：哒嗪酮；

H_3：硫代氨基甲酸酯，卤代酸

7. 抑制微管形成与组织发育

微管是存在于所有真核细胞中的丝状亚细胞结构。高等植物中，纺锤体微管是决定细胞分裂程度的功能性机构，微管的组成与解体受细胞末端部位的微管机能中心控制，微管机能中心是一种细胞质的电子密布区。由于除草剂类型与品种不同，它们对微管系统的抑制部位不同：①抑制细胞分裂的连续过程；②阻碍细胞壁或细胞板形成，造成细胞异常，产生双核及多核细胞；③抑制细胞分裂前的准备阶段如 G1 与 G2 阶段。二硝基苯胺类除草剂是抑制微管的典型代表，它们与微管蛋白结合并抑制微管蛋白的聚合作用，造成纺锤体微管丧失，使细胞有丝分裂停留于前期或中期，产生异常的多形核。由于细胞极性丧失，液泡形成增强，故在伸长区进行放射性膨胀，结果形成多核细胞，造成肿根。

8. 抑制细胞分裂、伸长和分化

除草剂对植物的抑制作用往往表现于植物形态的变化，如出现畸形或不正常的生长发育等，其原因是除草剂抑制了细胞分裂、伸长和分化。

例如，用 2,4-D 处理敏感性植物幼苗，用量极少时，具有与植物体内天然生长素吲哚乙酸相似的作用，可促进植物的生长；但当用量较多，作为除草剂应用时，植物的生长就会迅速发生分化。分生组织细胞停止分裂，已经伸长的细胞停止长度生长，但继续进行辐射膨大，成熟的植株薄壁组织细胞膨大，迅速开始分裂，并产生愈伤组织和膨大的根基，根停止伸长，被阻塞，停止输导，根尖膨大。幼龄叶片停止膨大，组织过度发育，根丧失吸收水分与无机盐能力，最终导致植物株死亡。

二硝基苯胺类和氨基甲酸酯类除草剂造成植物死亡的原因之一，就是强烈地抑制了细胞的分裂。

除草剂对植物的干扰、破坏作用常常是几种作用共同发生，有些是直接作用，也有些是间接作用。地乐酚、敌稗等是直接抑制 RNA 和蛋白质的合成，同时也抑制呼吸作用和光合作用；二硝基苯胺类除草剂除直接干扰细胞有丝分裂、激素的形成与传导外，还间接影响蛋白质的合成。

因此，与病菌和害虫对杀菌剂与杀虫剂的抗性相比，杂草对除草剂的抗性难以产生。多年使用某种除草剂的农田，只是被控制的敏感杂草逐渐减少，而该除草剂防除范围之外的杂草却得以发展。

（二）重要的靶标酶及其抑制剂

1. 5-烯醇丙酮酸莽草酸-3-磷酸合成酶及其抑制剂

（1）5-烯醇丙酮酸莽草酸-3-磷酸合成酶（5-enolpyruvylshikimate-3-phosphate synthetase，EPSP）　5-烯醇丙酮酸莽草酸-3-磷酸合成酶（EC2.5.1.19）是莽草酸代谢途径芳香氨基酸生物合成的一种酶。它存在于植物、微生物和真菌中。动物缺乏这种酶的代谢途径，它们从食物中获取芳香基化合物，即芳香氨基酸（苯丙氨酸、酪氨酸和色氨酸）。莽草酸代谢的意义除合成芳香氨基酸外，并由这些化合物衍生次生代谢产物包括生长素、植物抗毒素、生氰糖苷、维生素叶酸、木质素和醌体醌的前体、合成类胡萝卜素的原料和上百种类黄酮、苯酚和生物碱等。

酶结构：酶单体大约为 50000Da。对许多有机体的 5-烯醇丙酮酸莽草酸-3-磷酸合成酶氨基酸序列进行了测定，结果显示，不同的植物之间具有高度的同源性。如牵牛花和马铃薯的序列有 93% 的同源性，植物与 E.coli 有 55% 的同源性。该酶位于叶绿体内。

通过 X 衍射测定 5-烯醇丙酮酸莽草酸-3-磷酸合成酶的结构，酶的多肽链形成两个接近相同的球状结构，每个球状结构由三个很相似的折叠单位组成，每个折叠单位又是由两个平行的螺旋和四条链的片层结构组成。每个球状结构（结构域）的三股螺旋埋在酶的内部，三个螺旋的部分朝外。螺旋的定向使之带有氨基酸末端接近两个结构的平板内表面，使之形成一种螺旋大偶极效应，导致积累正电荷，有利于负电荷底物到活性部位。

活性部位：用 p-苯二甲醛和吡哆-5-磷酸氰基硼氢化钠，可使 5-烯醇丙酮酸莽草酸-3-磷酸合成酶失活。如使 22 位赖氨酸点突变为丙氨酸或谷氨酸也可使酶失活。若用精氨酸取代，则不改变酶动力常数。说明酶中的 22 位赖氨酸的阴离子电荷对于酶活性部位的重要性，22 位赖氨酸可能是磷酸烯醇丙酮酸的结合部位。340 位赖氨酸不与 3-磷酸吡哆醛反应，可与 o-苯二甲醛反应，加入 5-烯醇丙酮酸莽草酸-3-磷酸后可避免修饰作用，表明 340 位赖氨酸为 5-烯醇丙酮酸莽草酸-3-磷酸结合部位。活性部位氨基酸还有 28 位精氨酸和 418 位的谷氨酸。

催化反应的大致过程：

第一，磷酸烯醇丙酮酸 C2 亲核攻击莽草酸-3-磷酸（S_3P）的 5-OH，形成四面体中间体；

第二，中间体可重新与酶结合；

第三，催化形成产物 5-烯醇丙酮酸莽草酸-3-磷酸。

（2）5-烯醇丙酮酸莽草酸-3-磷酸合成酶抑制剂　5-烯醇丙酮酸莽草酸-3-磷酸合成酶抑制剂主要是该类酶代谢物的类似物。如磷酸烯醇丙酮酸（PEP）类似物，莽草酸三磷酸（S_3P）类似物，5-烯醇丙酮酸莽草酸-3-磷酸（EPSP），芳香基类似物，四面体中间体类似物，丙二酸酯等排物和草甘膦类似物。

（3）草甘膦作用机理　草甘膦，化学名称为 N-(膦羧甲基) 甘氨酸。草甘膦为磷酸烯醇丙酮酸的氧碳鎓离子形成的过渡态类似物，在与酶的结合中，为一种完全扩展的构型，逻辑上推测，由莽草酸三磷酸所引起的磷酸烯醇丙酮酸与草甘膦的结合，这种协同增效超过 4000 倍。原因是：莽草酸三磷酸与草甘膦复合体类似于四面体中间体，或过渡态 B。草甘膦与 5-烯醇丙酮酸莽草酸-3-磷酸结合和 5-烯醇丙酮酸莽草酸-3-磷酸合成酶形成二元复合体，抑制了 5-烯醇丙酮酸莽草酸-3-磷酸合成酶的活性，造成体内积累莽草酸。

植物致死的原因：①芳香氨基酸的耗尽，蛋白质合成中断，丢失基本的迅速周转的蛋白质；②生长素合成前体耗尽，造成生长与发育的失衡；③醌合成前体耗尽，造成类胡萝卜素合成的失衡；④次生代谢产物的前体耗尽，造成木质素、黄酮类、苯酚类和植物毒素的减少；⑤受抑制后莽草酸积累，造成进一步的毒害作用。

2. 乙酰羟酸合成酶及其抑制剂

1982 年第一个乙酰羟酸合酶抑制剂氯磺隆商品化，1986 年美国氰胺公司开发了第一个咪草地喹，由于这两种除草剂为常规除草剂用量的 1/1000～1/100 倍，这种超高效活性和它的极低毒性，使以乙酰羟酸合成酶为靶标的除草剂，开创了除草技术的新时代，即超高效时代。美国对发现咪唑啉酮类和磺酰脲类除草剂的 Marins Los 和 Geoge Levitt 授予国家发明技术大奖。至 1994 年统计，已有 30 多种乙酰羟酸合成酶抑制剂作为除草并已商品化。在我国试验登记已达 20 种，南开大学元素所李正名院士创制的单嘧磺隆，使我国在除草剂的创制方面迈进了世界领先水平。

（1）乙酰羟酸合成酶　乙酰羟酸合成酶（acetohydroxyacid synthase，AHAS，EC 4.1.3.18）是由细胞核编码的叶绿体酶。它完成两种平行反应，第一，乙酰羟酸合成酶浓缩二分子的丙酮酸合成产生乙酰乳酸。称之为乙酰乳酸合成酶，在反应体系中最终可合成缬氨酸和亮氨酸。第二，乙酰羟酸合成酶催化一分子丙酮酸和一分子2-丁酮酸，产生乙酰羟丁酸，乙酰羟丁酸的终产物为异亮氨酸，缬氨酸和亮氨酸为支链氨基酸，这三种氨基酸对于动物来说是必需氨基酸，必须从食物中摄取。已知植物中这种酶具有二种不同的形式：四聚体（乙酰羟酸合成酶Ⅰ）和单聚体（乙酰羟酸合成酶Ⅱ）。乙酰羟酸合成酶存在于植物所有部位，但它的活性在不同的植物的不同器官、不同的发育阶段是不同的。一般植物分生组织的活性较高，而黄化部分活性降低。

抑制剂：主要由四大类组成，即磺酰脲、磺酰氨类、咪唑啉酮类、三唑嘧啶类等。

咪唑啉酮是乙酰羟酸合成酶非竞争性抑制剂，紧密地结合到酶-丙酮酸复合体上。磺酰脲为竞争性抑制剂，结合到酶与丙酮酸或 α-丁酮酸的位点。第一个丙酮酸与乙酰羟酸合成酶结合后，第二个丙酮酸与嘧磺隆竞争。而咪唑啉酮与磺酰脲在酶的结合位点有重叠现象。

（2）植物毒性与生理效应　①支链氨基酸合成中止，进而影响蛋白质合成造成植物发育受阻，还可引起一系列生理变化。②积累 α-丁酮酸和 α-氨酮酸：用氯磺隆处理的植物，在体内积累 α-氨酮酸达250倍，α-氨酮酸是 α-丁酮酸的转化产物。α-氨酮酸的积累可干扰根尖细胞的分裂，毒害机体，最终致植物死亡。

（3）其他的生理效应　①抑制光合色素的运转；②花色素苷的积累；③抑制离子吸收；④抑制或刺激乙烯合成；⑤抑制呼吸作用；⑥抑制DNA合成；⑦苯丙氨酸氨裂合酶活性提高；⑧中性糖含量提高。

存在的问题：①残留时间长，对后茬作物的影响；②杂草易产生抗性，抗性速度是各类除草剂之首，并具交互抗性。

3. 八氢番茄红素脱氢酶（脱饱和酶）及其抑制剂

（1）八氢番茄红素脱氢酶　在植物体内是合成类胡萝卜素的主要酶类。如 β-胡萝卜素合成是以异戊烯焦磷酸为前体，分为七大步骤合成而来。参加合成的关键性酶有：八氢番茄红素合成酶、八氢番茄红素脱氢酶、zeta-胡萝卜素脱饱和酶、番茄红素环化酶等。

合成反应途径见如下图：

反应变化：由八氢番茄红素（phytoene）的3个共轭双键到番茄红素（lycopene）的11个共轭双键。反应由二分子的GGpp在八氢番茄红素合成酶作用下合成 1,5-顺八氢番茄红素。该化合物在八氢番茄红素脱氢酶作用下合成六氢番茄红素和 *zeta*-胡萝卜素。随后在 *zeta*-胡萝卜素脱饱和酶作用下脱氢产生番茄红素。最后在番茄红素环化酶作用下产生 *beta*-胡萝卜素。

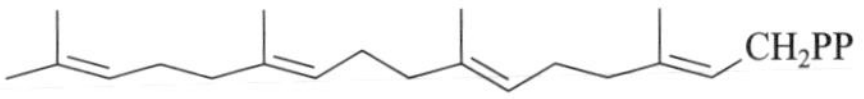

GGpp

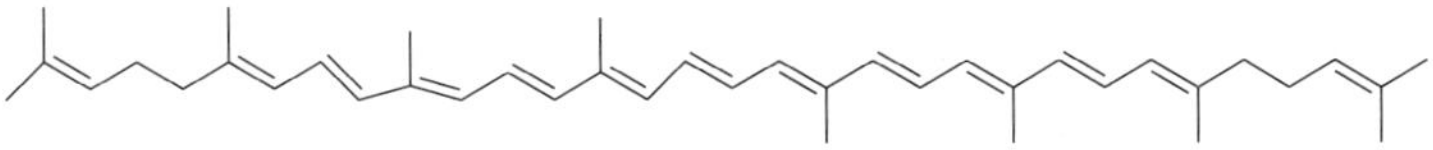

lycopene

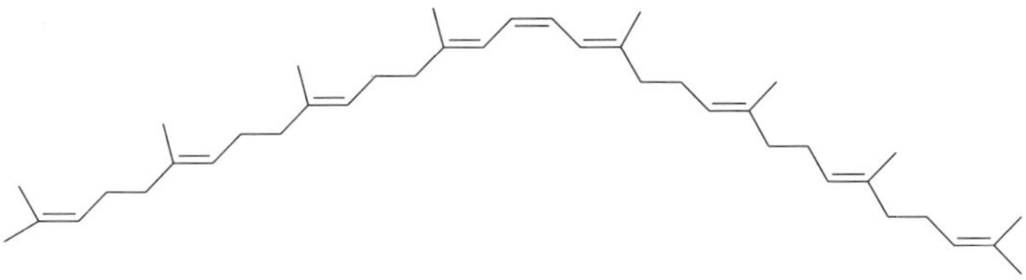

phytoene(八氢番茄素)

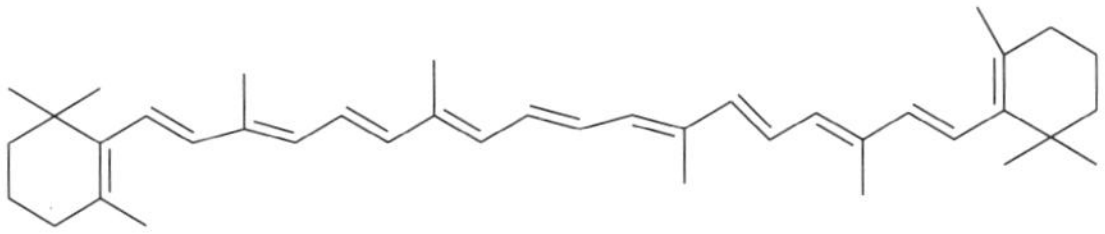

β-carotene(*β*-胡萝卜素)

（2）类胡萝卜素生理功能　类胡萝卜素主要生理功能：第一是当光照强度较弱的情况下作为辅助色素捕获光能供叶绿素光合作用用，第二是光照强度太强可作为光敏反应的保护剂，使叶绿素免遭光损伤。因为光可激发叶绿素分子形成活化状态，三线态的叶绿素可特异地与氧分子作用，转移能量给氧分子，使之形成单线态氧，单线态氧能氧化附近任何分子。此时的类胡萝卜素能保护叶绿素免遭这种破坏过程。如类胡萝卜素含量降低或被其他化合物抑制（除草剂）就失去保护性功能。结果是氧化降解叶绿素，破坏光合膜，导致叶片出现失绿，降低植物光合作用。

（3）抑制剂　许多除草剂是该酶的抑制剂，大多数含氟化合物。如氟草敏（norflurazon），氟啶草酮（fluridone），氟咯草酮（fluorochloridone），吡氟酰草胺（diflufenican）等。

（4）其他作用点的抑制剂　*zeta*-胡萝卜素去饱和酶抑制剂：该酶受抑制后在体内积累 *zeta*-胡萝卜素。抑制剂大多数为嘧啶类和二氢吡喃酮类，如杀草强。

番茄红素环化酶抑制剂：如取代二乙胺类 CPTA［2-(4-氯化硫苯)二乙胺-HCl］。被抑制后积累番茄红素。萜类生物合成抑制剂和类胡萝卜素合成前体抑制剂，如异噁草酮（dimethazone）。

4. 原卟啉原氧化酶及其抑制剂

（1）原卟啉原氧化酶（protoprophyrinogen oxidase） 卟啉代谢可合成血红素和叶绿素，代谢合成中两种共同的酶为原卟啉原氧化酶，随后的反应由铁和镁络合酶催化，促使原卟啉原分别合成血红素和叶绿素。

酶促反应：原卟啉原氧化酶氧化连接吡啶环上的亚甲基团为次甲基团。使无光动力活性的原卟啉原Ⅸ底物去掉6个氢转变为一种红色高光敏的化合物原卟啉Ⅸ产物。由于原卟啉Ⅸ是一个光动力化合物。在正常情况下，生物合成的这种化合物贮存在细胞内的量是有限的，不会给自身造成危害。

（2）抑制剂及其生理效应

① 抑制剂的类型。

A. 环状二苯醚：如对-硝基-二苯醚（除草醚）（nitrofen）、三氟羧草醚（acifluorfen）。

B. 非二苯醚类：如噁草酮（oxadiazon）。

C. 苯基杂环苯酰亚胺类：如戊氟草胺（flumiclorac）。

D. O-苯基氨基甲酸酯类和杂环羰基酰胺类。

该酶的抑制剂有数千种，这些抑制剂除部分具有抑制原卟啉原氧化酶作用外，还具有抑制乙酰CoA羧化酶和八氢番茄红素脱饱和酶的作用。

② 生理效应。原卟啉原氧化酶抑制剂属于过氧化除草剂（peroxidizing herbicide），它可以引起膜质过氧化。用该酶抑制剂处理的植物，细胞内可迅速积累原卟啉原Ⅸ，1h后可检测到原卟啉Ⅸ，红光可促进它的积累。质体原卟啉原氧化酶被抑制后，酶底物原卟啉原Ⅸ从质体内渗漏到细胞质中，质膜上的过氧化酶能迅速将它转化为原卟啉Ⅸ，在有光的条件下，可引起光动力损伤。

③ 光动力损伤。主要是生物膜的结构损伤。原卟啉Ⅸ是一种强烈的光动力色素，在光诱导下产生单线态氧，单线态氧可引发膜脂过氧化，产生乙烷和丙二醛。乙烷可作为光诱导的氧自由基过氧化作用的膜脂过氧化的标志物。在形态上，质膜结构被破坏，叶绿体膨胀，细胞质中出现空泡。线粒体密度急剧下降。

④ 中毒症状。处理后叶形成杯状，几小时内叶片呈现水泡样斑点，由绿变黄到黑，24h内萎蔫和干枯。

⑤ 田间毒理。

A. 湿度对活性的影响，相对高的湿度可提高活性，主要原因是有利于吸收。

B. 温度对活性的影响，温度不直接影响活性，但当低温时提高温度可提高活性。

C. 夜间施药有利于植物吸收除草剂（相对湿度高），再暴露在太阳光下，可产生强烈致毒效应。

⑥ 毒性。原卟啉原氧化酶的抑制剂，可引起人的原卟啉代谢紊乱，哺乳动物

的线粒体对原卟啉原氧化酶的抑制剂相当敏感，接触后可提高肝、脾的粪卟啉的含量。对于卟啉代谢遗传缺陷病——杂质斑卟啉症病人具有更强的毒性。

这种抑制剂可作为光动力肿瘤和癌症的治疗剂，当用原卟啉原氧化酶的抑制剂处理培养人的海拉（HeLa）细胞时，可积累有毒的原卟啉Ⅸ，若用光照处理可产生光动力学效应，选择性地杀死肿瘤和癌细胞。

5. 乙酰辅酶 A 羧化酶及其抑制剂

（1）乙酰辅酶 A 羧化酶（acetyl-CoA carboxylase）　植物脂肪酸生物合成的第一个关键步骤需要乙酰辅酶 A 羧化酶。羧化酶催化乙酰辅酶 A 发生羧化作用形成丙二酰辅酶 A。在脂肪酸生物合成中，丙二酰辅酶 A 是主要的碳提供者。一个含有 16 个碳原子的脂肪酸由一个乙酰辅酶 A 和七个丙二酰辅酶 A 形成。在脂肪酸合成开始之前，丙二酰辅酶 A 的酰基群需要传递给蛋白质辅助因子 ACP。脂肪酸链由丙二酰-ACP 和乙酰辅酶 A 缩合，链的伸长是由另外的丙二酰-ACP 来完成。合成一个 16 碳的脂肪酸至少需要 30 个酶促反应。

植物脂肪酸生物合成不同于其他有机体（动物、真菌和一些细菌），植物的脂肪酸合成位于质体内而不是细胞质内。由 ACCase 催化的反应的产物，乙酰辅酶 A 是脂肪酸的底物或者是中间产物，是植物脂类物质的主要成分。除了脂肪酸，乙酰辅酶 A 还是角质层蜡、类黄酮、类芪、蒽醌、萘醌、N-丙二酰-乙酰辅酶 A 和丙二酸合成的底物或中间产物。ACCase 催化植物内脂肪酸合成的第一个限速步骤。

由 ACCase 催化依赖 ATP 提供能量的羧化反应使乙酰辅酶 A 转化为丙二酰辅酶 A。ACCase 是一种生物素结合蛋白质，促成生物素转移一个碳，使其作为一个碳基到受体。这两步反应是由一种单一的复杂酶来催化的。第一步生物素的羧化反应由 ATP 提供能量。第二步酶反应涉及从生物素传递活化的 CO_2 到乙酰辅酶 A，形成丙二酰辅酶 A。第二步反应是由羧化转移酶催化的。

（2）抑制剂　抑制剂为环己二酮（CHD）、芳氧苯氧基丙酸酯类（APP）和硫代氨基甲酸酯类除草剂。芳氧苯氧基丙酸酯类、环己烯酮类和硫代氨基甲酸酯类除草剂是抑制脂肪酸合成的重要除草剂。芳氧苯氧基丙酸酯类和环己烯酮类除草剂的靶标酶为乙酰辅酶 A 羧化酶，它是催化脂肪酸合成中起始物质乙酰辅酶 A 生成丙二酸单酰辅酶 A 的酶。

（3）ACCase 抑制剂的毒理　ACCase 是植物生长发育必需的酶。因为 ACCase 在脂肪酸和类脂物生物合成中起重要作用，脂肪酸和类脂物生物合成受阻可能会导致植物死亡，特别是在生长速度最快的分生组织和对类脂物的含量要求很高的组织中。禾草灵（diclofop）抑制谷物根尖生长可以由添加油酸来逆转。

除草剂 CHD 还可以抑制燕麦秧苗叶片内的光合色素的积累。原因可能与类脂物生成以及膜的形成的减少有关。膜和膜的组成成分的形成与叶绿素和其他色素的生物合成是一致的。

除草剂 CHD 和 APP 伤害杂草分生组织的共同的症状是使叶片发红。叶片发红和坏死与植物分生组织中有效脂肪酸合成的减少与来自其他途径的产物和中间产物增多有关，可能会导致表皮细胞内类黄酮生物合成增加。

第四节　杀鼠剂的主要类型及作用机理

一、杀鼠剂的主要类型

我国常用的杀鼠剂按其作用快慢可分为两类：急性杀鼠剂与慢性杀鼠剂。

（一）急性（速效）杀鼠剂

急性杀鼠剂是指毒杀作用快速，潜伏期短，仅 1～2 天甚至几小时，即可引起中毒死亡的药剂。大面积使用时，只需一次投药，鼠取食一次后即可致死。毒饵用量较少使用方便，容易见效。但对人畜毒性较大，使用不安全。

主要品种：磷化锌（zinc phosphide）等。

（二）慢性（缓效）杀鼠剂

主要是抗凝血杀鼠剂。此类杀鼠剂毒性作用缓慢，潜伏期长，一般 2～3 天后才引起鼠类中毒，对人畜毒性较小，使用比较安全。

主要品种：敌鼠（diphacinone）、氯鼠酮（chlorophacinone）、双甲苯敌鼠（bitolylacinone）、溴鼠灵（brodifacoum）、氟鼠酮（flocoumafen）、溴敌隆（bromadiolone）。

二、杀鼠剂的作用机理与环境毒性

（一）急性杀鼠剂作用机理

1. 作用于中枢神经系统

急性（速效）杀鼠剂作用机理主要是神经传导抑制和神经损伤，代表化合物是毒鼠强，化学名称四亚甲基二砜四胺，为剧毒急性杀鼠剂，人的致死量为 5～12mg，具有强烈的致惊厥作用，主要具有拮抗 γ-氨基丁酸（GABA）的作用，已禁止使用。

2. 呼吸抑制剂

呼吸抑制剂如有机氟类的氟乙酰胺和氟乙酸钠。进入机体内，代谢脱氨形成氟乙酸，氟乙酸与辅酶 A 形成氟乙酰辅酶 A，继而形成氟柠檬酸，使三羧酸循环中断，影响机体氧化磷酸化过程。氟乙酰胺人口服致死量为 0.1～0.5g，已被禁用。另外还有其他很多的神经性杀鼠剂，如高毒的毒鼠碱，人口服致死量仅为 0.25～0.5g，能使脊髓兴奋，大剂量使用兴奋可延至脑中枢，引起强直性惊厥和延髓麻痹；鼠立死（crimidine）为维生素 B_6 的拮抗剂，干扰 γ-氨基丁酸的氨基转移和脱羧反应，引起抽搐和惊厥，人口服最小致死量为 5mg。

（二）抗凝血杀鼠剂作用机理

1. 血液凝固的基本过程

血管壁受到损伤，血液流出血管以后，血液由液体状态（溶胶态）转变为固体状态（凝胶态），这种现象叫血液凝固。血液凝固之所以发生，是由于血浆中的可溶性纤维蛋白原变为不可溶性的细丝状纤维蛋白，纵横交错把血细胞网罗于其中形成血块。血液凝固是有一系列重要的凝血因子参加的复杂的连锁化学反应，其基本过程可分为以下三个阶段：

（1）凝血活酶激活阶段　凝血活酶的活化，可由两个系统分别完成。第一是血液凝血系统（内凝血系统），由于血小板破裂后释放血小板因子Ⅲ，在 Ca^{2+} 的参与下与血浆中一系列凝血因子相互作用，形成活性凝血活酶；第二是组织凝血系统（外凝血系统），在组织损伤后，组织内凝血活素进入血液，在血液中凝血因子和 Ca^{2+} 的参与下，生成活性凝血活酶。

（2）凝血酶生成阶段　活性凝血活酶在钙离子的参与下，作用于血浆中的凝血酶原，使之转变为凝血酶。

（3）纤维蛋白生成阶段　分两步完成，第一步为酶作用阶段，即凝血酶作用于血浆内的纤维蛋白原，使之分解为纤维蛋白单体和纤维蛋白肽类；第二步为理化作用阶段，即聚合反应阶段，纤维蛋白单体分子由于负电荷减少，失去电子平衡，而聚合成可溶性纤维蛋白多聚体，再在凝血酶和血浆中凝血因子的作用下，转变为不可溶性的网状的纤维蛋白，能把所有的血细胞网罗一起而形成血凝块。

血液凝固是高等动物生理上止血机构的重要组成部分，正常血液在心血管中循环不止，当血管损伤后，血液与创伤组织接触时，血液即迅速凝固，血凝块封闭伤口，阻止继续出血，血液的这种凝固的性质对机体具有保护作用。

血液凝固是由许多凝血因子参与的连锁生化反应，其结果是溶胶状态的纤维蛋白原转化为凝胶状态的纤维蛋白。纤维蛋白真正起到凝血作用。在各种凝血因子中，除凝血因子Ⅳ为钙离子外，其他的都是蛋白质，这些蛋白质大部分是在肝细胞内合成的。

纤维蛋白形成的过程：

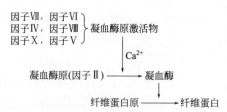

凝血因子 X、Ⅸ、Ⅷ、Ⅷ 和凝血酶原（凝血因子 Ⅱ）的合成必须有维生素 K 的参与。目前知道，正常的凝血酶原的氨基酸末端部位含有 10 个 γ-羧基谷氨基酸残基，这些 γ-羧基谷氨基酸残基具有强烈的结合钙的能力，钙离子能将凝血酶原直接凝于磷脂胶粒表面，而在缺乏维生素 K 的血液中，出现一种所谓的"异常凝血酶原"，这种异常凝血酶原不含 γ-羧基谷氨基酸残基，取而代之的是谷氨基酸残基，而这种异常凝血酶原不能与钙结合，故无凝血活性。其他的凝血因子 X、Ⅸ、Ⅷ 也需 γ-羧基谷氨酸。因此，维生素 K 的作用是在肝细胞内参与谷氨酸的 γ-羧基化作用。

生化研究表明谷氨酸的羧化作用是在细胞内的粗糙内质网上进行的，由依赖维生素 K 的羧化酶催化完成。在这个反应中，还需要还原型的维生素 K、氢醌、分子氧、二氧化碳和肽键上的谷酰底物的参与。在这个羧化反应中，维生素 K 经历了维生素 K-2，3 环氧化物、维生素 K 羟醌化合物的转变，通过维生素环氧化酶的催化维生素 K 转化为维生素 K-2，3 环氧化物，这个环氧化物是失活的。而且这个反应是与羧化作用偶联的。凝血因子的不断合成需要从失活的环氧化物中再生维生素 K 羟醌化合物。这个再生反应需要二步反应完成，第一，环氧化物通过维生素 K 环氧化物还原酶催化形成醌的形式；第二，通过两个酶系完成还原作用，即维生素 K 还原酶或微粒体吡啶核苷酸（辅酶 Ⅰ）相连的脱氢酶。

通常情况下，维生素 K 还原酶具有环氧化物还原酶的性质，有可能环氧化物的还原与醌还原反应在相同的酶位点。已有试验表明，在两种酶活性位点上存在还原的二硫键，因为两个底物中一个将保护酶免遭乙基马来酰亚胺对—SH 的修饰作用。

2. 作用机理

早期研究发现，给动物饲喂香豆素和茚二酮，在动物体内可测得维生素环氧化物高于维生素 K，随后证实，这些抗凝血化合物能抑制微粒体环氧化物还原酶。采用杀鼠灵的抗性鼠研究香豆素的作用机理，从抗性和敏感的鼠肝中分离出微粒体维生素 K 依赖的羧化酶、维生素 K 环氧化物酶、维生素 K 环氧化物还原酶和胞质 DT-硫辛酰胺脱氢酶。离体条件下测定杀鼠灵和鼠得克对这些酶的影响，发现环氧化物还原酶对香豆素类化合物最敏感，抑制作用最强，比较对杀鼠灵抗性鼠与敏感鼠酶的抑制活性，发现仅这种环氧化物还原酶表现出抗性鼠提取酶对杀鼠灵与鼠得克的不同敏感性。通过比较杀鼠灵对环氧化物还原酶和醌还原酶的影响表明，醌还原酶也对香豆素类抗凝血剂敏感，而且测得引起对这个酶 50% 抑制率的抑制剂量，抗性鼠提取酶要比敏感品种的酶高 3～4 倍。

通过一系列的生化试验表明，香豆素和茚二酮抗凝血剂的作用机理包括对维生素 K 环氧化物还原酶和 DTT 依赖的醌还原酶的抑制作用。这样香豆素化合物切断维生素 K 的再生利用，从而抑制了与之相连的羧化反应，使肝微粒体的前体蛋白不能转化为具有生物活性的凝血酶原和其他的凝血因子，干扰血液凝固作用，加上抗凝血剂还易损伤毛细血管，使毛细血管壁通透性发生改变，中毒的鼠不断出血，却又不能凝固，结果死于大出血。

前面提及的 2-氯维生素 K 抗凝血剂，该化合物抗凝血机理是抑制环氧化酶。离体测定表明，$3\mu mol/L$ 2-氯维生素 K 能抑制 75% 的环氧化酶活性，同时 2-氯维生素 K 还能抑制依赖维生素 K 的羧化作用，事实上，羧化和环氧化是紧密偶联的，而且两个作用是相同酶所催化的。

关于香豆素抗凝血的分子机理，现有两种假说，一是由 Preush 提出的，根据 4-羟基香豆素与推测的酶结合的羟基维生素 K 的中间体的结构相似，认为这些化合物作为一种过渡态而起作用。二是由 Silverman 提出的，以 Preush 的假说为依据，4-羟基香豆素可作为这种酶的自杀性抑制剂。也有可能香豆素作用位点不是在活性位点，在这种情况下，结构的相似性可能是一致的。

第五节　杀线虫剂的主要类型与作用机理

一、杀线虫剂的主要类型

防治植物病原线虫的药剂为杀线虫剂，早期杀线虫剂主要是卤代烃滴滴混剂、二溴乙烷、二溴氯丙烷、溴甲烷、氯化苦及异硫氰酸甲酯释放剂威百亩等。当今化学杀线虫剂的总体趋势由熏蒸型向非熏蒸型、由高毒向低毒、由量大费工向量小简便、由预防向保护、由仅以防效为标准向兼顾产品效益的大方向发展。

按防治对象可以将杀线虫剂分成两类，一是专性杀线虫剂，即专门防治线虫的农药；二是兼性杀线虫剂，这类杀线虫剂兼有多种用途，如对地下害虫、病原菌、线虫均具有毒杀作用的氯化苦、溴甲烷等。目前广泛使用的杀线虫剂按照化学结构主要可分为 5 类：

（1）卤化烃类　在生产上使用较早的杀线虫剂，包括有滴滴混剂、溴甲烷（methyl bromide）、二氯异丙醚（nemamort）等土壤熏蒸剂。

（2）硫代异硫氰酸甲酯类　主要品种：威百亩、棉隆（dazomet）等土壤灭生剂。

（3）有机磷类　主要品种：硫线磷（cadusafos）、苯线磷（fenamiphos）、灭线磷（ethoprophos）、丰索磷（fensulfothion）、除线磷（dichlofenthion）、丁环硫磷（fosthietan、氯唑磷（isazophos）等高毒神经毒剂类。

（4）氨基甲酸酯类　主要品种：涕灭威、克百威（carbofuran）、杀线威（oxamyl）、呋线威（furathiocarb）等高毒神经毒剂类。

（5）抗生素类　阿维菌素等。

二、杀线虫剂的作用机理

（一）神经毒剂类：有机磷酸酯类与氨基甲酸酯类

有机磷和氨基甲酸酯类是目前杀线虫剂的主要类群，许多品种兼有杀虫作用。杀线虫剂中剧毒或高毒的氨基甲酸酯类有涕灭威、杀线威、克百威，以及高毒的有机磷酸酯类有克线磷、特丁磷等。它们大多数具有内吸传导作用。在有效的使用剂量下，作物一般不会产生药害，作物播种期和生长期均可使用。剂型多为粒剂、微粒剂和种衣剂。

有机磷和氨基甲酸酯类杀线虫剂的作用机理是抑制胆碱酯酶的活力，一般认为与杀虫作用机制类似。多种线虫神经系统存在有胆碱酯酶，该酶存在于神经传导的触突部位，有机磷和氨基甲酸酯类杀线虫剂可使酶失活或钝化，中毒的线虫神经细胞受损，表现出麻痹症状，并非真正的死亡。当中毒的线虫从药液中移出，线虫可复苏。施用该类杀线虫剂可减少线虫的活动，干扰线虫侵入植物取食行为，破坏雌虫引诱雄虫的能力。因而，导致线虫发育、繁殖滞后，延迟线虫对作物的侵入时间和为害期，防治效果和增产显著，但虫口密度不见下降。

（二）抗生素类：阿维菌素和依维菌素

阿维菌素是由土壤阿佛曼链霉菌（*Streptomyces avermitillis*）分泌物中分离出的一种十六元大环内酯的抗生素类杀虫、杀螨、杀线虫剂。依维菌素与阿维菌素有一致的杀虫活性，但对高等动物的毒性更低。一般依维菌素用于畜兽寄生虫的防治，可治疗牛、羊、猪等多种体外寄生虫病，如蠕虫、肠道线虫、寄生蝇、虱、蚤和螨等。依维菌素不能用作乳品动物产乳期防治寄生虫的药剂。目前用于乳品动物产乳期防治体内外寄生虫的也是阿维菌素进行结构改造后的埃伯利诺菌素。

阿维菌素的杀植物线虫的药剂对根结线虫属、根腐线虫属、穿孔线虫属以及半穿孔线虫属的线虫均有较好的防效。在 $0.16 \sim 0.24 kg/hm^2$ 用量下，可有效地防治南方根结线虫。这一计量不及常用杀虫剂的 $1/30 \sim 1/10$。阿维菌素 B_1 的衍生物 B_1-23-酮，在培养皿下杀虫活性竟相当于杀线威的 1000 倍，但在有土壤的条件下却只有 $10 \sim 30$ 倍，说明土壤对该药剂有吸附作用，影响了它的杀线虫活性。阿维菌素的作用机理如下。

研究表明，阿维菌素的作用靶标为神经和肌肉细胞膜上的氯离子通道蛋白受体，干扰正常的神经传导功能。在可兴奋细胞膜上，氯离子通道的功能与 K 离子通道类似，即抑制细胞的兴奋性，促进去极化的细胞复极化，维持细胞的静息电位。此外氯离子通道又有两种类型，第一是快速化学突触氯离子通道，主要分布在抑制性突触，受 GABA、谷氨酸、甘氨酸等化学递质调节，属于配体门控离子通道。第二是电压依赖性门控氯离子通道，如位于快肌肉纤维的"背景"氯离子通道，它能被 Zn^{2+} 或降低 pH 阻断，这类通道还可通过 Br^-、I^-、NO_3^-、SCN^- 及某些有机酸等，曾称漏通道。经研究发现阿维菌素可作用于两种氯离子通道类型。

（1）作用于 γ-氨基丁酸门控氯离子通道（GABA gated chloride channel）　电生理学研究表明，阿维菌素能阻断龙虾肌肉兴奋性突触后电位（EPSPs）和诱导抑制性突触后电位（IPSPs），这种作用可被 GABA 的拮抗剂木防己苦毒碱所逆转。采用放射性同位素标记的方法，测得阿维菌素与家蝇头部 GABA 受体有很强的亲和力，^{3}H-ivermectins 与线虫（C. elegans）神经膜也有高亲和力（$K_d = 0.26$nmol/L）。通过电生理和放射性同位素标记测定，可以推断：阿维菌素与通道蛋白结合，干扰正常的 GABA 的传导功能，阻断 GABA 火花的氯离子流，激活通道，使大量氯离子流入细胞膜内，造成神经膜电位超极化，使神经膜处于抑制状态，阻断神经冲动正常的传导而使昆虫或线虫死亡。阿维菌素亦可刺激突触前膜释放 GABA，干扰正常传导，造成大量的 GABA 作用于神经后膜受体，产生抑制性后电位，使昆虫或线虫麻痹而死。

（2）作用于谷氨酸门控氯离子通道（glutamate-gated chloride channel）　谷氨酸门控氯离子通道是另一类氯离子通道蛋白，存在于肌肉纤维膜上。它能被谷氨酸和鹅膏蕈氨酸所激活，而不被 GABA 和甘氨酸所激活。阿维菌素也干扰此通道，使通道激活，氯离子涌入膜内，造成神经膜去极化，阻塞神经冲动的传导。电生理测定表明，谷氨酸和阿维菌素所引发的电流又近似电流-电压关系。阿维菌素激活的最大电流还能减少通道对谷氨酸和鹅膏蕈氨酸的反应。说明阿维菌素和谷氨酸激活同样的通道，推测这个通道也是阿维菌素的作用靶标。当线虫的 mRNA 注入蛙母细胞后，在胞内能表达线虫的谷氨酸门控氯离子通道。实验结果表明，阿维菌素能直接激活此通道。

许多研究表明，阿维菌素是一类多靶标位点的杀虫、杀线虫剂。由于在脊椎动物的神经-肌肉系统中缺乏谷氨酸门控氯离子通道，使得阿维菌素成为低毒杀虫、杀线虫剂之一。而且，吸虫与绦虫不以 GABA 为传导物质。因此，阿维菌素和依维菌素对这类寄生虫无效。

（三）熏蒸剂类

熏蒸剂主要是对土壤起熏蒸作用的杀生性药剂，除能杀线虫外，也可杀死土壤中的害虫、细菌和杂草，不易诱发线虫的抗性。但该类药剂对作物产生药害，杀伤植物线虫的天敌——肉食性线虫，不利于土壤活化以及可持续的生态调控，对环境有负面影响。有的品种对人毒性大，具致癌或影响生殖等毒性效应。作为防治性的杀线虫剂，只能用于播种前的空地，不能在播种后或作物生长期施药。使用技术上要求：第一，需闷闭土面熏杀一周以上，再覆土让药气挥发一周后才能种上作物。第二，由于土传线虫随作物根系分布在整个耕作层，要达到一定的防治效果，需用药量大，如 D-D 混剂，杀灭根结线虫需施用 $80 \sim 90 \text{mL/m}^2$；1,2-二氯乙烷，杀灭孢囊线虫需施用浓度高于 40t/hm^2。第三，熏蒸剂大多数为液体，要使之气化扩散并在土壤间隙中积效，要求施药时温度以 $15 \sim 18 ℃$ 为宜，土壤湿度要适中，施药深度要求达到 $15 \sim 20 \text{cm}$，施药后要求立即覆土压平表土，以防跑药气。作为熏蒸剂主要有两大类，即卤代烃类和异硫氰酸类。

1. 卤代烃类作用机理

卤代烃中毒的症状为，最初线虫表现兴奋，活动增加，继而麻痹死亡。关于作用机制，一般认为通过烷基化和氧化作用致死线虫。

卤代烃作为一种烷基化试剂，当进入细胞后，能与细胞内的蛋白质，酶结构中的羟基、疏基和氨基发生烷基化反应，视蛋白和酶的空间结构发生边缘效应，使蛋白和酶的活性受到抑制，最终个体死亡。反应式如下：

$$酶—AH + RX \longrightarrow 酶—AR + HX$$

式中，—AH 为羟基、疏基和氨基；RX 为卤代烃类；HX 为还原产物。

这种与蛋白质或酶的烷基化反应属于亲核的双分子取代反应（S_N2）。土壤中，水也可以与卤代烃发生取代反应，使药剂失去活性。反应如下：

$$RH + H_2O \longrightarrow ROH + HX$$

与水发生的羟基化反应属于单分子取代反应（S_N1）。一般情况下，双分子取代反应强的卤代烃具有较强的杀线虫活性。

2. 呼吸链细胞色素 Fe 离子的氧化作用

线粒体有氧呼吸链细胞色素分子的铁卟啉的铁能进行可逆的氧化还原反应。Fe^{3+} 接受电子还原成 Fe^{2+}，然后再将电子交给另一个细胞色素，最后将电子传递给氧，生成氧离子，氧离子可与 $2H^+$ 结合生成 H_2O。卤代烃类杀线虫剂可使细胞色素电子传递链中 Fe 离子部位氧化，使呼吸链电子传递受阻，从而导致线虫死亡。一般情况下 Fe 离子氧化作用比蛋白、酶的烷基化作用快得多，因此，在实际应用的剂量下氧化作用似乎更重要。

卤代烃类杀线虫剂的 1,2-二溴乙烷（EDB）、二溴氯丙烷（DBCP）对动物有致畸、致癌作用。1983 年起，EDB 相继被一些国家禁用。而 DBCP 同样可致癌和引起男性的精子减少，因此早在 1977 年首先在美国禁用，我国在 1983 年已禁止生产、进口、销售、使用 1, 2-二溴乙烷和二溴氯丙烷。

3. 异硫氰酸甲酯释放剂及其作用机理

威百亩（metam-sodium）和棉隆（dazomet）是异硫氰酸甲酯释放剂中最重要的品种。这两个品种在土壤中都能被水解为硫化氢和异硫氰酸甲酯，而后者才具有杀线虫活性。

威百亩在土壤中的转化过程如下：

$$H_3C-\underset{\underset{H}{|}}{N}-\underset{\underset{S}{\parallel}}{C}-S-Na \xrightarrow[NaOH]{H_2O} H_3C-\underset{\underset{H}{|}}{N}-\underset{\underset{S}{\parallel}}{C}-Na \xrightarrow{H_2S} H_3CN=C=S$$

威百亩在土壤中的转化与降解与土壤通气状况和酸碱度有密切的关系，当土质偏碱时，甲基二硫氨基甲酯可转化为异硫氰酸甲酯和释放出硫元素。而在酸性介质中，除可转化为异硫氰酸甲酯外，还可产生二硫化碳和甲胺。随后，二硫化碳和甲胺结合为异硫氰酸甲酯。

棉隆转化反应式如下：

$$\xrightarrow{2H_2O} H_3CN=C=S + CH_3NH_2 + 2CH_2O + H_2S$$

作用机理：异硫氰酸甲酯是一个氨基甲酰化试剂，它能与细胞内的蛋白、酶分子中亲核部位，如氨基、巯基、羟基发生氨基甲酰化反应，使蛋白、酶的结构受到破坏，活性受到抑制，最终线虫中毒死亡。

三、特异性杀线虫剂

1. 植物源杀线虫活性物质

已报道对植物寄生线虫具有抗性作用的植物约有 41 科 73 个属 90 个种。已明确抗线虫的植物和它们的代谢物主要有：菊科的万寿菊（*Tagetes erecta*）、孔雀草（*T. patula*）和堆心菊（*Helenium autumnale*），这几种植物中含有的抗线虫的化合物是：a-三连噻吩、5-(3-丁烯-1-炔基)-2,2-二噻吩和 2,3-二氢-2-羟基-3-甲基-6-甲基苯并呋喃，这三种化合物是植物源光敏剂，具有强烈的抗线虫作用。百合科的石刁柏（*Asparagus officinalis*）中的天冬氨酸（aspartic acid）和二氢天冬氨酸（dihydro aspartic acid），罂粟科的博落回（*Macleaya cordata*）中的血根碱（sanguinarine）、菜季铵碱（chelerythrine）及字功树碱（bocconine），还有植物的代谢产物对线虫具有独特的作用方式，如从马铃薯块茎中分离的 2,3-二羟基萘，从刀豆植物中分离出的刀豆氨酸（canavanine）可抑制马铃薯金线虫卵孵化，从秘鲁梭果豆中分离的一种多羟生物碱——(2*R*,5*R*)-二羟基甲基-(3*R*,4*R*)-二羟基吡咯烷（DMDP），使用后能显著地降低受害植物上虫瘿的数量。DMDP 为昆虫味觉感受细胞膜上的糖苷酶的抑制剂，影响昆虫取食。对线虫作用机理如何，有待进一步研究。作者发现从芸香科植物黄皮（*Chausena lansium*）中分离的杀线虫活性成分黄皮酰胺对多种植物线虫具有强烈的毒杀活性，初步研究机理为抑制线虫胆碱酯酶。

2. 光敏化合物作用机理

光敏化合物 a-三连噻吩、5-(3-丁烯-1-炔基)-2,2-二噻吩和 2,3-二氢-2-羟基-3-甲基-6-甲基苯并咪唑，在有太阳光或紫外线的作用下，能显著提高毒杀活性。毒杀作用机制分为光动力学反应（photodynamic response）和光诱发毒性反应（photogenotoxic response）。当光敏化合物吸收光子能量后，使基态转变为激发态分子，激发态的能量可转移给氧分子，使三线态氧转变为单线态氧（$^1O_2$），$^1O_2$ 这种活性态的氧与细胞内的集中蛋白氨基酸、蛋白酶类和脂质分子等发生氧化反应，主要攻击靶标为生物膜，使细胞结构迅速分解，个体死亡。这种需氧参与的氧化反应即为光动力学反应。而光敏分子受光子激活后，能转移能量使细胞内的某些分子转变为自由基与自由基离子。这些自由基与自由基离子可氧化细胞内的生物分子，破坏细胞结构，干扰细胞代谢。有的光敏分子可嵌入 DNA 分子螺旋的沟槽内，受光激活后，与 DNA 分子的碱基发生共价加合反应，使 DNA 分子的复制和转录功能受到干扰，产生遗传毒性效应。这一类作用方式为光诱发毒性反应，寻找天然源光敏化合物，开发光活化农药正式成为农药界研究的热点。

3. 其他类型的杀线虫活性物质

（1）2,4-二氯苯基甲磺酸（2,4-dichlorphenyl methanesulfonate）　这种化合物在离体条件下，对线虫不具活性，但当被植物吸收后，对线虫具驱避作用。这个化合物在土壤中可保持两年的活性，同时还可降低马铃薯孢囊线虫的繁殖率。

（2）马来酸酰肼（hydrazides of maleic acid）　在离体的条件下，不杀死线虫，而在活体内可抑制虫瘿的形成。分析其原因，被植物吸收后，在体内代谢产生不利于线虫生长发育的物质，还发现该化合物的代谢产物能影响线虫的性分化，当用 6mg/kg 浓度处理烟草植物，6 天内根结线虫雌虫数量达 55.70%，而未经处理的植株雌虫仅有 0.2%～2.2%。

（3）氨基酸抗代谢物　Overman 和 Voltz 进行了不同氨基酸对根结线虫生长发育的影响，施用 18 种氨基酸于受线虫感染的番茄植株根上，浓度为 20～160mg/株。发现 7 种氨基酸能抑制虫瘿的形成，这些氨基酸是甲硫胺酸（methionine）、缬氨酸（valine）、异缬氨酸（isovaline）、酪氨酸（tyrosine）和 L-羟脯氨酸（L-hydroxy proline）。在用甲硫氨酸处理的植株上，雌虫不能发育成熟。而用丙烯甘氨酸和乙氨酸处理的植株上雌虫可以正常发育，但不能产卵。还发现下面 7 种氨基酸：乙硫氨酸、a-丙氨酸、异缬氨酸、甲硫氨酸亚砜、γ-氨基丁酸、甲基谷氨酰胺酸和 L-羟脯氨酸对线虫（*Trichodorus christiei*）也产生生长抑制作用，但异赖氨酸却可提高该线虫的繁殖率近 200 倍。

第六节　植物生长调节剂的主要类型与作用机理

一、植物生长调节剂的主要类型

植物生长调节剂是仿照植物激素的化学结构人工合成的具有植物激素活性的物质。这些物质的化学结构和性质可能与植物激素不完全相同，但有类似的生理效应和作用特点，即均能通过施用微量的特殊物质来达到对植物体生长发育产生明显调控作用的效果。植物生长调节剂可以按其生理效应划分为以下几类：

1. 生长素类

主要生理作用是促进细胞伸长，促进发根，延迟或抑制离层的形成，促进未受精子房膨胀，形成单性结实，促进形成愈伤组织。

主要品种：吲哚丁酸（indole butyric acid，IBA）、萘乙酸（naphthalene acetic acid，NAA）、4-氯苯氧乙酸、增产灵、复硝钾、复硝酚钠和复硝铵等。

2. 赤霉素类

一般用于植物生长调节剂的赤霉素主要是 GA_3。赤霉素类可以打破植物体某些器官的休眠，促进长日照植物开花，促进茎叶伸长生长，改变某些植物雌雄花比率，诱导单性结实，提高植物体内 α-淀粉酶的活性。

主要品种：赤霉素（gibberellin）。

3. 细胞分裂素类

能促进细胞分裂，诱导离体组织芽的分化，抑制或延缓叶片组织衰老。

主要品种：糠氨基嘌呤、苄氨基嘌呤、噻苯隆、异戊烯基腺嘌呤（Zip）和苄吡喃基腺嘌呤（PBA）等。

4. 甾醇类

从一种芥菜型油菜的花粉粒中提取并纯化出一种甾醇类化合物油菜素内酯，又称芸苔素内酯。具有生长素、赤霉素、细胞分裂素的部分生理作用，但与已知的植物激素又有明显的差别，它对植物细胞伸长和分裂均有促进作用。

主要品种：芸苔素内酯（brassinolide，油菜素内酯）。

5. 乙烯类

乙烯有促进果实成熟，抑制细胞的伸长生长，促进叶、花、果实脱落，诱导花芽分化，促进发生不定根的作用。

主要品种：乙烯利（ethrel）。

6. 脱落酸类

抑制植物生长发育和引起器官脱落的物质。

主要品种：脱落酸（abscisic acid）。

7. 植物生长抑制物质

植物生长抑制物质可分为植物生长抑制剂和植物生长延缓剂两种。植物生长抑制剂对植物顶芽或分生组织都有破坏作用，施用于植物后，植物停止生长或生长缓慢。植物生长延缓剂只是对亚顶端分生组织有暂时抑制作用，延缓细胞的分裂与伸长生长，过一段时间后，植物即可恢复生长，而且其效应可被赤霉素逆转。

植物生长抑制物质在农业生产中的作用是：抑制徒长、培育壮苗、延缓茎叶衰老、推迟成熟、诱导花芽分化、控制顶端优势、改造株型等。

主要品种：矮壮素（chlormequat）、丁酰肼（daminozide）、甲哌鎓（mepiquat chloride）、多效唑（paclobutrazol）、氟节胺（flumetralin）、噻苯隆（thidia-zuron）。

二、植物生长调节剂的作用机理

（一）生长素的作用机理

1. 酸生长理论

P. M. Ray 将燕麦胚芽鞘切段放入一定浓度生长素的溶液中，发现 $10\sim15$min 后切段开始迅速伸长，同时介质的 pH 下降，细胞壁的可塑性增加。

将胚芽鞘切段放入不含 IAA 的 pH $3.2\sim3.5$ 的缓冲溶液中，则 1min 后可检测出切段的伸长，且细胞壁的可塑性也增加；如将切段转入 pH 7 的缓冲溶液中，则切段的伸长停止；若再转入 pH $3.2\sim3.5$ 的缓冲溶液中，则切段重新表现出伸长。理论推测：

① 原生质膜上存在着非活化的质子泵（H^+-ATP 酶），生长素与泵蛋白结合后使其活化。

② 活化了的质子泵消耗能量（ATP）将细胞内的 H^+ 泵到细胞壁中，导致细胞壁基质溶液的 pH 下降。

③ 在酸性条件下，H^+ 一方面使细胞壁中对酸不稳定的键（如氢键）断裂，另一方面（也是主要的方面）使细胞壁中的某些多糖水解酶（如纤维素酶）活化或增加，从而使连接木葡聚糖与纤维素微纤丝之间的键断裂，细胞壁松弛。

④ 细胞壁松弛后，细胞的压力势下降，导致细胞的水势下降，细胞吸水，体积增大而发生不可逆增长。

2. 基因活化学说

当 IAA 与质膜上的激素受体蛋白（可能就是质膜上的质子泵）结合后，激活细胞内的第二信使，并将信息转导至细胞核内，使处于抑制状态的基因解阻遏，基因开始转录和翻译，合成新的 mRNA 和蛋白质，为细胞质和细胞壁的合成提供原料，并由此产生一系列的生理生化反应，如图 2-17。

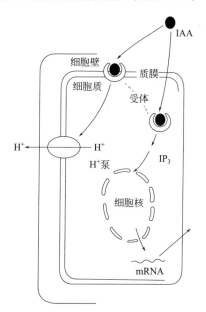

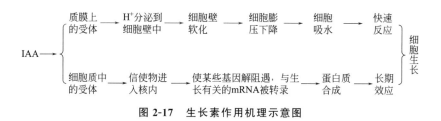

图 2-17　生长素作用机理示意图

（二）赤霉素的作用机理

1. GA 与 α-淀粉酶的合成

关于 GA 与酶合成的研究主要集中在 GA 如何诱导禾谷类种子 α-淀粉酶的形成上。

大麦种子内的贮藏物质主要是淀粉，发芽时淀粉在 α-淀粉酶的作用下水解为糖以供胚生长的需要。实验：①去胚种子＋糊粉层，不能产生 α-淀粉酶；②去胚种子＋GA＋糊粉层，能产生 α-淀粉酶；③去胚种子＋GA，不能产生 α-淀粉酶。理论推测：GA 促进无胚大麦种子合成 α-淀粉酶具有高度的专一性和灵敏性，在一定浓度范围内，α-淀粉酶的产生与外源 GA 的浓度成正比。

大麦籽粒在萌发时，贮藏在胚中的束缚型 GA 水解，释放出游离的 GA，通过胚乳扩散到糊粉层，并诱导糊粉层细胞合成 α-淀粉酶，酶扩散到胚乳中催化淀粉水解，水解产物供胚生长需要。

2. 分子作用机理

赤霉素（GA）作为第一信使分子与细胞膜的特异受体结合，在细胞表面形成 DA 受体复合体与 G-蛋白相互作用，启动两个独立的信号传导链，一个包括 cGMP 的蛋白钙离子的途径，激活信号的中间介质，激活的中间介质在细胞核中与 DEL-IA 抑制物结合。当与 GA 受体结合时，DELIA 抑制物被降解。DELIA 抑制物的钝化，导致 *MYB* 基因的表达。新合成的 MYB 蛋白进入细胞核并与 α-淀粉酶以及水解酶的活动子基因结合；α-淀粉酶与其他水解酶的转录作用激活，在粗糙内质网上合成，蛋白质通过高尔基体分泌；分泌途径需要 GA 通过一个钙离子-钙调素依赖的信号传导途径的刺激作用，见图 2-18。

（三）细胞分裂素的作用机理

1. 细胞分裂素结合蛋白

研究表明核糖体存在含有一种高度专一性和高亲和力的细胞分裂素结合蛋白，分子量为 183000，含有四个不同的亚基。其可能与 RNA 翻译作用有关。

研究认为绿豆线粒体膜上有与细胞分裂素高亲和力的结合蛋白，小麦叶片叶绿体膜中也存在细胞分裂素受体，认为细胞分裂素结合蛋白可能参与叶绿体能量转换的调节。

2. 细胞分裂素对转录和翻译的控制

细胞分裂素能与染色质结合，调节基因活性，促进 RNA 合成，表明细胞分裂素有促进转录的作用。

多种细胞分裂素是植物 tRNA 的组成成分，占 tRNA 结构中约 30 个稀有碱基的小部分。

细胞分裂素可以促进蛋白质的生物合成。因为细胞分裂素存在于核糖体上，促进核糖体与 mRNA 结合，形成多核糖体，加快翻译速度，形成新的蛋白质。

3. 细胞分裂素与钙信使的关系

细胞分裂素的作用可能与钙密切相关。在多种依赖细胞分裂素的植物生理试验中，钙与细胞分裂素表现相似的或相互增强的效果，如延缓玉米叶片老化，扩大苍耳子叶面积等。钙可能是细胞分裂素信息传递系统的一部分。

钙往往通过钙-钙调素复合体而作为第二信使。研究表明，细胞分裂素作用还与钙调素活性有关。此外，细胞分裂素与钙的关系还可因细胞发育阶段而变化。

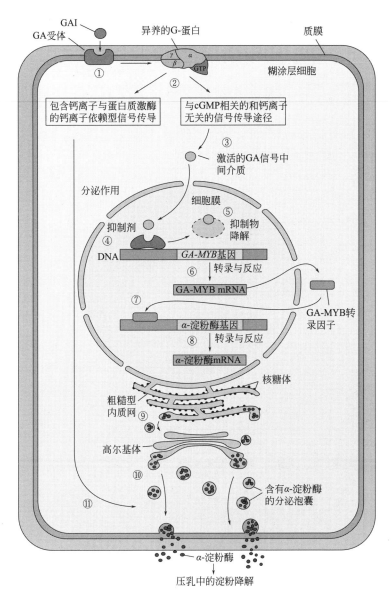

图 2-18 大麦湖粉层中由赤霉素诱导合成 α-淀粉酶的途径模型

①赤霉素 GA 与细胞膜的特异受体结合；②细胞表面形成 DA 受体复合体与 G-蛋白相互作用，启动两个独立的信号传导链；③cGMP 的蛋白钙离子的途径，激活信号的中间介质合成；④激活的中间介质进入细胞核与 DELIA 抑制物结合；⑤结合后，DELIA 抑制物被降解；⑥DELIA 抑制物的钝化，导致 *MYB* 基因的转录与表达；⑦新合成的 MYB 蛋白进入细胞核并与 α-淀粉酶以及水解酶的活动子基因结合；⑧α-淀粉酶与其他水解酶的转录作用激活；⑨α-淀粉酶与其他水解酶在粗糙内质网上合成；⑩蛋白质通过高尔基体分泌；⑪分泌途径需要 GA 通过一个钙离子-钙调素依赖的信号传导的途径

（四）脱落酸的作用机理

脱落酸（ABA）调节植物气孔关闭分子机制推测是，ABA 与细胞膜上受体结

合，激活下游的信号传递途径；ABA 诱导膜上钙离子通道的开放，R 型 Cl⁻ 通道活化，质膜快速进行去极化反应；继而促进 S 型 Cl⁻ 通道开放，进一步延长和加速质膜的去极化过程；ABA 诱导 IP₃ 的生成；IP₃ 诱导液泡膜上的钙离子通道开放，使液泡内的钙离子释放到细胞质内；胞质钙离子浓度的增加，激活 Cl⁻ 通道的开放，抑制内部的 K⁺ 通道，这种阴离子的净流出使质膜的去极化得到进一步的加强和维持；ABA 刺激胞内 pH 升高；活化外向 K⁺ 通道，促使 K⁺ 外流，导致保卫细胞的膨压下降，气孔关闭，见图 2-19。

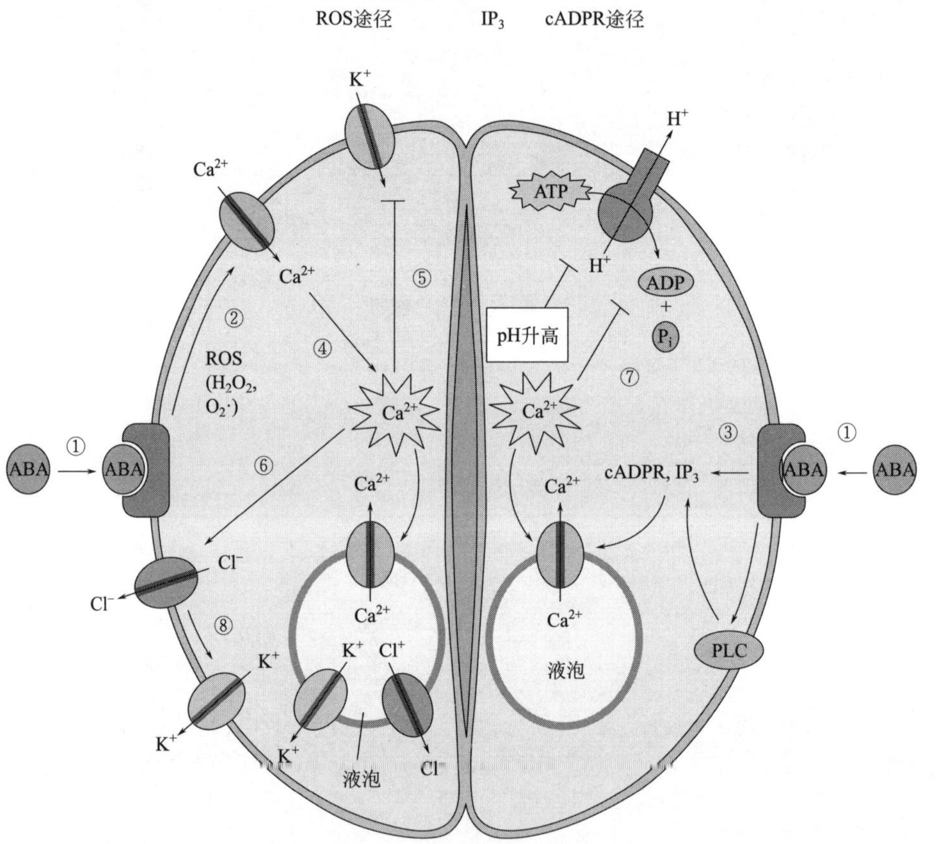

图 2-19 脱落酸作用机理示意图

①ABA 与膜上特异受体结合；②ABA 的结合，诱导产生活性氧，激活质膜 Ca²⁺ 通道；③ABA 提高循环的 ADP-核糖及 IP₃ 水平并激活液泡上的 Ca²⁺ 通道；④Ca²⁺ 的输入促使细胞内产生摆动现象，加速液泡中的 Ca²⁺ 进一步释放；⑤细胞内 Ca²⁺ 的升高抑制了 K⁺ 的内部通道；⑥细胞内 Ca²⁺ 的上升，促进质膜上 Cl⁻ 外出的通道，导致膜的去极化；⑦质膜质子泵酸，ABA 诱导的细胞膜中 Ca²⁺ 上升，进一步使膜去极化；⑧膜的去极化作用激活 K⁺ 和阴离子首先从液泡释放进入细胞膜

（五）乙烯的作用机理

乙烯能提高很多酶的活性，如过氧化物酶、纤维素酶、果胶酶和磷酸酯酶等，

因此，乙烯可能在翻译水平上起作用。

近年来通过对拟南芥（*Arabidopsis thaliana*）乙烯反应突变体的研究，发现了分子量为147000的ETR_1蛋白作为乙烯受体在乙烯信号转导过程的最初步骤上起作用。

乙烯信号转导过程中某些组分的分子特性正在被阐明，但受体与乙烯结合的机理尚不清楚，正在研究之中。

参 考 文 献

[1] 徐汉虹. 植物化学保护学. 5版. 北京：中国农业出版社，2018.

[2] 赵善欢. 昆虫毒理学. 北京：农业出版社，1993.

[3] 张宗炳. 杀虫剂的分子毒理学. 北京：农业出版社，1987.

[4] 林孔勋. 杀菌剂毒理学. 北京：中国农业出版社，1995.

[5] 威尔金逊. 杀虫药剂的生物化学和生理学. 张宗炳，译. 北京：科学出版社，1985.

[6] Chiu S F. Principles of insect toxicology. Guangzhou：Guangdong Science & Technology Press，1993.

[7] 冷欣夫，唐振华，王荫长. 杀虫药剂分子毒理学及昆虫抗药性. 北京：中国农业出版社，1996.

[8] Brown T M. Molecular genetics and evolution of pesticide resistance. Washington：ACS Symposium Series，1996.

[9] Aidley D J，Stanfield P R. Ion channels molecules in action. London：Cambridge University Press，1996.

[10] Josephy P B. Molecular toxicology. New York：New York Oxford University Press，1997.

[11] Carbett J R. The biochemical mode of action of pesticides. New York：Academic Press，1984.

[12] Matsumura F. Toxicology of insecticides. New York：Plenum Press，1984.

[13] Matthews C A. Pesticide application methods. London：Longman press，1979.

[14] Timbrell J A. Principles of biochemical toxicology. Taylor and Francis Ltd，1982.

[15] Ware G W. Pesticides theory and application. W. H. Freeman and Company，1983.

[16] Vyas S C. Systemic fungicides. Tata McGraw-Hill publising Company，1984.

[17] Hassall K. The biochemistry and uses of pesticides. Macmillan Press Ltd，1990.

[18] Boger P，Wakabayashi K，Hirai K. Herbicide classes in development：mode of action, targets, genetic engineering，chemistry. Springer-Verlag Berlin Heidelberg，2002.

[19] Monaco T J，Weller S C，Ashton F M. Weed science，principles and practices（Fourth edition）. New York：John Wiley & Sons，Inc. ，2002.

[20] Cobb A H，Kirkwood R C. Herbicides and their mechanisms of action. Sheffield Academic Press，2000.

[21] Roe R M，Burton J，Kuhr R J. Herbicide activity：toxicology, biochemistry and molecular biology. IOS Press，1997.

[22] Ashton F M，Crafts A S. Mode of action of herbicides（Second edition），a wiley-interscience publication. John Wiley & Sons. New York：New York Chichester Brisbane Toronto，1981.

第三章

农药环境毒性

　　农药是农业生产中必需的生产资料，又是一类对环境有害的有毒化学品。化学农药的生产和使用曾经给人类带来明显的经济效益，据统计，1986～1990 年农药防治有害生物所减少的粮食损失平均每年为总产量的 7.7%。在相当长的时期内，人们对农药的使用仍主要着眼于有害生物的防治和提高经济效益，而对农药施用后进入人类生存的生态环境中，乃至留存于人们的食物中可能产生的不良影响未给予应有的重视。直到 20 世纪中叶，大量化学合成农药施用造成严重后果之后才引起人们对这一问题的关注。通过研究，人们逐渐认识到，首先化学农药，特别是性质稳定的有机农药随着物质循环在生态系统的生物之间及其环境之间进行着广泛的传递和转移；其次，农药通过降解、转化作用后所产生的一些物质对生态系统和人类自身都可能带来更大的危害；最后，农药的研制和应用不能仅仅关注于农药的使用效果和经济价值，而且更要注意农药对人类的安全和减少对环境的污染。本章主要介绍农药进入人体内的途径、农药在人体内的转运与代谢、农药对人畜毒性、农药对作物的药害、农药对其他生物的毒害作用。

第一节　农药进入人体内的途径

一、进入途径

　　农药分子可经呼吸道、消化道和皮肤进入机体内，在农药生产和农事活动中，主要经呼吸道和皮肤进入体内，亦可经消化道进入。

1. 通过呼吸道途径

呼吸道是农药生产和使用过程中进入体内的最重要的途径。凡是以气体、蒸汽、雾、烟、粉尘形式存在的农药分子，均可经呼吸道侵入体内。人的肺脏由亿万个肺泡组成，肺泡壁很薄，壁上有丰富的毛细血管，农药分子一旦进入肺部，很快就会通过肺泡进入血液循环而被运送到全身。通过呼吸道吸收最重要的影响因素是其在空气中的浓度，浓度越高，吸收越快。

农民在喷施农药时，一定加强防护，特别是一些高毒或剧毒农药，不要采用喷雾的方式施药，需注意农药剂型为颗粒剂的农药，颗粒剂一般载有高毒或剧毒农药，千万不要采用加水喷雾的方式，必须严格按照使用说明施药，避免急性中毒事件发生。

2. 经皮肤吸收

在农药生产和使用过程中，农药经皮肤吸收引起中毒亦比较常见。脂溶性毒物经表皮吸收后，还需有水溶性，才能进一步扩散和吸收。所以水、脂溶性的农药易被皮肤吸收。因此，在农药生产和使用过程中，需穿防护服。施药后可用肥皂水冲洗身体暴露部位。

3. 经消化道吸收

在农药生产、销售和使用过程中，农药经消化道吸收多半是由于个人卫生习惯不良，手沾染的农药随进食、饮水或吸烟等而进入消化道；进入呼吸道的难溶性农药被清除后，可经由咽部被咽下而进入消化道。

二、农药在人体内的转运与代谢

1. 分布特点

农药被吸收后，随血液循环（部分随淋巴液）分布到全身，当在作用点达到一定浓度时，就可发生中毒。农药在体内各部位分布是不均匀的，同一种农药在不同的组织和器官分布量有多有少。有些农药相对集中于某组织或器官中，例如含氟农药中的氟主要集中在骨质，苯多分布于骨髓及类脂质中。

2. 生化代谢

农药吸收后受到体内生化过程的作用，其化学结构发生一定改变，称之为毒物的生物转化，其结果可使毒性降低（解毒作用）或增加（增毒作用）。毒物的生物转化可归结为氧化、还原、水解及结合。经转化形成毒物代谢产物排出体外。

3. 排泄特点

农药在体内可经转化后或不经转化而排出。农药可经肾、呼吸道及消化道途径排出，其中经肾随尿排出是最主要的途径。尿液中农药分子和代谢物的浓度与血液中的浓度密切相关，常通过测定尿中农药及其代谢物，以监测和诊断农药吸收和中毒，便于治疗。

（1）肾脏排泄　肾脏是农药或环境污染物最重要的排泄器官。其转运方式是肾小球滤过和肾小管主动转运。除分子量在2万以上或与血浆蛋白结合的农药或特殊环境污染物外，一般进入机体的农药或环境污染物，都可经肾小球滤过进入尿液。有些存在于血浆中的农药或环境污染物则可通过肾小管的近曲小管上皮细胞主动转运，而进入肾小管腔，随尿液排出。

（2）随同胆汁排泄　肠胃道吸收的农药或环境污染物，通过门脉循环进入肝脏，被代谢转化。其代谢物和未经代谢的农药或环境污染物，主要通过主动转运进入胆汁，随粪便排出。

（3）其他排泄途径　有些农药或环境污染物还可随同呼出的气体、汗液等排出体外。此外，有些污染物还可通过乳汁排泄，对婴儿可能造成不良影响。如早期施用的有机氯农药六六六，虽已禁用很长一段时间，仍可在动物、植物甚至在母乳中检测到它的微量残留。

4. 农药的富集

农药进入有机体内的总量超过转化和排出总量时，体内的农药残留毒物就会逐渐增加，这种现象就称之为农药或有毒物的生物富集或蓄积。此时农药或有毒物大多相对集中于某些部位，农药或有毒物对这些蓄积部位可产生毒性作用。农药或有毒物在体内的蓄积是发生慢性中毒的原因。

被吸收的农药或环境污染物，有些可在脂肪组织或骨组织中蓄积和沉积。如含重金属的农药其中的金属元素约有90%沉积在骨骼中；DDT和六六六等有机氯化合物则大量蓄积在脂肪组织中。在脂肪或骨骼中沉积的农药或其他环境污染物，一般对机体的毒性作用较小，但在一定的条件下，可被重新释放，进入全身循环中。例如当饥饿时，体内的储备脂肪便会重新分解代谢，而蓄积在脂肪中的有机氯化合物，也随之游离出来。体内还存在一些能减缓或阻止外来污染物由血液向组织器官分布的屏障，如血脑屏障相胎盘屏障等。它们可以分别减缓或阻止环境污染物由血液进入中枢神经系统和由母体透过胎盘进入胎儿体内。这是人体的一种防御功能。动物出生时，血脑屏障尚未完全建立，因此有许多农药或环境污染物，对初生动物的毒性比成年动物高，产生致畸作用。例如铅对初生大鼠引起的一些脑病变，在成年动物的脑中并不出现。

5. 中毒反应

（1）呼吸系统　在生产和使用农药时，呼吸道是最易接触农药的部位，如是具刺激性的农药，一旦吸入，轻者引起呼吸困难，重者发生化学性肺炎或肺水肿。引起呼吸系统损害的毒物有含硫农药，以及某些酸类、酯类、含磷化物等。刺激性农药可引起鼻炎、喉炎、声门水肿、气管支气管炎等，症状有：流涕、喷嚏、咽痛、咯痰（有时痰中带血丝）、胸闷、胸痛、气急、呼吸困难、发热等。大量吸入刺激性气体，引起严重的呼吸道病变，抢救不及时可造成死亡。长期接触含砷化合物，可引起鼻黏膜糜烂、溃疡甚至发生鼻中隔穿孔。长期低浓度吸入刺激性气体或粉尘，可引起慢性支气管炎，重者可发生肺气肿。某些对呼吸道有致敏性的毒物，如甲苯二异氰酸酯（TDI）、乙二胺等，可引起哮喘。

（2）神经系统　神经系统由中枢神经（包括脑和脊髓）和周围神经（由脑和脊髓发出，分布于全身皮肤、肌肉、内脏等处）组成。特别是杀虫剂类的有机磷酸酯类、氨基甲酸酯类可损害中枢神经和周围神经。神经中毒可出现下列症状：

① 神经衰弱综合征。患者出现头痛、头晕、乏力、情绪不稳、记忆力减退、睡眠不好、植物性神经功能紊乱等。

② 周围神经病。常见引起周围神经病的农药主要是含砷类、烷类、酰胺类等。它们可伤害运动神经、感觉神经或混合神经。表现有行动障碍，四肢远端手套、袜套样分布的感觉减退或消失，反射减弱，肌肉萎缩等，严重者可出现瘫痪。

③ 中毒性脑病。中毒性脑病多是由能引起组织缺氧的农药和直接对神经系统有选择毒性的毒物引起。除神经毒剂外，还有一氧化碳、硫化氢、氰化物、氮气、甲烷、汞、二硫化碳等。急性中毒性脑病是急性中毒中最严重的病变之一，常见症状有头痛、头晕、嗜睡、视力模糊、步态蹒跚，甚至烦躁等，严重者可发生脑瘫而死亡。慢性中毒性脑病可有痴呆型、精神分裂症型、震颤麻痹型、共济失调型等。

（3）血液系统　在农药生产和农药学研究的人群中，有许多有毒物能引起血液系统损害。如苯、砷等，能引起贫血；苯、巯基乙酸等能引起粒细胞减少症；苯的氨基和硝基化合物（如苯胺、硝基苯）可引起高铁血红蛋白血症，患者突出的表现为皮肤、黏膜青紫；氧化砷可破坏红细胞，引起溶血；苯、三硝基甲苯、砷化合物、四氯化碳等可抑制造血机能，引起血液中红细胞、白细胞和血小板减少，发生再生障碍性贫血；苯可致白血症已得到公认，其发病率为 0.14/1000。

（4）消化系统　农药和其他有毒物质对消化系统的损害很大。如汞可致毒性口腔炎，氟可导致"氟斑牙"；汞、砷等毒物，经口侵入可引起出血性胃肠炎；铅中毒，可有腹绞痛；黄磷、砷化合物、四氯化碳、苯胺等物质可致中毒性肝病。

（5）泌尿系统　经肾随尿排出有毒物质是其排出体外的最重要的途径，但由于肾血流量丰富，易受损害。泌尿系统各部位都可能受到有毒物质损害，如慢性镀中毒常伴有尿路结石，杀虫脒中毒可出现出血性膀胱炎等，但常见的还是肾损害。不少生产性毒物对肾有毒性，尤以重金属和卤代烃最为突出。如汞、铅、铊、镉、四氯化碳、六氟丙烯、二氯乙烷、溴甲烷、溴乙烷、碘乙烷等。

（6）骨骼损害　长期接触氟可引起氟骨症。磷素中毒可引起下颌改变，严重者发生下颌骨坏死。长期接触氯乙烯可导致肢端溶骨症，即指骨末端发生骨缺损。镉中毒可引起骨软化。

（7）眼损害　生产性农药引起的眼损害分为接触性和中毒性两类。接触性眼损害主要是指酸、碱及其他腐蚀性毒物引起的眼灼伤。眼部的化学灼伤救治不及时可造成终生失明。引起中毒性眼病最主要的毒物为甲醇和三硝基甲苯。甲醇急性中毒者的眼部表现模糊、眼球压痛、畏光、视力减退、视野缩小等症状，严重中毒时可导致复视、双目失明。

慢性三硝基甲苯中毒的主要临床表现为中毒性白内障，即眼晶状体发生混浊，混浊一旦出现，停止接触不会自行消退，晶状体全部混浊时可导致失明。

（8）皮肤损害　皮肤损害是农药生产企业职业性疾病中常见的、发病率最高的职业性皮肤病，其中由化学性因素引起者占多数。引起皮肤损害的化学性物质分为：原发性刺激物、致敏物和光敏感物。常见原发性刺激物为酸类、碱类、金属盐、溶剂等；常见皮肤致敏物有金属盐类、合成树脂类、染料、橡胶添加剂等；光敏感物有吡啶、蒽、菲等。常见的职业性皮肤病包括接触性皮炎、油疹及氯痤疮、皮肤黑变病、皮肤溃疡、角化过度及皲裂等。

（9）化学灼伤　化学灼伤是化工生产中的常见急症，是指由化学物质对皮肤、黏膜刺激及化学反应热引起的急性损害。按临床表现分为体表（皮肤）化学灼伤、呼吸道化学灼伤、消化道化学灼伤、眼化学灼伤。常见的致伤物有酸、碱、酚类、黄磷等。某些化学物质在致伤的同时可经皮肤、黏膜吸收引起中毒，如黄磷灼伤、酚灼伤、氯乙酸灼伤，甚至引起死亡。

除草剂百草枯，当皮肤接触后，可出现接触性皮炎和黏膜化学灼伤，如皮肤红斑、水疱、溃疡等，眼结膜、角膜灼伤可以形成溃疡甚至穿孔，长时间大量接触，可出现全身性损伤，甚至危及生命。如果是经口腔接触，可以出现口腔的烧灼感、口腔食管黏膜糜烂、溃疡、恶心、呕吐、腹痛、腹泻，甚至呕血、黑便，严重者可以并发胃穿孔、胰腺炎等。有的出现肝脏肿大、黄疸、肝功能异常甚至肝衰竭。可有头痛、头晕，少数患者发生幻觉、恐惧、抽搐、昏迷等中枢神经系统症状。肾损伤是最常见的，表现为血尿，蛋白尿，少尿，血尿素氮、肌酐升高，严重者发生急性肾衰竭。肺损伤最为突出，也最为严重，表现为咳嗽、胸闷、气短、发绀、呼吸困难，查体可见呼吸音减低，双肺可闻及湿啰音。大量口服者24小时内出现肺水肿、肺出血，常在数天内因为急性呼吸窘迫综合征（ARDS）死亡。非大量摄入者呈亚急性症状，多在1周左右出现胸闷、憋气，2～3周呼吸困难达到高峰，患者常死于呼吸衰竭。由于它的毒性问题，现已禁用。

第二节　农药在人体内转运方式的类型

生物转运是农药或环境污染物经各种途径和方式同机体接触而被吸收、分布和排泄等的过程的总称。这些过程都有类似的机理，即农药或环境污染物在被机体吸收、分布和排泄的每一过程都需要透过细胞的膜结构。细胞膜包括细胞外层的细胞膜（质膜），细胞内的内质网膜、线粒体膜和核膜等，这些膜也称为生物膜。一般生物膜由脂质分子和蛋白质分子组成。脂质分子主要是磷脂类。其亲水的磷酸部分和碱基部分，向着膜的外表面；疏水的脂肪酸部分，向着膜的中心。蛋白质分子镶嵌在脂质分子层内，疏水性氨基酸多在膜内；亲水性氨基酸则露在膜外。许多农药或环境污染物的毒作用，往往与生物膜这种结构直接有关。有些环境污染物的专一性受体，就是生物膜上的某些特殊蛋白质。例如有机磷化合物的专一性受体是生物膜表面上的乙酰胆碱酯酶。

污染物透过细胞膜的方式：接触机体的环境污染物透过生物膜的生物运转过程，主要分为被动转运和特殊转运两种形式。

（一）被动转运

被动转运（passive transport）特点是生物膜不起主动作用，不消耗细胞的代谢能量。这种转运形式包括简单扩散和滤过两种方式。

1. 简单扩散

外源化学物大部分是具有一定脂溶性的大分子有机化合物，可首先溶解于膜的脂质成分而后扩散到另一侧。简单扩散（simple diffusion）过程可受下列因素的影响：

（1）生物膜两侧的浓度差 浓度差越大，扩散越快。如氧的气体分子由肺泡及毛细血管进入血液和 CO_2 由血液进入肺泡细胞的过程，主要靠浓度差起作用。

（2）外源化学物在脂质中的溶解度 溶解度可用脂/水分配系数表示，即一种物质在脂相和水相的分配已达到平衡状态时的分配率比值称为脂/水分配系数。脂/水分配系数越大，越容易在脂肪中溶解，也越易透过生物膜。但由于生物膜中还含有水相，在生物转运过程中，外源化学物既要透过脂相，也要透过水相，因此脂/水分配系数在 1 左右者，更易进行简单扩散。

（3）外源化学物的电离状态 化合物分子在水溶液中分解成为带电荷离子的过程称为电离。离子型的化合物不易透过生物膜的脂质结构区。而化合物的电离状态既受其本身的电离常数（电离部分与未电离部分平衡时的常数）的影响，也受其所在溶液的 pH 影响。弱酸性化学物在酸性介质中非离子型多，在碱性介质中离子型多；弱碱性化学物在酸性介质中离子型多，而在碱性介质中非离子型多。

这一关系可用下式表示：

弱酸性化学物：［离子型］/［非离子型］＝10pH－pKa。

弱碱性化学物：［离子型］/［非离子型］＝10pKa－pH。

pKa 是化学物在溶液中 50% 离子化的 pH，为化学物固有定值。例如在 pH 1

的介质中，苯甲酸完全不电离，最易透过生物膜，pH 4 则 50％电离；在 pH 7 的介质中完全电离，不能透过生物膜。

2. 滤过

滤过（filtration）是水溶性物质随同水分子经生物膜的孔状结构而透过生物膜的过程。凡分子大小和电荷与膜上孔状结构相适应的溶质皆可滤过转运，转运的动力为生物膜两侧的流体静压梯度差和渗透压差。此种孔状结构为亲水性孔道，不同组织生物膜孔道的直径不同。肾小球的孔道直径较大，约为 70nm，分子量为 60000 以上的蛋白质分子不能透过，较小的分子皆可透过。肠道上皮细胞和肥大细胞膜上孔道直径较小，约为 0.4nm，分子量小于 200 的化合物方可以通过。一般细胞孔道直径在 4nm 以下，所以除水分子可以通过外，有些无机离子和有机离子等外源化学物，亦可滤过。

（二）特殊转运

特殊转运（special transport）指有一定的载体，具有较强的专一性，有一定的选择性和主动性，生物膜主动选择某种机体或由机体排出的物质进行的转运。特殊转运分主动转运、促进扩散和膜动转运。

1. 主动转运

主动转运（active transport）的主要特点是可逆浓度梯度进行转运，转运过程消耗能量。能量来自细胞代谢活动所产生的代谢能（ATP）的释放。许多外源化学物的代谢产物经由肾脏和肝脏排出，主要是借助主动转运。机体需要的某些营养物质，例如某些糖类、氨基酸、核酸和无机盐等由肠道吸收进入血液的过程，必须通过主动转运逆浓度梯度吸收。

2. 促进扩散

促进扩散（facilitated diffusion）的特点是需要载体，是顺浓度梯度由高浓度向低浓度而且不需要细胞供给能量的扩散性转运。葡萄糖、某些氨基酸、甘油、嘌呤碱等亲水化合物，由于不溶于脂肪，不能借助简单扩散进行转运，所以可在具有特定载体和顺浓度梯度的情况下进行转运。

3. 膜动转运

膜动转运（cytosis）是细胞与外界环境交换一些大分子物质的过程，其主要特点是在转运过程中生物膜结构发生变化，转运过程具有特异性，生物膜呈现主动选择性并消耗一定的能量。在一些大分子颗粒物质被吞噬细胞由肺泡去除或被肝和脾的网状内皮系统由血液去除的过程中起主导作用。

膜动转运又可分为胞吞作用（endocytosis）和胞吐作用（exocytosis）。前者是将细胞表面的颗粒物转运入细胞的过程。后者是将颗粒物由细胞内运出的过程。

胞吞和胞吐是两种方向相反的过程。在胞吞作用中如果被摄入的物质为固体则称为吞噬（phagocytosis），如为液体则为胞饮（pinocytosis）。入侵机体细胞的细菌（含死亡的细菌）、病毒、组织碎片、铁蛋白、偶氮色素都可通过吞噬作用被细胞清除。所以胞吞和胞吐作用对体内外源化学物或异物的清除转运具有重要意义。

第三节　农药的代谢转化

生物转化（biotransformation）是指外源化学物在机体内经多种酶催化的代谢转化。生物转化是机体对外源化学物处置的重要环节，是机体维持稳态的主要机制。主要担负生物转化的器官是肝脏。其他器官如肾脏、小肠、肺脏和皮肤等的生物转化能力明显低于肝脏。生物转化反应主要分为氧化（oxidation）、还原（reduction）、水解（hydrolysis）与轭合（conjugation）等。生物转化使毒物的水溶性增加，毒性降低，易于排出。这种生物转化为解毒反应，为代谢解毒（metabolic detoxication）。经生物转化，外来化合物生成亲电子剂、自由基、亲核剂、氧化还原剂，其毒性被增强的现象，称为代谢活化（metabolic activation）。生物转化作用受年龄、性别、肝脏疾病及药物等体内外各种因素的影响。例如新生儿生物转化酶发育不全，对农药及毒物的转化能力不足，易发生药物及毒素中毒等。老年人因器官退化，对农药等的药物转化能力降低，接触药后副作用较大。

一、转化类型

农药活性分子在有机体内的转化代谢一般分为初级代谢和次级代谢，即为Ⅰ和Ⅱ相两个连续的作用过程。在过程Ⅰ相中，外来物在有关酶系统的催化下经由氧化、还原或水解反应改变其化学结构，形成某些活性基团（如—OH、—SH、—COOH、—NH$_2$等）或进一步使这些活性基团暴露。在过程Ⅱ相中，外来物的初级代谢物在另外的一些酶系统催化下通过上述活性基团与细胞内的某些化合物结合，即轭合，生成结合产物（次级代谢物）。轭合作用主要有：葡萄糖醛酸轭合、葡萄糖轭合、硫酸盐轭合、谷胱甘肽轭合和氨基酸轭合。轭合反应分布在胞液、线粒体、内质网中。结合产物的极性（亲水性）一般有所增强，利于排出。例如氨基甲酸酯类杀虫剂甲萘威的转化过程见图3-1。

外来化合物生物转化一般都要经历这两个连续过程，但也有一些异物由于本身已含有相应的活性基团，因而不必经由过程Ⅰ相即可直接与细胞内的物质结合而完成其生物转化。

（1）氧化反应　外来化合物生物转化过程Ⅰ相中的氧化反应是在多功能氧化

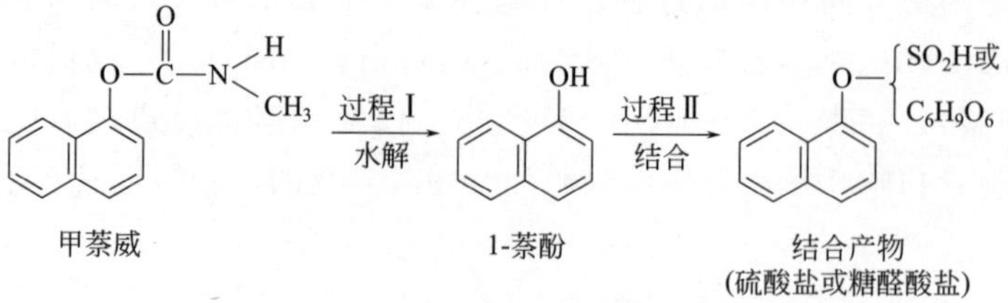

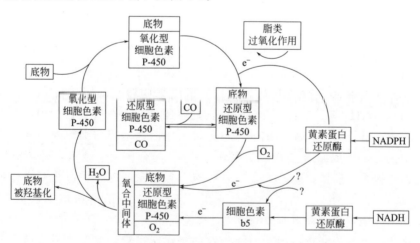

图 3-1　甲萘威生物转化过程

酶系的催化作用下进行的。凡是具有一定脂溶性的外来物，几乎都能在辅酶Ⅱ的催化下被氧化。

微粒体氧化酶系是多酶复合体，一般认为由细胞色素 P-450、NADPH-黄素蛋白还原酶、NADH-细胞色素 b₅ 还原酶、6-磷酸葡萄糖酶、细胞色素 b₅、酯酶及核苷二磷酸酯酶等成分组成。

细胞色素 P-450：它是生物体内微粒体氧化酶系的重要组成部分。在哺乳动物肝细胞的微粒体中发现其还原型细胞色素与 CO 结合的复合体在旋光示差光谱中于 450nm 有一个最大的吸收峰，因此命名为细胞色素 P-450，它在生物细胞中很普遍。细胞色素 P-450 的作用机制是使分子氧中的一个氧原子被还原成水，另一个氧原子与底物（AH_2）结合，反应过程中由 NADPH-黄素蛋白还原酶供给电子，其反应式如下：

$$NADPH + H^+ + AH_2 + O_2 \xrightarrow{\text{多功能氧化酶（MFO）}} NADP^+ + AH_2O + H_2O$$

虽然细胞色素 P-450 及其他微粒体多功能氧化酶的作用还没有全部研究清楚，但是大部分反应过程已经了解，见图 3-2。

图 3-2　细胞色素 P-450 及微粒体电子传递系统
（仿徐汉虹，2018）

图 3-2 是细胞色素 P-450 及微粒体的电子传递简图，表明细胞色素 P-450 在氧

化代谢中的作用机制。整个反应分为下列四步：

第一步：氧化型细胞色素 P-450（Fe^{3+}）与底物形成复合体。第二步：从 NADPH 经过黄素蛋白还原酶供给电子，使氧化型细胞色素 P-450（Fe^{3+}）-底物复合体还原为亚铁（Fe^{2+}）还原型复合体。第三步：还原型（Fe^{2+}）细胞色素 P-450-底物复合体与 CO 反应成一个 CO 复合体，其示差光谱吸收峰在 450nm。在氧分子（O_2）存在时，还原型复合体与氧形成氧合中间体。第四步：氧合中间体转变为羟基化底物及 H_2O，而还原型细胞色素 P-450（Fe^{2+}）则转变为氧化型细胞色素 P-450（Fe^{3+}）。第四步反应过程尚不清楚。可能存在第二条电子传递途径，即从 NADH 供给电子，经黄素蛋白还原酶及细胞色素 b_5 传递给氧合中间体，再产生氧化型细胞色素 P-450、羟基化底物和水。

微粒体氧化酶系对杀虫剂的代谢作用：

微粒体氧化酶系可以使各类杀虫剂及增效剂氧化，绝大多数的氧化结果是解毒代谢，但对少数杀虫剂为活化代谢，致使其毒性先增加，随后又迅速降解为无毒的代谢产物。微粒体氧化酶系对杀虫剂的氧化作用主要可概括为以下 4 类反应：

① O—、S—及 N—脱烷基作用。在杀虫剂中，氧、硫、氮原子与烷基相连接时是微粒体氧化酶攻击的靶标，由于 O 及 S 的负电性较强，反应的结果是脱烷基作用。如久效磷和涕灭威。

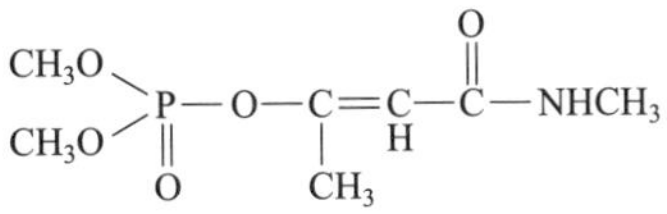

久效磷 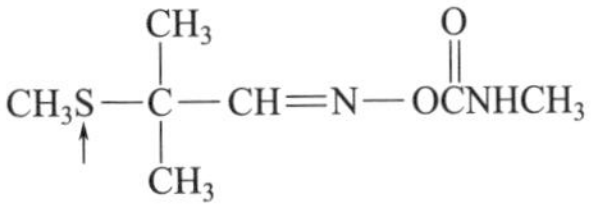　　　　　　　　　　涕灭威

② 烷基、芳基羟基化作用。氨基甲酸酯苯环上烷基和拟除虫菊酯三碳环上烷基的羟基化。氨基甲酸酯和拟除虫菊酯苯环及其他杂环上羟基化均属于这类反应。

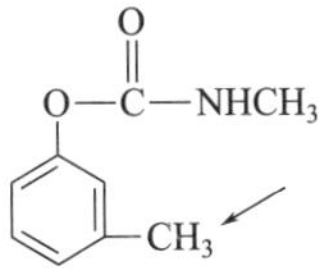

速灭威 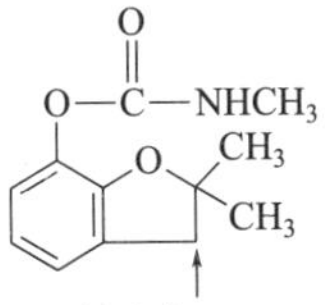　　　　　克百威 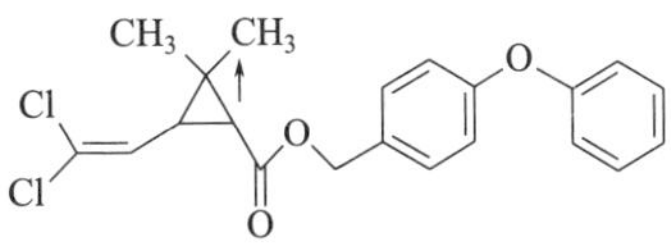　　　　　　　氯菊酯

③ 环氧化作用。以 C=C 双键变成为环氧化合物，如艾氏剂环氧化变成狄氏剂。

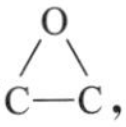

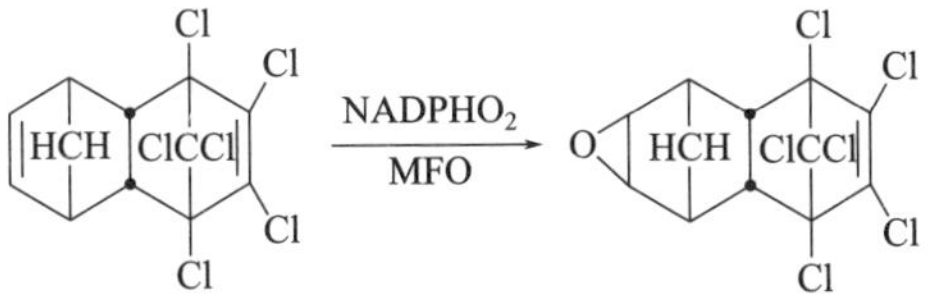

艾氏剂　　　环氧化作用　　　狄氏剂

④ 增毒氧化代谢作用。这类氧化作用为增毒代谢，其产物可进一步代谢为无毒化合物。硫代磷酸酯类化合物（P＝S）氧化为磷酸酯（P＝O）；硫醚及氮的氧化作用，有机磷杀虫剂及其他杀虫剂中硫醚（—S—）被微粒体氧化酶系代谢后产生亚砜及砜的化合物；烟碱中氮的氧化代谢后生成烟碱-1-氧化物。

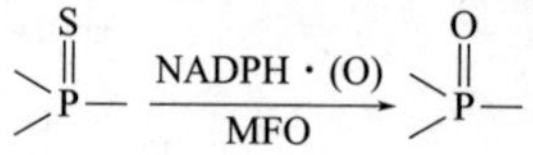

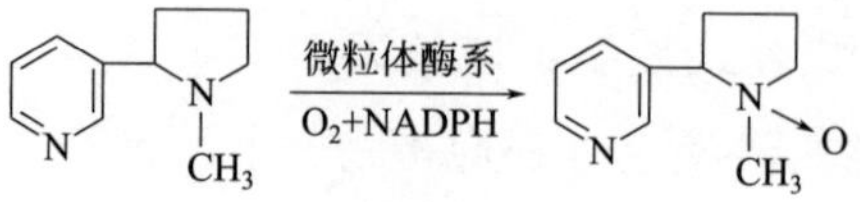

烟碱

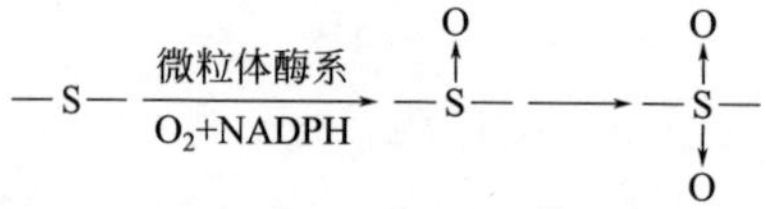

亚砜及砜化合物

（2）水解反应　生物转化过程Ⅰ相中的水解反应是酯类、酰胺类等农药分子的转化方式。有机磷农药在化学上属于酯类或酰胺类，因而这一类由相应的水解酶（如酯酶、酰胺酶等）催化的反应，在生物转化上也很重要。

水解酶系及其代谢：

① 磷酸三酯水解酶。有机磷酸酯类杀虫剂可以被多种水解酶降解，如芳基酯水解酶、O-烷基水解酶、磷酸酯酶、磷酸二酯水解酶等，这些酶总称为磷酸三酯水解酶（phosphorotriester hydrolases），其对有机磷杀虫剂分子有两个作用部位。

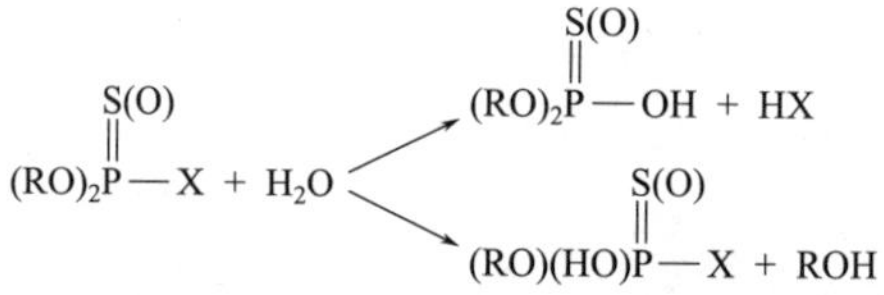

第一个反应产物为二烷基磷酸和 HX；第二个反应产物为去烷基衍生物和醇。由于这些含磷的代谢物在中性溶液中是胆碱酯酶的抑制剂，因此水解作用就是解毒代谢。

② 羧酸酯水解酶。羧酸酯酶是催化水解马拉硫磷的羧酸酯部位，酯键断裂为水溶性的马拉硫磷-羧酸，对除虫菊酯及类似物也有类似催化解毒作用。

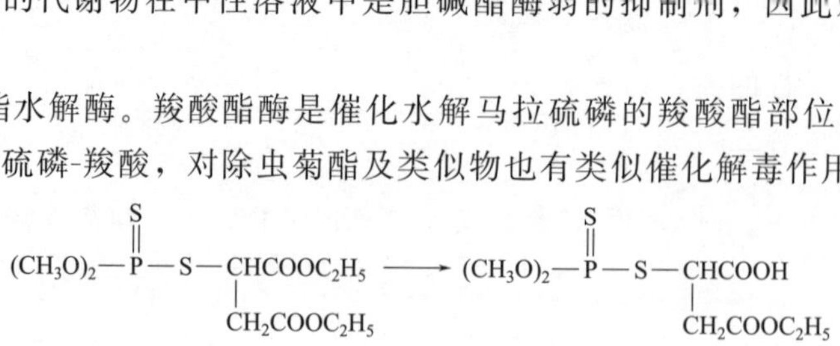

马拉硫磷　　　　　　　　　　　　　马拉硫磷-羧酸

羧酸酯酶在哺乳动物中很普遍，而在昆虫中有些种类却缺乏这种酶，因此这些昆虫对马拉硫磷特别敏感，但对马拉硫磷有抗性的昆虫，羧酸酯酶的活性就特别高。许多有机磷杀虫剂能抑制羧酸酯酶的活性，特别是对 P＝O 结构的磷酸酯酶抑制能力更强，但马拉硫磷与这些杀虫剂混用可以显著提高对昆虫的药效，但同时也可能增加对高等动物的毒性，这在实际应用中必须引起重视。

③ 酰胺水解酶。酰胺酶能催化水解乐果的酰胺基部位，产生对昆虫无毒的乐果酸。

$$(CH_3O)_2\!-\!\overset{\overset{S}{\|}}{P}\!-\!SCH_2\overset{\overset{O}{\|}}{C}NHCH_3 \longrightarrow (CH_3O)_2\!-\!\overset{\overset{S}{\|}}{P}\!-\!SCH_2COOH$$

乐果 　　　　　　　　　　　　　　　 乐果酸

酰胺酶与羧酸酯酶很相似，它虽能水解硫代磷酸酯类杀虫剂如乐果，但会被含酰胺基的磷酸酯类化合物（如氧乐果、久效磷、百治磷）所抑制。

例如：

$$\overset{CH_3O}{\underset{CH_3O}{}}\!\!\overset{\overset{S}{\|}}{P}\!-\!SCH_2CONHCH_3 \xrightarrow[\text{H}_2\text{O}]{\text{酰胺酶}} \overset{CH_3O}{\underset{CH_3O}{}}\!\!\overset{\overset{S}{\|}}{P}\!-\!SCH_2COOH + H_2NCH_3$$

乐果 　　　　　　　　　　　　 乐果酸 　　　　　 甲胺

（3）还原反应　生物转化过程Ⅰ相中的还原反应大多是在各种还原酶（如醇脱氢酶、醛脱氢酶、硝基还原酶、偶氮还原酶等）催化下进行的。如还原性脱卤作用。如 DDT 还原成 DDD 就是异物经由还原反应进行生物转化的重要方式。

硝基还原酶及脱氯化氢酶。有机磷杀虫剂中有硝基结构的化合物如对硫磷、杀螟硫磷及苯硫磷等，可以被硝基还原酶代谢为无毒化合物。在哺乳动物、鸟类及鱼等体内都有此酶，反应时需要 NADPH 参与。

$$(RO)_2\overset{\overset{S}{\|}}{P}\!-\!O\!-\!\!\!\bigcirc\!\!\!-\!NO_2 \xrightarrow[\text{NADPH}]{\text{硝基还原酶}} (RO)_2\overset{\overset{S}{\|}}{P}\!-\!O\!-\!\!\!\bigcirc\!\!\!-\!NH_2$$

$$\overset{C_2H_5O}{\underset{C_2H_5O}{}}\!\!\overset{\overset{S}{\|}}{P}\!-\!O\!-\!\!\!\bigcirc\!\!\!-\!NO_2 \xrightarrow[\text{H}_2\text{O}]{\text{磷酸酶}} \overset{C_2H_5O}{\underset{C_2H_5O}{}}\!\!\overset{\overset{S}{\|}}{P}\!-\!OH + HO\!-\!\!\!\bigcirc\!\!\!-\!NO_2$$

对硫磷 　　　　　　　　　　 二乙基硫代磷酸 　　　　 对硝基苯酚

脱氯化氢酶能把 DDT 分解为无毒的 DDE[2,2-双(4-氯苯基)-1,1-二氯乙烯]。

（4）轭合反应　生物转化过程第Ⅱ相生物转化又称轭合反应，它是在酶的催化下将分子内源性的极小分子（如葡萄糖醛酸、硫酸、氨基酸），主要是各种核苷酸衍生物，如尿苷二磷酸葡萄糖醛酸（UDPGA，提供葡萄糖醛酸基团、GA），3′-磷酸腺苷酸硫酸（PAPS，提供硫酸基团、S＝SO$_3$H），腺苷蛋氨酸（SAM，甲基供体），乙酰辅酶 A（CH$_3$CO～SCoA，乙酰基供体，CH$_3$-CO 二乙酰基）。此外，某些氨基酸（如甘氨酸、谷氨酰胺）及其衍生物（如谷胱甘肽）也是重要的结合物。通过结合使农药去活化产生水溶性的代谢产物，有利于从尿或胆汁中排出。

生物转化中的轭合反应由于结合物种类的不同可分为下列几种类型。

① 葡萄糖醛酸化。由葡萄糖醛酸转移酶（glucuronyl transferase）完成，该酶主要存在于哺乳动物体内，辅酶为尿苷二磷酸葡萄糖醛酸（UDPGA）。

葡萄糖醛酸转移酶参与的代谢反应：

A. 甲萘威（carbaryl）在葡萄糖醛酸转移酶作用下，结合葡萄糖醛酸反应。

B. 福美铁（ferbam）在葡萄糖醛酸转移酶作用下，结合葡萄糖醛酸反应。

$$[(CH_3)_2N-\underset{\underset{S}{\|}}{C}-S]_3-Fe \longrightarrow [(CH_3)_2N-\underset{\underset{S}{\|}}{C}-S]_3—glucuronic\ acid+UDP$$

C. 酚在葡萄糖醛酸转移酶作用下，结合葡萄糖醛酸反应。

② 硫酸化。硫酸转移酶（sulfate transferase，sulfotransferase）存在于哺乳类、两栖类、无脊椎动物体内，它的辅基为 3′-磷酸腺苷-5′-磷酰硫酸（3′-phosphoadenosine-5′-phosphosulfate，PAPS），化学结构如下：

参与的代谢反应如下：

③ 甲基化。去甲烟碱在甲基转移酶作用下，转化为烟碱的反应。

④ 葡萄糖转移酶。该酶存在于植物体内，以葡萄糖作为辅酶，可将氯磺隆（chlorsulfuron）结合于葡萄糖上，使毒性降低。由于小麦、大麦比大豆、甜菜等作物细胞内的葡萄糖转移酶活性要高，因此，大豆、甜菜等作物对氯磺隆比较敏

感，易产生药害。反应如下：

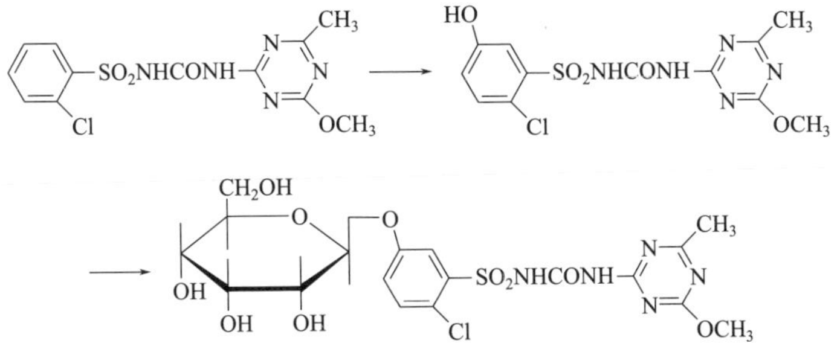

氯苯甲醚（chloroneb）在葡萄糖转移酶和葡萄糖醛酸转移酶催化下，在动物与植物间的反应如下：

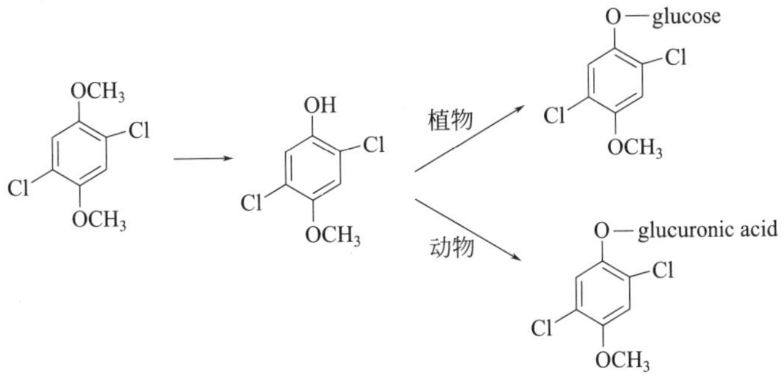

⑤ 甘氨酸结合。存在于植物体内以甘氨酸作为辅酶。在甘氨酸转移酶作用下，可使麦草畏（dicamba）结合甘氨酸。

⑥ 谷胱甘肽轭合。根据底物的不同，谷胱甘肽 S-转移酶（GST EC2.5.1.18）又可以分为谷胱甘肽 S-烷基转移酶、谷胱甘肽 S-芳基转移酶和谷胱甘肽 S-环氧化物基转移酶。以还原型谷胱甘肽（甘氨酸＋胱氨酸＋谷氨酸）作为辅酶。无论哺乳动物，还是昆虫体内的 GST，多以二聚体形式存在。

GST 参与的农药代谢反应有：

A. 甲萘威（carbaryl）的代谢反应：

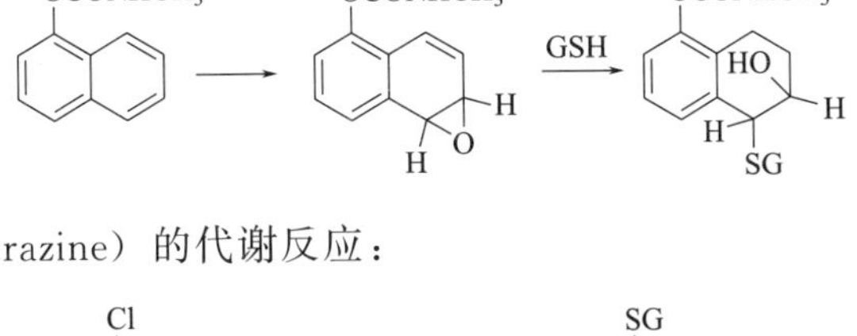

B. 莠去津（atrazine）的代谢反应：

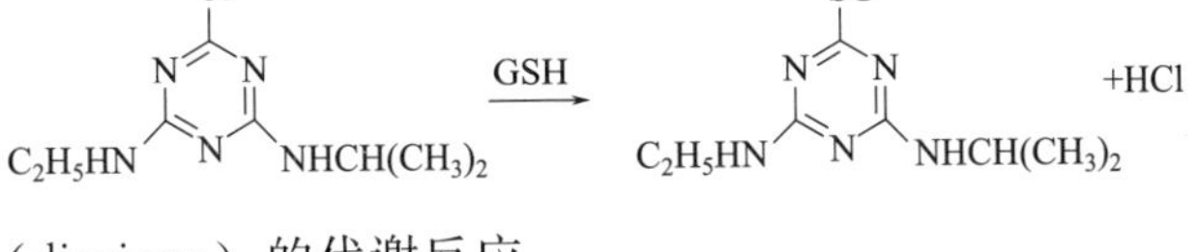

C. 二嗪磷（diazinon）的代谢反应：

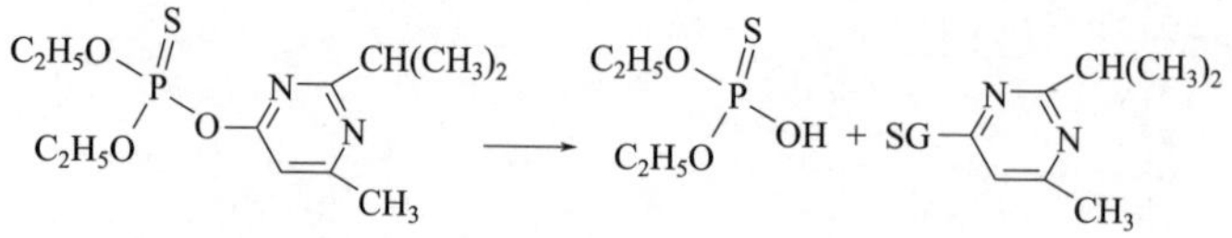

D. 对氧磷（paraoxon）的代谢反应：

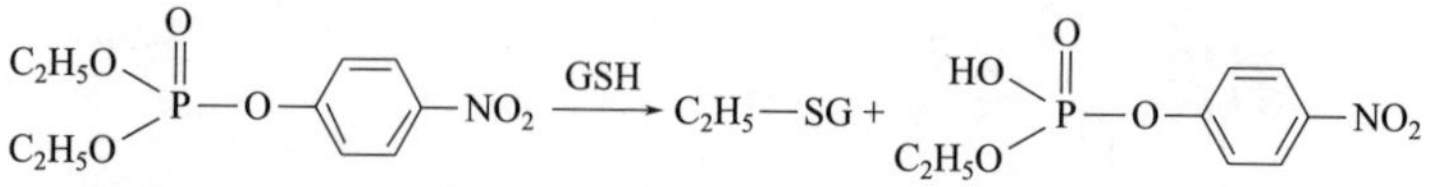

任何一种异物的生物转化方式绝不会是简单划一的，它们可同时进行不同的氧化还原或水解反应，此后又可继续进行不同类型的结合反应。此外营养条件、激素功能、年龄、种族、个体差异等都对转化方式产生显著影响。

二、生物转化过程中酶的抑制和诱导

某些异物可以影响机体内同生物转化有关的酶的活动，这种影响分为两种：

（1）酶的抑制　有些化合物可以使代谢酶的活力降低，从而降低农药的代谢速度，使其在体内的滞留时间延长，毒性增强。例如胡椒基丁醚、O,O-二乙基-O-苯基硫代磷酸酯（增效磷）等，对多功能氧化酶具有抑制活性，与某些农药混配，能减缓害虫对氰戊菊酯、辛硫磷、氧乐果等产生抗性，具有杀虫增效作用。同样磷酸三苯酯（TPP）对羧酸酯酶具有抑制活性，顺丁烯二酸二乙酯对谷胱甘肽 S-转移酶具有抑制活性。对硫磷的代谢物对氧磷能够抑制催化马拉硫磷水解的羧酸酯酶，使马拉硫磷的水解速度减慢，毒性增强。这些抑制剂在害虫抗药性治理方面发挥一定的作用。

（2）酶的诱导　某些异物可以诱导同生物转化有关的酶的合成，从而促进异物的代谢速度。具有这种作用的物质称为诱导物。例如苯巴比妥作为诱导物在鼠肝中可诱导生成葡萄糖醛酸转移酶；同时施用苯巴比妥与 2-乙酰氨基芴，可降低或减弱后者的致癌作用。

生物转化的实验研究过去主要以动物为对象，采用活体或离体实验方法。研究结果发现在动物的各种组织中，肝脏（后来又发现主要是肝细胞的微粒体部分）的生物转化能力最强，转化的结果能使一些异物消除或降低毒性，或者转化为易于排出的物质，因而曾称之为解毒作用。但是随后的研究表明，生物转化的结果并非全然如此，有些异物，例如 2-乙酰氨基芴（AAF，一种前致癌物，即不具活性的致癌物质）经过生物转化（包括多功能氧化酶催化的氧化反应与硫酸化结合反应）后能转变成具有生物活性的终致癌物（硫酸 AAF），这种现象称为增毒作用。

肝脏微粒体的细胞色素 P-450 酶系统是促进药物生物转化的主要酶系统，故又简称肝药酶，现已分离出 70 余种。此酶系统的基本作用是从辅酶 II 及细胞色素 b_5

获得两个 H^+，另外接受一个氧分子，其中一个氧原子使药物羟化，另一个氧原子与两个 H^+ 结合成水（$RH + NADPH + O_2 + 2H^+ \rightarrow ROH + NADP^+ + H_2O$），没有相应的还原产物，故又名单加氧酶，能对数百种药物起反应。

第四节　农药对人畜毒性的分类

一、按作用于机体后表现分类

1. 局部或全身毒性

按出现毒性作用的部位，毒性作用可分为局部毒性（local toxicity）和全身毒性（systemic toxicity）。局部毒性是指某些农药在机体接触部位直接造成的损害作用，如接触具有腐蚀性的农药酸碱造成的皮肤损伤，刺激性气体吸入时直接引起呼吸道损伤等。全身毒性是指农药被机体吸收并分布至靶器官或全身后所产生的损害作用，例如氢氰酸引起机体的全身性缺氧。局部毒性的最初表现为直接接触部位的细胞死亡，而全身毒性的表现是一定的组织和器官的损伤。最初表现为局部毒性的化学物也可能通过神经反射或被机体吸收后引起全身性反应。

2. 可逆或不可逆毒性

按毒性作用引起的损伤恢复情况，毒性作用分为可逆毒性（reversible toxicity）和不可逆毒性（irreversible toxicity）。一种毒物引起的组织病理学损伤，其再生能力在很大程度上取决于毒性效应的可逆性和不可逆性。可逆毒性是指停止接触后可逐渐消失的毒性作用。一般情况下，机体接触毒物的浓度越低、时间越短、损伤越轻，则脱离接触后其毒性作用消失得越快。不可逆毒性是指停止接触后其毒性作用依然存在甚至对机体造成的损害作用进一步加深。有些农药所造成的损害是不可逆的，如损伤中枢神经系统多数是不可逆的，因为已分化的中枢神经细胞不能再分裂。

3. 即刻或延迟性毒性

毒性作用按发生的速度快慢可分为即刻毒性（immediate toxicity）和延迟性毒性（delayed toxicity）。毒物在一次接触后的短时间内引起的毒性称为即刻毒性，如沙林、一氧化碳引起的急性中毒。在一次或多次接触某种毒物后，经过一定时间才出现的毒性作用称为延迟性毒性，如致癌物初次接触后要 $10 \sim 20$ 年才出现肿瘤。

4. 变态反应

变态反应（allergic reaction）也称为过敏反应（hypersensitivity），是由于以

前受到过某种毒物的致敏作用（sensitization），当再次接触该毒物或类似物时所致的一种免疫介导性有害作用。引起这种反应的物质称过敏原。过敏原可以是完全抗原，也可以是半抗原。许多毒物进入机体后，作为半抗原与内源性蛋白质结合形成抗原，然后进一步激发机体反应。当机体再次接触该毒物，就可发生抗原抗体反应，产生典型的变态反应症状。因此，较难看到有剂量-反应关系，但当一种毒物给予一个过敏体质的人时，还是发现与剂量相关的。变态反应从毒理学角度可视为一种有害反应。

5. 功能、形态损伤

功能损伤作用通常指靶器官或组织的可逆性异常改变。形态损伤作用指的是肉眼和显微镜下所观察到的组织形态学异常改变，其中有许多改变通常是不可逆的，如坏死、肿瘤等。由于免疫组织化学和电镜技术的应用，大大提高了形态作用检测的敏感性。但不可否认，在许多情况下，有些功能测定本身只能反应在靶器官有明显的形态学改变之后，如血清中酶的改变，就要在酶组织化学或电镜改变的中晚期才出现。许多功能指标较形态指标改变更为敏感，所以，测定功能性指标有其重要价值。

6. 特异性反应

特异性反应（idiosyncratic reaction）是指由遗传所决定的特异性体质对某种毒物的异常反应。例如，有些病人在接受了一个标准剂量的琥珀酰胆碱后，发生持续的肌肉松弛和呼吸暂停，因为这些病人缺少一种正常人迅速分解肌肉松弛剂的血清胆碱酯酶；还有些人对亚硝酸和高铁血红蛋白形成剂异常敏感，因为他们体内缺乏 NADPH 高铁血红蛋白还原酶。

二、按毒效持续时间分类

1. 暂时性毒性

施放后呈蒸气或气溶胶，造成空气染毒，人员接触中毒，有效杀伤时间短（<60min）。使用的毒剂多为沸点低、易挥发的液态毒剂，如氢氰酸、光气、沙林等。常温时为固体、施放后呈烟状的毒剂，如失能剂 BZ、刺激剂 CS、苯氯乙酮等亦可用作暂时性毒剂（non-persistent agents）。前者多用于迅速杀伤对方有生力量而不妨碍随后占领该地区，故多在进攻时使用；后者用于扰乱或疲惫对方，降低或使对方失去战斗力。

2. 持久性毒性

施放后呈液滴状或微粉状，地面染毒，人员接触中毒，有效杀伤时间长（>60min）。有些沸点高，不易挥发的液体毒剂具有持久性作用，如，芥子气、VX 和以微粉状施放的固体毒剂（刺激剂）。因为它们可造成施放地区长时间染毒，人员不宜立即进入该地区，所以称这类毒剂为持久性毒剂（persistent agents）。微粉状毒剂施放后沉落于地面，人员或车辆通过或风速较大时再度飞扬，故可造成较长时期的地面和空气染毒。

3. 半持久性毒性

有效杀伤时间介于前两者之间，能保持数十分钟至数小时，这类毒剂作用称为半持久性毒性，如梭曼、塔崩、双光气等。军事上一直很重视所谓中等挥发度毒剂（intermediate volatility agents，IVA）的研究，意欲使此类毒剂能经呼吸道和皮肤双途径吸收，发挥其致伤作用。这类毒剂称为半持久性毒剂（semi-persistent agents）。

毒剂的持久性是相对的。它与毒剂的理化性质、施放方法、战斗状态、目标区的地形和气象条件等因素有关。通常作为暂时性毒剂使用的 CS，若以微粉状态洒布于地面可长期发挥毒性作用；通常作为持久性毒剂使用的芥子气如施放呈雾状，则为暂时性毒剂。

三、按中毒表现分类

1. 急性毒性

急性毒性（acute toxicity）试验是指一次或24h多次致机体染毒的试验，是毒性研究的第一步。要求采用啮齿类或非啮齿类两种动物。通常为小鼠或大鼠采用经口、吸入或经皮染毒途径。急性毒性试验主要测定半数致死量（浓度），观察急性中毒表现，经皮肤吸收能力以及对皮肤、黏膜和眼有无局部刺激作用等，以提供受试物质的急性毒性资料，确定毒作用方式、中毒反应，并为亚急性和慢性毒性试验的观察指标及剂量分组提供参考。

2. 亚急性毒性

亚急性毒性（subacute toxicity）指染毒期不长（一般为 3 个月），或接触毒物时间不长（数 10 天乃至数月）对机体造成的功能和（或）结构的损害。常以毒性反应、毒性剂量、受损靶器官、无作用水平及病理组织学变化等描述亚急性毒性。

亚急性毒性是介于急性毒性与慢性毒性之间的一种毒性表现，有时也难以划定明确的界限。

3. 环境遗传毒性

环境遗传毒性主要是研究环境化学物质和物理辐射等环境外源物质诱发的生物体遗传物质如 DNA（脱氧核糖核酸）或 RNA（核糖核酸）的变异作用及其在子代中的有害遗传变化效应。一般主要包括环境物质对生物体健康的致突变作用、致畸作用及致癌作用（即"三致"遗传毒性效应）。

有关环境遗传毒理学的研究，广泛开展始于 20 世纪 70 年代，至今发展迅速，有关研究成果已广泛应用于基础医学、环境毒理学、污染生态学的研究中，有关的测试和评估方法已列入新药研究、环境监测、农药开发、化学物质与食品安全性评价、新型材料研制等涉及人体健康或环境风险评价的规定试验检测项目。在我国新药、农药、化学品、食品、化妆品及消毒剂等的开发研制过程中，遗传毒性试验被正式列入环境安全性评价的准则或测试规范。同时，对环境化合物的遗传毒性机制研究也成为学科的重点方向。其中一些环境遗传毒理学的方法，如微核试验、染色体畸变试验、姐妹染色单体互换等得到引进和应用。利用植物、昆虫、水生动物等生物的细胞进行现场健康遗传毒性测试，监测水源、空气及作业环境中遗传毒性物质的存在，为此还发展了紫露草、蚕豆根尖、鱼的遗传毒性试验方法以及 Ames 试验等。分子生物学和理论化学也越来越多地被引入环境遗传毒理学的研究领域，建立了分子致突变测试系统和化学分子片段致突变机制。一些分子终点的测试系统和分子生物学方法在遗传毒理研究中得到应用，如应用荧光原位杂交（FISH）、等位基因特异性寡核苷酸探针杂交（ASO）、基因特异性扩增（ASA）、PCR 单链构象多态性分析（PCR SSCP）、变性梯度凝胶电泳（DGGE）、单细胞凝胶电泳（comet assay）、异源双链分析（HA）、化学错配碱基裂解法（CMC）、裂解酶切片段长度多态性分析（CFLP）、连接酶链式反应（LCR）、直接测序（DS）进行突变分子分析等。这一阶段我国与国外同类先进研究总体水平的差距正在日益缩短，某些研究工作已有自己的特色，如穿梭质粒载体系统、转基因动物突变测试系统、非定标性突变和突变的分子机制研究等。

环境遗传毒理试验不仅在环境化学物质的安全性评价方面得到了广泛应用，而且在环境污染的现场监测、人群健康监测以及遗传毒性与疾病、肿瘤的流行病学调查等方面均得到了充分的利用。如目前可以应用多种人体细胞：口腔黏膜细胞、鼻腔黏膜细胞、头皮毛囊细胞、痰液细胞、支气管肺泡灌洗液中的细胞、脱落的结肠细胞、尿道上皮细胞、乳腺细胞、宫颈上皮细胞、精子细胞及外周血淋巴细胞等检测微核、染色体畸变、姐妹染色单体互换率等指标，对人体接触外源物质的健康遗传毒性的剂量及效应进行评价。逐步建立了一些生物标志物的测试方法，如 DNA 加合物、DNA-蛋白质交联物、DNA 链断裂、8-羟基脱氧鸟嘌呤、多腺苷二磷酸核糖聚合酶等的检测方法，以评价外源物质的遗传毒性与多种疾病如心血管疾病、肌肉骨骼疾病、血液病、先天畸形、自身免疫性疾病、线粒体病以及肿瘤、衰老等发生机制的关系。同时，还可以利用这些生物标志物，筛检接触诱变剂后可能受影响的人群，进行健康监测和流行病学调查。

（1）致突变作用　环境物质的致突变作用主要是指外源化学物质或物理射线引起生物体遗传物质的可传代性分子变异效应。其中诱发突变的环境物质称致突变物，一般致突变作用分为两大类：细胞学上的基因突变（或称点突变或碱基突变）和染色体畸变（主要为生物染色体数目和结构的变异）。

① 基因突变。环境遗传毒理学中的基因突变，主要指在环境外源致突变物的

作用下，生物体 DNA 或 RNA 中碱基对的化学组成或排列顺序发生变化。根据其作用方式和引起的结果，可分类如下。

A. 碱基置换。碱基置换分为碱基的转换和颠换两种情况。转换是指一种嘌呤碱基为另一种嘌呤碱基取代，或一种嘧啶碱基为另一种嘧啶碱基取代；颠换是指嘌呤碱基为嘧啶碱基所取代或嘧啶碱基为嘌呤碱基取代。环境致突变物可引起 DNA 多核苷酸链上一个或多个碱基的构型或种类发生变化，使其不能按正常程序与相应的碱基配对，引起正常 DNA 链上的碱基配对异常而导致生物体的遗传毒性效应。

B. 移码突变。由于外源物质的活性作用，在遗传物质 DNA 碱基序列中，插入或丢失一个或多个碱基，使该突变部位以后的碱基密码组成或次序发生变化，而导致新合成的多肽链的结构或功能发生改变的作用效应。现已表明，多环芳烃、黄曲霉素和吖啶类化合物均具有导致移码突变的作用。

② 染色体畸变。通常染色体畸变主要指在环境外源致突变物的作用下，生物体的染色体数目或结构发生变化，导致生物体遗传基因或遗传信息危害性改变的毒性效应。由于染色体上排列着很多遗传基因，某些环境致突变物可能引起染色体改变，而使遗传基因发生突变。如人体每个细胞有 23 对染色体，其中包括 22 对常染色体和一对性染色体，当其中某一条染色体的结构发生变化，就可能引发某种遗传病症或健康缺陷。

（2）致畸作用　环境物质导致的生物体致畸作用机理目前尚不完全清楚，一般认为环境致畸毒性主要是由基因突变引起胚胎发育异常。

环境化合物作用于生物体的生殖细胞，引起遗传基因突变，可产生子代畸形，并可能有遗传性。通常认为仅作用于生物体胚胎细胞引起畸胎是非遗传性的，体细胞突变可引起发育异常，除形态缺陷外，有时还会产生代谢功能缺陷。

（3）致癌作用　环境中致癌物可诱发肿瘤。肿瘤有良性和恶性之分。恶性肿瘤又称为癌。在致癌作用概念中的"癌"，包括良性肿瘤和恶性肿瘤。肿瘤诊断的可靠依据是病理组织学的检查。

致癌作用的过程相当复杂。化学物质的致癌作用一般认为有两个阶段：第一是引发阶段，即在致癌物作用下，引发细胞基因突变。如致癌多环芳烃、氨基甲酸乙酯等都是癌的引发剂。大部分环境致癌物都是间接致癌物，要经过机体的代谢活化，转化为近致癌物，近致癌物进一步转化为化学性质活泼、寿命极短、带有亲电子基团的终致癌物。终致癌物可与生物大分子特别是 DNA（脱氧核糖核酸）结合，导致遗传密码改变。如果细胞中原有修复机制对 DNA 损伤不能修复或修而不复，正常细胞就转化为突变细胞。测定体内一些主要毒物代谢酶的活性以及近致癌物、终致癌物、DNA 修复功能和染色体变异等，对预测致癌作用有一定的意义。第二是促长阶段，主要是突变细胞改变了遗传信息的表达，致使突变细胞和癌变细胞增殖成为肿瘤。机体具有监视和控制癌细胞的各种防御功能。人体营养、免疫和内分泌状况，均可影响癌细胞的生长和发展。有一些物质能抑制致癌物质，被称为抑癌剂。

目前除了研究抑癌剂和防止致癌物代谢转化为终致癌物的阻断剂，以及研究增强机体免疫机能、防止癌细胞生长繁殖的各种措施以外，鉴别和排除环境致癌物和助致癌物以及控制人们接触致癌物的浓度和剂量仍然是环境医学在预防癌症方面的重要任务。

判断对人群有致癌作用的环境因素或环境致癌物，必须有人群流行病学调查和动物进行实验的研究资料。致癌实验的工作，目前还是通过整体动物实验来完成的。近年来一般选用敏感动物或至少采用两种动物进行实验。致癌剂量组包括两种剂量，其中，最高剂量采用毒性试验的最大耐受量。用啮齿类动物进行实验应考虑性别，每个剂量组和对照组雌雄各 50 只。实验周期应为实验动物生命周期的 2/3 以上，甚至延续到整个生命周期。大鼠一般持续观察两年，小鼠一年半。要选择显示致癌效应的最佳条件和排除影响实验的外加因素。实验动物对肿瘤的诱发有种属和个体差异，应严格挑选实验动物。动物致癌试验最佳方案设计，仍然是毒理学需要研究的课题。

另外，非遗传毒性致癌物是指不直接与 DNA 反应，通过诱导宿主体细胞内某些关键性病损和可遗传的改变而导致肿瘤的化学致癌物。包括：

① 细胞毒性致癌物，可能涉及慢性杀灭细胞导致细胞增殖活跃而发癌，如次氮基三乙酸、氮仿；

② 固态致癌物，物理状态是关键因素，可能涉及细胞毒性，如石棉、塑料；

③ 激素调控剂，主要改变内分泌系统平衡及细胞正常分化，常起促长作用，如乙烯雌酚、雌二醇、硫脲；

④ 免疫抑制剂，主要对病毒诱导的恶性转化有刺激作用，如嘌呤同型物；

⑤ 助致癌物；

⑥ 促长剂；

⑦ 过氧化物酶体增殖剂，过氧化物酶体增殖导致细胞内氧自由基生长，如安妥明、邻苯二甲酸乙基己酯。

第五节　农药对其他生物的毒害作用

喷洒的农药除部分落到作物或杂草上，大部分是落入田土中或飘移落至施药区以外的土壤或水域中。这些残留在土壤中的农药，虽不会直接引起人畜中毒，但它是农药的贮存库和污染源，可以被作物根系吸收，可被雨水或灌溉水带入河流或渗入地下水。

生物（植物、动物、微生物）在自然界中不是孤立存在的，而是与周围环境相互作用，在一定的空间和环境中生活的有机体。在生态系统中，微生物、植物、昆虫、天敌之间以及它们与周围环境的相互作用，形成了复杂的营养网络和不可分割的统一整体。农药的施用对周围生物群落会产生不同程度的影响，严重时可破坏生态平衡。施用农药，在防治靶标生物的同时，往往也会误杀大量天敌。在养鱼、养蚕和养蜂地区，由于农药的飘移和残留，导致对鱼类、家蚕和蜜蜂的毒害作用。

开展农药对环境生物的影响研究，是农药环境毒理学的一项重要工作，农药环境安全性评价是创制农药必不可少的极其重要的工作内容。

一、农药对有益生物的毒性

（一）农药对水生生物的危害

水生生物包含许多种类。动物类主要有鱼类、两栖类、甲壳类（虾、蟹等）、桡足类、软体类（螺、蚌）、水生昆虫（蜉蝣、蜻蜓、水生半翅目昆虫、水生甲虫、石蝇、水生双翅目昆虫等）、环节动物（多毛类、寡毛类、蛭）、轮虫、原生动物等，植物类主要有维管束植物和各种藻类。测定释放到环境中的农药是否对水体生物中任何一物种产生毒害作用，关系到水生生态系统的稳定，水生生态系统生物链中的任何一环遭到破坏，均会给系统带来不良影响。

1. 鱼类

农药对鱼类的毒性效应可分为短期和长期两种。短期效应包括立即回避，活动减低，失去平衡及麻痹，急性致死等症状；长期效应包括慢性中毒，生长减缓，失去种群竞争能力及生理生殖机制的改变。目前关于鱼类对农药毒性效应的研究主要集中在鱼类敏感性、农药结构以及对鱼类的生理干扰机制等方面。不同种鱼类对农药毒性效应的敏感度不同，相应的反应也存在显著差异。有学者研究表明，就鱼类而言，阿维菌素属于剧毒类农药，氟虫腈、醚菊酯、丁草胺、乙草胺、毒死蜱和丙溴磷对鱼类属于高毒类农药，丁硫克百威、马拉硫磷、三唑磷、哒嗪硫磷、乐果、灭多威和二嗪磷对鱼类属于中等毒性农药，仲丁威、啶虫脒、除虫脲、噻嗪酮、吡虫啉和杀虫单这几种农药对斑马鱼毒性较低。赵玉琴报道称拟除虫菊酯农药对鱼类的毒性远大于有机磷农药对鱼类的毒性。农药结构不同，其对鱼类的毒性效应也不相同。即使同种菊酯，不同异构体，对同种鱼类的毒性也不一样。此外，农药对鱼类内部器官结构等都具有一定影响，有学者发现用杀扑磷处理后，鲤鱼肝脏的超微结构变化有核固缩，线粒体和粗糙内质网膨胀，出现大量脂滴和胆色素，严重时细胞膜及细胞器膜破裂溶解。

2. 藻类

农药对藻类的毒性效应主要和农药的具体结构、理化性质、藻类的敏感度以及其他化合物的影响有关。

有机磷杀虫剂对于藻类毒性的大小，与其分子结构具有一定的相关性。一般认为，脂溶性较强，容易渗入藻类细胞膜的农药分子毒性相对较强。有人通过测定发现，含有苯环结构的有机磷农药毒性大于不含有苯环结构的有机磷农药。辛硫磷分子中不但具有苯环结构，而且具有氰基，因此辛硫磷对水藻的毒性特别高。

有机磷农药对于藻类具有不同的致毒机理。已有研究表明，有机磷农药对藻类的毒性主要在于破坏藻类生物膜的结构和功能、影响藻类的光合作用、改变呼吸作用以及固氮作用，从而影响藻类的生理反应。

有人观察到对硫磷对海洋微藻细胞的生长和分裂有严重的抑制效应。并研究了3种有机磷杀虫剂——久效磷、对硫磷和辛硫磷对三角褐指藻的影响，3种农药对三角褐指藻72h有效中浓度（EC_{50}）分别为9.74mg/L、8.20mg/L和1.52mg/L。在相应的有效中浓度下，3种农药均能引起藻细胞活性氧（超氧阴离子自由基）含量增加、脂质过氧化和脱酯化作用增强。研究认为有机磷农药的胁迫对藻类的抗氧化防御系统造成了损害，诱导了活性氧的大量产生，引发活性氧介导的膜脂过氧化和脱酯化伤害，进而损伤膜并抑制藻细胞的生长。

在长期的进化过程中，需氧生物发展了抗氧化防御系统，其组成包括酶促和非酶促成分。在正常生理状态下，由代谢产生的活性氧可被该系统所控制，使体内的活性氧的产生与清除处于平衡状态。而在污染物的胁迫下，细胞抗氧化防御系统会被破坏，体内活性氧过量产生与积累，进而对细胞造成伤害。

有人以三角褐指藻和青岛大扁藻为试验材料，丙溴磷为供试药剂，对有机磷胁迫下两种海洋微藻的抗氧化防御系统酶促成分中的一种重要酶——谷胱甘肽过氧化物酶（GPx）活性和非酶促成分中两种重要的抗氧化剂——谷胱甘肽（GSH）及类胡萝卜素（CAR）含量变化进行了研究。结果表明，在5.6mg/L（EC_{50}）和10mg/L（EC_{50}）丙溴磷胁迫下，微藻的GPx活性呈现下降趋势，GSH和CAR含量也表现为下降趋势，并且胁迫的时间越长，胁迫的强度越大，它们下降的幅度也越大。

大量试验研究表明，大多数农药对藻类抑制生长所需的浓度，明显高于其在自然环境中如湖泊、河流、土壤中可能达到的浓度，因而不会对藻类带来急性毒害，然而在低浓度下，农药会对藻类产生慢性毒害，或者刺激藻类生长，进而对生态系统的整体平衡产生影响。

3. 浮游动物

不同种类农药对浮游动物的影响主要表现在浮游动物的敏感性、生理变化及其对农药联合毒性的作用等方面。不同种类的浮游动物对同一种类农药的敏感性不同，例如，枝角类、桡足类以及轮虫对溴氰菊酯农药的 EC_{50} 值（24h）分别为 $0.18\mu g/L$、$0.30\mu g/L$、$2.00\mu g/L$ 及 $0.66\mu g/L$。不同种类农药对浮游动物的毒性作用机制不同，研究发现有机磷农药能引起孵化率下降，对胚胎有致畸作用，可使幼体形体弯曲，身体瘦弱，眼睛色素沉淀，失去平衡，行为反常，身体上长出水泡，心包囊扩大，血液循环受阻。Wong 等还发现大型溞在马拉硫磷中存活率下降、寿命缩短、幼体数量大大减少。和浮游植物相同，浮游动物对农药的联合毒性也可能产生拮抗作用或协同作用。如甲氰菊酯、高效氯氰菊酯和氯化汞共存时，对隆线溞 24h 联合毒性均表现为拮抗作用。因此，农药的毒性效应不仅对水体浮游动物个体生长和繁殖有不利的影响，而且对包括种群组成比例、优势种、优势度、丰富度指数以及物种多样性指数等浮游动物的群落结构参数也具有深远的影响。

4. 底栖动物

农药对底栖动物的毒性效应受制于农药的种类、底栖动物的敏感性和群落结构，以及底栖动物对农药的富集能力。不同农药对底栖动物的毒性效应不同，毒死蜱、丁草胺和三唑酮对环棱螺 LC_{50}（96h）分别为 $4.316mg/L$、$3.616mg/L$、$15.223mg/L$，对圆田螺 LC_{50}（96h）分别为 $6.314mg/L$、$4.312mg/L$、$16.885mg/L$。有研究还指出，不同大小的底栖动物个体对同种受试农药的敏感性也有所差异，其中环棱螺和圆田螺不同大小个体对毒死蜱、丁草胺和三唑酮三种农药的敏感性高低顺序为幼螺＞小螺＞中螺＞大螺，即体型越小的螺越敏感。对群落结构及生物多样性等的研究，发现群落结构及生物多样性等受多种因素影响。根据谢翠娴对严家湖改建成氧化塘后的调查和多样性指数的计算，表明有机农药污染与底栖动物的多样性指数呈负相关，也就是污染越严重的区域，多样性指数值越小。此外，还有学者对底栖动物对农药的富集作用进行了研究，如周科等研究发现铜锈环棱螺对沉积物中多溴联苯醚有较强的富集能力。

（二）农药对陆地环境生物的危害

1. 鸟类

1990～1994 年期间，鸟类农药中毒事件占野生脊椎动物农药中毒事件总数的 $70\%～80\%$ 以上，有 118 种野生鸟类的体内检测到残留 DDT，常见的 400 多种鸟类中，有 60 多种的生存受到人类活动的威胁。在我国，尚未系统地对这方面资料进行过统计。农药主要通过三种途径对鸟类产生危害：一是直接造成毒害作用；二是农药通过食物链在野生鸟类体内蓄积，引起鸟类生理、生活习性等一系列变化，以致降低了鸟类的生存能力和繁殖能力；三是改变了鸟类的生存环境。下面着重讨论第一种和第二种途径造成的危害。至于第三种途径造成的危害，将在第十章农药生态毒理与环境安全评价中加以论述。

有机磷和氨基甲酸酯类杀虫剂是 AChE 的抑制剂，能使鸟类的神经系统麻痹。

鸟类 AChE 对这些抑制剂的感受敏感程度往往是哺乳动物的 10～20 倍，特别是小鸟感受性更高。有机磷农药急性中毒时，鸟类神经系统内和红细胞中的 AChE 活性降低程度与鸟类中毒的严重程度呈正相关。一般血细胞内 AChE 活性降低 50％以上时可发生中毒症状，而且经几小时至 2～3 天即可变为难以逆转的酶活性降低，即所谓老化，这种情况下可导致鸟类死亡。所以酶 50％活性被抑制常认为是致死性的。有机磷酸酯类和氨基甲酸酯类农药的大量使用，使野生鸟类经常暴露在受有机磷酸酯类和氨基甲酸酯类农药污染的环境中，形成对鸟类潜在的、亚致死剂量的威胁。亚致死量的农药对鸟类虽然不能引起直接急性中毒死亡，但是它能通过影响鸟类的生理生化过程，对鸟类内脏器官造成毒害，或降低鸟类的生活能力、抗病能力和觅食能力，从而造成鸟类被捕杀和饿死的概率大大增加。

有机氯农药属于脂溶性较强的化合物，在鸟类体内难以被降解和排泄，所以它们能在鸟类脂肪中积蓄，特别是在鸟类的脑、肝、肾及心脏这些器官中大量富集，使这些器官受到损害。也有有机氯农药对鸟类是高毒的，如环戊二烯类杀虫剂，包括狄氏剂、异狄氏剂和七氯，它能造成捕食性鸟类和猛禽发生急性中毒死亡。有机氯农药目前在多数国家已被禁用，环境中的残留量逐渐下降，使得这类农药对野生鸟类危害性逐渐降低，一些数量稀少的捕食性鸟类和猛禽数量开始增加，如一度面临灭绝的美国秃鹰开始由日益减少逐步走向恢复。

农药也会引起鸟类许多异常的生理现象。如美国的雄性海鸥雌性化、甲状腺肥大，燕鸥卵受精率下降，斑背潜鸭雄性个体减少等。农药干扰鸟类内分泌活动主要是通过对鸟类内源激素发生作用，从而造成鸟类生殖障碍。农药对鸟类内源激素发生作用主要有三个途径：一是能在鸟类体内发挥与内源激素相同的作用，二是能够抑制或中和鸟类内源激素，三是能够破坏鸟类内源激素的合成或代谢。

2. 害虫天敌

人们在应用化学农药防治害虫时，所用药剂的浓度必须足以杀死靶标害虫种群的 80％～95％。在这种浓度下，除靶标害虫外，天敌往往难逃厄运。害虫天敌除了受到农药的致死影响外，还有发育、行为、生殖等的影响。农药不仅影响当代，还会影响到天敌的下一代。因此准确了解一种农药对害虫及其天敌杀伤力的大小是生物防治取得成功的必要前提。

（1）稻田　何承苗比较了氟虫腈、吡虫啉、噻嗪酮三种杀虫剂在田间使用浓度下对稻飞虱主要天敌蜘蛛的杀伤力。田间试验结果表明，属于昆虫生长调节剂的噻嗪酮对天敌蜘蛛杀伤率较小，而属于神经毒剂的氟虫腈和吡虫啉对蜘蛛杀伤率较大。

徐心植等室内检测了十多种稻田常用杀虫剂对褐飞虱天敌草间小黑蛛初孵幼蛛的杀伤力。结果表明，噻嗪酮、异丙威、乙酰甲胺磷、杀虫双对幼蛛的杀伤力较小；磷胺、甲胺磷、异稻瘟净次之；溴氰菊酯、杀虫脒、嘧啶氧磷毒性最强。

这一室内测定结果在田间得到了验证。

双季稻区害虫的天敌种群资源十分丰富。其中微蛛（*Erigonidae*）、狼蛛（*Lycosidae*）、黑肩绿盲蝽（*Cyrtorhinus lividipennis* Reuter）等是稻飞虱最重要的天敌。郑元梅等在双季晚稻抽穗期间分别使用25％噻嗪酮、4％异丙威和25％杀虫双防治稻飞虱。结果表明，异丙威和杀虫双对天敌的杀伤力大于噻嗪酮，导致天敌对稻飞虱种群的控制作用减弱，故异丙威和杀虫双在防治效果上不如噻嗪酮。

（2）麦田　刘爱芝等比较了吡虫啉、抗蚜威、氧乐果、久效磷四种杀虫剂对小麦蚜虫的防治效果和对七星瓢虫的杀伤力。田间试验表明，氧乐果和久效磷两种有机磷杀虫剂对小麦蚜虫的防效不如氨基甲酸酯类杀虫剂抗蚜威和新烟碱类吡虫啉，但对于麦蚜天敌七星瓢虫成虫的杀伤率却高于吡虫啉和抗蚜威。

梁宏斌等选用氧乐果作为试验药剂，以 $0.6kg/hm^2$ 的量在麦田喷雾用以防治麦双尾蚜（*Diuraphis noxia*）。麦双尾蚜的主要天敌类群包括瓢虫类、蜘蛛类、小姬蜂和环足斑腹蝇等。麦田喷药后第2天，田间各种天敌合计总数减少了90％；喷药后第7天天敌总数减少了94％。在各类天敌中，麦田蜘蛛类恢复缓慢，到喷药后第20天蜘蛛类数量不足对照田的25％。

（3）棉田　陈永明等于1995～1996年期间在田间进行了多种农药对棉铃虫的控制效果和对天敌的安全性试验。所选的药剂有：棉铃虫多角体病毒、硫双灭多威、灭多威、硫丹、氯氟氰菊酯、久效磷、辛硫磷＋氰戊菊酯复配、硫丹＋氰戊菊酯复配、溴氰菊酯＋硫丹＋辛硫磷复配。田间试验表明：①棉铃虫多角体病毒制剂、硫双灭多威、硫丹、硫丹＋氰戊菊酯4种杀虫剂在确保防治棉铃虫效果好的前提下，对以蜘蛛和瓢虫为主的棉田天敌的杀伤作用小；②氯氟氰菊酯和辛硫磷＋氰戊菊酯复配对棉铃虫的防治效果也比较好，但对天敌杀伤力强；③久效磷和灭多威对天敌杀伤作用虽然较小，但对棉铃虫防治效果不理想。

李巧丝测试了氯氰菊酯、毒死蜱、伏杀硫磷、辛硫磷、复方浏阳霉素5种杀虫剂对于棉田叶螨的防治效果和它们对于叶螨天敌小花蝽和六点蓟马的杀伤率。几种药剂相比，以伏杀硫磷和20％复方浏阳霉素对上述两种天敌的杀伤力较小。就两种天敌而言，六点蓟马比小花蝽对药剂更为敏感，尤其是对有机磷类农药辛硫磷和毒死蜱。

在棉田中，棉蚜为害造成的卷叶直观明显，故棉农对棉蚜的防治一向十分积极。然而频繁施药大量杀伤了棉田天敌。章炳旺等选择甲·辛乳油、高效甲·辛乳油、甲基对硫磷乳油、辛硫磷乳油4种杀虫剂作为供试药剂，检测它们在防治棉蚜的推荐使用浓度下对以龟纹瓢虫、草蛉蟹蛛、草间小黑蛛、异色瓢虫为主的棉蚜天敌群落的杀伤力。结果表明，施药一天后，4种农药对天敌的杀伤率均在80％以上；7天后，使用高效甲·辛乳油的地块的天敌杀伤率下降到23.8％，其余三个处理天敌杀伤率均在60％以上，其中甲基对硫磷的天敌杀伤率高达82.1％，而此时4种药剂对棉蚜的防效均为负值。这说明失去了天敌的控制，棉蚜得以以超常的速度恢复。

（4）烟田　林智慧等检测了常用的杀虫剂和除草剂，包括敌百虫、高效氯氟氰菊酯、F6285、异噁草酮、二甲戊乐灵、乙草胺、异丙甲草胺、敌草胺在烟田使用后对田间蓼科杂草的专食性天敌——蓼蓝齿胫叶甲（*Gastrophysa atrocyanea*）的杀伤率。结果表明，上述农药施用后降低了蓼蓝齿胫叶甲的田间存活率。将喷药后仍存活的成虫带回室内饲养，令其交配产卵。结果发现施药导致成虫产卵量和取食量降低，而幼虫的发育历期延长。各种药剂中，杀虫剂对蓼蓝齿胫叶甲的影响强于除草剂。杀虫剂中，氯氟氰菊酯对蓼蓝齿胫叶甲的影响强于敌百虫；除草剂中，F6285和异噁草酮对蓼蓝齿胫叶甲的影响强于其他除草剂。

3. 蜜蜂

在养蜂行业中，因施农药造成蜂群中毒死亡事件屡见不鲜。例如，浙江省江山市一家橘园农户在未告知毗邻蜂场养蜂户情况下，向自己种的橘树喷施农药杀扑磷治虫，造成养蜂户17只箱中的蜜蜂大量中毒死亡，直接经济损失5100元。又如，1999年4月中旬为梨花盛开季节，山东省青州市弥河镇薄板台村一养蜂户的33群蜜蜂突然发生大量死亡，最终造成直接经济损失11150元。事后经调查，认定同村一梨园承包户向距蜂群约1000米处的梨树上喷施杀虫剂对硫磷的操作是蜂群死亡的主要原因。

十字花科作物在花期主要靠昆虫传授花粉。故一般有制种田的乡村均要租用蜜蜂为开花作物授粉，以提高种子产量。姜立纲报道了内吸性杀虫剂影响蜜蜂为十字花科蔬菜授粉的一个例子。涕灭威颗粒剂在土壤中施用后，不但对地下害虫、线虫，而且对各种为害地上茎叶的害虫均有良好防效，持效期一般可维持1个月以上。在同样面积的网纱棚内，对处于同样花期的植物、放入同样量的蜜蜂，发现施用涕灭威的网纱棚内蜜蜂访花数量稀少，甚至很难见到，而没施用涕灭威的网纱棚内蜜蜂访花数量多，在花丛中钻来钻去，且停留时间长。这说明被植物从根系吸收，并传导到植株地上部分的涕灭威对蜜蜂有驱避作用，甚至有可能直接杀死了蜜蜂。蜜蜂对异咪比较敏感，如果蜂箱周围有农药气味，即使花期天气很好，蜜蜂也不出巢采集。

考虑到对蜜蜂的毒性，2020年1月30日美国环保署（EPA）对新烟碱类农药啶虫脒、噻虫胺、呋虫胺、噻虫嗪等杀虫剂作进一步的审查评估的规定。要求减少这些新烟碱农药的使用量；加强个人防护，应对潜在的职业暴露风险；严格限制将这5种农药用于开花期的作物，减少对蜜蜂的暴露等。

4. 家蚕

家蚕发生农药中毒主要有三种情况：一是接触；二是吸入；三是取食了受农药污染的桑叶。郁葱葱通过调查及分析，发现导致蚕中毒的原因大致有以下几个：①农田在喷药治虫时，农药微粒随风漂移造成桑叶污染；②桑园治虫器具不够清洁，以致器具上农药的残留污染桑叶；③任意加大桑园用药剂量；④天气干旱导致农药持效期延长。

程忠方等分别采用虫体喷雾和叶面喷雾法检测了11种常用杀虫剂对3龄家蚕的触杀和胃毒毒力，其中包括7种有机磷、2种氨基甲酸酯、1种拟除虫菊酯和1种沙蚕毒素类。结果显示，有机磷、氨基甲酸酯、沙蚕毒素三类杀虫剂对家蚕的触杀LD_{50}介于$22.5\sim456mg/kg$之间，胃毒LD_{50}介于$0.409\sim57.2mg/kg$之间，而拟除虫菊酯杀虫剂溴氰菊酯对家蚕的触杀LD_{50}和胃毒LD_{50}分别为$0.00295mg/kg$和$0.00254mg/kg$，说明菊酯类杀虫剂对家蚕的毒性远高于其他类杀虫剂。

陈小平等测定比较了大田作物中常用的18种杀虫剂（8种有机磷类，1种氨基甲酸酯类，1种沙蚕毒素类，7种拟除虫菊酯类，1种有机磷和拟除虫菊酯的混剂）对家蚕的接触毒性。结果表明，由于对家蚕的毒性极高，拟除虫菊酯类杀虫剂单剂以及含有拟除虫菊酯的杀虫剂混剂以推荐浓度在桑田使用后，可采桑叶的安全间隔期均在100天以上。沙蚕毒素类对家蚕的毒性不如拟除虫菊酯，安全间隔期也超过100天。而有机磷和氨基甲酸酯的安全间隔期介于3~44天。

除了急性中毒以外，农村饲养的家蚕也经常会发生家蚕微量中毒事件。所谓微量中毒，主要症状表现在对家蚕生长发育和茧质方面的影响，中毒症状也明显不同于急性中毒。例如，菊酯类农药急性中毒症状是蜷曲和兴奋，而微量中毒表现为类似杀虫双的软化症状。

二、农药对土壤微生物的影响

土壤微生物和动物的多样性是沃土的重要标志。施用农药除防治有害生物外，残留在土壤中的农药对土壤中的微生物，原生动物以及其他的节肢动物、环节动物、软体动物、线形动物等会产生不同程度的杀伤效果。土壤残留农药，特别是杀菌剂对土壤微生物丰度和耕地土壤功能造成一定的影响，对土壤微环境的生态平衡造成一定破坏作用。农药对土壤微生物的毒性应引起农药学、土壤学和环境学家们的高度重视。

土壤中的微生物能分解动植物残体和其他有机质，使之转化成植物所必需的无机物。因此，土壤微生物不仅在生态系统能量循环中是不可缺少的，而且在维持自然界二氧化碳平衡方面也发挥着重要的作用。当人们为了获得农作物丰产在农田上喷洒农药以防治病虫害和消除杂草时，造成部分农药残留在农田里，这些农药必然会对土壤微生物产生不同程度的影响。

（一）农药对土壤微生物种群数量的影响

1. 杀虫剂的影响

一般认为杀虫剂对土壤微生物种群数量影响较小，这是由杀虫剂的选择性和靶标决定的。有的杀虫剂仅对敏感品种有影响。已有报道若每年以 $5.6\sim22.4kg/hm^2$ 艾氏剂、狄氏剂、氯丹、毒杀芬加入土壤中，检测到土壤中细菌数量和真菌数量均不发生变化，也不影响微生物分解植物残体的能力。当处理浓度为 $2mg/g$ 土壤狄氏剂时，在 12 周的时间内，真菌和细菌数量与无处理对照无明显差异，而高剂量的林丹（0.5%）或毒杀芬（0.05～0.5%）处理土壤，在一段时间内对土壤的细菌和真菌有刺激作用，在 56d 培养期间，DDT 和狄氏剂均降低细菌的数量，而真菌数量则有所增加。

2. 杀菌剂的影响

冯自力等报道，实验选择 4 种杀菌剂，检测 4 种杀菌剂对棉田土壤微生物种群数量的影响。当处理浓度为 8mg/kg 的 50% 多菌灵、50% 福美双、40% 的五氯硝基苯和 20% 甲基立枯磷时，1 天后调查发现细菌数量与对照比发生显著的变化，4 种杀菌剂对细菌数量锐减 70% 以上。但随着时间延长，21 天以后细菌的数量逐渐恢复到对照水平。4 种杀菌剂对真菌数量的影响表现出与细菌相同的趋势，处理的第一天调查，种群数量明显下降到 70% 以上，21 天以后调查基本上恢复到对照水平。对土壤放线菌的影响也趋同于对细菌和真菌的情况。这种恢复与土壤修复有关。如田间长期连续施用杀菌剂，这些杀菌剂在土壤中累积对土壤微生物的影响还需深入研究。

3. 除草剂的影响

赵兰等测定了几种除草剂对稻田土壤微生物种群数量的影响，发现用丁草铵不同浓度处理土壤，当施用低浓度（5mg/kg）时，前期细菌数量出现上升，具刺激生长作用，21 天后与对照数量无显著差异。中浓度（10mg/kg）和高浓度（20mg/kg）处理，前期呈现抑制现象，随时间延长，中浓度出现促进生长作用，21 天后出现与对照相同的水平，而高浓度则需 28 天后达到对照水平。丁草铵对土壤真菌数量的影响也与细菌具相同的反应，试验初期，各浓度处理均表现显著的抑制作用，随着时间的延长，产生种群数量上升的趋势，但 28 天后调查未达到对照水平。对放线菌的影响基本上与对细菌和真菌相似，高浓度处理对放线菌抑制较强，但 3 种浓度处理，28 天后调查均可达到对照的水平。

苄嘧磺隆低浓度（0.7mg/kg）处理土壤，对细菌种群数量影响不显著，21 天后调查，恢复对照水平。中浓度（1.4mg/kg）处理时，初期对细菌具刺激生长的效应，但随时间的延长，表现出抑制现象。高浓度（2.8mg/kg）处理，对细菌表现出显著的抑制作用。但 28 天后调查，中、高浓度处理均达到对照水平。放线菌低浓度处理，第一天表现出抑制效应，随后迅速增长，恢复到对照水平。中浓度处理，初期表现抑制效应，21 天后恢复到对照水平。高浓度处理，7 天前表现抑制作用，7 天后反转出现生长速度增加，21 天后恢复到对照水平。

丁·苄混剂，由丁草铵和苄嘧磺隆混配而成。低浓度（2mg/kg）处理，对细菌种群数量的影响，4 天前表现为抑制效应，随后出现快速增长，14 天后恢复到对照水平。中浓度（4mg/kg）与低浓度处理细菌数量变化有相似的趋势。高浓度（8mg/kg）处理，初期出现抑制，随后出现增长，处理 14 天后调查达到与对照的数量水平。混剂对真菌种群数量的影响，低浓度处理，初期表现抑制现象，14 天后出现增长。中浓度处理与低浓度表现基本一致，高浓度处理，14 天内表现抑制现象，14 天后出现数量增长。但各种处理，28 天后调查均恢复到对照水平。对放线菌种群数量的影响，基本上与细菌和真菌表现相似，先受抑制，4 天后出现增长，28 天后调查各种处理均可恢复到对照水平。

农药对土壤微生物群落影响的不断研究发现，不同农药引起微生物数量变化的情况是不完全相同的。有报道如用 5mg/kg 甲拌磷处理能使土壤细菌数增加，而用椒菊酯处理则使细菌数减少。另外，同一种农药对不同菌类数量的影响也不完全一致。如用 3mg/kg 二嗪磷处理，180 天后细菌和真菌数没有改变而放线菌增加了 30 倍；又如用 4mg/kg 莠去津处理，虽然细菌总数与对照相比没有明显差异，但固氮菌增加了 2 倍，脱氮菌和纤维素分解菌却分别减少至 1/5 和 1/10。土壤微生物数量的改变与自身的耐药性有关。对农药有耐受性的增殖了，而敏感的减少了。从 1～20mg/kg 五氯硝基苯处理的土壤来看，真菌数开始是短时间增加，而后是下降比对照减少了 4/5。减少的是对五氯硝基苯感受性高的受试菌种，而有耐受性的长蠕孢菌却增殖并占据了主导地位。这种情况还见于五氯酚处理的土壤中，能够找到的菌种是具有耐受性的 6 种假单胞菌属的细菌。此外，用 10mg/kg 三氯乙酸或 6mg/kg 代森锰处理土壤，真菌中只剩下青霉菌和曲霉菌。由此可见，使用农药的结果使土壤微生物群落趋于单一化了。农药除影响微生物功能外，从生态学考虑它使土壤微生物群落趋向单一化的变化也是应该引起重视的问题。这是因为在土壤中微生物之间相互配合相互制约，共同保持着平衡状态，维持着正常的生物功能。如果微生物群落发生单一化的改变则势必使平衡状态紊乱和生物功能失常。结果将影响到物质循环和能量循环。所以，一种新农药在投入使用前或使用的过程中有必要考虑和研究它对土壤微生物可能造成的影响。

（二）农药对土壤微生物功能的影响

农药大量进入土壤不是直接施入就是由处理作物而间接带入，农药一旦进入土壤就可能影响维持土壤肥力的生物的生长和活性土壤中由微生物活动引起的生物化学转化过程。微生物对土壤中各种元素的矿质化、氧化还原以及固定作用都间接地影响各种元素的溶解度。因此，凡能改变微生物数量或活性的任何化合物都会影响土壤的生化过程，最终影响土壤肥力和植物生长。根据文献报道，农药对土壤微生物功能的影响主要有以下几个方面。

（1）氨化作用　在耕层土壤中，由于存在具有氨化作用的微生物，其中主要是芽孢杆菌、梭状芽孢杆菌和假单胞菌。这些微生物能将土壤中的有机质和施入的有机肥或尿素中的酰胺态氮素分解生成氨态氮，这种作用叫氨化作用（ammoni fication），又称脱氨作用。氨化作用是土壤中的有机物或施入的含氮有机物进行矿化作用的最初过程。氨化作用进行的强度和速度，与含氮有机物中碳氮比（C：N）、土壤酸碱度、微生物生命活动条件（温度、水分等）因素有关。

一般说来除草剂和杀虫剂对土壤氨化作用没有什么影响，而熏蒸消毒和施用杀菌剂通常可导致土壤中氨态氮的增加。研究发现除草剂百草枯、茅草枯、2甲4氯丙酸、2,4-D丙酸、杀草强等对氨化作用的影响不大。有机磷杀虫剂使土壤中氨态氮增加。杀菌剂对土壤中铵离子浓度有明显的影响。经克菌丹、福美双处理后，土壤中铵离子浓度增加，在田间施用也得出同样的结果。氨化作用的变化也很可能是反映土壤中游离氨基酸浓度的变化。早期发现经杀菌剂处理后导致了土壤中的游离氨基酸组成成分的数量和质量上的变化。用低浓度杀菌剂处理的土壤，所形成的可提取的游离氨基酸量多。而高浓度杀菌剂处理的结果则相反，所产生的游离氨基酸量较少，与此相类似的发现是土壤中的游离氨基酸是由于除草剂的施用而增加。

土壤经熏蒸消毒后无疑氨态氮的增加最显著。如单独用氯化苦处理或与甲基溴合并处理，75 天后每克土壤仍保留所释放出的氨态氮 $20 \sim 30 \mu g$。熏蒸消毒也引起土壤中可与茚三酮反应的化合物增加，其最高净释放量相当于每克土含 $21 \mu g$ 氨基氮。研究者认为这些氨基氮只是从杀死的微生物中分解得来的。

（2）硝化作用　硝化作用（nitrification）是氨基酸脱下的氨，在有氧的条件下，经亚硝酸细菌和硝酸细菌的作用转化为硝酸根的过程。氨转化为硝酸的氧化必须有 O_2 参与，通常发生在通气良好的土壤中。其作用过程先是由亚硝化细菌将铵根（NH_4^+）氧化为亚硝酸根（NO_2^-），然后硝化细菌再将亚硝酸根氧化为硝酸根（NO_3^-）。参与硝化作用的两群细菌统称硝化细菌。亚硝化细菌主要由 5 个属组成，即：亚硝化毛杆菌属（*Nitrosomonas* sp.）、亚硝化囊杆菌属（*Nitrosocystis* sp.）、亚硝化球菌属（*Nitrosococcus* sp.）、亚硝化螺菌属（*Nitrosospira* sp.）和亚硝化脉杆菌属（*Nitrosogloea* sp.）。其中，尤以亚硝化毛杆菌属的作用居主导地位，常见的有欧洲亚硝化毛杆菌（*Nitrosomonas europaea*）等。硝酸细菌主要有 3 个属：硝酸细菌属（*Nitrobacter* sp.）；硝酸刺菌属（*Nitrospina* sp.）和硝酸球菌属（*Nitrococcus* sp.）。其中以硝酸细菌属为主，常见的有维氏硝酸细菌（*Nitrobacter winogradskyi*）和活跃硝酸细菌（*N. agilis*）等。

普遍认为按田间常规用量加入的大多数除草剂及杀虫剂对硝化作用没有什么影响。而某些杀菌剂（如棉隆、代森钠、威百亩等）和大多数的熏蒸剂则明显地抑制这个过程。早期有人用经验和数学模式模拟的方法，观察 35 种除草剂对硝化作用的影响。他们的结论是应用田间常规用量时，大多数除草剂的影响是微不足道的。如发生抑制作用时，常出现于 pH 低于 7 的土壤。因此，硝化作用与土壤 pH 密切相关。发现西玛津和碘苯腈延缓了碱性土壤的硝化作用，而在酸性土壤中却起了促进作用。由于除草剂的抑制硝化作用是在碱性土壤，而不是在酸性土壤中，所以有人提出，在这个过程中还发生异养型硝化作用。每克土含 $100\mu g$ 的苯菌灵可抑制化能自养型的硝化作用，但同样浓度的苯菌灵对异养型的硝化作用却具促进作用。

实验发现，硝酸氧化细菌与铵盐氧化细菌对除草剂敏感性存在差异。硝酸氧化细菌对地乐酚、利谷隆和西玛津更敏感。当每克土壤中加入 $50\mu g$ 有效成分取代脲除草剂时，对硝化过程有抑制作用，而同样高浓度的利谷隆则没有影响。有人提出农药对硝化过程的影响随所使用的基质不同而异。硫酸铵的氧化作用比尿素的硝化作用对农药更为敏感。另外，当分别使用硫酸铵或尿素作为基质，再用农药处理土壤，发现两者同样地都会降低硝化作用。

另外不可忽视的是，除草剂自身降解物影响硝化作用的可能性，研究者发现苯酰胺除草剂降解为各种化合物对硝化作用有不同的影响。因此，应更加重视农药降解物对土壤硝化过程的影响。

田间常规用量的杀虫剂对硝化作用没有什么影响。然而，当每克土壤应用 $10\mu g$ 和 $100\mu g$ 有机磷杀虫剂时硝酸盐产物稍微有所降低，但土壤中的离子浓度则很快恢复正常水平。这或许是杀虫剂迅速降解的结果。林丹可抑制施用氮肥（硫酸铵和尿素）的硝化作用，而艾氏剂和七氯则无抑制作用。杀菌剂往往是强的硝化作用抑制剂。当每克土壤含 $10\mu g$ 有效成分的有机汞杀菌剂时完全抑制硝酸盐的形成，而福美双和克菌丹只有每克土壤分别含 $100\mu g$ 和 $250\mu g$ 时才抑制硝化作用。研究发现克菌丹抑制硝化作用时间长达 2～3 星期。杀菌剂和熏蒸剂比除草剂或杀虫剂对硝化作用通常有更大的初期效应和较长的后效。内吸性的农药对硝化作用只呈现微弱的影响。另外低浓度的杀菌剂可以刺激硝酸盐的形成，大概是因为低浓度刺激了氨化作用。有些研究者认为硝态氮的减少可能是由于农药处理引起反硝化作用的变化比硝化作用的更大。杀菌剂苯菌灵和毒菌锡同样可以提高土壤中硝酸盐的含量，但这两种杀菌剂影响硝化过程是不同的，显然苯菌灵增强了由亚硝酸转变为硝酸的氧化过程，而毒菌锡则可能降低反硝化作用的速率。一般熏蒸法处理比杀菌剂处理对硝化作用有更显著的抑制效应。熏蒸消毒土壤中铵态氢之所以增加与农药明显地抑制硝化作用有关。

（3）反硝化作用　反硝化作用是指在厌氧条件下，微生物将硝酸盐及亚硝酸盐还原为气态氮化物和氮气的过程，是活性氮以氮气形式返回大气的主要生物过程。土壤中已知能进行反硝化作用的微生物种类有 24 个属。绝大多数属反硝化细菌是异养型细菌，亦有少数自养型细菌如反硝化硫杆菌。反映农药对土壤中的反硝化作用的影响的研究相对滞后，已有报道 2,4-D、苯基脲类除草剂可抑制反硝化作用，杀菌剂克菌丹、代森锰和代森钠可抑制反硝化作用。同样乙酸苯汞和二硫代氨基甲酸盐也能抑制这个过程。

（4）固氮作用　固氮作用（nitrogen fixation）是分子态氮被还原成氨和其他

含氮化合物的过程。大气中 90% 以上的分子态氮都是通过固氮微生物的作用被还原为氨的。生物固氮是固氮微生物的一种特殊的生理功能，已知具固氮作用的微生物近 50 个属，包括细菌、放线菌和蓝细菌（即蓝藻），它们的生活方式、固氮作用类型有较大区别，但细胞内都具有固氮酶。不同固氮微生物的固氮酶均由钼铁蛋白和铁蛋白组成。固氮酶必须在厌氧条件下，即在低的氧化还原条件下才能催化反应。

农药对固氮作用的影响现已广泛地进行研究，发现除草剂茅草枯和 2,4,5-T、氯草敏、环草定和环草敌不会影响固氮菌纯培养的生长及固氮酶活性。有人研究了 24 种农药对固氮作用的影响，按田间常规用量，未发现有影响大豆的根瘤形成，另外杀虫剂地乐酚，每克土含 $6\mu g$ 却降低了嫌气条件下人工土壤体系的固氮作用，表明地乐酚是土壤中固氮作用的有效抑制剂。杀虫剂中的甲拌磷、七氯和丰索磷在使用过量情况下会影响固氮过程。已报道有人实验 6 种有机磷和 3 种氨基甲酸酯杀虫剂，在田间常规用量（每克土壤含 $6\mu g$ 农药）下不会抑制固氮作用，而在每克土壤含 $50\mu g$ 和 $100\mu g$ 时则能抑制土壤中的固氮作用。但有的有机磷杀虫剂如辛硫磷明显地降低固氮作用，也发现涕灭威会抑制固氮作用，马拉硫磷可抑制蓝绿藻的固氮作用。

杀菌剂在固氮过程中的影响大于杀虫剂和除草剂，有实验证明福美双可抑制固氮菌属的固氮作用。从根瘤菌中筛选抗杀菌剂的菌株，接种至豆科植物如豇豆和紫花苜蓿上，可以改善 植株的生长和固氮作用。

综上所述，农药对土壤微生物的影响，是农药开发和应用中必须重视的问题。因为土壤微生物，特别是益生菌在土壤中各种肥料分解、转化、作物抗病等方面发挥极其重要的作用。若农药对土壤微生物产生毒性效应，首先会导致土壤中化学成分过量积累、无法降解从而导致土壤生态恶化，导致土壤有机质、腐殖质匮乏，肥料肥效大幅降低，地力衰竭，作物生长势减弱，抗病性差，产量低，品质差，效益低下。其次，杀伤土壤中益生菌，土壤就无法有效生成团粒结构，就会发生板结、酸化、盐渍化等土壤问题，土壤无法活化、无法保温保湿、无法涵养和输导作物养分，严重影响作物生根、营养吸收和正常生长，各种作物病害和土传病害就无法消解会迅猛发生并且难以控制，导致作物生长障碍、死亡、连作危害，最终减产、绝产、绝收。因此，加强农药对土壤微生物毒性评价，科学合理使用农药，减少农药的使用量，是保持土境生态平衡的必要条件。

参 考 文 献

[1] 赵兰，黎华寿. 四种除草剂对稻田土壤微生物类群的影响. 农业环境科学学报，2008，27(2)：508-514.

[2] 赵善欢. 昆虫毒理学. 北京：中国农业出版社，1993.

[3] 徐汉虹. 植物化学保护学. 5 版. 北京：中国农业出版社，2018.

[4] 余德琴，吴波，郭匿春，等. 水生生物监测农药毒性效应研究进展. 生物灾害科学，2015，38(2)：86-91.

第四章

农药毒性毒理试验研究方法

农药的开发和使用过程中，一项重要工作就是需对农药进行环境安全性评价，农药的毒性是安全性评价必考查的项目之一。毒性试验是给试验动物（哺乳动物、环节动物、节肢动物等）和作物进行不同途径、不同期限的染毒，检测各种毒性终点的试验。其目的是确定无害作用水平、毒性类型、靶器官、剂量-反应关系，为安全性评价或危险性评价提供重要的资料。对作物的毒性判断主要通过观察药害的症状，测药害临界值与安全系数。

第一节　急性毒性试验

急性毒性（acute toxicity）是农药最基本的毒理学资料，试验急性经口、经皮和吸入毒性的目的是评价农药产品经过这几个途径进入人（动物）体内，引起人（动物）急性中毒的可能性，为毒性分级和标签管理提供数据。

急性毒性试验是指一次或 24 小时内多次染毒的试验，是毒性研究的第一步。要求采用啮齿类或非啮齿类两种动物。通常为小鼠或大鼠采用经口、吸入或经皮染毒途径。急性毒性试验主要测定半数致死量，即致死中量（LD_{50}），观察急性中毒表现，经皮肤吸收能力以及对皮肤、黏膜和眼有无局部刺激作用等，以提供受试物质的急性毒性资料，确定毒作用方式、中毒反应，并为亚急性和慢性毒性试验的观察指标及剂量分组提供参考。

一、急性毒性试验分类

1. 急性吸入毒性（acute inhalation toxicity）

试验动物短时间（24h 内）持续吸入一种可吸入性受试样品后，在短期内出现的健康损害效应。

半数致死浓度（median lethal concentration，LC_{50}）：指在一定时间内经呼吸道吸入受试样品后引起受试动物发生死亡概率为50%的浓度。以单位体积空气中受试样品的质量（mg/m^3）来表示。

2. 急性经皮毒性（acute dermal toxicity）

试验动物短时间（24h内）经皮肤接触受试样品后，在短期内出现的健康损害效应。

3. 急性经口毒性（acute oral toxicity）

一次或在24h内多次经口给予试验动物受试样品后，动物在短期内出现的健康损害效应。

半数致死量（median lethal dose，LD_{50}）：在一定时间内经口或经皮给予受试样品后，使受试动物发生死亡概率为50%的剂量。以单位体重接受受试样品的质量（mg/kg bw 或 g/kg bw）来表示。

二、介绍几种急性毒性试验的方法

（一）急性经皮毒性试验

1. 试验基本原则

在试验前，先去除试验动物受试部位的被毛。将试验动物分成若干剂量组，每组涂布不同剂量的受试样品，而后观察试验动物中毒反应和死亡情况，计算LD_{50}。对试验中死亡的动物做大体解剖和病理学检查，对试验结束时的存活动物也应做大体解剖。注意排除受试样品引起的皮肤局部刺激或腐蚀作用所致的全身效应。

2. 试验方法

（1）受试样品配制　固体受试样品应研磨，过100目筛。用适量无毒无刺激性赋形剂混匀，以保证受试样品与皮肤良好的接触。常用的赋形剂有水、植物油、凡士林、羊毛脂等。液体受试样品一般不必稀释，可直接用原液试验。

（2）试验动物　首选大鼠，也可选用豚鼠或家兔。试验动物体重要求范围分别为：大鼠200～300g，豚鼠350～450g，家兔2000～3000g。试验期间，为避免试验动物相互抓挠，应采用单笼喂养。试验前24h，在动物背部正中线两侧剪毛或剃毛，仔细检查皮肤，要求完整无损，以免改变皮肤的通透性。去毛面积不应少于试验动物体表面积的10%。

（3）剂量和分组　试验动物随机分为4～5个剂量组。若使用水、植物油、凡士林、羊毛脂外的赋形剂，则需设置溶剂对照组。豚鼠或大鼠每一剂量组（单性别）不少于 5 只；家兔每一剂量组（单性别）不少于 4 只。各剂量组间要有适当的组距，可按等比或等差级设置剂量，以使各剂量组试验动物产生的毒性反应和死亡率呈现剂量-反应（效应）关系。一般情况下，如果剂量达到 2000mg/kg bw 仍不出现试验动物死亡时，则不需要再进行高剂量试验。

（4）试验步骤　选择适当方法固定好试验动物，将受试样品均匀涂布于试验动物的去毛区，并用油纸和两层纱布覆盖，再用无刺激性胶布或绷带加以固定，以保证受试样品和皮肤的密切接触，防止脱落和动物舔食受试样品。涂布 4h 后取下固定物和覆盖物，用温水或适当的溶剂洗去皮肤上残留的受试样品。

（5）观察期限及指标　观察并记录染毒过程和观察期内的动物的中毒和死亡情况，观察期限一般为 14 天，全面观察中毒的发生、发展过程和规律以及中毒特点和毒作用的靶器官。对死亡动物进行尸检，观察期结束后，处死存活动物并进行大体解剖，如有必要，进行病理组织学检查。

3. 试验结果评价

计算 LD_{50}，进行急性经皮毒性分级。

4. 鉴定报告

鉴定报告应包括以下内容：

① 试验动物种属品系、来源、饲养环境、饲料和饮水；

② 按剂量组列表，说明每组动物数、性别状况、出现毒效应的动物数、死亡动物数；

③ 染毒时间、染毒持续时间、染毒后动物中毒的主要表现；

④ LD_{50} 计算方法；

⑤ LD_{50} 值及其 95％ 可信区间（包括雌、雄试验动物各自的 LD_{50}）；

⑥ 病理组织学检查结果；

⑦ 结论。

（二）急性经口毒性试验

以经口灌胃法给予各试验组动物不同剂量的受试样品，每组用一个剂量，染毒剂量的选择可通过预试验确定，染毒后观察动物的毒性反应和死亡情况，试验期间死亡的动物要进行尸检，试验结束时仍存活的动物要处死并进行大体解剖。本方法主要适用于啮齿类动物的研究，但也可用于非啮齿类动物的研究。

1. 试验方法

（1）受试样品的处理　受试样品应溶解或悬浮于适宜的赋形剂中（不溶性固体或颗粒状物质研磨，过 100 目筛），建议首选水或食用植物油（如玉米油）作溶剂，也可考虑使用其他赋形剂（如羧甲基纤维素、明胶、淀粉等）等配成混悬液；不能配制成混悬液时，可配制成其他形式（如糊状物等），但不能采用具有明显毒性的有机化学溶剂，如采用有毒性的溶剂应单设溶剂对照组观察。

（2）试验动物 首选健康成年小鼠（18～22g）和大鼠（180～220g），也可选用其他敏感动物，同性别试验动物个体间体重相差不得超过平均体重的20%，试验前动物要在试验环境中至少适应3～5天时间。

（3）剂量设计 根据所选方法的要求，原则上应设4～5个剂量组，每组动物一般为10只，雌雄各半，各剂量组间距大小以兼顾产生毒性大小和死亡为宜，通常以较大组距和较少量动物进行预试验。如果受试样品毒性很低，也可采用最大限量法，即用20只动物（雌雄各半），采用5000mg/kg bw剂量，如未引起动物死亡，可不再进行多个剂量的急性经口毒性试验。

（4）试验步骤

① 试验前试验动物应禁食（一般16h左右），不限制饮水。若采用代谢率高的其他动物，禁食时间可以适当缩短。

② 正式试验时，称量动物体重，随机分组，然后对各组动物用经口灌胃法一次染毒，各剂量组的灌胃体积应相同，小鼠常用容量为20mL/kg bw，大鼠常用容量为10mL/kg bw，若一次给予容量太大，也可在24h内分2～3次染毒（每次间隔4～6h），但合并作为一次剂量计算，染毒后继续禁食3～4h，若采用分批多次染毒，根据染毒间隔长短，必要时可给动物一定量的食物和水。

③ 观察期限及指标。观察并记录染毒过程和观察期内的动物的中毒和死亡情况，观察期限一般为14天，观察指标，计算LD_{50}。对死亡动物进行尸检，观察期结束后，处死存活动物并进行大体解剖，如有必要，进行病理组织学检查。

2. 鉴定报告

鉴定报告应包括如下内容：

① 受试样品名称、理化性状、配制方法、所用浓度；

② 试验动物的种属、品系和来源（注明合格证号和动物级别）；

③ 试验动物饲养环境，包括饲料来源、室温、相对湿度、动物实验室合格证号；

④ 所用剂量和动物分组，每组所用动物性别、数量及体重范围；

⑤ 染毒后动物中毒表现和死亡情况及出现时间，大体解剖及病理所见；

⑥ 计算LD_{50}的方法及其LD_{50}和95%置信限；

⑦ 列表报告结果；

⑧ 结论。

（三）急性吸入毒性试验

1. 试验基本原则

各试验组动物在一定时间内吸入不同浓度的受试样品，染毒浓度的选择可通过预试验确定，染毒后观察动物的毒性反应和死亡情况，试验期间死亡的动物要进行尸检，试验结束时仍存活的动物要处死并进行大体解剖。

2. 试验方法

（1）试验动物　首选健康成年小鼠（18～22g）和大鼠（180～220g），也可选用其他敏感动物，同性别各剂量组个体间体重相差不得超过平均体重的20%，试验前动物要在试验环境中至少适应3～5天时间。

（2）剂量设计　根据所选方法的要求，原则上应设4～5个剂量组，每组动物一般为10只，雌雄各半，各剂量组间距大小以兼顾产生毒性大小和死亡为宜，通常以较大组距和较少量动物进行预试验，如果受试样品毒性很低，也可采用一次限量法，即用20只动物（雌雄各半），10000mg/m³吸入2h或5000mg/m³吸入4h，如未引起动物死亡，则不再进行多个剂量的急性吸入毒性试验。

（3）染毒　染毒可采用静式染毒法或动式染毒法。

① 静式染毒法。静式染毒是将试验动物放在一定体积的密闭容器（染毒柜）内，加入一定量的受试样品，并使其挥发，造成试验需要的受试样品浓度的空气，一次吸入性染毒2h。

A.染毒柜的容积以每只染毒小鼠每小时不少于3L空气计，每只大鼠每小时不少于30L计。

B.染毒浓度的计算：染毒浓度一般应采用实际测定浓度，在染毒期间一般可测4～5次，求其平均浓度，在无适当测试方法时，可用下式计算染毒浓度：

$$C=(a\times d/v)\times10^6$$

式中　C——染毒浓度，mg/m³；

　　　a——加入受试样品的量，mL；

　　　d——化学品密度；

　　　v——染毒柜容积，L。

② 动式染毒法。动式染毒是采用机械通风装置，连续不断地将含有一定浓度受试样品的空气均匀不断地送入染毒柜，空气交换量为12～15次/h，并排出等量的染毒气体，维持相对稳定的染毒浓度（对通过染毒柜的流动气体应不间断地进行监测，并至少记录2次），一次吸入性染毒2h。当受试化合物需要特殊要求时，应用其他的气流速率，染毒时，染毒柜内应确保至少有19%的氧含量和均衡分配的染毒气体。一般情况下，为确保染毒柜内空气稳定，试验动物的体积不应超过染毒柜体积的5%，且染毒柜内应维持微弱的负压，以防受试样品泄露污染周围环境，同时，应注意防止受试样品爆炸。

（4）受试样品气化（雾化）和输入的常用方法

① 气体受试样品，经流量计与空气混合成一定浓度后，直接输入染毒柜。

② 易挥发液体受试样品，通过空气鼓泡或适当加热促使挥发后输入染毒柜。

③ 若受试样品现场使用采取喷雾法时，可采用喷雾器或超声雾化器使其雾化后输入染毒柜。

（5）染毒浓度计算　染毒浓度一般应采用动物呼吸带实际测定浓度，每半小时一次，取其平均值，各测定浓度值应在其平均值的 25% 以内，若无适当的测试方法，也可采用以下公式计算染毒浓度：

$$C = [a \times d / (v_1 + v_2)] \times 10^6$$

式中　C——染毒浓度，mg/m^3；

a——气化或雾化受试样品的量，mL；

d——受试样品密度；

v_1——输入染毒柜风量，L；

v_2——染毒柜容积，L。

3. 观察期限及指标

① 观察并记录染毒过程和观察期内的动物中毒和死亡情况，观察期限一般为14 天。

② 对死亡动物进行尸检，观察期结束后，处死存活动物并进行大体解剖，如有必要，进行病理组织学检查。

4. 试验结果评价

评价试验结果时，应将 LC_{50} 与观察到的毒性效应和尸检所见相结合考虑，LC_{50} 值是受试样品急性毒性分级和标签标识以及判定受试样品经呼吸道吸入后引起动物死亡可能性大小的依据。引用 LC_{50} 值时一定要注明所用试验动物的种属、性别、染毒方式及时间长短、观察期限等；评价应包括动物接触受试样品与动物异常表现（包括行为和临床改变、大体损伤、体重变化、致死效应及其他毒性作用）的发生率和严重程度之间的关系。

5. 鉴定报告

鉴定报告应包括如下内容：

① 受试样品名称、理化性状、配制方法、所用浓度；

② 动式染毒设备中的气流速度；

③ 试验动物的种属、品系和来源（注明合格证号和动物级别）；

④ 试验动物饲养环境，包括饲料来源、室温、相对湿度、动物实验室合格证号；

⑤ 所用染毒浓度和动物分组，每组所用动物性别、数量及体重范围；

⑥ 计算 LC_{50} 的方法；

⑦ 染毒后动物中毒表现及出现时间和恢复情况，死亡时间，大体解剖所见；

⑧ 列表报告结果，计算 LC_{50} 及其 95% 置信区间；

⑨ 结论。试验结果的解释：通过 LC_{50} 的测定，可评价受试样品的急性吸入毒

性及其毒性分级，但其结果外推到人类的有效性是有限的。

LD$_{50}$/LC$_{50}$ 计算方法：一个试验的完成，最终反映为试验数据，必须通过科学的统计方法，进行合理的统计分析，才能得出正确的结论。然后利用结论对试验的成功与否作出客观的评价。

统计内容：毒力测定的结果，一般需要求出药剂的 LD$_{50}$/LC$_{50}$ 或 ED$_{50}$/EC$_{50}$ 及其标准误差和 95% 置信区间、药剂的毒力曲线、显著性检验。

LD$_{50}$/LC$_{50}$ 与其方程可用 $y = a + bx$ 表示。方程中，横坐标 x 表示剂量的对数，纵坐标 y 表示死亡率的概率值，a 表示毒力曲线的截距，b 表示毒力曲线的坡度。坡度的大小反映出供试昆虫对药剂的敏感性。坡度越大，敏感性越小；坡度越小，敏感性越大。

根据毒力曲线也可以反推出药剂的 LD$_{50}$/LC$_{50}$。因为，LD$_{50}$/LC$_{50}$ 在方程中表现为死亡或抑制 50% 供试生物，此时 $y = 5$，代入方程，求出 x，根据 LD$_{50}$/LC$_{50}$ $= 10^x$ 即可算出结果。

在生物测定中，用药组和对照组之间，各个不同药剂或各个不同因素之间表现出的差异性，究竟是真正的差别还是试验误差所造成的，必须用显著性检验的方法加以判断。而判断的方法有：t 值检验、F 值检验、卡方分析等等。其中，t 值检验通常用于计量资料中两个均数的比较；F 值检验，即方差分析，可以用于超过有两个均数时的相互比较；卡方分析则是用于计数资料间的比较。

现在，在计算机的高效计算能力及统计分析软件如 SAS（statistical analysis system）等强大功能的帮助下，科研工作者能够快速准确地对试验数据进行处理，缩短了研究时间。有关统计原理及测定检测步骤，可以参考生物统计学的相关参考书籍和软件说明。

第二节　亚急性毒性试验

亚急性毒性（subacute toxicity）是指试验毒物的浓度较低不会引起试验生物急性中毒致死，但对生物以后的生存仍有深远影响的毒性。亚急性试验一般从三个方面进行研究：生理生化检验，包括酶活性、临床化学、血液学、呼吸活动等；行为学检验，如运动、游泳、趋向于回避、集群与扑食行为等；组织学检验，包括组织结构及形态变化等。根据这些资料可以有效地评价化学物质对生物的危险性及可能产生的效应方式。由于篇幅的限制，本书对亚急性试验中的酶活性、临床化学、血液学、呼吸活动等；行为学检验，如运动、游泳、趋向于回避、集群与扑食行为；组织学检验，包括组织结构及形态变化等检测不作介绍。

经典的亚急性试验分为：

（1）亚急性经口毒性（subacute oral toxicity）　试验动物在 14～28 天内，每日经口接触受试样品后所引起的健康损害效应。

（2）亚急性经皮毒性（subacute dermal toxicity）　试验动物在 14～28 天内，每日经皮接触受试样品后所引起的健康损害效应。

（3）亚急性吸入毒性（subacute inhalation toxicity）　试验动物在 14～28 天内，每日经呼吸道接触受试样品后所引起的健康损害效应，经典的亚急性试验方法与急性试验方法基本上相同，仅在试验剂量和调查时间上有所不同。

第三节　慢性毒性试验

慢性毒性（chronic toxicity）是长期接触毒物或染毒对机体功能或结构形态所致的损害。它是衡量蓄积毒性的重要指标，也是制定卫生标准的重要资料。常涉及毒作用剂量、作用性质、靶器官、病损程度（可逆性或不逆性病变）及无害作用剂量等。是预测人类在生活和生产环境中过量接触有害物质是否会引起慢性危害的主要依据。

一、哺乳动物骨髓细胞染色体畸变试验

（一）试验原理

环境有毒物质可引起动物细胞染色体型畸变（chromosome type aberration），造成染色体结构损伤，使两个染色单体的相同位点均出现断裂或断裂重组的改变，以及染色体数目畸变（chromosome numerical aberration）。选取哺乳动物（如大鼠或小鼠）经口或其他适宜途径染毒，动物处死前用细胞分裂中期阻断剂处理，处死后制备骨髓细胞染色体标本，分析染色体畸变。

（二）试验方法

（1）试验动物　选用健康成年大鼠或小鼠，每组每种性别至少 5 只。

（2）受试物配制　固体受试物应溶解或悬浮于适合的溶剂中，并稀释至一定浓度，液体受试物可直接使用或予以稀释。受试物应在使用前新鲜配制，否则就必须证实贮存不影响其稳定性。

（3）溶剂的选择　溶剂在所选用浓度下，不引起毒性效应，不与受试物发生化学反应。首选为水溶性溶剂。

（4）剂量设置　应进行预试验以选择最高剂量，当有毒性时，以引起死亡或者抑制骨髓细胞有丝分裂指数（50％以上）为指标确定最高剂量。在第一次采集样品时，需设置3个可供分析的剂量，在第二次采集样品时，则仅需设置最高剂量组。如果一次剂量为2000mg/kg时仍未引起毒性效应，则只设2000mg/kg剂量组。

（5）对照　在每项试验中，对每种性别均应设阴性对照组和阳性对照组，除不使用受试物外，其他处理与受试物组一致。

（6）阴性对照　除设溶剂对照（即仅含溶剂）外，如果没有文献资料或历史性资料证实所用溶剂不具有有害作用或致突变作用，还应设空白对照组。

（7）阳性对照　阳性对照物能引起染色体结构畸变率应明显高于背景资料，染毒途径可以不同于受试物。所选用的阳性对照物最好与受试物类别有关，可以使用下述物质：三亚乙基密胺（triethylene melamine），甲磺酸乙酯（ethyl methanesul fonate），乙基亚硝基脲（ethyl nitrosourea），丝裂霉素C（mitomycin C）和环磷酰胺（cyclophosphamide）。

（8）染毒方式　可采用经口或其他适宜的染毒方式，一般情况下，染毒一次，但分两次采集样品，即每组动物分两个亚组，亚组1于染毒后12～18h处死并采集第一次样品；亚组2于亚组1处死后24h采集第二次样品，如果采用多次染毒，于末次染毒后12～18h采集样品，于处死动物采集样品前腹腔注射细胞分裂中期阻断剂（如用秋水仙素，于处死前4h，按4mg/kg bw给药）。

（三）试验步骤

① 用颈椎脱臼法处死动物，取出股骨，剔除肌肉等组织。

② 剪去股骨两端，用注射器吸取5mL生理盐水，从股骨一端注入，用10mL离心管，从股骨另一端接取流出的骨髓细胞悬液。

③ 将细胞悬液以1000r/min的速度离心5～7min，去除上清液。

④ 加入0.075mol/L KCl溶液7mL，用滴管将细胞轻轻地混匀，放入37℃水浴中低渗处理7min，加入2mL固定液（冰醋酸：甲醇＝1：3），混匀，以1000r/min速度离心5～7min，弃去上清液。

⑤ 加入7mL固定液，混匀，固定7min，以1000r/min的速度离心7min，弃去上清液。

⑥ 用上述相同方法再固定1～2次，弃去上清液。

⑦ 加入数滴新鲜固定液，混匀。

⑧ 用混悬液滴片，自然干燥。

⑨ 用吉姆萨染液染色。

（四）读片和结果处理

（1）确定有丝分裂指数　包括所有处理组，阳性和阴性对照组（每只动物计数 1000 个细胞)。

（2）畸变细胞计数　对每只动物选择 100 个分散良好的中期分裂相，在显微镜油镜下进行读片，在读片时应记录每一观察细胞的染色体数目，对于畸变细胞还应记录显微镜视野的坐标位置及畸变类型，所得各组的染色体畸变率用 X^2 检验进行统计学处理，以评价试验组和对照组之间是否有显著差异。

（五）结果评价

当受试物引起的染色体畸变数具有统计学意义，并有与剂量相关的增加或者在一个剂量组出现染色体畸变细胞数明显增高时，则判定具有致突变性。当结果不能得出，应改变试验条件进一步进行测试。在评价时应综合考虑生物学意义和统计学意义。

（六）试验报告

报告应包括下列项：
① 受试物名称、理化性质、所用溶剂及配制。
② 动物种属和品系、体重、数量、性别、来源（注明合格证号和动物级别）。
③ 试验动物饲养环境，包括饲料来源、室温、相对湿度、试验动物房合格证号。
④ 剂量和组别：选择剂量的原则、剂量和组别、阴性和阳性对照物及剂量。
⑤ 试验条件和方法。染毒途径和染毒方案，细胞毒性测定方法，所用的细胞分裂中期阻断剂及其剂量和采样时间，简述制备染色体的方法。
⑥ 观察和分析的细胞数。
⑦ 畸变类型和数量及畸变率。
⑧ 结论。

（七）结果解释

阳性结果证明受试物具有引起该种受试动物骨髓细胞染色体畸变的能力。阴性结果表明在本试验条件下受试物不引起该种受试动物骨髓细胞染色体畸变。

二、鼠伤寒沙门菌回复突变试验

利用细菌突变来检测环境中存在的致癌物质是一种简便、快速、灵敏的方法。可以通过某待测物质对微生物的诱变能力间接判断其致癌能力检测化学物质的诱变性，预测其遗传危害和潜在致癌作用的可能性。该方法是由美国加利福尼亚大学的 Ames 教授首先发明的，因此又称 Ames 试验。

（一）试验原理

细菌在化学突变物作用下由营养缺陷型回变到野生型，利用一组鼠伤寒沙门菌组氨酸缺陷型试验菌株，测定引起沙门菌碱基置换或移码突变的化学物质所诱发的组氨酸缺陷型（his⁻）回变到野生型（his⁺）的试验方法，鼠伤寒沙门菌组氨酸营养缺陷型菌株不能合成组氨酸，故在缺乏组氨酸的培养基上，仅少数自发回复突变的细菌生长，假如有致突变物存在，则营养缺陷型的细菌回复突变成野生型，便能生长形成菌落，据此判断受试样品是否为致突变物。

（二）试验方法

1. 样品处理

选定受试样品的合适溶剂，首选无菌双蒸水作为溶剂，如果不溶于水的或水溶性低的化学物，首选二甲基亚砜。

2. 剂量设计

每一受试样品检测时至少设五个剂量组，可按 $5\sim5000\mu g$/皿剂量设定，也可根据预试验结果按等比组距设定需要的浓度范围。

3. 配制培养基和试剂

（1）20％葡萄糖溶液　称取 200g 葡萄糖，加入蒸馏水至 1000mL，0.068MPa 高压灭菌 20min，贮于 4℃冰箱。

（2）0.5mmol/L 组氨酸生物素溶液

成分：D-生物素（分子量 244）　　　　　　122mg

　　　L-组氨酸（分子量 155）　　　　　　78mg

　　　无菌蒸馏水　　　　　　　　　　　　至 1000mL

不宜进行高压灭菌处理，使用无菌玻璃器皿配制，贮于 4℃冰箱。

（3）代谢活化系统　大鼠肝微粒体酶 S，其诱导和制备方法如下。

① 诱导：最广泛应用的大鼠肝微粒体酶的诱导剂是多氯联苯（PCB 混合物），选择健康雄性大鼠体重 200g 左右，一次腹腔注射诱导剂，剂量为 500mg/kg，诱导剂溶于玉米油中，浓度为 200mg/mL。苯巴比妥钠和 β-萘黄酮结合也可作为诱导剂。

② 制备：动物诱导后第五日断头处死，处死前 12h 停止饮食，但可自由饮水。首先，用 75％酒精消毒动物皮毛，剖开腹部，在无菌条件下，取出肝脏，去除肝脏的结缔组织，用冰浴的 0.15mol/L 氯化钾溶液淋洗肝脏，放入盛有 0.15mol/L 氯化钾溶液的烧杯里；然后，按每克肝脏加入 0.15mol/L 氯化钾溶液 3mL，用电动匀浆器制成肝匀浆，再在低温高速离心机上，在 4℃条件下，以 9000r/min 离心10min，取其上清液（S9）分装于塑料管中，每管装 2～3mL，储存于液氮生物容

器中或−80℃冰箱中备用。上述全部操作均在冰水浴中和无菌条件下进行，制备肝S9所用一切手术器械、器皿等，均经灭菌消毒。S9制备后，其活力需经诊断性诱变剂进行鉴定。

（4）盐溶液（1.65mol/L KCl＋0.4mol/L MgCl$_2$）

成分：氯化钾（KCl）   61.5g

   氯化镁（MgCl$_2$·6H$_2$O） 40.7g

   加蒸馏水   至500mL

0.103MPa高压灭菌30min，贮于4℃冰箱。

（5）0.2mol/L磷酸盐缓冲液（pH 7.4）

成分：磷酸二氢钠（NaH$_2$PO$_4$·2H$_2$O） 2.965g

   磷酸氢二钠（Na$_2$HPO$_4$·12H$_2$O） 29.015g

   蒸馏水   至500mL

0.103MPa高压灭菌30min，贮于4℃冰箱。

（6）0.15mol/L 氯化钾溶液 精确称取氯化钾11.18g，用蒸馏水稀释至1000mL，0.103MPa高压灭菌30min，贮于4℃冰箱。

（7）氨苄青霉素碱性溶液（8mg/mL） 称取氨苄青霉素80mg，加入0.02mol/L NaOH溶液10mL。

（8）0.1％结晶紫溶液 称取结晶紫10mg，加10mL无菌水。

（9）四环素溶液（8mg/mL） 称取四环素40mg，加入0.02mol/L HCl溶液5mL。

（10）溶解或稀释化学物质常用溶剂 蒸馏水，二甲基亚砜（DMSO）。

（11）常用阳性对照及参考剂量

柔毛霉素（pubescens）   60μg/mL

叠氮化钠（NaN$_3$）   50μg/mL

2-氨基芴（2-FA）   1000μg/mL

敌克松（dexon）   1000μg/mL

丝裂霉素C（mitomycin C，MMC） 10μg/mL

（12）Vogel-Bonner（V-B）培养基E

成分：枸橼酸（C$_6$H$_8$O$_7$·H$_2$O）   100g

   磷酸氢二钾（K$_2$HPO$_4$）   500g

   磷酸氢氨钠（NaNH$_4$HPO$_4$·4H$_2$O） 175g

   硫酸镁（MgSO$_4$·7H$_2$O）   10g

   加蒸馏水   至1000mL

先将前三种成分加热溶解后，再将溶解的硫酸镁缓缓倒入容量瓶中，加蒸馏水稀释至1000mL，分装后0.103MPa高压灭菌30min，贮于4℃冰箱。

（13）顶层培养基

成分：琼脂粉	1.2g
氯化钠	1.0g
蒸馏水	至 200mL

0.103MPa 高压灭菌 30min 后，加入 0.5mmol/L 组氨酸生物素溶液。

（14）底层培养基

成分：琼脂粉	7.5g
蒸馏水	480mL
V-B 培养基 E	10mL
20％葡萄糖溶液	10mL

先将前两种成分于 0.103MPa 高压灭菌 30min 后，再加入后两种成分，充分混匀倒底层平板。按每皿 25～30mL 倒平皿，冷凝固化后倒置于 37℃ 培养箱中 24h，备用。

（15）肉汤培养基

成分：牛肉膏	2.5g
胰胨	5.0g
磷酸氢二钾（K_2HPO_4）	1.0g
蒸馏水	至 500mL

将上述成分混合后，于 0.103MPa 高压灭菌 30min，贮于 4℃ 冰箱。

（16）营养琼脂平板

成分：琼脂粉	7.5g
营养肉汤培养基	500mL

0.103MPa 高压灭菌 30min 后，倒斜面或平板。

4. 菌株

一般使用鼠伤寒沙门菌 TA97a 或 TA97、TA98、TA100、TA102 菌株，特殊情况下选用 TA1535、TA1537 等菌株。

（1）分离　将新获得的或经长期保存的试验菌株分别划线接种于主平板，37℃ 培养 18～24h。

（2）增菌　用接种环分别刮取主平板中分离好的单个菌落分别接种于 5mL 新鲜营养肉汤内增菌，37℃ 振荡（100 次/min）培养 10h。该菌株培养物应每毫升不少于 $1×10^9～2×10^9$ 活菌数。

（3）保存　取增菌液 0.8mL，加高压灭菌 DMSO 0.07mL 置于 2mL 已灭菌、耐低温的带塞小塑料试管内，冷冻后贮存于盛有液氮的液氮罐内冷藏备用，置 4℃ 冰箱可保存一个月。

（4）菌株鉴定　新获得的或长期保存的菌种，在试验前必须进行菌株的生物特性鉴定，菌株鉴定的判断标准如表 4-1 所示。

表 4-1　试验菌株鉴定的判断标准

菌株	组氨酸缺陷	脂多糖屏障缺损	氨苄青霉素抗性	切除修复缺损	四环素抗性	自发回变菌落数 *
TA97	+	+	+	+	+	90～180
TA98	+	+	+	+	−	30～50
TA100	+	+	+	−	+	100～200
TA102	+	+	+	−	+	240～320
备注	"+"表示需要组氨酸	"+"表示具有 *rfa* 突变	"+"表示具有 R 因子	"+"表示具有 Δ*uvrB* 突变	"+"表示具有 pAQ1 质粒	* 在体外代谢活化条件下自发回变菌落数略增

注：其他菌株生物特性鉴定参照有关文献。

① 组氨酸依赖性。组氨酸营养缺陷型菌株只能在有组氨酸的营养培养基中生长，在不加组氨酸的培养基上则不生长。将组氨酸营养缺陷型菌株分别用划线法接种于含有和不含有组氨酸的培养基中，37℃培养 24h，观察细菌生长情况。组氨酸缺陷型菌株在含组氨酸平板上生长，而在无组氨酸平板上则不能生长。

② 脂多糖屏障丢失。具有深粗糙（*rfa*）的菌株，其表面一层脂多糖屏障缺损，因此一些大分子物质如结晶紫能穿透菌膜进入菌体，从而抑制其生长，而野生型菌株则不受其影响。

取 0.1mL 营养牛肉汤增菌液加到 2mL 45～46℃已融化的顶层琼脂中，摇匀，立即倒在有营养肉汤的底层琼脂培养基上，使其均匀分布。待琼脂凝固后，在平皿中央放一直径为 6mm 的圆滤纸，然后将结晶紫水溶液（1mg/mL）10μL 滴在滤纸上，37℃培养 24h。假若待测菌在滤纸片周围有清晰透明的抑菌圈，即表示结晶紫的分子已进入细菌体内，说明该待测菌株具有 *rfa* 突变。

③ 紫外线损伤修复缺陷。具有紫外线损伤修复缺陷（Δ*uvrB* 突变）的菌株对紫外线敏感，当受到紫外线照射后，不能生长，而具有野生型切除修复酶的菌株，则能照常生长。

在营养牛肉汤琼脂培养基平皿的底部背面，用红笔划一直线，在培养基上沿红线用划线法接种细菌后，用黑纸覆盖平皿的 1/2，其余部分用紫外线灯照射（15W），距离 33cm，照射 8s。紫外线照射部分不能生长，而黑纸覆盖的那一半则能生长。具有 Δ*uvrB* 突变的菌株对紫外线敏感，经辐射后细菌不生长，而具有完整的切除修复系统的菌株，则照常生长。

④ 抗氨苄青霉素 R 因子鉴定。含 R 因子的试验菌株对氨苄青霉素有抗性。因为 R 因子不太稳定，容易丢失，故用氨苄青霉素确定该质粒存在与否。

在营养牛肉汤琼脂平皿背面中线，用红笔划一直线，再用微量注射器在培养

基上沿红线涂 $10\mu L$ 氨苄青霉素，待其干后与红线垂直方向划线接种细菌，37℃培养 24h。若待测菌在涂有氨苄青霉素的部位生长，说明该菌具有抗氨苄青霉素作用，表示含有 R 因子，仍能生长。否则表示待测菌不含 R 因子或 R 因子丢失。

⑤ 抗四环素 pAQ1 质粒鉴定。含 pAQ1 质粒的试验菌株对四环素有抗性。因为 pAQ1 质粒不太稳定，容易丢失，故用四环素确定该质粒存在与否。

在营养牛肉汤琼脂平皿背面中线，用红笔划一直线，再用微量注射器在培养基上沿红线涂 $10\mu L$ 四环素，待其干后与红线垂直方向划线接种细菌，37℃培养 24h。若待测菌在涂有四环素的部位生长，说明该菌具有抗四环素作用，表示含有 pAQ1 质粒，仍能生长，否则表示待测菌不含 pAQ1 质粒或 pAQ1 质粒丢失。

⑥ 自发回变。每一种试验菌株都以一定的频率自发地产生回变，称为自发回变。

将待测菌株增菌液 0.1mL 加到 2mL 含组氨酸-生物素的顶层琼脂培养基的试管内，混匀后铺到底层琼脂平板上，待琼脂固化后，置 37℃培养箱中孵育 48h 后记数每皿回变菌落数。每种标准测试菌株的自发回变菌落数应符合表 4-2 要求。经体外代谢活化后的自发回变菌落数，要比直接作用下得略高。

表 4-2　测试菌株的回变性

诱变剂	剂量/(μg/皿)	S9	TA97	TA98	TA100	TA102
柔毛霉素	6.0	—	124	3123	47	592
叠氮化钠	1.5	—	76	3	3000	188
ICR-191	1.0	—	1640	63	185	0
链霉黑素	0.25	—	inh	inh	inh	2230
丝裂霉素 C	0.5	—	inh	inh	inh	2772
2,4,7-三硝基-9-芴酮	0.20	—	8377	8244	400	16
4-硝基-O-次苯二胺	20	—	2160	1599	798	0
4-硝基喹啉-N-氧化物	0.5	—	528	292	4220	4220
甲基磺酸甲酯	1.0	—	174	23	2730	6586
2-氨基芴	10	+	1742	6194	3026	261
苯并(a)芘	1.0	+	337	143	937	255

注：inh 表示抑菌。表中数值均已扣除溶剂对照的回变菌落数；其他菌株对阳性物的反应参照有关文献。

（三）试验步骤

采用平板掺入法进行试验。

（1）倒平板　先将底层培养基在 45℃时倒平板，冷却凝固后放入 37℃培养箱内 24h。无菌落生长方可使用。

（2）接种　将含 0.5mmol/L 组氨酸-生物素溶液的顶层琼脂培养基 2.0mL 分装于试管中，45℃水浴中保温，然后每管依次加入试验菌株增菌液 0.1mL，受试样品溶液 0.1mL 和 S9 混合液 0.5mL（需代谢活化时），充分混匀，迅速倾入底层琼脂平板上，转动平板，使之分布均匀。水平放置待冷凝固化后，倒置于 37℃培养箱里孵育 48h。每受试样品检测皿加或不加 S9 混合液均作三个平行皿。

（3）对照　每一受试样品检测时必须设定阳性物对照，操作过程将加入受试样品溶液改换为阳性物，其他操作完全相同；同时，每批受试样品检测必须设定阴性对照，观察自发回变菌落数。操作过程中不加入受试样品，其余操作同上。

（四）结果统计与评价

1. 数据处理

记录受试样品各剂量组、空白对照组自发回变、溶剂对照组及阳性对照组的每皿回变菌落数，并求平均值和标准差（见表 4-3）。

表 4-3　Ames 试验 XX 菌株的回变结果（平均值±标准差）

受试样品	剂量/(mg 或 μL/皿)	菌落回变数/($X\pm SD$)	MR 值
A			
B			
自发回变－(S9)			
自发回变＋(S9)			
溶剂对照－(S9)			
溶剂对照＋(S9)			
阳性对照			

注：MR 值＝待测样所诱发的菌落回变数/自发回变菌落数。

2. 评价原则

判断阳性结果的标准是：每皿平均回复菌落数为平均自发回变菌落数的两倍以上，即 MR 值≥2，并有剂量-反应关系即认为该受检物具有致突变性。

受试样品经四个试验菌株检测后，只要有一个试验菌株，无论在加 S9 或不加 S9 条件下为阳性者时，均可判定该受试样品 Ames 试验结果为阳性。四个试验菌株在加 S9 和不加 S9 条件下均为阴性，且重复试验结果一致时，则可判定受试样品 Ames 试验结果为阴性。

3. 鉴定报告

除总则中规定的一般项目外，鉴定报告还应包括以下内容：

① 试验菌株；

② 代谢活化系统及所用诱导剂；

③ 试验方法，操作步骤，受试样品检测剂量分组及阴性、阳性对照名称；

④ 阳性结果评价原则。以列表方式报告受试样品的 Aems 试验结果。

（五）结论

试验结果的解释：阳性结果表明受试样品在本试验条件下具有致基因突变作用。阴性结果表明在本试验条件下受试样品不具有致基因突变作用。

三、微核试验

微核（micronucleus，MCN）是真核类生物细胞中的一种异常结构，是染色体畸变的另一种形式，往往是细胞经辐射或化学药物的作用而产生的。微核试验是一种以染色体断裂及纺锤丝损伤等为测试终点的动植物微核监测方法，是监测致突变性污染的一种经济快速方法。致突变性和致癌高度相关，致突变污染物中可能存在致癌危险物。微核检测可用于环境污染、辐射损伤、化学诱变剂等的监测。微核试验可选择植物或动物材料进行。

（一）蚕豆根尖微核试验（micronucleus test，MCNT）

1. 材料和方法

试验材料：蚕豆种子。

试剂：6mol/L 盐酸、甲醇、冰乙酸、醋酸洋红、叠氮钠（NaN₃）、甲基磺酸乙酯（EMS）、工业污水、生活污水等。

器皿：显微镜、计数器、镊子、载玻片、盖玻片、烧杯、瓷盘、剪刀等。

试验程序材料制备与处理浸种催芽：按试验需要选取大小均匀的蚕豆种子，直接放入盛有自来水的烧杯中，在 23.6℃下浸种 24h，此间换水 2 次，所换水预温25℃。种子吸胀后，将蚕豆种于有锯木屑的瓷盘中，用草纸覆盖并浇上自来水保持湿度，在 23.6℃恒温箱中催芽 48h。大部分初生根长至 1～2cm 时，根毛发育良好，便可以进行检测。

用待测液处理根尖：选取 24 粒初生根生长良好、根长一致的种子，放入盛有阳性因子的培养皿中，浸没根尖。另外用自来水作对照、各处理根尖 12h。

根尖细胞恢复培养：用蒸馏水浸洗 3 次，每次 3～5min；再剪去幼芽，洗净后在置于有锯木屑的瓷盘中，在 23.6℃进行恢复培养 24h。

取材与制片：将恢复培养后的种子从根尖顶端切下 1cm 长的幼根。用卡诺氏液固定 24h，再换入 70%的乙醇中，置于冰箱内保存。制片时，用蒸馏水浸洗 3次，每次 5min，吸干，加入 6mol/L 的盐酸浸没根尖酸解大约 10min，幼根软化即可。吸去盐酸，用蒸馏水浸洗 3 次，每次 1～2min，最后浸入水中；取根置于载玻片上，截下 1～2mm 长的根尖，滴一滴醋酸洋红染液，染色 5～8min，压片观察。

2. 镜检与结果分析

在低倍镜下找到分生组织区分散均匀的部位，再转高倍镜下观察。微核大小在主核 1/3 以下，并与主核分离，着色与主核一致，呈近椭圆形。观察并统计微核的千分率，以其作为指标按下述公式测出水样的污染指数：污染指数＝样品实测微核的千分率/对照组微核的千分率。

（二）小鼠骨髓细胞微核试验方法

取健康小鼠 50 只，平均体重为 25.31g，雌、雄各半将小鼠随机分为 5 组，每组 10 只，设被检物高、中、低三个染毒组的剂量，另设蒸馏水作阴性对照。剂量组及阴性对照组，采用灌胃法染毒，灌胃容量为 0.2/10，连续 5 天；阳性对照组采用 40.0/环磷酰胺，分别于第 1 天，第 3 天，第 5 天，腹腔注射染毒，注射容量为 0.1/10，采用常规微核试验法。小鼠经连续 5 天染毒后，于第 6 天取小鼠股骨。然后按如下步骤进行：冲洗骨髓→离心→制片→甲醇固定→10％吉姆萨染色→双盲法阅片。在油镜下每组观察 5000 个骨髓嗜多染红细胞，记录出现的微核细胞数，并计算其微核率（‰）。

（三）单细胞凝胶电泳分析（彗星分析法）

单细胞凝胶电泳（single cell gel electrophoresis）亦称彗星分析（comet assay）。该方法是目前最具敏感和快速性的检测细胞内 DNA 损伤的方法之一。不仅可以测出某种物质是否是致癌物，而且还可测出被破坏细胞的损害程度。

可在健康的人体白细胞接触被测试的物质后，然后再用彗星分析法来进行测试，如果被测试的物质是致癌物质，那么 DNA 将被破坏，而被损坏的 DNA 将开始游离细胞核，形成彗星形状。DNA 受到致癌物质的损坏愈大，DNA 碎段就愈多，愈小的 DNA 碎段游离的速度就愈快，也游离愈远，因而形成了彗星的尾部，而较大的一些碎段位置则靠近细胞核，因而形成彗星的头部。DNA 碎段游动的程度不同，使它呈现出彗星状。因此，能很容易看清细胞的损害程度，彗星的长度与 DNA 的损害程度有关，此长度是指从细胞核到彗星尾端的距离，也就是说，彗星尾端愈长，细胞的损害程度愈大。这种方法不但可以测出最小的 DNA 碎段，还可以测出被破坏 DNA 碎段的数目，迄今为止，这是最佳分析 DNA 受损害程度的方法。

（四）姐妹染色单体互换试验

姐妹染色单体互换（SCE）试验是检测化学物质所致的染色体同源位点上

DNA 复制产物互换频率的试验方法。遗传学终点是原发性 DNA 损伤。体外培养的哺乳动物细胞在有或无代谢活化的情况下与受试物接触，并在含有 5-溴脱氧尿嘧啶核桃苷（BrdU）的培养液经历 2 个细胞周期，然后加入纺锤体抑制剂（如秋水仙素），收集细胞，制备染色体标本。给啮齿类动物作受试物处理，再给以 BrdU，处死前用纺锤体抑制剂，处死后，取骨髓细胞制备染色体标本。标本经荧光吉姆萨染色，中期染色体的 2 条染色单体的染色不同，发生 SCE 时即可识别计数。计算和比较各处理组和对照组平均每个细胞 SCE 频率。体外和体内试验结果分别说明受试物引起培养哺乳动物细胞及啮齿类骨髓细胞 DNA 损伤的能力。

四、致癌试验

1. 动物选择
常规选用大鼠和小鼠，刚离乳的试验动物。

2. 剂量选择和动物数量
设三个试验组。以最高耐受剂量（MTD）为高剂量。使动物体重减轻不超过对照组的 10%，并且不引起死亡及导致缩短寿命。每组至少有雌雄各 50 只动物，共 100 只。在出现第一个肿瘤时，每组还应有不少于 50 只动物。

3. 染毒途径和试验期限
原则上试验期限要求长期或终生，一般小鼠 1.5 年，大鼠 2 年。

4. 观察、结果的分析和评定
观察有无肿瘤出现、肿瘤出现时间及死亡时间。统计各种肿瘤的病理学诊断和数量、患肿瘤的动物数、每只动物的肿瘤数及肿瘤潜伏期。

肿瘤发生率（%）＝（试验结束时患肿瘤动物总数/有效动物总数）×100%，有效动物总数指最早发现肿瘤时存活动物总数。

两个物种两种性别动物中，有一种结果为阳性，即认为有致癌性。两个物种两种性别动物试验结果均为阴性时，方能认为未观察到致癌作用。

五、致畸试验

致畸试验是指应用试验动物鉴定外来化合物致畸性的标准试验。致畸试验可检测受试物导致胚胎死亡、结构畸形及生长迟缓等毒作用。常用大鼠或小鼠，性成熟的试验动物进行交配，以雌鼠阴道发现阴栓或涂片发现精子为受孕 0 天，将孕鼠随机分组。通常设 3 个剂量组和 1 个对照组，每组 20 只孕鼠。高剂量组应使母鼠产生明显的毒性反应，但母体死亡率不应超过 10%；低剂量组应无明显的毒性反应。于胚胎发育的器官形成期（大鼠为受孕第 6～15 日，小鼠为受孕第 5～14

日）给以受试物。于自然分娩前 1~2 日，剖腹取出子宫内胎仔，记录活胎、死胎及吸收数，检查活胎仔的外观、骨骼及内脏畸形。对处理组以母体数为单位计算母体畸胎发生率，以胎仔数为单位计算胎仔畸形率和单项畸形率，并与对照组进行比较。

六、农药对细胞毒性测定

1. 检测原理

活细胞线粒体中的琥珀酸脱氢酶能使外源性 MTT 还原为水不溶性的蓝紫色结晶甲瓒（formazan）并沉积在细胞中，而死细胞无此功能。二甲基亚砜（DMSO）能溶解细胞中的甲瓒，用酶联免疫检测仪在 490nm 波长处测定其光吸收值，可间接反映活细胞数量。在一定细胞数范围内，MTT 结晶形成的量与细胞数成正比。该方法已用于农药对细胞毒性评价体系。

2. 测定方法

细胞来源：斜纹夜蛾离体培养卵巢细胞系（SL 细胞系）经传代培养的细胞。培养基为 Grace's 昆虫细胞培养基，加适量酵母提取物和水解乳蛋白，培养温度为 28℃。

药液配制：用二甲基亚砜（DMSO）将供试化合物溶解后配成母液，在超净工作台上以 $0.22\mu m$ 的微孔滤膜过滤除菌，并用含 2.5% DMSO 的培养基分别将药剂配成其死亡率在 20%~90% 之间的 5~7 个不同剂量的等比或等差浓度。以含 2.5% 的培养基为空白对照。

MTT 溶液配制：称取 50.0mg MTT，加入 10mL 无血清培养基，待完全溶解后过滤，此时 MTT 溶液的浓度为 5mg/mL，置于 4℃ 冰箱中备用。

取对数生长期的 SL 细胞，细胞量为 1×10^6 个/mL，接种 96 孔细胞培养板，每孔各加入 $100\mu L$ 细胞悬液，培养 24h 后加入不同浓度的农药药液，对照组加等量的溶剂，每个浓度组加 4 个孔。置于 28℃ 培养箱下培养 48h，再加入浓度为 5 $\mu g/mL$ 的 MTT 溶液，继续反应 4h，弃去含药培养液，PBS 洗涤 1 次，于各孔中加入助溶剂酸化异丙醇，混匀至活细胞与 MTT 形成的紫色结晶完全溶解后，置于酶标仪上，570nm 下读取 OD 值。每处理设 4 个重复。按下式计算细胞死亡：

$$死亡率(\%)=(1-处理调零后 OD_{570} 值/对照调零后 OD_{570} 值)\times100$$

3. 结果分析

以死亡概率值作纵坐标，浓度对数为横坐标，绘出死亡速率与浓度关系的毒力曲线，求出农药在 24h 后对细胞的毒力回归方程及相关系数，求出半数致死浓度 LC_{50} 值及 95% 置信限。

第四节　农药对其他生物的毒性试验

一、鸟类急性毒性试验

（一）试验概述

1. 方法概述

鸟类急性毒性试验包括急性经口毒性试验方法和急性饲喂毒性试验方法，根据农药登记管理法规及其他规定选择相关方法进行试验。

2. 急性经口毒性

急性经口毒性试验是将不同剂量的供试物以经口灌注法一次性给药 1.0mL/100g 体重，连续 7d 观察试验用鸟的中毒与死亡情况，并求出 7d 的 LD_{50} 值及 95% 置信限。对于毒性较低的原药和不溶于水的颗粒制剂可采用胶囊灌喂法进行染毒。

3. 急性饲喂毒性

急性饲喂毒性试验是用喷雾器将不同浓度的药液喷在食物上，边喷边拌，直至搅拌均匀。用含有不同浓度供试物的饲料饲喂试验用鸟 5d，从第 6d 开始，以不含供试物的饲料饲喂 3d，每天记录鸟的中毒与死亡情况，并求出 8d 的 LC_{50} 值及 95% 置信限。

（二）试验方法

1. 材料和条件

（1）供试生物　根据试验目的，有一个或多个物种可供选择。供试物种可自行繁殖，也可购买标准化繁殖试材，所选试验用鸟应健康状况良好且没有明显的畸形，供试物种引入实验室后前 7 天的死亡率 <5%，且生长状态符合该物种生长规律的视为健康状况良好。推荐的物种参见表 4-4。试验用鸟应通过动物检疫，确保没有任何疾病。试验用鸟应来自同一个母本种群，且同一天孵化。

表 4-4　鸟类推荐物种及推荐测试条件

推荐物种	推荐测试条件			
	温度/℃	相对湿度/%	年龄/d	空间/(cm²/鸟)
野鸭 (*Anas platyrhynchos*) 年龄:0~7d 8~14d >14d	32~35 28~32 22~28	60~85	10~17	600

推荐物种	推荐测试条件			
	温度/℃	相对湿度/%	年龄/d	空间/(cm²/鸟)
北美鹌鹑 (*Colinus virginianus*) 年龄:0~7d 8~14d >14d	35~38 30~32 25~28	50~75	10~17	300
鸽子 (*Columba livia*) 年龄:>35d	18~22	50~75	56~70	2500
日本鹌鹑 (*Coturnix coturnix japonica*) 年龄:0~7d 8~14d >14d	35~38 30~32 25~28	50~75	10~17	300

（2）供试物　供试物应使用农药纯品、原药或制剂。难溶于水的可用少量对鸟类毒性小的有机溶剂助溶，有机溶剂用量一般不得超过 0.1mL(g)/L。

（3）主要仪器设备　试验用鸟笼、电子天平、移液器、注射器等。

（4）试验条件　各推荐物种及对应的相关测试条件，见表4-4。

2.试验操作

（1）急性经口毒性

① 预试验。按正式试验的条件，以较大的间距设置4~5个浓度组，求出供试物对试验用鸟的最低全致死浓度和最高全存活浓度。在此范围内设置正式试验的浓度。

② 正式试验。根据预试验确定的浓度范围按一定间距至少设置5个浓度组，每组10只，雌雄各半，并设空白对照组，使用溶剂助溶的还需增设溶剂对照组。对照组和每一浓度组均不设重复，各浓度组间的浓度级差不得超过2倍。每隔24h观察并记录试验用鸟的中毒症状及死亡情况。试验结束后对数据进行数理统计，计算半数致死浓度及95%置信限。

③ 限度试验。根据农药对鸟类的毒性划分标准，设置上限剂量2000mg(a.i.)/kg体重，即在供试物达2000mg(a.i.)/kg体重时仍未出现鸟死亡，则无需继续试验。此时，即可判定供试物对鸟类的经口毒性为低毒。

（2）急性饲喂毒性

① 预试验。按正式试验的条件，以较大的间距设置4~5个浓度组，求出供试物对受试鸟的最低全致死浓度和最高全存活浓度，在此范围内设置正式试验的浓度。

② 正式试验。根据预试验确定的浓度范围按一定间距至少设置5个浓度组，每组10只，雌雄各半，并设空白对照组，空白对照组喂饲正常饲料，使用溶剂助溶的还需增设溶剂对照组。对照组和每一浓度组均不设重复，各浓度组间的浓度

几何级差不得超过 2 倍。每隔 24h 观察并记录试验用鸟的中毒症状及死亡情况。试验结束后对数据进行数理统计，计算半数致死浓度 LC_{50} 值及 95% 置信限。

③ 限度试验。根据农药对鸟类的毒性划分标准，设置上限剂量 5000mg(a. i.)/kg 饲料，即在供试物达 5000mg(a. i.)/kg 饲料时仍未出现鸟死亡，则无需进行试验。此时，即可判定供试物对鸟类的饲喂毒性为低毒。

3. 数据处理

（1）统计分析方法的选择　可采用寇氏法、直线内插法或概率单位图解法计算每一观察时间的鸟类经口毒性和饲喂毒性的半数致死量 LD_{50} 和半数致死浓度 LC_{50}，也可采用数据统计软件进行分析和计算。

（2）寇氏法　用寇氏法可求出鸟类经口毒性在 7d 时的 LD_{50} 值及 95% 置信限，以及饲喂毒性在 8d 时的 LC_{50} 值及 95% 置信限。

LD_{50}（LC_{50}）的计算见式（4-1）。

$$\lg LD_{50}(LC_{50}) = X_m - i(\sum p - 0.5) \tag{4-1}$$

式中　X_m——最高浓度的对数；

$\quad\quad i$——相邻浓度比值的对数；

$\quad\quad \sum p$——各组死亡率的总和（以小数表示）。

95% 置信限的计算见式（4-2）。

$$95\%置信限 = \lg LD_{50}(LC_{50}) \pm 1.96 S_{\lg LD_{50}(LC_{50})} \tag{4-2}$$

标准误的计算见式（4-3）。

$$S_{\lg LD_{50}(LC_{50})} = i\sqrt{\sum \frac{pq}{n}} \tag{4-3}$$

式中　p——1 个组的死亡率，%；

$\quad\quad q$——存活率（$1-p$），%；

$\quad\quad n$——各浓度组鸟的数量。

（3）直线内插法　采用线性刻度坐标，绘制死亡率对试验物质浓度的曲线，求出 50% 死亡时的 LD_{50} 值。

（4）概率单位图解法　用半对数值，以浓度对数为横坐标，死亡率对应的概率单位为纵坐标绘图。将各实测值在图上用目测法画一条相关直线，从直线中读出致死 50% 的浓度对数，估算出 LD_{50} 值。

4. 质量控制

质量控制条件包括：

① 投喂药品期间，农药含量不能低于规定含量的 80%；

② 试验结束时，对照组死亡率不超过 10%；

③ 试验环境条件和基本食物，应适应试验用鸟的生理和行为。

5. 试验报告

试验报告至少应包括下列内容：

① 供试物的信息，包括供试农药的通用名、化学名称、结构式、CAS 号、纯度、基本理化性质、来源等；

② 供试生物名称、来源、大小及驯养情况；

③ 试验条件，包括：试验温度、光照条件等；

④ 试验剂量或试验浓度，24h、48h、72h 及 7d 的 LD_{50} 或 24h、48h、72h、96h、120h 及 8d 的 LC_{50} 值和 95% 置信限，并给出所采用的计算方法；

⑤ 对照组及处理组是否出现死亡及异常反应；

⑥ 对鸟类的毒性等级划分见表 4-5。

表 4-5　农药对鸟类的毒性等级划分

毒性等级	急性经口(LD_{50})/[mg(a.i.)/kg 体重]	急性饲喂(LC_{50})/[mg(a.i.)/kg 饲料]
剧毒	$LD_{50} \leqslant 10$	$LC_{50} \leqslant 50$
高毒	$10 < LD_{50} \leqslant 50$	$50 < LC_{50} \leqslant 500$
中毒	$50 < LD_{50} \leqslant 500$	$500 < LC_{50} \leqslant 1000$
低毒	$LD_{50} > 500$	$LC_{50} > 1000$

二、蜜蜂急性毒性试验

（一）试验概述

1. 方法概述

蜜蜂急性毒性试验包括急性经口毒性试验方法和急性接触毒性试验方法，根据农药登记管理法规及其他规定选择相关方法进行试验。

2. 急性经口毒性

将不同剂量的供试物分散在蔗糖溶液中，用以饲喂成年工蜂，并对药液的消耗量进行测定，药液消耗完后饲喂不含供试物的蔗糖溶液。在 48h 的试验期间，每天记录蜜蜂的中毒症状及死亡数，并求出 24h 和 48h 的 LD_{50} 值及 95% 置信限。

3. 急性接触毒性

在蜜蜂被麻痹后，将不同浓度试验药液点滴在试验用蜜蜂的中胸背板处，待溶剂挥发后，将蜜蜂转入试验笼中，用脱脂棉浸泡适量蔗糖水饲喂。在 48h 的试验期间，每天记录蜜蜂的中毒症状及死亡数，并求出 24h 和 48h 的 LD_{50} 值及 95% 置信限。

（二）试验方法

1. 材料和条件

（1）供试生物 试验用蜜蜂推荐使用意大利成年工蜂（*Apis mellifera* L.），供试蜜蜂应在清晨或者前一日夜晚收集；避免在早春和晚秋季节进行蜜蜂试验，如果在早春和晚秋季节进行试验，要在试验环境下以蜂巢花粉饲喂一周；蜜蜂接受抗生素、抗螨虫药物后 4 周内不得用于试验。试验蜜蜂要求为健康、大小一致的个体。用于急性经口毒性试验的蜜蜂应在试验前饥饿 2h。

（2）供试物 农药纯品、原药或制剂。难溶于水的可用少量对蜜蜂毒性小的有机溶剂、乳化剂或分散剂助溶。

（3）主要仪器设备 试验蜂笼、电子天平、人工气候室、微量点滴仪、饲喂器等。

（4）试验条件 试验在温度（25±2）℃，相对湿度 50%～70%，黑暗条件下进行。

2. 试验操作

（1）急性经口毒性

① 预试验。按正式试验的条件，以较大的间距设置 4～5 个剂量组，求出试验用蜂的最低全致死剂量和最高全存活剂量。

② 正式试验。根据预试验确定的浓度范围按一定比例间距（几何级差应控制在 2.2 以内）设置 5～7 个剂量组，每组至少需 10 只蜜蜂，并设空白对照组，使用溶剂助溶的还需增设溶剂对照组。将储蜂笼内的蜜蜂引入试验笼中，然后在饲喂器（如离心管、注射器等）中加入 100～200μL 含有不同浓度供试物的 50%（质量浓度）蔗糖水溶液，并对每组药液的消耗量进行测定。一旦药液消耗完（通常需要 3～4h），将食物容器取出，换用不含供试物的蔗糖水进行饲喂（不限量）。对于一些供试物，在较高试验剂量下，蜜蜂拒绝进食，从而导致食物消耗很少或者几乎没有消耗的，最多延长至 6h，并对食物的消耗量进行测定（即测定该处理的食物残存的体积或质量）。对照组及各处理组均设 3 个重复。观察记录处理 24h、48h 后的中毒症状和死亡数。在对照组的死亡率低于 10% 的情况下，若处理 24h 和 48h 后的死亡率差异达到 10% 以上时，还需将观察时间最多延长至 96h。

③ 限度试验。设置上限剂量 100μg(a.i.)/蜂，即在供试物达 100μg(a.i.)/蜂时仍未见蜜蜂死亡，则无需继续试验。若供试物溶解度小于 100μg(a.i.)/蜂，则采用最大溶解度作为上限浓度。

（2）急性接触毒性

① 预试验。按正式试验的条件，以较大的间距设置 4～5 个剂量组，求出试验用蜂的最低全致死剂量和最高全存活剂量。

② 正式试验。根据预试验确定的浓度范围按一定比例间距（几何级差应控制

在 2.2 以内）设置 5～7 个剂量组，每组至少需 10 只蜜蜂。同时，设空白对照组及溶剂对照组，对照组及每一剂量组均设 3 个重复。供试物用丙酮等溶剂溶解，配制成不同浓度的药液。对准蜜蜂中胸背板处，用微量点滴仪分别点滴各浓度供试药液 1.0～2.0 μL，待蜂身晾干后转入试验笼中，用 50%（质量浓度）蔗糖水饲喂。观察记录处理 24h、48h 后的中毒症状和死亡数。在对照组的死亡率低于 10% 的情况下，若处理 24h 和 48h 后的死亡率差异达到 10% 以上时，还需将观察时间最多延长至 96h。

③ 限度试验。设置上限剂量 $100\mu g(a.i.)$/蜂，即在供试物达 $100\mu g(a.i.)$/蜂时仍未见蜜蜂死亡，则无需继续试验。若供试物溶解小于 $100\mu g(a.i.)$/蜂，则采用最大溶解度作为上限浓度。

（3）参比物质试验 为检验实验室的设备、条件、方法及供试生物的质量是否合乎要求，设置参比物质作方法学上的可靠性试验。定期（至少 6 个月一次）进行参比物质急性经口毒性试验和急性接触毒性试验，参比物质推荐为乐果。

3. 数据处理

（1）统计分析方法的选择 可采用寇氏法、直线内插法或概率单位图解法计算每一观察时间（24h、48h）的蜜蜂经口毒性和接触毒性的半数致死量 LD_{50}，也可采用数据统计软件进行分析和计算。

（2）寇氏法 用寇氏法可求出蜜蜂在 24h 和 48h 时的 LD_{50} 值及 95% 置信限。LD_{50} 的计算见式（4-4）。

$$\lg LD_{50} = X_m - i(\sum p - 0.5) \tag{4-4}$$

式中 X_m——最高浓度的对数；

　　　i——相邻浓度比值的对数；

　　　$\sum p$——各组死亡率的总和（以小数表示）。

95% 置信限的计算见式（4-5）。

$$95\% 置信限 = \lg LD_{50} \pm 1.96 S_{\lg LD_{50}} \tag{4-5}$$

标准误的计算见式（4-6）。

$$S_{\lg LD_{50}} = i \sqrt{\sum \frac{pq}{n}} \tag{4-6}$$

式中 p——1 个组的死亡率，%；

　　　q——存活率（$1-p$），%；

　　　n——各浓度组蜜蜂的数量。

（3）直线内插法 采用线性刻度坐标，绘制死亡率对试验物质浓度的曲线，求出 50% 死亡时的 LD_{50} 值。

（4）概率单位图解法 用半对数值，以浓度对数为横坐标，死亡率对应的概率单位为纵坐标绘图。将各实测值在图上用目测法画一条相关直线，从直线中读出致死 50% 的浓度对数，估算出 LD_{50} 值。

4. 质量控制

质量控制条件包括：

① 投喂药品及饲养期间，供试物含量不能低于规定含量的 80%；

② 试验结束时，对照组死亡率不超过 10%；

③ 推荐乐果为参比物质，乐果对蜜蜂急性经口试验结果 LD_{50}（24h）应在 $0.10 \sim 0.35 \mu g(a.i.)/$ 蜂范围之内，乐果对蜜蜂急性接触试验结果 LD_{50}（24h）应在 $0.10 \sim 0.30 \mu g(a.i.)/$ 蜂范围之内。

5. 试验报告

试验报告至少应包括下列内容：

① 供试物的信息，包括供试农药的通用名、化学名称、结构式、CAS 号、纯度、基本理化性质、来源等；

② 供试生物名称、来源、大小及饲养情况；

③ 试验条件，包括：试验温度、试验方法等；

④ 试验药液浓度，LD_{50}（24h）、LD_{50}（48h）值和 95% 置信限，在对照组的死亡率低于 10% 的情况下，若处理 24h 和 48h 后的死亡率差异达到 10% 以上时，还需将观察时间最多延长至 96h，并给出所采用的计算方法；

⑤ 对照组蜜蜂是否出现死亡及异常反应；

⑥ 观察到的效应，如受试蜜蜂的任何不正常的行为、中毒症状等；

⑦ 对蜜蜂的毒性等级划分见表 4-6。

表 4-6　农药对蜜蜂的毒性等级划分

毒性等级	LD_{50}(48h)/[$\mu g(a.i.)/$蜂]
剧毒	$LD_{50} \leqslant 0.001$
高毒	$0.001 < LD_{50} \leqslant 2.0$
中毒	$2.0 < LD_{50} \leqslant 11.0$
低毒	$LD_{50} > 11.0$

三、意大利蜜蜂幼虫毒性试验准则

（一）试验概述

1. 方法概述

蜜蜂幼虫毒性试验包括蜜蜂幼虫急性毒性试验和蜜蜂幼虫慢性毒性试验，根据供试物性质及试验目的选择相应方法进行试验。

2. 蜜蜂幼虫急性毒性试验

在蜜蜂繁殖期，从蜂群中移取 1 日龄蜜蜂幼虫至育王台基，将育王台基放入 48 孔细胞培养板，并人工标准化饲养至幼虫期结束。当幼虫达 4 日龄时，将合适剂量的供试物与人工饲料混合，并一次性投喂给幼虫。观察并记录 24h、48h 和 72h 蜜蜂幼虫的中毒症状、其他异常行为和死亡数，求出染毒后 72h 的半数致死量 LD_{50} 值及 95% 置信限。

3. 蜜蜂幼虫慢性毒性试验

在蜜蜂繁殖期，从蜂群中移取 1 日龄蜜蜂幼虫至育王台基，将育王台基放入 48 孔细胞培养板，并人工标准化饲养至羽化成蜂。在幼虫达 3 日龄时始至 6 日龄止，每天投喂含有相应剂量供试物的人工饲料。第 4d 至第 8d 每天观察并记录幼虫的中毒症状、死亡数及其他异常行为，第 15d 观察并记录蛹及未化蛹幼虫的死亡数，第 22d 观察并记录蛹的死亡数及羽化数。计算幼虫死亡率、蛹死亡率、羽化率，通过对供试物处理组和空白对照组的羽化率进行差异显著性分析，确定无可见效应浓度或无可见效应剂量（NOEC/NOED）。如可能，计算有效中浓度/有效中量（EC_{50} 或 ED_{50}）及 95% 置信限。

（二）试验方法

1. 材料和条件

（1）供试生物

① 供试生物及来源。供试生物为意大利蜜蜂（*Apis mellifera* L.）幼虫，供试生物来源的蜂群需喂食充足、健康、无疾病和无寄生虫，4 周内未接受抗生素、抗螨虫药物治疗。

② 蜜蜂幼虫的获取。试验用蜜蜂幼虫应来自 3 个不同的蜂群，分别作为各剂量处理的不同重复组。在蜜蜂繁殖期，试验前将蜂王限制在封箱中放置空巢脾的蜂王产卵控制器内，该控制器应避免放置在蜂箱边缘。翌日检查新卵产出情况，并从产卵控制器中移出蜂王，避免在试验蜂脾上再次产卵，蜂王的隔离时间最多不超过 30h。移虫前将移虫针、人工育王台基浸没在 70% 酒精（体积比）或其他消毒液中至少 30min 进行杀菌，之后晾干待用。产卵 3d 后用移虫针将 1 日龄的幼虫随机转移至育王台基中（移虫环境温度不低于 20℃），每个台基放入 1 只幼虫，在试验条件下，用人工饲料饲养。

（2）人工饲料

① 人工饲料的组成。人工饲料由酵母提取物、葡萄糖、果糖、无菌水和鲜蜂王浆配制而成。随着幼虫日龄的增长，为了适应其发育需要，饲料配方分为三种（均为质量比）。

饲料 A：酵母提取物：葡萄糖：果糖：无菌水：鲜蜂王浆＝1∶6∶6∶37∶50；

饲料 B：酵母提取物：葡萄糖：果糖：无菌水：鲜蜂王浆＝1.5：7.5：7.5：33.5：50；

饲料 C：酵母提取物：葡萄糖：果糖：无菌水：鲜蜂王浆＝2：9：9：30：50。

② 人工饲料的配制与储存。试验开始前，首先按比例将酵母提取物、葡萄糖、果糖与水完全溶解，取上述水溶液与鲜蜂王浆以质量比 1：1 混匀，放置 0～5℃条件下储存，直至整个试验结束。或将提前配制的饲料放置≤－18℃条件下冷冻储存，待试验需要时取出解冻待用，但经过多次冷冻解冻的饲料不宜使用。

③ 含供试物饲料的配制。用水或有机溶剂将供试物溶解并稀释至不同浓度，将不同浓度供试物溶液分别与人工饲料混合制成含供试物饲料。

（3）蜜蜂幼虫的室内饲养　将育王台基分别放入 48 孔细胞培养板每孔中，为便于试验操作，每孔中可添加一段医用牙科棉或脱脂棉用于垫高育王台基。将蜜蜂幼虫转接入育王台基底部，所有幼虫每天定时（±0.5h）投喂一次（除第 2d），投喂前将饲料预热至 20℃以上，但不得高于 35℃。第 1d 每只幼虫投喂 20μL 饲料 A 后，将细胞培养板转移至试验条件中。第 2d 不需要投喂，第 3d 每只幼虫投喂 20μL 饲料 B，第 4d、第 5d、第 6d 每只幼虫分别投喂 30μL、40μL、50μL 饲料 C。投喂时避免饲料淹没幼虫，应沿着台基壁将饲料放至幼虫边上。每次投喂前，如育王台基中有剩余饲料，则用一次性吸管或移液器吸除。第 8d 将幼虫或预蛹转移至经消毒处理且底部加垫干燥无菌擦镜纸的化蛹板（可选用 48 孔细胞培养板）中。第 15d 将化蛹板放入含有糖浆饲喂器的孵化盒或孵化箱中至试验结束。

（4）供试物　供试物应使用农药制剂或原药。对于难溶于水的农药可使用溶剂助溶，推荐溶剂为丙酮。

（5）主要仪器设备　产卵控制器，移虫针，洁净工作台，聚苯乙烯或聚丙烯材质的育王台基，48 孔细胞培养板，化蛹板，含有糖水饲喂器的孵化盒或孵化箱，移液器，足够的温度、湿度控制设施，温湿度记录仪，电子天平等。

（6）试验条件　试验在温度（25±2）℃，相对湿度 50％～70％，黑暗条件下进行。

在幼虫或预蛹转至化蛹板之前，保持相对湿度（95±5）％（推荐幼虫饲养孔板置于底部盛有硫酸钾饱和溶液的密闭空间）；幼虫或预蛹转至化蛹板之后至化蛹板放入孵化盒或孵化箱之前，保持相对湿度（80±5）％（推荐幼虫饲养孔板置于底部盛有氯化钠饱和溶液的密闭空间）；化蛹板放入孵化盒或孵化箱之后至试验结束，保持相对湿度 50％～70％。整个试验过程中允许温度出现一定偏差，但不能低于 23℃或高于 40℃，每 24h 内出现偏差次数不能超过一次，且不能超过 15min。

2. 试验操作

（1）蜜蜂幼虫急性毒性试验

① 暴露途径。蜜蜂幼虫达到 4 日龄当天，每只幼虫投喂 30μL 含有合适剂量供

试物的饲料C。染毒后24h、48h每只幼虫分别投喂40μL、50μL不含受试溶液的饲料C。每次投喂饲料前，如育王台基中有剩余饲料，则用一次吸管或移液器吸除并记录剩余量。如果使用水溶解供试物，则投喂的含毒饲料中受试溶液的量应≤10%。如果使用有机溶剂溶解，其使用量应尽可能降到最低，并且投喂的含毒饲料中受试溶液的量应≤5%，实际添加供试物溶液的量需根据供试物的溶解度、有机溶剂的毒性综合考虑而定。

② 预备试验。在进行正式试验之前按正式试验的条件，以较大间距设置系列剂量组，通过预试验明确正式试验所需的合适剂量范围。

③ 正式试验。根据预备试验确定的剂量范围，按一定比例间距（几何级差应≤3倍）设置不少于5个剂量组。同时设空白对照组，当使用溶剂时，增加设置溶剂对照组，对照组及每一剂量组均设3个重复，每个重复至少12头幼虫。染毒后观察蜜蜂幼虫的中毒症状和其他异常行为，身体僵硬不动或轻微触碰无反应的幼虫判定为死亡，分别记录染毒后24h、48h、72h的死亡数，同时将死亡的幼虫取出。统计染毒结束及试验结束时饲料的剩余情况。

④ 限度试验。设置上限剂量为100μg(a.i.)/幼虫，即在供试物达100μg(a.i.)/幼虫时与空白对照组无显著差异，则无需继续试验。如因供试物溶解度限制，最高处理剂量无法达到100μg(a.i.)/幼虫时，则采用最大溶解度用于计算上限剂量。

⑤ 参比物质试验。每次正式试验时增加参比物质处理组，推荐参比物质为乐果，设置剂量为(8.8±0.5)μg(a.i.)/幼虫。

（2）蜜蜂幼虫慢性毒性试验

① 暴露途径。于蜜蜂幼虫3日龄、4日龄、5日龄、6日龄当天，每天投喂含有合适剂量供试物的饲料，分别为20μL饲料B、30μL饲料C、40μL饲料C、50μL饲料C。每次投喂饲料前，如育王台基中有剩余饲料，则用一次吸管或移液器吸除并记录剩余量。如果使用水溶解的供试物，则投喂的含毒饲料中受试溶液的量应≤10%。如果使用有机溶剂溶解，其使用量应尽可能降到最低，并且投喂的含毒饲料中受试溶液的量应≤2%，实际添加供试物溶液的量需根据供试物的溶解度、有机溶剂的毒性综合考虑而定。

② 预备试验。在进行正式试验之前按正式试验的条件，以较大间距设置系列剂量组，通过预试验明确正式试验所需的合适剂量范围。

③ 正式试验。根据预备试验确定的剂量范围，按一定比例间距（几何级差应≤3倍）设置不少于5个剂量组。同时设空白对照组，当使用溶剂时，增加设置溶剂对照组，对照组及每一剂量组均设3个重复，每个重复至少12头幼虫。于第4d至第8d每天观察并记录幼虫死亡数、其他异常情况及染毒结束时饲料剩余情况，于第15d观察并记录幼虫和蛹的死亡数，此时未化蛹的幼虫判定为死亡，同时将死亡的幼虫和蛹去除。第22d观察并记录蛹的死亡数、羽化数（分别记录羽化后成活

数与死亡数）及其他异常情况。

④ 限度试验。设置上限剂量为 $100\mu g$ (a.i.)/幼虫，即在供试物达 $100\mu g$ (a.i.)/幼虫时对蜜蜂羽化影响与空白对照组无显著差异，则无需继续试验。如因供试物溶解度限制，最高处理剂量无法达到 $100\mu g$ (a.i.)/幼虫时，则采用最大溶解度用于计算上限剂量。

⑤ 参比物质试验。每次正式试验时增加参比物质处理组，推荐参比物质为乐果和苯氧威，乐果设置浓度为 $40mg$ (a.i.)/kg 饲料，苯氧威设置浓度为 $0.25mg$ (a.i.)/kg 饲料。

3. 数据处理

（1）蜜蜂幼虫急性毒性试验　蜜蜂幼虫急性毒性试验以死亡率为主要评价指标。可按照蜜蜂急性毒性试验的规定，采用寇氏法、直线内插法或概率单位图解法计算供试物处理后 72h 蜜蜂幼虫的 LD_{50} 及 95％置信限，也可采用相关毒性数据统计软件进行分析和计算。

（2）蜜蜂幼虫慢性毒性试验　蜜蜂幼虫慢性毒性试验以羽化率为主要评价指标。计算蜜蜂发育的幼虫死亡率、蛹死亡率、羽化率，对各个浓度处理组与对照组进行差异显著性分析（$P < 0.05$），获得供试物对蜜蜂羽化影响的 NOEC/NOED。如可能，采用适宜的统计学软件分析蜜蜂的羽化数据，计算 EC_{50} 或 ED_{50} 及 95％置信限。

4. 质量控制

蜜蜂幼虫急性毒性试验有效性的质量控制应同时满足以下条件：

① 试验结束时，对照组幼虫累计死亡率≤15％；

② 参比物质处理组的幼虫 72h 累计校正死亡率≥50％。

蜜蜂幼虫慢性毒性试验有效性的质量控制应同时满足以下条件：

① 第 4d 至第 8d，对照组幼虫累计死亡率≤15％，参比物质乐果处理组幼虫累计校正死亡率≥50％；

② 第 22d，对照组羽化率≥70％，参比物质苯氧威处理组羽化率≤20％。

5. 试验报告

试验报告至少应包括下列内容：

（1）供试物的信息　包括：①供试物的化学名称、结构式、CAS 号、纯度、来源等。②供试物的相关理化特性（水溶解性、溶剂中溶解性、蒸气压等）。

（2）供试生物　包括：①供试生物的种属、学名、来源、种群的健康情况。②供试生物的日龄、饲养情况。

（3）试验条件　包括：①孵化温度（平均值、标准偏差、最大值和最小值）、相对湿度及试验方法。②试验系统描述：所用的台基、孔板、化蛹板的类型，每个受试组和对照组所用幼虫的数量，所用溶剂及其浓度（如有使用），供试物的试验浓度。③详细的饲喂信息（饲料各组分信息及来源、饲喂量和频率）。

（4）结果　包括：①空白组及参比物质组满足试验有效性标准的证据。②蜜蜂幼虫急性毒性试验中每受试浓度组、对照组、参考物质组（乐果）死亡数；蜜蜂幼虫慢性毒性试验中每受试浓度组、对照组的死亡数及羽化数，参考物质组（乐果）的死亡数，参考物质组（苯氧威）的羽化数。③数据的处理方法，蜜蜂幼虫急性毒性试验染毒后72h的LD_{50}及置信限或蜜蜂幼虫慢性毒性试验第22d对蜜蜂羽化影响的NOEC/NOED，如可能，还包括EC_{50}或ED_{50}及95%置信限。④相对准则的偏离和可接受的偏离，对试验结果的潜在影响。⑤其他观察到的现象，包括幼虫停止取食后饲料的剩余情况。

四、家蚕急性毒性试验

（一）试验概述

家蚕急性毒性试验包括浸叶法毒性试验和熏蒸法毒性试验，根据农药登记管理法规及其他规定选择相关方法进行试验。

1. 浸叶法毒性试验

采用不同浓度的药液浸渍桑叶，晾干后饲喂家蚕。整个试验期间饲喂处理桑叶，观察24h、48h、72h、96h后受试家蚕的中毒症状及死亡情况，试验结束后对数据进行统计分析，并计算半数致死浓度LC_{50}值。

2. 熏蒸法毒性试验

针对卫生用药模拟室内施药条件进行的试验，应在满足试验要求的熏蒸试验装置或熏蒸室内进行。熏蒸试验装置或熏蒸室应在满足试验要求的前提下，按照推荐用药量设计相关参数。供试物在试验装置或熏蒸室中定量燃烧（或电加热），从熏蒸开始，按0.5h、2h、4h、6h、8h观察记录熏蒸试验装置内家蚕的毒性反应症状，8h后将试验装置内的家蚕取出，在家蚕常规饲养条件下继续观察24h及48h的家蚕死亡情况。

（二）试验方法

1. 材料和条件

（1）供试生物　试验用家蚕（*Bombyx mori*）品种选用菁松×皓月，春蕾×镇珠，苏菊×明虎，或其他有代表性的品系。以二龄起蚕为毒性试验材料。

（2）供试物　供试物应使用农药纯品、原药或制剂。难溶于水的可用少量对家蚕毒性小的有机溶剂、乳化剂或分散剂助溶，其用量不得超过0.1mL（g）/L。

（3）主要仪器设备　人工气候室，电子天平，培养皿，熏蒸箱等。

（4）试验条件　蚁蚕饲养和试验温度为（25±2）℃，相对湿度为70%~85%。

2. 试验操作

（1）浸叶法

① 预试验。按正式试验的条件，以较大的间距设置3~5个浓度组，通过预试验求出家蚕最高全存活浓度和最低全致死浓度。

② 正式试验。根据预试验确定的浓度范围按一定比例间距（几何级差应控制在2.2以内）设置5~7个浓度组，每组20头蚕，并设空白对照，加溶剂助溶的还需设溶剂对照。对照组和每一浓度组均设3个重复。在培养皿内饲养二龄起蚕，用不同浓度的药液完全浸渍桑叶10s，晾干后供蚕食用。整个试验期间饲喂处理桑叶，观察并记录24h、48h、72h和96h试验用家蚕的中毒症状及死亡情况。试验结束后对数据进行数理统计，计算半数致死浓度LC_{50}值及95%置信限。

若供试物为昆虫生长调节剂，且试验72~96h之间家蚕的死亡率增加10%以上，应延长观察时间，直至24h内死亡率增加小于10%。

③ 限度试验。设置上限浓度2000mg(a.i.)/L，即在供试物达2000mg(a.i.)/L时仍未见家蚕死亡，则无需继续进行试验。若供试物溶解度小于2000mg(a.i.)/L，则采用其最大溶解度作为上限浓度。

（2）熏蒸法　熏蒸试验可在熏蒸箱或其他可满足试验要求的试验装置内进行。供试物在试验装置内定量燃烧（或电热片加热），从熏蒸开始，按0.5h、2h、4h、6h、8h观察记录熏蒸试验装置内家蚕的毒性反应症状，8h后，将熏蒸试验装置内的家蚕取出，在家蚕常规饲养条件下继续观察24h及48h的家蚕死亡情况。每个处理组设置9个重复，同时设置空白对照（设3个重复）。观察记录家蚕摄食情况（减少或拒食）、不适症状（逃避、昂头、晃头、甩头、扭曲挣扎、吐水等）及死亡情况等。

3. 数据处理

（1）统计分析方法的选择　可采用寇氏法、直线内插法或概率单位图解法计算每一观察时间（24h、48h、72h、96h）的家蚕浸叶法毒性的半数致死浓度LC_{50}，也可采用数据统计软件进行分析和计算。

（2）寇氏法　用寇氏法可求出家蚕在24h、48h、72h和96h的LC_{50}值及95%置信限。

LC_{50}的计算见式（4-7）。

$$lgLC_{50} = X_m - i(\sum p - 0.5) \qquad (4-7)$$

式中　X_m——最高浓度的对数；

　　　i——相邻浓度比值的对数；

　　　$\sum p$——各组死亡率的总和（以小数表示）。

95%置信限的计算见式（4-8）。

$$95\%置信限 = \lg LC_{50} \pm 1.96S_{\lg LC_{50}} \qquad (4\text{-}8)$$

标准误的计算见式 (4-9)。

$$S_{\lg LC_{50}} = i\sqrt{\sum\frac{pq}{n}} \qquad (4\text{-}9)$$

式中 p——1 个组的死亡率，%；

$\quad\quad\; q$——存活率（$1-p$），%；

$\quad\quad\; n$——各浓度组家蚕的数量。

（3）直线内插法   采用线性刻度坐标，绘制死亡率对试验物质浓度的曲线，求出 50% 死亡时的 LC_{50} 值。

（4）概率单位图解法   用半对数值，以浓度对数为横坐标，死亡率对应的概率单位为纵坐标绘图。将各实测值在图上用目测法画一条相关直线，从直线中读出致死 50% 的浓度对数，估算出 LC_{50} 值。

4. 质量控制

质量控制条件包括：

① 对照组死亡率不超过 10%；

② 实验室内应定期（蚕卵每批一次，同批蚕卵至少每两个月一次）进行参比物质试验，推荐参比物质为乐果。

5. 试验报告

试验报告至少应包括下列内容：

① 供试物的信息，包括供试农药的通用名、化学名称、结构式、CAS 号、纯度、基本理化性质、来源等；

② 供试生物名称、来源、大小及饲养情况；

③ 试验条件，包括：试验温度、试验方法等；

④ 试验药液的浓度，24h、48h、72h 及 96h 的 LC_{50} 值（浸叶法）或 8h、24h、48h 的死亡率（熏蒸法）和 95% 置信限，并给出所采用的计算方法；

⑤ 对照组家蚕是否出现死亡及异常反应；

⑥ 观察到的毒性效应，如受试家蚕的任何不正常的行为、中毒症状等；

⑦ 对家蚕的毒性等级划分见表 4-7。

表 4-7   农药对家蚕的毒性等级划分

毒性等级	$LC_{50}(96h)/[mg(a.i.)/L]$
剧毒	$LC_{50} \leqslant 0.5$
高毒	$0.5 < LC_{50} \leqslant 20$
中毒	$20 < LC_{50} \leqslant 200$
低毒	$LC_{50} > 200$

熏蒸试验主要针对卫生用药模拟室内施药条件下进行的试验,如果家蚕的死亡率大于10%,即视为对家蚕高风险。

五、家蚕慢性毒性试验

(一)试验概述

将不同浓度的药液喷于桑叶上以供蚕食用。以二龄起蚕饲喂处理桑叶,48h后转至干净培养装置中并饲喂无毒桑叶至熟蚕期,测定和观察农药对家蚕产茧量及部分生物学指标的影响,并确定对家蚕茧层量影响的无可见效应浓度(NOEC)和最低可见效应浓度(LOEC)。

(二)试验方法

1. 材料和条件

(1)供试生物 试验用家蚕(*Bombyx mori*)品系选用春蕾×镇珠。以二龄起蚕为供试生物。

(2)供试物 农药原药或制剂。难溶于水的可用少量对家蚕毒性小的有机溶剂、乳化剂或分散剂助溶。

(3)主要仪器设备 喷雾装置(需喷雾均匀,可定量计算),人工气候室,通风式昆虫毒性培养装置,通风泵,分析天平(精确到0.0001g),移液器等。

(4)试验条件

① 温度。1~2龄家蚕饲养的最适温度为(27±1)℃,试验期间每增长1龄,最适温度应降低1℃,直到上蔟结茧,蔟中温度应为(24±1)℃。

② 湿度。试验期间相对湿度应为70%~85%,蔟中相对湿度应为60%~75%。

③ 光照。光照周期(光暗比)应为16~18h,光照强度应为1000~3000lx。

2. 试验操作

(1)预试验

① 浓度组设置。参考家蚕急性毒性试验得出的LC_{50}值,以较大的间距设置4~5个浓度组,并设空白对照组。供试物使用溶剂助溶时,还需设溶剂对照。对照组和每浓度处理组均设2个重复,每重复20头二龄起蚕。

按照家蚕急性毒性试验规定的试验方法得出的LC_{50},须用桑叶浸渍修正系数进行修正后,方可用于本试验中的试验浓度设定。修正系数默认值为每千克桑叶0.46L。

② 染毒。采用饲喂毒叶法,选取桑树顶端新鲜有光泽的嫩叶,同次试验选取桑叶大小和质量应尽量一致,每片叶重范围为2.0~3.0g。采用喷雾设备将试验药

液喷于桑叶的背面。喷药前称桑叶的质量，喷药后立即再次称桑叶质量，以测定每片桑叶上喷施供试物的准确量。待桑叶晾干后，将叶子的叶柄插入装有10%琼脂培养基的离心管中，以保持叶片新鲜，每个装置放2片叶。

选择健康、大小一致的二龄起蚕，随机移入通风式昆虫毒性试验培养装置中的桑叶上。48h后，将家蚕转移至干净饲养装置中并饲喂无毒桑叶至熟蚕期。待家蚕发育成熟后，及时捉蚕上蔟，整个试验喂养至结茧、化蛹为止。

③ 观察与记录。试验过程中，观察并记录家蚕各龄期的发育历期、眠蚕体重及其他异常行为。上蔟后第8d采茧削茧测定全茧量、茧层量、蛹重，雌雄分别进行统计。

④ 数据处理。以茧层量为主要评价指标，采用方差分析对各个浓度处理组与对照组间的差异进行显著性分析，求出供试物对家蚕茧层量与对照有显著差异的最低浓度（LOEC）和茧层量与对照无显著差异的最高浓度（NOEC）。

（2）正式试验

① 浓度组设置。根据预试验确定的浓度范围按一定比例间距（几何级差应控制在3.2以内）设置5～7个浓度组，并设空白对照组。供试物使用溶剂助溶时，还需设溶剂对照。对照组和每浓度处理组均设3个重复，每重复20头二龄起蚕。

② 染毒。按照预试验的染毒方法进行操作。

③ 观察与记录。按照预试验的观察与记录方法进行操作，同时统计良蛹数量，计算茧层率、死笼率和化蛹率。

④ 数据处理。以茧层量为主要评价指标，采用方差分析对各个浓度处理组与对照组间的差异进行显著性分析，最终获得供试物对家蚕茧层量影响的LOEC和NOEC，并获得供试物对家蚕的发育历期、眠蚕体重、蛹重、茧层率、结茧率、化蛹率、死笼率等生物学指标影响情况。

3. 限度试验

参考家蚕急性毒性试验得出的LC_{50}值，设置$1/10\ LC_{50}$为上限浓度，进行限度试验。当限度试验证明供试物对家蚕茧层量影响的NOEC比限度试验浓度高，可判定供试物对家蚕茧层量无显著影响，则无需继续进行慢性毒性试验。限度试验中，对照组和处理组至少设置6个重复。

4. 质量控制

质量控制条件包括：

① 试验结束时，对照组死亡率不超过20%；

② 试验中所设置的浓度中应至少包括与对照组有显著差异和无显著差异的浓度各1个。

5. 试验报告

试验报告至少应包括下列内容：

（1）供试物的信息　包括：①供试物的物理状态及相关理化特性，包括通用名、化学名称、结构式、水溶解度等；②化学鉴定数据（如 CAS 号）、纯度（杂质）。

（2）供试生物　品系名称、来源、大小及饲养情况。

（3）试验条件　包括：①试验期间的环境温度、湿度和光照；②采用的试验方法；③试验设计描述，包括喷雾设备（型号、喷雾压力、喷雾体积、沉降时间）、试验容器（大小）、试验重复数、每重复蚕数；④母液和试验药液的制备方法，包括任何溶剂或分散剂的使用；⑤试验持续时间。

（4）结果　包括：①原始数据（家蚕各龄期的发育历期、眠蚕体重、结茧后全茧重、茧层量、蛹重、茧层率、结茧率、化蛹率、死笼率等）；②对茧层量影响的 LOEC 和 NOEC，并给出所采用的统计分析方法；③对照组家蚕是否出现死亡及异常反应；④观察到的供试物对家蚕慢性毒性效应，如受试家蚕的发育历期缩短或者延长、结茧率是否降低等；⑤试验质量控制条件描述。

六、鱼类急性毒性试验

（一）试验概述

鱼类急性毒性测定方法有静态法、半静态法与流水式试验法三种。应按供试物的性质采用适宜的方法。分别配制不同浓度的供试物药液，于 96h 的试验期间每天观察并记录试验用鱼的中毒症状和死亡数，并求出 24h、48h、72h 和 96h 的 LC_{50} 值及 95％置信限。

（二）试验方法

1. 材料和条件

（1）供试生物　推荐鱼种为斑马鱼（*Brachydanio rerio*）、鲤鱼（*Cyprinus carpio*）、虹鳟鱼（*Oncorhynchus mykiss*）、青鳉（*Oryzias latipes*）或稀有鮈鲫（*Gobiocypris rarus*）等的幼鱼，具体全长和适宜水温见表 4-8。如果选用其他鱼类作为试验材料，应采用能够满足其生理要求的相应预养和试验条件，并加以说明。

试验用鱼应健康无病，大小一致。试验前应在与试验时相同的环境条件下预养 7～14d，预养期间每天喂食 1～2 次，每日光照 12～16h，及时清除粪便及食物残渣。试验前 24h 停止喂食。

表 4-8　试验用鱼的全长和适宜水温

鱼种	全长/cm	适宜水温/℃
斑马鱼	2.0±1.0	21～25

鱼种	全长/cm	适宜水温/℃
虹鳟鱼	5.0±1.0	13～17
青鳉	2.0±1.0	21～25
鲤鱼	3.0±1.0	20～24
稀有鮈鲫	3.0±1.0	21～25

（2）供试物　供试物应使用农药纯品、原药或制剂。对难溶于水的农药，可用少量对鱼低毒的有机溶剂、乳化剂或分散剂助溶，其用量不得超过 0.1mL(g)/L。

（3）参比物质　重铬酸钾（分析纯以上）。

（4）主要仪器设备　溶解氧测定仪、电子天平、温度计、酸度计、满足最大承载量的玻璃容器、量筒等。

（5）试验用水　试验用水为存放并去氯处理 24h 以上的自来水（必要时经活性炭处理）或能注明配方的稀释水。水质硬度在 10～250mg/L 之间（以 $CaCO_3$ 计），pH 在 6.0～8.5 之间，溶解氧不低于空气饱和值的 60%。试验水温见表 4-8（单次试验温度控制在±2℃）。

2. 试验操作

（1）方法选择　按农药的特性选择静态试验法、半静态试验法或流水式试验法。如使用静态或半静态试验法，应确保试验期间试验药液中供试物浓度不低于初始浓度的 80%。如果在流水式试验法试验期间试验药液中供试物浓度发生超过 20% 的偏离，则应检测试验药液中供试物的实际浓度并以此计算结果，或使用流动试验法进行试验，以稳定试验药液中供试物浓度。

（2）预试验　按正式试验的条件，以较大的间距设若干组浓度。每处理至少用鱼 5 尾，可不设重复，观察并记录试验用鱼 96h（或 48h）的中毒症状和死亡情况。通过预试验求出试验用鱼的最高全存活浓度及最低全致死浓度，在此范围内设置正式试验的浓度。

（3）正式试验　在预试验确定的浓度范围内按一定比例间距（几何级差应控制在 2.2 倍以内）设置 5～7 个浓度组，并设一个空白对照组，若使用溶剂助溶应增设溶剂对照组，每组至少放入 7 尾鱼，可不设重复，并保证各组使用鱼数相同，试验开始后 6h 内随时观察并记录试验用鱼的中毒症状及死亡数，其后于 24h、48h、72h 和 96h 观察并记录试验用鱼的中毒症状及死亡数，当用玻璃棒轻触鱼尾部，无可见运动即为死亡，并及时清除死鱼。每天测定并记录试验药液温度、pH 及溶解氧。

（4）限度试验　设置上限有效浓度 100mg(a.i.)/L，即试验用鱼在供试物浓度达 100mg(a.i.)/L 时未出现死亡，则无需继续试验。若供试物溶解度小于 100mg （a.i.）/L，则采用其最大溶解度作为上限浓度。

3. 数据处理

（1）统计分析方法的选择　可采用寇氏法、直线内插法或概率单位图解法计算每一观察时间（24h、48h、72h、96h）的鱼类急性毒性的半数致死浓度LC_{50}，也可采用数据统计软件进行分析和计算。

（2）寇氏法　用寇氏法可求出鱼类在 24h、48h、72h 和 96h 的 LC_{50} 值及 95％置信限。LC_{50} 的计算见式（4-10）。

$$lgLC_{50} = X_m - i(\sum p - 0.5) \qquad (4-10)$$

式中　X_m——最高浓度的对数；

$\quad\quad i$——相邻浓度比值的对数；

$\quad\quad \sum p$——各组死亡率的总和（以小数表示）。

95％置信限的计算见式（4-11）。

$$95％置信限 = lgLC_{50} \pm 1.96S_{lgLC_{50}} \qquad (4-11)$$

标准误的计算见式（4-12）。

$$S_{lgLC_{50}} = i\sqrt{\sum \frac{pq}{n}} \qquad (4-12)$$

式中　p——1 个组的死亡率，％；

$\quad\quad q$——存活率（$1-p$），％；

$\quad\quad n$——各浓度组鱼类的数量。

（3）直线内插法　采用线性刻度坐标，绘制死亡率对试验物质浓度的曲线，求出 50％死亡时的 LC_{50} 值。

（4）概率单位图解法　用半对数值，以浓度对数为横坐标，死亡率对应的概率单位为纵坐标绘图。将各实测值在图上用目测法画一条相关直线，从直线中读出致死 50％的浓度对数，估算出 LC_{50} 值。

4. 质量控制

质量控制条件包括：

① 试验用鱼预养期间死亡率不得超过 5％；对照组死亡率不超过 10％，若鱼的数量少于 10 条，则最多允许死亡 1 条；

② 试验期间，试验溶液的溶解氧含量应不低于空气饱和值的 60％；

③ 实验室内用重铬酸钾定期（每批 1 次或者至少 1 年两次）进行参比物质试验，对于斑马鱼，LC_{50}（24h）应处于 200～400mg/L 之间；

④ 静态试验法和半静态试验法的最大承载量为每升水承载鱼 1.0g（1.0g/L），流水式试验系统最大承载量可高一些。

5. 试验报告

试验报告至少应包括下列内容：

① 供试物的信息，包括供试农药的通用名、化学名称、结构式、CAS 号、纯度、基本理化性质、来源等；

② 供试生物名称、来源、大小及预养情况；

③ 试验条件，包括试验温度、光照等，试验用水的温度、溶解氧浓度及 pH 等；

④ 试验药液的浓度及 24h、48h、72h 和 96h 的 LC_{50} 值和 95% 置信限，并给出所采用的计算方法；

⑤ 对照组试验用鱼的死亡率、行为反应异常；

⑥ 试验质量控制条件描述；

⑦ 鱼的毒性等级划分见表 4-9。

表 4-9　农药对鱼类的毒性等级划分

毒性等级	$LC_{50}(96h)/[mg(a.\ i.)/L]$
剧毒	$LC_{50} \leqslant 0.1$
高毒	$0.1 < LC_{50} \leqslant 1.0$
中毒	$1.0 < LC_{50} \leqslant 10$
低毒	$LC_{50} > 10$

七、溞类急性活动抑制试验

（一）试验概述

用供试物配制一系列不同浓度的试验药液，然后将试验用溞转移至试验药液中，连续 48h 观察试验用溞的中毒症状与活动受抑制情况，并求出 48h 的 EC_{50} 值以及 95% 置信限。

（二）试验方法

1. 材料和条件

（1）供试生物　推荐使用大型溞（*Daphnia magna* Straus），保持良好的培养条件，使大型溞的繁殖处于孤雌生殖状态。选用实验室条件下培养 3 代以上、出生 24h 内的非头胎溞。试验用溞应来源于同一母系的健康溞，即未表现任何受胁迫现象（如死亡率高、出现雄溞和冬卵、头胎延迟、体色异常等）。

（2）供试物　供试物应使用农药纯品、原药或制剂。对难溶于水的农药，可用少量对溞类低毒的有机溶剂助溶，其用量不得超过 0.1mL(g)/L。

（3）参比物质　重铬酸钾（分析纯以上）。

（4）主要仪器设备　溶解氧测定仪、电子天平、温度计、酸度计、水质硬度测定仪、玻璃或其他化学惰性材料制成的容器等。

（5）试验用水　溞类的培养、驯化及试验推荐使用重组水。重组水推荐使用 ISO 标准稀释水、Elendt M4 培养液和 Elendt M7 培养液，配制方法见表 4-10～表 4-12。Elendt M4 和 Elendt M7 培养液不能用于含金属的受试物的测试。试验期间水质应保持稳定，满足 pH 为 6.0～9.0，溶解氧 $\geqslant 3.0mg/L$。大型溞的水质硬度（以 $CaCO_3$ 计）为 140～250mg/L，对于其他溞类可适当降低水质硬度。

表 4-10　ISO 标准稀释水

贮备液（单一物质）		每升 ISO 标准稀释水中贮备液的加入量/mL
物质	浓度/(mg/L)	
$CaCl_2 \cdot 2H_2O$	11760	25
$MgSO_4 \cdot 7H_2O$	4930	25
$NaHCO_3$	2590	25
KCl	230	25

注：配制用水为纯水，如去离子水、蒸馏水或反向渗透水，其电导率 $<10\mu S/cm$。

表 4-11　Elendt M4 和 M7 的贮备液Ⅰ、Ⅱ的配制

贮备液Ⅰ（单一物质）	浓度/(mg/L)	与 M4 培养液的浓度倍数关系/倍	制备贮备液Ⅱ时贮备液Ⅰ加入水中的量/(mL/L)	
			M4	M7
H_3BO_3	57190	20000	1.0	0.25
$MnCl_2 \cdot 4H_2O$	7210	20000	1.0	0.25
$LiCl \cdot H_2O$	6120	20000	1.0	0.25
RbCl	1420	20000	1.0	0.25
$SrCl_2 \cdot 6H_2O$	3040	20000	1.0	0.25
NaBr	320	20000	1.0	0.25
$Na_2MoO_4 \cdot 2H_2O$	1260	20000	1.0	0.25
$CuCl_2 \cdot 2H_2O$	335	20000	1.0	0.25
$ZnCl_2$	260	20000	1.0	1.0
$CoCl_2 \cdot 6H_2O$	200	20000	1.0	1.0
KI	65	20000	1.0	1.0
Na_2SeO_3	43.8	20000	1.0	1.0
NH_4VO_3	11.5	20000	1.0	1.0
$Na_2EDTA \cdot 2H_2O$	5000	2000	—	—
$FeSO_4 \cdot 7H_2O$	1991	2000	—	—
2L Fe-EDTA 溶液	—	1000	20.0	5.0

注：Na_2EDTA 和 $FeSO_4$ 两者单独制备，混在一起后立即灭菌。

表 4-12　Elendt M4 和 M7 培养液的配制

组分	浓度/（mg/L）	与 M4 培养液的浓度倍数关系/倍	为制备 Elendt M4 和 M7 培养液，水中加入各组分的量/（mL/L）	
			M4	M7
贮备液Ⅱ		20	50	50
常量营养贮备液（单一物质）				
$CaCl_2 \cdot 2H_2O$	293800	1000	1.0	1.0
$MgSO_4 \cdot 7H_2O$	246600	2000	0.5	0.5
KCl	58000	10000	0.1	0.1
$NaHCO_3$	64800	1000	1.0	1.0
$Na_2SiO_3 \cdot 9H_2O$	50000	5000	0.2	0.2
$NaNO_3$	2740	10000	0.1	0.1
KH_2PO_4	1430	10000	0.1	0.1
K_2HPO_4	1840	10000	0.1	0.1
混合维生素贮备液[①]	—	10000	0.1	0.1

注：为了避免盐沉淀，应将适量的贮备液加入 500～800mL 水中，然后定容至 1L。
①混合维生素贮备液由盐酸硫胺（维生素 B_1）、氰钴胺（维生素 B_{12}）和钙长石（维生素 H）配制而成，浓度分别为 750mg/L、10mg/L 和 7.5mg/L。混合维生素贮备液应以较小分装冷藏保存。

（6）试验条件　试验水温 18～22℃，同一试验中，温度变化应控制在 ±1℃ 之内；光照周期（光暗比）为 16h∶8h，或全黑暗条件（尤其对光不稳定的供试物）。试验期间试验容器中不应充气和调节 pH，不得喂食受试溞。

2. 试验操作

（1）预试验　按正式试验的条件，先将溞类暴露于较大范围浓度系列的试验药液中 48h，每一浓度放 5 只幼溞，可不设重复，以确定正式试验的浓度范围。

（2）正式试验　在预试验确定的浓度范围内按一定比例间距（几何级差应控制在 2.2 倍以内）设置不小于 5 个浓度组，并设空白对照组，如使用溶剂助溶应设溶剂对照组。每个浓度和对照均设 4 个重复，每个重复至少 5 只试验用溞，承载量为每只溞不小于 2mL。如果试验浓度少于 5 个，应在报告中给予合理解释。试验开始后 24h，48h 定时观察，记录每个容器中试验用溞活动受抑制数和任何异常症状或表现。

（3）限度试验　设置上限浓度 100mg（a.i.）/L，即在供试物达 100mg（a.i.）/L 时受试溞抑制率不超过 10%，则无需继续试验；否则需进行正式试验。如供试物溶解度小于 100mg（a.i.）/L，则采用最大溶解度作为上限浓度。

（4）参比物质试验　为检验实验室的设备、条件及供试生物的质量是否合乎要求，设置参比物质作方法学上的可靠性检验。应定期（至少每季度一次）进行参比物质试验。参比物质为重铬酸钾。

3. 数据处理

（1）统计分析方法的选择　可采用寇氏法、直线内插法或概率单位图解法计算每一观察时间（24h、48h）的溞类有效中浓度EC_{50}，也可采用相关统计学软件进行数据分析和计算。

（2）寇氏法　用寇氏法可求出溞类在24h和48h的EC_{50}值及95％置信限。EC_{50}的计算见式（4-13）。

$$lgEC_{50} = X_m - i(\sum p - 0.5) \tag{4-13}$$

式中　X_m——最高浓度的对数；

　　　i——相邻浓度比值的对数；

　　　$\sum p$——各组死亡率的总和（以小数表示）。

95％置信限的计算见式（4-14）。

$$95\%置信限 = lgEC_{50} \pm 1.96S_{lgEC_{50}} \tag{4-14}$$

标准误的计算见式（4-15）。

$$S_{lgEC_{50}} = i\sqrt{\sum \frac{pq}{n}} \tag{4-15}$$

式中　p——1个组的死亡率,％；

　　　q——存活率（$1-p$）,％；

　　　n——各浓度组溞的数量。

（3）直线内插法　采用线性刻度坐标，绘制抑制率对试验物质浓度的曲线，求出50％活动抑制时的EC_{50}值。

（4）概率单位图解法　用半对数值，以浓度对数为横坐标，抑制率对应的概率单位为纵坐标绘图。将各实测值在图上用目测法画一条相关直线，从直线中读出活动抑制50％的浓度对数，估算出EC_{50}值。

4. 质量控制

质量控制条件包括：

① 对照组试验受抑制溞数不超过10％；

② 试验过程中供试物浓度不低于初始浓度的80％；

③ 在20℃条件下，参比物质重铬酸钾对大型溞EC_{50}（24h）应处于0.6～2.1mg/L之间；

④ 试验结束时对照组和试验组的溶解氧浓度不小于3.0mg/L。

5. 试验报告

试验报告至少应包括下列内容：

① 供试物的信息，包括供试农药的通用名、化学名称、结构式、CAS号、纯度、基本理化性质、来源等；

② 供试生物名称、来源、大小及饲养情况；

③ 试验条件，包括水温、光照、溶解氧、pH 及水质硬度等；

④ 试验药液的浓度，试验开始后 24h、48h 的 EC_{50} 值及 95％置信限及中毒症状，并给出所采用的计算方法；

⑤ 试验质量控制条件描述；

⑥ 对溞的毒性等级划分见表 4-13。

表 4-13　农药对溞类的毒性等级划分

毒性等级	$EC_{50}(48h)/[mg(a.i.)/L]$
剧毒	$EC_{50} \leqslant 0.1$
高毒	$0.1 < EC_{50} \leqslant 1.0$
中毒	$1.0 < EC_{50} \leqslant 10$
低毒	$EC_{50} > 10$

八、藻类生长抑制试验

（一）试验概述

本试验用供试物配制一系列不同浓度的试验药液，然后将试验药液与藻液混合后，连续 72h 观察试验用藻的生长抑制情况，并求出有效中浓度 EC_{50}（72h）值以及 95％置信限。

（二）试验方法

1. 材料和条件

（1）供试生物　试验用藻推荐采用普通小球藻（*Chlorella vulgaris*）、斜生栅列藻（*Desmodesmus subspicatus*）或羊角月牙藻（*Pseudokirchneriella subcapitata*）等。

（2）供试生物　农药制剂、原药或纯品。对难溶于水的农药，可用少量对藻毒性小的有机溶剂、乳化剂或分散剂助溶，用量不得超过 0.1mL(g)/L。

（3）主要仪器设备　酸度计、血球计数板、分光光度计、显微镜、人工气候箱、高压蒸汽灭菌锅、玻璃器皿等。

（4）培养基　推荐选择水生 4 号培养基培养斜生栅列藻，选择 BG11 培养基培养羊角月牙藻，选择 BG11 培养基或 SE 培养基培养普通小球藻，上述培养基配方见表 4-14～表 4-16。若使用其他培养基应同时提供培养基名称和配方等信息；若使用其他藻种，应选择适宜的培养基，并同时提供培养基名称和配方等信息。

表 4-14　水生 4 号培养基配方

序号	组分	用量
1	硫酸铵	2.00g
2	过磷酸钙饱和液 $[Ca(H_2PO_4)_2 \cdot H_2O \cdot (CaSO_4 \cdot H_2O)]$	10.0mL
3	硫酸镁（$MgSO_4 \cdot 7H_2O$）	0.80g
4	碳酸氢钠	1.00g
5	氯化钾	0.25g
6	三氯化铁 1% 溶液	1.50mL
7	土壤提取液*	5.00mL

注：以上成分用蒸馏水溶解并定容至 1000mL，经高压灭菌（121℃，15min），密封并贴好标签，4℃冰箱保存，有效期 2 个月。该培养基用经高压灭菌（121℃，15min）的蒸馏水稀释 10 倍后即可使用。

土壤提取液*：取花园土未施过肥 200 g 置于烧杯或三角瓶中，加入蒸馏水 1000mL，瓶口用透气塞封口，在水浴中沸水加热 3h，冷却，沉淀 24h，此过程连续进行 3 次，然后过滤，取上清液，于高压灭菌锅中灭菌后于 4℃冰箱中保存备用。

表 4-15　BG11 培养基配方

序号	组分		母液浓度	母液用量/mL
1	硝酸钠（$NaNO_3$）		15g/100mL	10
2	磷酸氢二钾（K_2HPO_4）		2g/500mL	10
3	七水硫酸镁（$MgSO_4 \cdot 7H_2O$）		3.75g/500mL	10
4	二水氯化钙（$CaCl_2 \cdot 2H_2O$）		1.8g/500mL	10
5	柠檬酸（$C_6H_8O_7$）		0.3g/500mL	10
6	柠檬酸铁铵（$FeC_6H_5O_7 \cdot NH_4OH$）		0.3g/500mL	10
7	EDTA 钠盐（EDTA-Na$_2$）		0.05g/500mL	10
8	碳酸钠（Na_2CO_3）		1.0g/500mL	10
9	A5（trace mental solution）（1mL/L）	硼酸（H_3BO_3）	2.86g/L	1
		四水氯化锰（$MnCl_2 \cdot 4H_2O$）	1.86g/L	
		七水硫酸锌（$ZnSO_4 \cdot 7H_2O$）	0.22g/L	
		二水钼酸钠（$Na_2MoO_4 \cdot 2H_2O$）	0.39g/L	
		五水硫酸铜（$CuSO_4 \cdot 5H_2O$）	0.08g/L	
		六水硝酸钴 $[Co(NO_3)_2 \cdot 6H_2O]$	0.05g/L	

注：将以上各成分配制成相应母液浓度，并按照标明顺序依次将相应母液用量转移至 1000mL 容量瓶中，定容，经高压灭菌（121℃，15min），密封并贴好标签，4℃冰箱保存，有效期两个月。该培养基用经高压灭菌（121℃，15min）的蒸馏水稀释 10 倍后即可使用。

表 4-16　SE 培养基配方

序号	组分		母液浓度	母液用量/mL
1	硝酸钠（NaNO₃）		25 g/100mL	1
2	磷酸氢二钾（K₂HPO₄）		7.5 g/100mL	1
3	七水硫酸镁（MgSO₄·7H₂O）		7.5 g/100mL	1
4	二水氯化钙（CaCl₂·2H₂O）		2.5g/100mL	1
5	磷酸二氢钾（KH₂PO₄）		17.5g/100mL	1
6	氯化钠（NaCl）		2.5g/100mL	1
7	六水氯化铁（FeCl₃·6H₂O）		0.5g/100mL	1
8	EDTA 铁盐（EDTA-Fe①）		—	1
9	A5（trace mental solution）	硼酸（H₃BO₃）	2.86g/L	1
		四水氯化锰（MnCl₂·4H₂O）	1.86g/L	
		七水硫酸锌（ZnSO₄·7H₂O）	0.22g/L	
		二水钼酸钠（Na₂MoO₄·2H₂O）	0.39g/L	
		五水硫酸铜（CuSO₄·5H₂O）	0.08g/L	
		六水硝酸钴（Co(NO₃)₂·6H₂O）	0.05g/L	
10	土壤提取液②		—	40

注：将以上各成分配制成相应母液浓度，并按照标明顺序依次将相应母液用量转移至 1000mL 容量瓶中，定容，经高压灭菌（121℃，15min），密封并贴好标签，4℃冰箱保存，有效期两个月。该培养基用经高压灭菌（121℃，15min）的蒸馏水稀释 10 倍后即可使用。

① EDTA-Fe　1mol/L HCl：取 4.1mL 浓盐酸用蒸馏水稀释至 50mL。

称取 0.1mol/L EDTA-Na₂ 0.9306g 溶解至 50mL 蒸馏水中。

称取 FeCl₃·6H₂O 0.901g 溶于 10mL 以上步骤已经配制完成的 1mol/L HCl 中，然后与 10mL 已经配制完成的 0.1mol/L EDTA-Na₂ 混合，加入蒸馏水稀释至 1000mL。

② 土壤提取液　取花园土未施过肥 200g 置于烧杯或三角瓶中，加入蒸馏水 1000mL，瓶口用透气塞封口，在水浴中沸水加热 3h，冷却，沉淀 24h，此过程连续进行 3 次，然后过滤，取上清液，于高压灭菌锅中灭菌后于 4℃冰箱中保存备用。

（5）试验条件　试验环境温度 21～24℃（单次试验温度控制在±2℃）；连续均匀光照，光照强度差异应保持在±15%范围内，光照强度 4440～8880lx。

2. 试验操作

（1）试验用藻的预培养　按无菌操作法将试验用藻接种到装有培养基的三角瓶内，在上述的试验条件下培养。每隔 96h 接种一次，反复接种 2～3 次，使藻基本达到同步生长阶段，以此作为试验用藻。每次接种时在显微镜下观察，检查藻种的生长情况。

（2）预试验　按正式试验的条件，以较大的间距设置若干组浓度，求出供试物使试验用藻生长受抑制的最低浓度和不受抑制的最高浓度，在此范围内设置正式试验的浓度。

（3）正式试验　在预试验确定的浓度范围内以一定比例间距（几何级差应控制在 3.2 倍以内）设置 5～7 个浓度组，并设一个空白对照组，使用助溶剂的还需增设溶剂对照组，每个浓度组设 3 个重复。试验观察期为 72h，每隔 24h 取样，在显微镜下用血球计数板准确统计藻细胞数，或用分光光度计直接测定藻的吸光率。用血球计数板计数时，同一样品至少计数 2 次，如计数结果相差大于 15%，应予重复计数。依据试验物质性质选择合适的技术方法。

（4）限度试验　设置上限浓度为 100mg（a.i.）/L，即在供试物达 100mg（a.i.）/L 时，未对藻产生影响。若供试物溶解度小于 100mg（a.i.）/L，则采用其溶解度上限作为试验浓度。对照组和处理组至少设置 6 个重复，并且对浓度组和对照组进行差异显著性分析（比如 t 检验）。

（5）参比物质试验　使用参比物质（每年至少两次）对绿藻进行检测。推荐使用 3,5-二氯苯酚和重铬酸钾。

3. 试验操作

（1）生物量增长的抑制率　处理组藻类生物量增长的抑制率按式（4-16）计算：

$$I_y = \frac{Y_c - Y_t}{Y_c} \times 100 \qquad (4\text{-}16)$$

式中　I_y——处理组生物量增长的抑制率，%；

Y_c——空白对照组测定的藻类单位生物量，用细胞数表示，个/mL；

Y_t——处理组测定的藻类单位生物量，用细胞数表示，个/mL。

（2）生长率的抑制率　处理组藻类生长率的抑制率按式（4-17）计算：

$$I_r = \frac{\mu_c - \mu_t}{\mu_c} \times 100 \qquad (4\text{-}17)$$

式中　I_r——处理组藻类生长率的抑制百分率，%；

μ_c——空白对照组生长率的平均值；

μ_t——处理组生长率平均值。

其中 μ 按公式（4-18）计算：

$$\mu_{i \sim j} = \frac{\ln X_j - \ln X_i}{t_j - t_i} \qquad (4\text{-}18)$$

式中　$\mu_{i \sim j}$——在时间点 i 到时间点 j 之间的平均生长率；

X_i——在时间点 i 时的藻类单位生物量，用细胞数表示，个/mL；

X_j——在时间点 j 时的藻类单位生物量，用细胞数表示，个/mL。

（3）有效中浓度　按藻类生物量增长的抑制率和藻类生长率的抑制率分别计算有效中浓度 $E_y C_{50}$ 和 $E_r C_{50}$。采用合适的统计学软件分析藻类数据，计算得到每一观察时间（24h、48h、72h）的有效中浓度和 95% 置信限。

① 寇氏法　用寇氏法可求出藻类在 24h、48h 和 72h 的 EC_{50} 值及 95% 置信限。

EC_{50} 的计算见式（4-19）：

$$\lg EC_{50} = X_m - i(\sum p - 0.5)$$ (4-19)

式中　X_m——最高浓度的对数；

　　　i——相邻浓度比值的对数；

　　　$\sum p$——各组抑制率的总和（以小数表示）。

95％置信限的计算见式（4-20）：

$$95\%置信限 = \lg EC_{50} \pm 1.96 S_{\lg EC_{50}}$$ (4-20)

标准误的计算见式（4-21）：

$$S_{\lg EC_{50}} = i\sqrt{\sum \frac{pq}{n}}$$ (4-21)

式中　p——1个组的抑制率；

　　　q——$1-p$；

　　　n——各浓度组的生长率或生物量增长。

② 直线内插法。采用线性刻度坐标，绘制抑制率对试验物质浓度的曲线，求出 50％活动抑制时的 EC_{50} 值。

③ 概率单位图解法。用半对数值，以浓度对数为横坐标，抑制率对应的概率单位为纵坐标绘图。将各实测值在图上用目测法画一条相关直线，从直线中读出活动抑制 50％的浓度对数，估算出 EC_{50} 值。

4. 质量控制

质量控制条件包括：

① 供试生物必须是处于对数生长期的纯种藻；

② 对照组和各浓度组的试验温度、光照等环境条件应按要求完全一致；

③ 试验起始斜生栅列藻浓度应控制在 $2.0 \times 10^3 \sim 5.0 \times 10^3$ 个/mL 之间，羊角月牙藻应控制在 $5.0 \times 10^3 \sim 5.0 \times 10^4$ 个/mL 之间，普通小球藻应控制在 $1.0 \times 10^4 \sim 2.0 \times 10^4$ 个/mL 之间；

④ 试验开始后 72h 内，对照组藻细胞浓度应至少增加 16 倍。

5. 质量控制

试验报告应包括下列内容：

① 供试物的信息，包括供试农药的通用名、化学名称、结构式、CAS 号、纯度、基本理化性质、来源等；

② 供试生物名称、来源、培养基及培养方法；

③ 试验条件，包括试验持续时间、温度、光照（光强和光周期）、试验容器（容量、型号、密闭方法）、静置、振荡或通气方式、测试液体积、pH、溶剂及其浓度、藻类生长的测定方法等；

④ 供试物的浓度与抑制曲线图，得出的 $E_r C_{50}$、$E_y C_{50}$ 值并注明计算方法；

⑤ 观察到的效应：细胞颜色、形态和大小变化；粘连或聚结情况；死亡、抑

藻或杀藻效应情况等；

⑥ 试验质量控制条件描述；

⑦ 对藻的毒性等级划分见表 4-17。

表 4-17　农药对藻的毒性等级划分

毒性等级	$EC_{50}(72h)/[mg(a.i.)/L]$
高毒	$EC_{50} \leqslant 0.3$
中毒	$0.3 < EC_{50} \leqslant 3.0$
低毒	$EC_{50} > 3.0$

九、蚯蚓急性毒性试验

（一）试验概述

在适量人工土壤中加入农药溶液并充分拌匀，每个处理放入 10 条蚯蚓，在适宜条件下培养两周。在第 7d 和第 14d 观察记录蚯蚓的中毒症状和死亡数，求出农药对蚯蚓的半数致死浓度 LC_{50} 值及 95％置信限。

（二）试验方法

1. 材料和条件

（1）供试生物　推荐选择赤子爱胜蚓（*Eisenia foetida*）成蚓进行试验，体重在 0.30～0.60g 之间。

（2）供试土壤　人工土壤（配方见表 4-18）。

表 4-18　人工土壤组成成分及配比

成分	含量/％	说明
泥炭藓	10	pH 5.5～6.0
高岭土	20	高岭石含量大于 30％
工业沙	68	50～200μm 颗粒含量大于 50％
碳酸钙	2	调节人工土壤 pH 6.0±0.5

（3）供试物　供试物应使用农药制剂、原药或纯品。难溶于水的可用少量对蚯蚓毒性小的有机溶剂助溶，有机溶剂用量一般不得超过 0.1mL(g)/L。

（4）主要仪器设备　培养箱、标本瓶、容量瓶等。

（5）试验条件　试验温度为（20±2）℃，相对湿度为 70％～90％，光照强度 400～800lx。

2. 试验操作

（1）预试验　按正式试验的条件，以较大的间距设若干组浓度，求出供试物对蚯蚓全致死的最低浓度和全存活的最高浓度，在此范围内设置正式试验的浓度。

（2）正式试验　在预试验确定的浓度范围内按一定级差设置 5～7 个浓度组，并设一个空白对照组，使用助溶剂的还需增设溶剂对照组，并设一组不加农药的空白对照，每个浓度组均设 3 个重复。在标本瓶中放 500g 土（标本瓶中土壤厚度不低于 8cm），加入农药溶液后充分拌匀（如用有机溶剂助溶时，需将有机溶剂挥发净），加适量蒸馏水调节土壤含水量，使占土壤干重的 30%～35%。每个处理放入蚯蚓 10 条，用纱布扎好瓶口，将标本瓶置于（20±2）℃、湿度 70%～90%、光照强度 400～800lx 的培养箱中。试验历时两周，于第 7d 和第 14d 倒出瓶内土壤，观察记录蚯蚓的中毒症状和死亡数（用针轻触蚯蚓尾部，蚯蚓无反应则为死亡），及时清除死蚯蚓。根据蚯蚓 7 d 和 14d 的死亡率，求出农药对蚯蚓的毒性 LC_{50} 值及 95% 置信限。

（3）限度试验　设置上限浓度每 1kg 干土用 100mg(a.i.)药剂，若未见蚯蚓死亡，则无需继续进行试验。

（4）参比物质试验　为检验实验室的设备、条件、方法、供试生物、供试土壤的质量是否合乎要求，应设置参比物质作方法学上的可靠性检验。参比物质为分析纯氯乙酰胺。

3. 数据处理

（1）统计分析方法的选择　可采用寇氏法、直线内插法或概率单位图解法计算得到每一观察时间（7d、14d）的 LC_{50} 和 95% 置信限，也可应用有关毒性数据计算软件进行分析和计算。

（2）寇氏法　用寇氏法可求出蚯蚓在 7d 和 14d 的 LC_{50} 值及 95% 置信限。
LC_{50} 的计算见式（4-22）。

$$\lg LC_{50} = X_m - i\left(\sum p - 0.5\right) \tag{4-22}$$

式中　X_m——最高浓度的对数；

　　　　i——相邻浓度比值的对数；

　　　　$\sum p$——各组死亡率的总和（以小数表示）。

95% 置信限的计算见式（4-23）。

$$95\% 置信限 = \lg LC_{50} \pm 1.96 S_{\lg LC_{50}} \tag{4-23}$$

标准误的计算见式（4-24）。

$$S_{\lg LC_{50}} = i\sqrt{\sum \frac{pq}{n}} \tag{4-24}$$

式中　p——1 个组的死亡率，%；

　　　　q——存活率（$1-p$），%；

n——各浓度组蚯蚓的数量。

（3）直线内插法　采用线性刻度坐标，绘制死亡率对试验物质浓度的曲线，求出 50% 死亡时的 LC_{50} 值。

（4）概率单位图解法　用半对数值，以浓度对数为横坐标，死亡率对应的概率单位为纵坐标绘图。将各实测值在图上用目测法画一条相关直线，从直线中读出致死 50% 的浓度对数，估算出 LC_{50} 值。

4. 质量控制

质量控制条件包括：

① 空白对照组死亡率不超过 10%；

② 参比物质试验中氯乙酰胺对蚯蚓 14d LC_{50} 应在 $20\sim80$mg(a.i.)/kg 干土之间。

5. 试验报告

试验报告至少应包括下列内容：

① 供试物的信息，包括供试农药的通用名、化学名称、结构式、CAS 号、纯度、基本理化性质、来源等；

② 供试生物名称、来源、大小及健康情况；

③ 试验条件，包括试验温度、光照等；

④ 供试土壤中的供试物浓度及试验开始后 7d 及 14d 的 LC_{50} 值和 95% 置信限，并给出所采用的计算方法；

⑤ 对照组蚯蚓的死亡率、行为反应异常的比例；

⑥ 注明人工土壤配方与配制方法；

⑦ 对蚯蚓的毒性等级划分见表 4-19。

表 4-19　农药对蚯蚓的毒性等级划分

毒性等级	LC_{50}(14d)/[mg(a.i.)/kg 干土]
剧毒	$LC_{50}\leqslant0.1$
高毒	$0.1<LC_{50}\leqslant1.0$
中毒	$1.0<LC_{50}\leqslant10$
低毒	$LC_{50}>10$

十、蚯蚓繁殖试验

（一）试验概述

通过不同浓度的供试物溶液与定量的人工配制土壤混合，引入定量健康和稳定繁殖力的成蚓，并在 4 周内观察试验土壤中成蚓死亡率和生长受到的影响；8 周内观察土壤中子代数量，以评估供试物对蚯蚓繁殖的影响。

供试物浓度的选择应包括在 8 周内可能会引起亚致死和致死效应的浓度，并使 EC_x 值应当在试验选择的浓度范围内，使得 EC_x 的测定来自内插法而不是外推法。成蚓暴露 4 周后取出观察到的成蚓，继续暴露 4 周后，观察、统计土壤中的子代数量。通过统计分析供试物处理组和空白对照组繁殖率的差异，确定 LOEC 和 NO-EC，或通过回归模型来估算 EC_x（如 EC_{10} 和 EC_{50}）。

（二）试验方法

1. 材料和条件

（1）供试生物 试验推荐使用赤子爱胜蚓（*Eisenia foetida*）和安德爱胜蚓（*Eisenia andrei*），选择具有生殖带的两个月至一年大小的成蚓，需来自同一生长环境，大小均匀、年龄一致（差别不宜超过 4 周）。试验前，应先将选好的蚯蚓在试验用的人工土壤环境中驯养至少 1d 的时间，驯养期间使用的食物应和正式试验中的食物保持一致。

经驯养后的成蚓应先用去离子水清洗干净，然后放到滤纸上吸去多余水分，每 10 条蚯蚓为一组，每组单独称重，蚯蚓的重量应在 250～600mg 之间。称重后成蚓在试验开始前随机分配到各试验培养容器中。

（2）供试物 供试物可使用农药制剂、原药。难溶于水的供试物可用少量对蚯蚓毒性低的有机溶剂助溶，或者直接用适量对蚯蚓低毒有机溶剂（如丙酮）溶解。供试物应至少给出下列信息：

① 化学结构式；

② 纯度；

③ 水溶性；

④ 水中和光中稳定性；

⑤ 辛醇-水分配系数；

⑥ 蒸气压。

（3）参比物质 使用多菌灵（carbendazim）或苯菌灵（benomyl）作为参比物质，其对蚯蚓繁殖可观测到的显著抑制效应浓度应为 1～5mg/kg 干土或 250～500g(a. i.)/hm^2 或 25～50mg(a. i.)/m^2。

（4）供试土壤 人工土壤由 70% 的石英砂（具体含量取决于 $CaCO_3$ 的需用量，经 70 目标准筛过滤，50～200μm 之间颗粒的细砂应超过 50%）、20% 高岭土、10% 泥炭藓（土）混合组成，人工土壤初始 pH 应在 6.0±0.5，可通过添加适量的碳酸钙（0.3%～1.0%）进行调节。在通风的地方把土壤中的这些干燥成分进行充分机械混合。实验前，用去离子水或蒸馏水将人工土壤含水量调节为最大持水量（WHC）的 40%～60%，并确保土壤基质放在手里压紧时无水分流出。

（5）主要仪器设备　包括：①标本瓶或其他玻璃容器（横截面积需在 200cm^2 左右，容积 1～2L，使放置 500～600g 试验用人工土壤后的厚度在 5～6cm，容器口加盖透气、透光的盖板）；②pH 计和光度计；③电子天平；④温湿度可控的培养箱；⑤容量瓶；⑥水浴锅等。

（6）试验条件　试验温度为（20±2）℃，光照强度 400～800lx，光暗时间比 16h：8h。试验期间不向试验容器中充气，但容器盖的设计应允许气体交换，同时还限制水分的过度蒸发。定期称重试验容器（去盖）来监测土壤的含水量。必要时，添加去离子水来补充水量损失，使试验人工土壤含水量变化的范围不超过初始含水量的 10%。

2. 试验操作

（1）染毒　根据测试目的来选择染毒方式，一般可将供试物溶液与试验人工土壤均匀混合。在更精细的染毒试验中，也可直接将供试物施于土壤表面，或与常规的农业实际操作一致（例如喷洒液体制剂，或使用一些特殊的剂型如颗粒剂和种衣剂）。如供试物或参比物染毒过程中使用有机溶剂时，有机溶剂应对蚯蚓低毒，且在试验设计中应以最大溶剂使用量设溶剂对照组。

① 土壤混合染毒　使用均匀混合法染毒时，根据供试物理化特性可按下列 3 种情况进行：

A. 供试物易溶于水：试验开始前，按设计浓度需要，配制足够的供试物去离子水溶液，使其可以满足一个处理所有重复组的使用量。将各浓度适量药液加入人工土壤中，补充去离子水以土壤最终含水量达到其最大持水量的 40%～60% 为宜，混合均匀后放入试验容器中待用。

B. 供试物难溶于水：将供试物用少量适宜有机溶剂（如丙酮）溶解，均匀喷洒或混入少量细石英砂中，置于通风橱中至少数分钟，使有机溶剂蒸发。之后将处理过的石英砂与预先湿润的人工土壤配料混合均匀，补充去离子水，使土壤最终含水量达到其最大持水量的 40%～60%，混合均匀后放入试验容器中待用。

C. 供试物不溶于水和有机溶剂：将 10g 细石英砂与供试物混合，制成均匀混合物，然后将该混合物均匀混入预先湿润的人工土壤配料中，补充去离子水以使土壤最终含水量达到其最大持水量的 40%～60%，混合均匀后放入试验容器中待用。

② 土壤表面染毒　将配置好的人工土壤置于容器中，然后将蚯蚓置于土壤表层。通常健康的蚯蚓会立即钻入土中，若 15min 后还未钻入土中的蚯蚓则视为受伤，应予更换，所有更换和被更换的蚯蚓应称重，以确保试验开始时处理组蚯蚓总重和加上容器一起的总重量均为已知。

当加入的蚯蚓均转入土壤后，使用适宜喷洒装置将配置好的供试物各浓度组药液分别定量均匀喷洒在土壤表面，施用前应先移去容器盖子，并向容器内加一个衬里，以避免供试物喷洒到试验容器壁上。上述操作过程应避免蚯蚓与供试物药液直接皮肤接触，且室内温度应保持在（20±2）℃，药液喷施量应控制在600～800μL/m^2。药液喷施量应用适宜方法进行校准。染毒后，试验容器在1h内勿盖上盖子，以便所用的溶剂蒸发，但应采取有效措施防止蚯蚓爬出逃逸。

（2）浓度设计　供试物正式试验浓度的设计，可通过急性毒性数据或浓度范围筛选试验获得，如需进行浓度范围筛选试验，可按几何级数设置较大范围的不同浓度组，如0.1mg(a.i.)/kg干土、1mg(a.i.)/kg干土、10mg(a.i.)/kg干土、100mg(a.i.)/kg干土和1000mg(a.i.)/kg干土，不设重复试验组，2周后检查蚯蚓死亡情况。

参考供试物毒性数据或预试验结果，根据目标毒性参数的不同，可按下列3种方法设计正式试验浓度范围：

① 当旨在获得NOEC或LOEC时，应按一定几何级数设置至少5个处理浓度组。最低处理浓度组与对照组的观察效应不应有显著性差异，否则，应降低试验浓度重新试验；最高处理浓度组与对照组的观测效应应有显著性差异，否则，应提高试验浓度重新试验。每个处理组设置4个重复，空白对照组设置8个重复。浓度间距公比不超过2。

② 当旨在获得EC$_x$（如EC$_{10}$和EC$_{50}$）时，应设置足够数量的处理浓度组来计算EC$_x$和置信限，其中，应包含至少4个处理组。其各自观测效应的平均值和空白对照组相比应有统计学上的显著性差异。每个浓度处理组≥2个重复，空白对照组≥6个重复。浓度间距公比可基于试验目的灵活设置，例如，在预计产生效应的浓度区间内公比≤2，而对于区间外的低或高浓度，公比可高于2。

③ 当旨在同时获得EC$_x$和NOEC时，应按一定几何级数设置至少8个浓度处理组，且每个浓度处理组设置4个重复，空白对照组设置8个重复。浓度间距公比不超过2。

（3）正式试验　人工土壤中蚯蚓生物量应控制在每500～600g干土放入10条成蚓（每50～60g土壤1条蚯蚓），当采用更多的试验土壤量时，则应按每50～60g土壤1条蚯蚓增加相应蚯蚓数量。受试蚯蚓在试验前于人工土壤中驯养24h，清洗干净，称重后，置于土壤表面，让其自行转入土中。试验用容器应使用具孔的塑料板盖好以便透气并防试验土壤失水变干。试验期间，采用燕麦片或牛马粪便作为蚯蚓饲料。使用牛马粪便作为饲料时，应明确粪源动物未使用过生长促进剂或杀线虫剂等兽药，以避免对蚯蚓造成不利影响。试验开始1d后提供饲料，每个容器投放约5g饲料于土壤表面，用去离子水湿润（每个容器5～6mL），每7d喂食一次，若饲料未被完全摄食，再次喂食应扣除这部分饲料量，试验进行4周移去成蚓后，只需添加一次饲料，剩余4周试验期间不再喂食。

（4）观测与记录　第一个4周试验开始后第28d，观察、记录存活成蚓数量和体重。任何非正常的行为（如不再具备钻入土中的能力或静止不动等），或形态上的变化（如开放性伤口）均应同时记录。观察记录存活成蚓时，可将试验土壤倒至一个干净的托盘中，移除所有成蚓，用去离子水清洗，然后吸去多余水分称重。因成蚓死亡后易分解，所有未见成蚓均可记录为死亡。

试验土壤从容器中倒出，挑出成蚓后，应重新放回容器中（确保所有蚓茧放回容器），在相同条件下继续培养 4 周。

第二个 4 周试验结束后，观察记录每个试验容器中的幼蚓数量和蚓茧数量。试验期间所有可能伤害蚯蚓的操作或蚯蚓出现损伤的迹象均需记录。幼蚓数计数方法如下：

① 将容器放到初始温度为 40℃ 的水浴中，然后逐渐升温至 60℃。约 20min 后，幼蚓即会出现在土壤表面，挑出并计算。

② 试验土壤可以使用 Van Gestel 等的方法借助标准筛进行冲洗。当加入土壤中的泥炭藓（土）和牛马粪或燕麦片都已被磨成细粉状时，可将网孔为 0.5mm（30～40 目）的两个筛子上下重叠放在一起，然后将试验容器中的培养基质放到上层筛子中，用自来水流进行冲洗，将基质洗掉，使得大部分的子代蚯蚓和蚓茧留在上层筛中（此操作期间应注意保持上层筛整个表面湿润，使蚯蚓可以浮在其上的水膜上，从而防止蚯蚓从网孔中爬出，通常使用淋浴喷头进行润湿）。

当所有的基质被冲洗掉后，可将上下层筛中幼虫和蚓茧冲洗到一个含少量水的烧杯中静置，此时空蚓茧浮在水面上，幼虫和非空蚓茧沉到水底，然后倒掉水，把幼蚓和非空蚓茧转移到含少量水的培养皿中，用针或镊子取出计数。

（5）限度试验　设置 1000mg(a.i.)/kg 干土为限度试验的上限浓度。当限度试验证明供试物对蚯蚓繁殖活性影响的 NOEC 比限度上限浓度高，可判定供试物对蚯蚓繁殖无影响，无需继续进行试验。限度试验中，空白对照组和各处理组均设置 8 个重复组。

3. 数据处理与分析

（1）基本要求　应采用适宜的统计学软件和方法计算分析蚯蚓的死亡率和繁殖力等观测效应参数数据，计算 LC_{50}、EC_x、NOEC、LOEC 和置信限。

（2）结果处理

① 死亡率结果处理：应采用适宜的剂量反应分析方法，如 Probit，Logit，Weibull 或其他适宜的广义线性模型，计算 LC_{50} 及相应置信区间。

② 其余效应观测参数（如成蚓体重变化和产生的子代数量等繁殖力参数）：每个试验容器里的成蚓体重变化和产生的子代幼蚓的数量均需记录下来并报告每组试验浓度的均值和标准方差作为概况统计量。体重变化和繁殖力的参数应表达为 NOEC 和 LOEC。当观测效应参数按试验浓度递增呈现单调下降趋势，应选择 Williams 检验，反之，当试验结果呈现无规则上升或下降趋势，则应使用 Dunnett's 检验。若进行限度试验，且试验结果满足参数检验程序的先决条件（正态分布、方差齐性），则可以使用双样本 Student-t 检验，否则使用 Mann-Whitney-U

或者其他合适的非参数检验方法。

若繁殖力观测效应参数呈现剂量反应关系，应采用适宜的剂量反应分析方法，计算 EC_x 及其置信区间（可使用原始数据或相对对照组下降百分比进行剂量反应曲线拟合）。多种函数模拟可用于剂量反应分析，如 Probit，Logit，Weibull 的广义线性及非线性模型，实际操作中则需要按照数据特质选择合适的模型进行拟合以求取 EC_x 值。

4. 质量控制

质量控制条件包括：

① 试验结束时对照组每个重复（包含 10 条成蚓）应当产生≥30 条幼蚓；

② 对照组繁殖的变异系数应当≤30%；

③ 试验开始 4 周后对照组成蚓死亡率应当≤10%。

5. 试验报告

试验报告至少应包括下列内容：

（1）供试物的信息　包括：①供试物的确切描述、批次、批号和 CAS 号、纯度等；②供试物的相关理化特性（如辛醇-水分配系数、水溶解度、蒸气压、亨得利常数和行为数据）等。

（2）供试生物　包括：①使用生物种属、学名、来源及培养条件；②供试生物的虫龄、尺寸（重量）范围。

（3）试验条件　包括：①试验土壤的准备细节描述；②土壤的最大持水量；③供试物的染毒方式描述；④供试物添加至土壤中的方法描述；⑤喷洒设备的校准详细信息；⑥试验设计和程序的描述；⑦测试容器的尺寸和土壤体积；⑧试验条件，包括试验温度、光照强度、光周期等；⑨驯养方法的描述，试验中所用食物类型及用量，饲喂日期等；⑩试验开始和结束时对照组和所有处理组土壤的 pH 和含水量。

（4）结果　包括：①最初 4 周试验结束时每试验容器中成蚓的死亡率（%）；②试验开始时每试验容器中成蚓的重量，③最初 4 周试验结束时成活蚯蚓体重的变化（占初始体重的百分比）；④试验结束时每试验容器内幼蚓数量；⑤试验中蚯蚓的生理和病理症状或异常行为的详细描述；⑥参比物质试验结果；⑦确定 LC_{50}、NOEC 和/或 EC_x（如 EC_{10} 和 EC_{50}）值的统计学方法；⑧剂量-反应关系图。

十一、土壤微生物毒性试验

（一）试验概述

1. 方法概述

土壤微生物毒性试验包括 CO_2 吸收法和氮转化法，根据农药登记管理法规及其他规定选择相关方法进行试验。

2. CO₂吸收法

在标本瓶内放置两只小烧杯，其中一只盛放土壤，另一只盛放碱液（如NaOH溶液）用于吸收土壤微生物呼吸所释放的CO_2。以模拟农药常用量、10倍常用量、100倍常用量时土壤表层10cm土壤中的农药含量设3种不同处理浓度，将标本瓶密闭并置于25℃±1℃、黑暗条件下培养，并保持土壤含水量为最大田间持水量的40%～60%，于试验开始后的第1d，第2d，第4d，第7d，第11d，第15d更换出密闭瓶中的碱液，测定吸收的CO_2量。评价供试物对土壤微生物活性的影响。

3. 氮转化法

过筛的土壤与适量有机底物混合后用供试物处理，同时设置一组不加供试物的对照。试验至少需设置2个测试浓度，可参考供试物田间最大施用量设置。将土壤置于黑暗、20℃±2℃的条件下培养，并保持土壤含水量为最大田间持水量的40%～60%，在培养0d、7d、14d和28d后，从处理组和对照组中取出一定量的土壤样品，用合适的溶剂浸提并测定提取液中硝酸盐的含量。比较处理组与对照组的硝酸盐形成率，计算处理组相对于对照组的百分比差异。试验至少持续28d，如果第28d处理组与对照组的差异不小于25%，则试验需延长，最长至100d。

（二）试验方法

1. 材料和条件

（1）供试物　农药制剂、原药或纯品。

（2）试验土壤

① CO₂吸收法　选用3种具有代表性的、理化性质各异的土壤，试验前先去除土壤中的粗大物块（如石块、植物残体等），然后过0.85mm筛。

② 氮转化法　试验只需一种土壤，土壤在用于试验前要先进行处理，先去除土壤中的粗大物块（如石块、植物残体等），然后过筛，使土壤颗粒不大于2mm。

两种方法采用的土壤最好都为新鲜土壤，如果需要在实验室储存，则应置于4℃±2℃黑暗处保存，最长保存3个月。经过储存的土壤，在试验前需进行预培养2～28d。预培养期间土壤的培养条件应与试验条件一致。此外，氮转化法所用的土壤在试验前还需补充适当的有机底物，例如，苜蓿-青草-青贮谷粉（主要组成部分：紫花苜蓿 *Medicago sativa*），C/N比在16/1～12/1之间。建议苜蓿粉与土壤的比率为每千克土壤（干重）用苜蓿粉5g。

（3）主要仪器设备　搅拌器、培养箱、振荡器、离心机、滴定仪、硝酸盐测定仪、标本瓶及其他玻璃器皿等。

（4）试验条件

① CO$_2$吸收法　土壤样品的培养条件为（25±1)℃，黑暗。试验过程中，保持土壤样品含水量为田间最大持水量的40%～60%，变化范围为±5%。如有需要，可添加蒸馏水和去离子水进行调节。

② 氮转化法　土壤样品的培养条件为（20±2)℃，黑暗。试验过程中，保持土壤样品含水量为田间最大持水量的40%～60%，变化范围为±5%。如有需要，可添加蒸馏水和去离子水进行调节。

2. 试验操作

（1）CO$_2$吸收法

① 处理与对照的设置　每种土壤设3种不同浓度处理，以模拟农药常用量（推荐的最大用量）、10倍量、100倍量时土壤表层10cm土壤中的农药含量（计算时假设土壤容重为1.5g·cm^3），同时设置一组空白对照，每组至少设置3个重复。

② 受试物质的制备　水溶性供试物一般用水溶解制备，避免使用水以外的其他液体，如丙酮、氯仿等有机溶剂，以防止破坏微生物菌群。对于难溶物质，可先用合适的溶剂溶解或悬浮，然后包埋石英砂（粒径：0.1～0.5mm）等惰性固体，最后等溶剂完全挥发后再将石英砂与土壤混合。为使供试物在土壤中达到一个最佳的分布状态，建议每千克干重土壤中加入砂10g。对照组的土壤样品用等量的水或砂进行处理。混合时，应确保处理组中的供试物在土壤样品中均匀分布，同时要避免土壤压紧或结块。

③ 土壤样品的培养　将混合后的土壤装于小烧杯中，与另一个装有标准碱液的小烧杯一起置于密闭瓶中，于（25±1)℃、黑暗条件下培养。试验过程中，保持土壤样品含水量在田间最大持水量的40%～60%之间，变化范围为±5%。如有需要，可添加蒸馏水和去离子水进行调节。

④ 样品的采集与分析　试验开始后的第1d，第2d，第4d，第7d，第11d，第15d再换出密闭瓶中的碱液，用滴定法间接测定吸收的CO$_2$量。

（2）氮转化法

① 处理与对照的设置　试验至少需设置2个测试浓度，低浓度应至少能反映实际条件下能到达土壤的最大量（计算时假定供试物与5cm的土壤均匀混合，且土壤容重为1.5g·cm^3），而高浓度应是低浓度的倍数。对于直接施用至土壤的农药，应将试验浓度设置为最大预测环境浓度以及5倍的该浓度。对于在1个季节中多次施入土壤的农药，其较低试验浓度应为最大施用次数与最大预测环境浓度的乘积。但是，试验浓度的上限不应超过最大单次施用量的10倍。试验同时还需设置一组空白对照，每组至少设置3个重复。

② 受试物质的制备　同CO$_2$吸收法。

③ 土壤样品的培养　可以采用两种方式培养土壤样品：

A. 每一个处理组及对照组的土壤各作为一个整体样品；

B. 将每一个处理组及对照组的土壤分装成一系列单独且等份的子样品。

当土壤以整体形式进行培养时，每个处理组及对照组均需准备大量的土壤样品，试验过程中根据需要取样分析。每个处理组和对照组最初制备的土壤量取决于取样量、样品分析的重复次数及最大取样次数。整体培养的土壤在再次取样前应充分混合。当土壤以系列分装独立的子样品形式进行培养时，每个处理组和对照组的土壤根据需要来分装和使用。所有测试中使用的容器应具有足够的上部空间，以避免产生厌氧状态。

将样品置于（20±2）℃、黑暗条件下培养。试验过程中，保持土壤样品含水量为田间最大持水量的40%～60%，变化范围为±5%。如有需要，可添加蒸馏水和去离子水进行调节。

④ 样品的采集与分析　试验至少持续28d，如果第28d处理组与对照组的差异不小于25%，则试验需延长，直至该差异等于或小于25%，但最长不超过100d。在试验0d、7d、14d和28d取样分析。如需延长试验，则应在28d后每隔14d测定一次。每次取样时，均需测定每个处理组和对照组样品的硝酸盐含量。用合适的提取剂（如0.1mol/L的氯化钾溶液）与土壤样品混合振荡，提取硝酸盐，建议每千克干重土壤中加入氯化钾溶液5mL。为优化提取效果，容器中所装的土壤和提取剂不应超过容器体积的一半。混合物在15.7 rad/s的转速下振荡60min。将混合物离心或过滤后取液相分析其硝酸盐含量。

3. 数据处理

（1）CO_2 吸收法　记录每个平行滴定时消耗的酸的体积，求出所有平行的平均值，用统计学方法计算土壤样品释放出的 CO_2 量以及处理组相对于对照的影响率。

（2）氮转化法　记录每个平行土壤样品形成的硝酸盐量，求出所有平行的平均值，用统计学方法计算氮转化率。形成的硝酸盐量以每天每千克干重土壤产生硝酸盐的质量（mg）表示，单位为 mg/(kg·d)。比较每个处理组和对照组中土壤样品的硝酸盐形成速率，并计算出处理组偏离对照组的百分率。

4. 质量控制

质量控制条件包括：

① 各处理土壤中，供试物的加入量、供试物在土壤中的均匀度要保持一致（两种方法均适用）；

② 培养期间，各标本瓶要保持密闭（适用于 CO_2 吸收法）；

③ 滴定操作时，对滴定终点的判断要准确一致（适用于 CO_2 吸收法）；

④ 对照组重复之间的差异应小于±15%（适用于氮转化法）。

5. 试验报告

试验报告至少应包括下列内容：

（1）完整的试验土壤信息（两种方法均适用）

① 取样点的地理位置和背景信息；

② 取样深度（cm）；

③ 土壤理化性质（颗粒组成、pH、有机碳含量、氮含量、初始硝酸盐浓度、阳离子交换量、微生物生物量等）；

④ 土壤采集和保存情况；

⑤ 土壤预培养的细节。

（2）供试物信息（两种方法均适用）　包括供试农药的通用名、化学名称、结构式、CAS 号、纯度、基本理化性质、来源等。

（3）底物（适用于氮转化法）　来源，组成，碳、氮含量。

（4）试验条件

① 试验设置浓度及组数；

② 向土壤中施入供试物的详细步骤；

③ 培养温度及稀释水；

④ 试验期间各处理土壤中加水的频率和方法；

⑤ 试验开始时和试验过程中的土壤湿度；

⑥ 土壤的培养方式；

⑦ 取样次数；

⑧ 土壤 CO_2 释放量测定方法（适用于 CO_2 吸收法）；

⑨ 从土壤中浸提硝酸盐的方法（适用于氮转化法）；

⑩ 用于分析测定硝酸盐含量的方法和仪器（适用于氮转化法）。

（5）结果

① 数据分析方法、土壤 CO_2 释放量随时间变化的曲线图、农药对土壤微生物呼吸强度的影响率（适用于 CO_2 吸收法）；

② 各组各平行的硝酸盐含量，处理组和对照组之间的差异（适用于氮转化法）；

③ 有助于解释结果的全部信息和观察资料；

④ 对土壤微生物的毒性等级划分如下：

A. CO_2 吸收法。CO_2 吸收法中，农药对土壤微生物的毒性分成三个等级：土壤中农药加量为常量，在 15d 内对土壤微生物呼吸强度抑制达 50% 为高毒；土壤中农药加量为常量 10 倍，能达到上述抑制水平的划分为中毒；土壤中农药加量为常量 100 倍，能达到上述抑制水平的划分为低毒；若三种处理均达不到上述抑制水平，则同样划分为低毒。

B. 氮转化法。在试验 28d 后的任何时间所取样品，若测定其低浓度处理组和对照组的硝酸盐形成速率的差异不大于 25%，则可认为该农药对土壤中的氮转化没有长期影响。

十二、天敌赤眼蜂急性毒性试验

（一）试验概述

将供试物用丙酮等溶剂配制成系列不同浓度的稀释液，定量加入指形管中滚吸成药膜管，然后将试验用赤眼蜂放入其中爬行 1h 后转入无药指形管，24h 后调查管中的死亡和存活蜂数。求出农药对赤眼蜂的 LR_{50} 值和 95% 置信限。

（二）试验方法

1. 材料和条件

（1）供试生物　选择松毛虫赤眼蜂（*Trichogramma dendrolimi*）、玉米螟赤眼蜂（*Trichogramma ostriniae*）、稻螟赤眼蜂（*Trichogramma japonicum*）、广赤眼蜂（*Trichogramma evanescens*）、拟澳洲赤眼蜂（*Trichogramma confusum*）或舟蛾赤眼蜂（*Trichogramma closterae*）等的其中一种进行试验。

（2）供试寄主生物　柞蚕（*Antheraea pernyi*）卵或米蛾（*Corcyra cephalonica*）卵。

（3）供试物　农药制剂、原药或纯品。制剂用蒸馏水溶解，原药或纯品用丙酮等溶剂溶解。

（4）主要仪器设备　指形管、人工气候箱、移液器、容量瓶等。

（5）试验条件　试验应在温度（25±2）℃，相对湿度 70%～80%，避光条件下进行。

2. 试验操作

（1）试验用成蜂的预培养　将被寄生的寄主卵置于温度（25±2）℃，相对湿度 50%～80%，避光条件下培养，羽化出的成蜂用于急性毒性试验。试验成蜂应来源于同一时间同一批次的寄生卵。大量出蜂一般在开始羽化后的 24h 左右，试验应使用开始羽化后 48h 内羽化的成蜂。

（2）预试验　按正式试验的条件，以较大的间距设置 4～5 个浓度组，求出试验用赤眼蜂最高全存活剂量与最低全致死剂量，以确定正式试验的用药剂量范围。

（3）正式试验　根据预试验结果，正式试验按等比关系设置至少 5 个梯度浓度（几何级差应控制在 2.2 倍以内），并设空白对照组，用溶剂溶解的还需设溶剂对照组，对照组和每个处理组均设 3 个重复，每个重复 100 头±10 头赤眼蜂。在指形管中加入定量的供试药液，将药液在指形管中充分滚吸直至晾干制成药膜管，然后将供试赤眼蜂放入药膜管中爬行 1h 后转入无药指形管中，饲喂 10％蜂蜜水，并封紧管口。对照组的成蜂数量与处理组相同，对照组与处理组应同时进行。在转入无药指形管中 24h 后检查并记录管中死亡和存活蜂数。

（4）限度试验　设置上限剂量为供试物田间施用量的 10 倍。若试验用赤眼蜂在供试物达到上限用量时未出现死亡，则无需继续试验；若供试物溶解度小于田间施用量的 10 倍时，则采用其最大溶解度作为上限浓度。

3. 数据处理

（1）统计分析方法的选择　LR_{50} 的计算可采用寇氏法、直线内插法、概率单位图解法或概率值法估算，也可应用有关毒性数据计算软件进行分析和计算。

（2）寇氏法　用寇氏法可求出赤眼蜂在 24h 的 LR_{50} 值及 95％置信限。LR_{50} 的计算见式（4-25）：

$$\lg LR_{50} = X_m - i\ (\sum p - 0.5) \tag{4-25}$$

式中　X_m——最高浓度的对数；

　　　i——相邻浓度比值的对数；

　　　$\sum p$——各组死亡率的总和（以小数表示）。

95％置信限的计算见式（4-26）。

$$95\%置信限 = \lg LR_{50} \pm 1.96 S_{\lg LR_{50}} \tag{4-26}$$

标准误的计算见式（4-27）。

$$S_{\lg LR_{50}} = i\sqrt{\sum \frac{pq}{n}} \tag{4-27}$$

式中　p——1 个组的死亡率，％；

　　　q——存活率（$1-p$），％；

　　　n——各浓度组赤眼蜂的数量。

（3）直线内插法　采用线性刻度坐标，绘制死亡率对试验物质浓度的曲线，求出 50％死亡时的 LR_{50} 值。

（4）概率单位图解法　用半对数值，以浓度对数为横坐标，死亡率对应的概率单位为纵坐标绘图。将各实测值在图上用目测法画一条相关直线，从直线中读出致死 50％的浓度对数，估算出 LR_{50} 值。

4. 质量控制

质量控制条件为空白对照组死亡率不超过 10％。

5. 试验报告

试验报告至少应包括下列内容：

① 供试物的信息，包括供试农药的通用名、化学名称、结构式、CAS 号、纯度、基本理化性质、来源等；

② 供试生物的名称、来源、培养方法；

③ 试验条件，包括试验温度、湿度、光照等；

④ 试验药液的浓度，LR_{50}（24h）值和95％置信限，并给出所采用的计算方法；

⑤ 对照组赤眼蜂是否出现死亡及异常反应；

⑥ 试验质量控制条件描述；

⑦ 农药对赤眼蜂的风险性等级划分见表4-20。

表 4-20　农药对赤眼蜂的风险性等级划分

风险性等级	安全系数
极高风险性	安全系数≤0.05
高风险性	0.05＜安全系数≤0.5
中等风险性	0.5＜安全系数≤5
低风险性	安全系数＞5

十三、天敌（瓢虫）急性接触毒性试验

（一）试验概述

采用药膜法处理瓢虫幼虫。将供试物用水或其他有机溶剂配制成一系列不同浓度的稀释液，定量均匀施于一定面积的玻璃容器中的玻璃板（盘）或叶片表面，然后将试验用瓢虫幼虫放入其中（上）胁迫暴露一定时间，每天观察和记录容器中（上）瓢虫的中毒症状和死亡数，直至各浓度处理组死亡率稳定或至成虫羽化。计算出 LR_{50} 值及其95％置信限。本标准药膜染毒可使用指形管或玻璃板（盘）2种器具。

（二）试验方法

1. 材料和条件

（1）供试生物　选择七星瓢虫（*Coccinella septempunctata*），试验幼虫采用孵化出来3~4d的二龄幼虫。

（2）供试物　农药原药或制剂。难溶于水的可用少量对瓢虫毒性小的有机溶剂、乳化剂或分散剂等助溶，助溶剂用量不应超过 $0.1mL(g)/L$。

（3）主要仪器设备　指形管、智能人工气候箱、电子天平（精确到 0.0001g）、移液器、容量瓶、喷雾器（适用玻璃板药膜法）、玻璃板（盘）试验装置（适用玻璃板药膜法）、环行防护罩（适用玻璃板药膜法）、瓢虫饲养装置等。

（4）试验条件　瓢虫的饲养温度范围应在 23~27℃，相对湿度应在 60％~

90％，光照周期（光暗比）应为 16h：8h，光照强度不低于 1000lx。

2.试验操作

（1）预试验

① 浓度设置　将供试物用蒸馏水或有机溶剂配制成 4～5 个较大间距不同浓度的稀释液，并设空白对照。供试物使用溶剂助溶时，还需设溶剂对照。除此之外，为了验证瓢虫的敏感性，需设立一个参比物质，推荐用乐果（dimethoate）。

② 染毒　染毒方式为药膜法，包括玻璃药膜和叶片药膜两种染毒方式，其中玻璃药膜的介质可为指形管或玻璃板。

A. 指形管染毒。在玻璃指形管中定量加入配置好的各浓度供试药液，将药液在指形管中充分滚动，直至晾干制成均匀药膜管，然后将供试瓢虫幼虫单头接入药膜管中，饲喂足量的活蚜虫供瓢虫取食，并以纱布封紧管口，以后每天饲喂充足的活蚜虫作为食物，饲喂蚜虫前将残余的蚜虫清理干净，以保证瓢虫充分接触药膜。对照组的瓢虫数量与处理组相同，并与处理组同时进行。指形管应平放，保证瓢虫能够自由爬行减少重力对其的不利影响。

B. 玻璃板（盘）或植物叶片染毒。在一定尺寸［40cm(长)×18cm(宽)］的玻璃板（盘）或植物叶片上均匀涂布或喷洒配置好的各浓度供试药液，并立即精确计算玻璃板（盘或叶片）上的着药量，然后自然晾干或冷风吹干待用。取预先制备好的圆柱形玻璃环（直径 5cm，高 4cm），将距底部 3mm 的玻璃环内部均匀涂布滑石粉或聚四氟乙烯（防止试虫沿着玻璃环内壁上爬，且避免对试虫生长造成不利影响），置于晾干的玻璃药膜板（盘或叶片）上，保持玻璃环与板（盘）面或叶片间尽量无缝隙并做适当固定，每环单头接入受试瓢虫幼虫并盖封，按照指形管染毒中的方法进行喂食。

玻璃药膜板（盘）需清洁干净，制备需使用适宜的涂布或喷洒装置，装置应能使供试物药液均匀涂布在玻璃板（盘）上。涂布或喷洒使用药液量一般不超过 $200L/hm^2$，以免溢流造成着药量不准。涂布或喷洒前需检查药液沉降的均匀性，以满足玻璃板（盘）上药液喷洒量为 $(2±0.2)\mu L/cm^4$。此过程可使用清水重复检查至少三次，每次的涂布或喷洒前后都应迅速对玻璃板（盘）或叶片称重，计算预计的着药量（重复间的平均误差应控制在预计着药量的 10％以下）。同时记录涂布或喷洒装置的各种信息（如型号、喷嘴类型及孔径、喷洒压力等）。重复施药前，涂布或喷洒装置应用清水清洗、校准。

③ 观察与记录　每天观察并记录玻璃管（环、叶片）中（上）瓢虫的中毒症状和死亡数，将死亡的幼虫、蛹与行为异常的瓢虫一起记录（如活动不灵活的、抽搐的）直至化蛹。化蛹后，蛹继续保持在药膜管内观察至成虫羽化，计算成虫羽化率，未羽化成虫均计入死亡虫数。若幼虫或蛹的减少是由于操作失误（例如，幼虫逃走或在饲养、清洁过程中被杀死），受试瓢虫幼虫初始数量应减去减少的幼

虫数量。

（2）正式试验

① 浓度设置　根据预试验结果确定的浓度范围按一定比例间距设置 5～7 个浓度组，相邻浓度的级差不能超过 2.2。并设空白对照组，供试物使用溶剂溶解时，还需设溶剂对照组，对照组和每浓度处理组均设 3 个重复，每重复不少于 10 头二龄瓢虫幼虫。

② 染毒　按照预试验的染毒方法进行。

③ 观察与记录　按照预试验的观察与记录方法进行。

（3）限度试验　限量试验的上限剂量设置为供试物田间最大推荐有效剂量乘以多次施药因子（MAF）。若受试瓢虫在供试物达到上限剂量时未出现死亡，则无需继续试验；若供试物在水或其他有机溶剂的溶解度小于田间最大推荐有效剂量时，则采用其最大溶解度作为上限剂量，对于一些特殊的药剂也可采用相应的制剂进行试验。

MAF 按式（4-28）计算，当缺少任何数据时，MAF 可选取默认值 3：

$$MAF = \frac{1 - e^{-n \times k \times i}}{1 - e^{-k \times i}} \tag{4-28}$$

式中　k——农药在植株表面的降解速率常数；

n——施药次数；

i——施药时间，d。

降解速率常数 k 按式（4-29）计算：

$$k = \frac{\ln 2}{DT_{50}} \tag{4-29}$$

式中　DT_{50}——农药在植株表面的降解半衰期，d。（当缺少实测数据时，采用默认值 10d。本次评估采用默认值）。

3. 数据处理

（1）统计分析方法的选择　LR_{50} 的计算可采用概率值法、寇氏法、直线内插法或概率单位图解法估算，也可应用有关毒性数据计算软件进行分析和计算。

（2）寇氏法　寇氏法可用于计算瓢虫在不同观察周期的 LR_{50} 值及 95% 置信限。当对照组受试生物出现死亡时，各处理组的死亡率计算应根据对照组死亡率用 Abbott 公式进行修正。

LR_{50} 的计算见式（4-30）：

$$\lg LR_{50} = X_m - i(\sum p - 0.5) \tag{4-30}$$

式中　X_m——最高浓度的对数；

i——相邻浓度比值的对数；

$\sum p$——各组死亡率的总和（以小数表示）。

95% 置信限的计算见式（4-31）。

$$95\%置信限=\lg LR_{50}\pm1.96S_{\lg LR_{50}} \tag{4-31}$$

标准误的计算见式（4-32）。

$$S_{\lg LR_{50}}=i\sqrt{\sum\frac{p\,(1-p)}{N}} \tag{4-32}$$

式中　p——1个组的死亡率，%；

　　　N——各浓度组瓢虫的数量，个。

（3）直线内插法　采用线性刻度坐标，绘制死亡率对试验物质浓度的曲线，求出50%死亡时的LR_{50}值。

（4）概率单位图解法　用半对数值，以浓度对数为横坐标，死亡率对应的概率单位为纵坐标绘图。将各实测值在图上用目测法画一条相关直线，从直线中读出致死50%的浓度对数，估算出LR_{50}值。

4. 质量控制

质量控制条件包括：

① 空白对照组死亡率不超过20%；

② 整个试验过程要保证提供足够的蚜虫作为瓢虫食物；

③ 药膜制备保证均匀；

④ 所选测试瓢虫幼虫对参比物质乐果在$0.20g/hm^2$剂量下，其死亡率在40%~80%，则该种群可进行试验；

⑤ 试验期间，应保护实验室条件正常，如出现各种原因的故障，须重新试验。

5. 试验报告

试验报告至少应包括下列内容：

① 供试物的信息，包括供试农药的通用名、化学名称、结构式、CAS号、纯度、基本理化性质、来源等；

② 供试生物的名称、来源、培养方法；

③ 试验条件，包括试验温度、湿度、光照条件等；

④ 试验方法，包括浓度设置，药膜制备，所用装置等；

⑤ 试验结果，一定周期的LR_{50}值和95%置信限，并给出所采用的计算方法；

⑥ 对照组及处理组是否出现死亡及异常反应；

⑦ 试验质量控制条件描述；

⑧ 试验结果及毒性评价。

十四、浮萍生长抑制试验

（一）试验概述

将供试物配制为一系列不同浓度的试验药液，然后将不同浓度试验药液与试验培养基混合，接入浮萍，连续培养 7d 后，测定试验用浮萍叶状体数量、叶面积、干重或鲜重，并求出有效中浓度 E_yC_{50} 和 E_rC_{50} （7d）值以及 95% 置信限，以评价受试物对浮萍可能产生的影响。

（二）试验方法

1. 材料和条件

（1）供试生物 本试验的供试生物可使用圆瘤浮萍（*Lemna gibba*）、小浮萍（*Lemna minor*）、紫背浮萍（*Spirodela polyrrhiza* Schleiden）。

试验用浮萍可实验室培养或田间采集获得，如果从田间采集，采集地点必须免受各种明显污染，并应在试验开始前将采集到的植株在试验用的培养基中培养至少 8 周。如果从实验室获得，也应同样条件下培养至少 3 周。试验用植物、种子和无性繁殖体的来源均应被详细描述和记录。

（2）供试物 农药原药或制剂。对难溶于水的农药，可用少量对浮萍影响小的有机溶剂、乳化剂或分散剂助溶，其用量不得超过 0.1mL(g)/L。

（3）参比物质 为检验实验室的设备、条件、方法及供试生物的质量，设置参比物质做方法学上的可靠性检验。使用参比物质 3,5-二氯苯酚（3,5-dichloro-phenol）对浮萍进行检测（每年最少 2 次）。

（4）主要仪器设备 结晶皿、人工气候箱、高压灭菌锅、洁净工作台、酸度计等。所有接触试验培养基的设备应由玻璃或其他化学惰性材料制成，培养和试验所用玻璃仪器应清洗干净，在使用前进行消毒杀菌，且避免化学污染物混入试验液和培养基。

（5）培养和试验条件 用连续的暖或冷白荧光灯提供光源，光照/黑暗时间比为 16h：8h，在叶与光源同样距离的点测定光合作用辐射（400～700nm）时，光强度在 6500～10000lx 范围内。培养和试验环境温度（24±2）℃。试验期间对照培养基的 pH 升高值不超过 1.5 个单位。

（6）试验培养基 推荐选择 SIS 培养基用于小浮萍和紫背浮萍的培养和试验；选择 20× AAP 生长培养基用于圆瘤浮萍的培养和试验；Steinberg 培养基也适用于培养小浮萍。上述培养基配方如下：

① 瑞士标准（SIS）培养基

A. 瑞士标准（SIS）培养基的配方见表 4-21。储备液 A～E 需高压锅（120℃，15min）或过滤膜（约 0.2μm 孔径）灭菌。储备液 F 只需过滤膜（约 0.2μm 孔径）灭菌，不需高压灭菌。灭菌后的储备液应冷藏盒黑暗条件保存。储备液 A～E 可保存 6 个月，而储备液 F 只能保存 1 个月。

表 4-21　瑞士标准（SIS）培养基配方

储备液类型	试剂	储备液/(g/L)	培养液/(mg/L)
A	$NaNO_3$	8.5	85
	KH_2PO_4	1.34	13.4
B	$MgSO_4 \cdot 7H_2O$	15	75
C	$CaCl_2 \cdot 2H_2O$	7.2	36
D	Na_2CO_3	4	20
E	H_3BO_3	1	1
	$CuSO_4 \cdot 5H_2O$	0.005	0.005
	$ZnSO_4 \cdot 7H_2O$	0.05	0.05
	$MnCl_2 \cdot 4H_2O$	0.2	0.2
	$Na_2MoO_4 \cdot 2H_2O$	0.01	0.01
	$Co(NO_3)_2 \cdot 6H_2O$	0.01	0.01
F	$Na_2EDTA \cdot 2H_2O$	0.28	1.4
	$FeCl_3 \cdot 6H_2O$	0.17	0.84
G	MOPS(缓冲液)	490	490

B. 制备 1L SIS 培养基，在 900mL 去离子水加 10mL 储备液 A、5mL 储备液 B、5mL 储备液 C、5mL 储备液 D、1mL 储备液 E 及 5mL 储备液 F，用 0.1mol/L 或 1mol/LHCl 或 NaOH 调 pH 为 6.5±0.2，用去离子水定容至 1L。

需要注意，当试验中需控制 pH 稳定时（例如，供试物含重金属或易水解），加 1mL 储备液 G（MOPS 缓冲液）。

② 20×AAP 生长培养基　20×AAP 生长培养基配方见表 4-22。用无菌蒸馏水或去离子水制备储备液。无菌储备液应储存在冷藏盒黑暗条件下，可储存 6~8 周。要准备 5 个营养储备液（A1、A2、A3、B 和 C）制备 20×AAP 培养基，用纯试剂。每种储备液取 20mL 加入约 850mL 去离子水配成生长培养基。用 0.1mol/L 或 1mol/L HCl 或 NaOH 调节 pH 为 7.5±0.1，用去离子水定容至 1L。然后将培养基过约 0.2μm 孔径滤膜装入无菌容器内。用于试验的生长培养基在试验开始前 1~2d 准备，使 pH 稳定下来。在使用前应测定培养基 pH，如果需要，用 0.1mol/L 或 1mol/L HCl 或 NaOH 调 pH。

表 4-22　20×AAP 生长培养基配方

储备液类型	试剂	储备液	培养液
A1	$NaNO_3$	26g/L	510mg/L
	$MgCl_2 \cdot 6H_2O$	12g/L	240mg/L
	$CaCl_2 \cdot 2H_2O$	4.4g/L	90mg/L

储备液类型	试剂	储备液	培养液
A2	$MgSO_4 \cdot 7H_2O$	15g/L	290mg/L
A3	$K_2HPO_4 \cdot 3H_2O$	1.4g/L	30mg/L
B	H_3BO_3	1.34g/L	13.4mg/L
	$MnCl_2 \cdot 4H_2O$	0.42g/L	8.3mg/L
	$FeCl_3 \cdot 6H_2O$	0.16g/L	3.2mg/L
	$Na_2EDTA \cdot 2H_2O$	0.3g/L	6mg/L
	$ZnCl_2$	3.3mg/L	66μg/L
	$CoCl_2 \cdot 6H_2O$	1.4mg/L	29μg/L
	$Na_2MoO_4 \cdot 2H_2O$	7.3mg/L	145μg/L
	$CuCl_2 \cdot 2H_2O$	0.012mg/L	0.24μg/L
C	$NaHCO_3$	15g/L	300mg/L

③ Steinberg 培养基（ISO20079）

A. 浓度和储备液。改进的 Steinberg 培养基适用于小浮萍及圆瘤浮萍。制备培养基应使用试剂纯或分析纯化学品和去离子水。Steinberg 培养基的配方见表 4-23。

表 4-23　pH 稳定的 Steinberg 培养基配方

物质		营养培养基	
常量元素	摩尔质量	mg/L	mmol/L
KNO_3	101.12	350.00	3.46
$Ca(NO_3)_2 \cdot 2H_2O$	236.15	295.00	1.25
KH_2PO_4	136.09	90.00	0.66
K_2HPO_4	174.18	12.60	0.072
$MgSO_4 \cdot 7H_2O$	246.37	100.00	0.41

物质		营养培养基	
微量元素	摩尔质量	μg/L	μmol/L
H_3BO_3	61.83	120.00	1.94
$ZnSO_4 \cdot 7H_2O$	287.43	180.00	0.63
$Na_2MoO_4 \cdot 2H_2O$	241.92	44.00	0.18
$MnCl_2 \cdot 4H_2O$	197.84	180.00	0.91
$FeCl_3 \cdot 6H_2O$	270.21	760.00	2.81
EDTA 二钠盐	372.24	1500.00	4.03

B. Steinberg 最终浓度培养基的制备。储备液 1、储备液 2 和储备液 3 各 20mL（见表 4-24）加入 900mL 去离子水以防产生沉淀。加储备液 4、储备液 5、储备液 6、储备液 7 和储备液 8 各 1.0mL（见表 4-25），调节 pH 至 5.5±0.2（加最小量的 NaOH 或 HCl 调节），用去离子水定容至 1L。如果储备液是无菌的，加入无菌的去离子水，最终培养基无需灭菌。如培养基需要灭菌，则储备液 8 应在培养基高压灭菌（121℃，20min）后加入，培养基 pH（最终酸碱度）应为 5.5±0.2。

表 4-24　储备液（常量元素）

常量元素(50 倍浓缩)		浓度/(g/L)
储备液 1	KNO_3	17.5
	KH_2PO_4	4.5
	K_2HPO_4	0.63
储备液 2	$MgSO_4 \cdot 7H_2O$	5.00
储备液 3	$Ca(NO_3)_2 \cdot 4H_2O$	14.75

表 4-25　储备液（微量元素）

微量元素(1000 倍浓缩)		浓度/(mg/L)
储备液 4	H_3BO_3	120.00
储备液 5	$ZnSO_4 \cdot 7H_2O$	180.00
储备液 6	$Na_2MoO_4 \cdot 2H_2O$	44.00
储备液 7	$MnCl_2 \cdot 4H_2O$	180.00
储备液 8	$FeCl_3 \cdot 6H_2O$	760.00
	EDTA 二钠盐	1500.00

为达到更长保存期，储备液在 121℃ 条件下高压灭菌 20min 或过无菌滤膜（0.2μm），建议储备液 8 过无菌滤膜（0.2μm）。

2. 试验操作

（1）供试生物的培养　无菌操作条件下将试验用浮萍接种到装有经消毒的试验培养基的培养皿中，在上述培养条件下培养。为免受如绿藻和原生动物等其他生物的污染，应进行单一物种培养。有被绿藻或其他生物污染的明显迹象时，可对浮萍叶面进行表面消毒，然后转移到新的培养基中。

（2）方法选择　按农药的特性选择静态法、半静态法或流水式法。选择半静态法时，应选择一定的时间间隔（如试验的第 3d、第 5d）更换试验药液；当使用静态或半静态试验法时，应确保试验期间试验药液中供试物浓度不低于初始浓度的 80%。如果在试验期间试验药液中供试物浓度发生超过 20% 的偏离，则应检测试验药液中供试物的实际浓度并以此计算结果，或使用流动试验法进行试验，以稳定试验药液中供试物浓度。

（3）预试验　按正式试验的环境条件进行预试验，设 3～5 个剂量组来确定正式试验的浓度范围。

（4）正式试验　在预试验确定的浓度范围内按一定比例间距（几何级差应控制在 2.2 倍以内）设置不少于 5 个浓度组，并设空白对照组，若使用溶剂助溶的还应该增设溶剂对照组，每个浓度组设 3 个重复。

（5）限度试验　当预试验结果表明供试物在 100mg(a.i.)/L 浓度或最大溶解度时没有毒性效应，可直接进行限度试验。限度试验时，对照组和处理组至少设置 6 个重复，且对浓度组和对照组进行差异显著性分析（如 t 检验）。

（6）染毒　在无菌条件下，用经消毒的不锈钢叉或接菌环将有 2～4 片可见叶的无性繁殖群从接种培养皿随机转接入试验培养基容器中。每个试验容器中叶状体数量应为 9～12 片，并保持试验容器中的叶状体数和无性繁殖群数相同。

试验容器在培养箱中应随机摆放，以减低光强和温度影响导致的空间差异。

如果预先的稳定性试验表明供试物浓度在试验期间（7d）不能保持稳定（即测定浓度低于初始浓度的 80%），推荐采用半静态试验系统，即应选择一定的时间间隔（如试验的第 3d 和第 5d）更换试验药液，以保持试验体系中恒定浓度。应根据供试物的水中稳定性决定更换新液的频率，极不稳定或挥发物质要求更高的，更换频率或采用流水式试验系统。

（7）观测与记录　试验开始时，详细记录各处理组及对照组中浮萍突起和清晰可见的叶状体数量及颜色，观测频率自试验开始每 3d 观察 1 次（即 7d 试验期内至少观察 2 次）。记录的基本信息包括植株发育的改变，如叶状体大小及形态、坏死、变色或突起的征兆、无性繁殖群破裂、丧失浮力、根长及形态，试验用培养基的显著特征（如不溶物的存在、浮萍的生长）也应记录。

总叶状体面积、干重和鲜重可按下列方法测定：

① 总叶状体面积。所有无性繁殖群的总叶状体面积可通过影像分析进行测定。用摄影机将试验容器和植株的剪影拍下来（即将容器放入光盒中），把产生的影像数字化。通过与已知面积的平面形状校准，总叶状体面积可以测定。须小心排除试验容器边缘造成的干扰。或将试验容器和植株影印下来，切下无性繁殖群的剪影，用叶片面积分析机或方格纸测定面积。也可采用无性繁殖群剪影面积和单位面积的贴纸重量比等技术进行测量。

② 干重。每个试验容器中的所有无性繁殖群收集起来后，用蒸馏水或去离子水清洗，吸干多余的水后在 60℃烘干至恒定重量，所有根的碎片应包括在内，干重精度应精确到 0.1mg。

③ 鲜重。所有无性繁殖群转移到事先称重的聚苯乙烯（或其他惰性材料）圆底管（圆底上有 1mm 小孔），然后将管放入离心机中离心（室温下 3000r/min 离心 10min），再称重装有无性繁殖群的管，减去空管的重量就得出鲜重。

（8）测定频率和浓度分析

① 光强及温度　试验期间，需至少测定1次生长室、培养箱或房间内离浮萍叶片同样距离的光强。生长室、培养箱或房间内放置的备用培养基的温度需要每天测定1次。所有测定均需记录。

② pH　静态试验：试验开始和试验结束时测定每个处理的pH。半静态试验：测定每个处理更换药液前后的pH。流水式试验：试验期间，每天测定每个处理的pH。

③ 供试物浓度　应监测供试物浓度，以保持其在试验体系中的稳定性。选择不同试验方法，其浓度测定频率如下：

A.静态试验至少应在试验开始和结束时测定各组浓度。

B.半静态试验中，试验培养液的浓度应保持在设计浓度的20%变化率内，需分析测定每次更换时新制备的试验培养溶液浓度和旧试验培养液浓度。当有充分证据表明初始浓度可重复并且稳定（即保持在初始浓度的80%～120%范围内）时，可只对最高浓度和最低浓度进行浓度测定。所有情况的旧试验培养液中供试物浓度需测定每个浓度各重复的混合液。

C.流水式试验的取样方式及测定同半静态试验，包括试验开始、中途和试验结束取样测定，并每天检查稀释液和供试物或供试物母液的流量。

④ 结果测定　整个试验期间，供试物浓度一直保持在设计浓度或测定初始浓度的20%变化率内，结果分析可根据设计或测定的初始浓度值进行；当供试物浓度偏离设计浓度或测定初始浓度的20%变化率时，结果分析要根据实际测定浓度进行。

3. 数据处理与分析

（1）倍增时间的测定　对照组的叶状体数倍增时间（T_d）按式（4-33）计算。

$$T_d = \ln2/\mu \tag{4-33}$$

式中　μ——平均特定生长率的测定值，%。

（2）响应变量的计算　本试验的目的是测定供试物对浮萍植株的影响，本试验选择以下响应变量来评价试验影响。

① 平均特定生长率抑制率　平均特定生长率抑制率是特定时期内每个处理组和空白对照组比较，平均特定生长率抑制率（I_r）按式（4-34）计算。

$$I_r = \frac{\mu_c - \mu_t}{\mu_c} \times 100 \tag{4-34}$$

式中　I_r——处理组浮萍平均特定生长率抑制率，%；

μ_c——空白对照组μ平均值，%；

μ_t——处理组μ平均值，%。

平均特定生长率μ按式（4-35）计算。

$$\mu_{i \sim j} = \frac{\ln N_j - \ln N_i}{t} \tag{4-35}$$

式中 $\mu_{i \sim j}$——从试验开始时间 i 到试验结束时间 j 的平均特定生长率,%;

$\quad\quad N_i$——试验开始时处理组或对照组的生物量测量变量;

$\quad\quad N_j$——试验结束时处理组或对照组的生物量测量变量;

$\quad\quad t$——从 i 到 j 的时间。

② 平均生物量抑制率　计算供试物对浮萍产量的影响。试验开始时的干重或鲜重的测量,应在与试验接种同一批次供试生物培养时的试验培养基中取样测定。每个试验浓度与对照比较,计算平均生物量抑制率和标准差。平均生物量抑制率 (I_y) 按式 (4-36) 计算。

$$I_y = \frac{b_c - b_t}{b_c} \times 100 \tag{4-36}$$

式中 I_y——平均生物量抑制率,%;

$\quad\quad b_c$——对照组生物量,即对照组最终生物量与初始生物量之差,g;

$\quad\quad b_t$——处理组生物量,即处理组最终生物量与初始生物量之差,g。

③ 浓度-效应曲线图　以响应变量的平均抑制率(如 I_r 或 I_y)为纵坐标和以供试物试验浓度对数为横坐标。绘制浓度-效应曲线图。

④ 有效中浓度　按浮萍平均特定生长率抑制率 (I_r) 和平均生物量抑制率 (I_y) 分别估算有效中浓度 $E_r C_{50}$ 和 $E_y C_{50}$,包含以下 EC_{50} 值,即 $E_r C_{50}$(叶状体数)、$E_r C_{50}$(总叶面积、干重或鲜重)、$E_y C_{50}$(叶状体数)和 $E_y C_{50}$(总叶面积、干重或鲜重)。本试验结果统计应优先计算 $E_r C_{50}$。

(3) 统计方法　通过回归分析获得一个定量的浓度-效应关系,即获得有效中浓度 EC_{50}。当效应数据进行线性增长转换后可进行加权线性回归,如概率法、Logit 或 Weibull 法;但当处理不能避免的不规律数据和偏离于平滑分布情况时,应选择非线性回归方法;当回归模型或方法均不适合这些数据时,EC_{50} 值和置信限也可以用式 (4-37) 进行计算。

① 寇氏法　用寇氏法可求出 EC_{50} 值及 95% 置信限。

EC_{50} 按式 (4-37) 计算。

$$\lg EC_{50} = X_m - i(\sum p - 0.5) \tag{4-37}$$

式中 X_m——最高浓度的对数;

$\quad\quad i$——相邻浓度比值的对数;

$\quad\quad \sum p$——各组死亡率的总和(以小数表示)。

95% 置信限的计算见式 (4-38)。

$$95\% 置信限 = \lg EC_{50} \pm 1.96 S_{\lg EC_{50}} \tag{4-38}$$

标准误的计算见式 (4-39)。

$$S_{\lg EC_{50}} = i \sqrt{\sum \frac{p\ (1-p)}{n}} \qquad (4\text{-}39)$$

式中　p——1 个组的死亡率,%;

　　　n——各浓度组的生长率或生物量增长。

② 直线内插法　采用线性刻度坐标,绘制抑制率对试验物质浓度的曲线,求出 50% 活动抑制时的 EC_{50} 值。

③ 概率单位图解法　用半对数值,以浓度对数为横坐标,抑制率对应的概率单位为纵坐标绘图。将各实测值在图上用目测法画一条相关直线,从直线中读出活动抑制 50% 的浓度对数,估算出 EC_{50} 值。

4. 质量控制

质量控制条件包括:

① 供试生物应是纯种浮萍;

② 对照组和各浓度组的试验温度、光照等环境条件应与要求完全一致;

③ 尽可能维持恒定条件,如有必要,应使用流水式试验;

④ 供试物的实测浓度应不小于配置浓度的 80%,如果试验期间供试物实测浓度与配置浓度相差 20%,则以供试物实测浓度平均值来确定试验结果;

⑤ 对照组叶片数量的倍增期应在 2.5d (60h) 内,相当于在 7d 内应有 7 倍的增长率,并且平均特定生长率为 0.275/d。

5. 试验报告

试验报告至少应包括下列内容:

(1) 供试物的信息

① 供试农药的物理状态及相关理化特性等,包括通用名、化学名称、结构式、水溶解度等;

② 化学鉴定数据 (如 CAS 号)、纯度 (杂质)。

(2) 供试生物　浮萍学名,无性繁殖体及来源,供试生物的培养基及培养方式。

(3) 试验条件,包括:

① 试验持续时间及试验周期;

② 采用试验方法,如静态、半静态或流水式;

③ 试验设计描述,包括试验容器 (容量、型号、密闭方式、静置、振荡或通气方式)、溶液体积、试验开始每个试验容器无性繁殖群和叶面数;

④ 母液和试验液的制备方法,包括任何溶剂或分散剂的使用;

⑤ 试验期间培养条件的温度、光照;

⑥ 试验液和对照的 pH、供试物浓度和浓度定量方法 (验证试验、标准偏差或置信限分析);

⑦ 叶状体数和其他测量可变因子（干重、鲜重或叶面积）测定方法。

（4）结果

① 原始数据：每次观察和浓度分析时，每个试验组和对照组叶片数和其他测量变量的数量；

② 试验期间，无死亡发生的最高浓度，导致100％死亡的最低浓度；

③ 每个推荐观察时间下，各个浓度的累积死亡率；

④ 对照组叶片数倍增时间及生长率；

⑤ 确定 EC_{50} 值的统计学方法；

⑥ 对照组的死亡率；

⑦ 试验期间，可能会影响试验结果的因素；

⑧ 观察到的效应，浮萍颜色、形态和大小的变化，死亡、抑制生长等效应情况；

⑨ 供试物的浓度与抑制曲线图，得出的 E_rC_{50}、E_yC_{50} 值，并注明计算方式；

⑩ 试验质量控制条件描述。

十五、穗状狐尾藻毒性试验

（一）试验概述

通过配制水相培养基和人工土，建立标准的水-沉积物试验系统用于穗状狐尾藻毒性试验。将供试物按等比配制一系列不同浓度的试验药液，通过水相染毒法对预培养好的穗状狐尾藻进行染毒，连续培养14d观察穗状狐尾藻的生长抑制情况。分别测定穗状狐尾藻的茎、根及整株植株的长度、鲜重和干重，并求出有效中浓度 E_yC_{50}（14d）和 E_rC_{50}（14d）值以及95％置信限，评价供试物对穗状狐尾藻可能产生的影响。

（二）试验方法

1. 材料和条件

（1）供试生物　穗状狐尾藻（*Myriophyllum spicatum*）是双子叶植物、狐尾藻属多年生沉水植物。试验用穗状狐尾藻应选择同一种群、同一培养批次、健康的、处于快速生长期、生长完好、没有损伤或者变色的藻。

试验用穗状狐尾藻可引自野外、水产市场或其他实验室。如果来自野外或水产市场，试验开始前将采集到的穗状狐尾藻用与试验相同的水相培养基至少培养8周；采集地点应选择没有受到明显污染的水域；如果穗状狐尾藻来自其他实验室，试验前至少培养3周。穗状狐尾藻的预培养应使用与正式试验相同的培养基。

（2）供试物　农药原药或制剂。对难溶于水的农药，可用少量对供试生物影响小的有机溶剂、乳化剂或分散剂助溶，其用量不得超过 0.1mL(g)/L。

（3）主要仪器设备　人工气候箱、培养箱、无菌工作台、电子天平（0.0001g）、电热鼓风干燥箱、酸度计、溶解氧测定仪、温湿度记录仪、照度计、植物生长灯、玻璃器皿等。

（4）培养和试验条件　光源宜采用连续的植物生长灯（波长范围 400～700nm），水面上光强 120～160μE/(m^2·s) 或者 8800～11800lx，试验区域光照强度差异应保持在±1.5%范围内，光照/黑暗时间比为 16h:8h。试验水温应控制在（20±2）℃范围内。植物生长的最佳 pH 应在 7.5～8.0。在试验过程中，对照组的 pH 变化不超过 1.5 个单位。

2.试验操作

（1）试验体系的建立　推荐采用 Smart and Barko 水相培养基和人工土建立的水-沉积物试验系统，进行穗状狐尾藻的培养和试验。水相培养基配方和人工土配方见表 4-26 和表 4-27。人工土按照以下顺序装入培养钵：在培养钵底部铺一张湿滤纸，依次加入约 1cm 厚的标准土（无营养盐的人工土）、约 4cm 厚含氮磷营养盐的人工土和 1cm 厚的标准土，最后覆盖一层约 1cm 厚的细沙。沉积物至少填充培养钵容积的 70%。

（2）预培养　选择同一批次、健康的穗状狐尾藻，截取约 6cm 顶芽，并将底部约 3cm 去掉侧枝后插入沉积物中，每个培养钵中植入 4～5 株穗状狐尾藻顶芽，然后将种有穗状狐尾藻的培养钵转移到玻璃缸中。Smart and Barko 培养液至少高出沉积物表面约 10cm，保证穗状狐尾藻茎叶浸没在培养液中。预培养过程中随时补充去离子水，使溶液的变化量不超过 10%。在上述试验条件下预培养 7d。通过观察至少 3 株移除植株的根部，来判断穗状狐尾藻的生长发育情况。如植株根部发育良好，可以进行试验；如根部生长不明显，则需要适当延长预培养时间。预培养结束后拔出多余的植株，使每个培养钵中保留 3 株生长状态良好且相似的穗状狐尾藻。

（3）方法的选择　根据供试物特性选择静态法或半静态法进行试验。选择半静态法时，应选择一定的时间间隔（如试验的第 7d）更换试验药液。换液过程中应尽量减少沉积物悬浮。当使用静态法或半静态法时，应确保试验期间的试验药液中的供试物浓度不低于初始浓度的 80%。在试验过程中，如果试验药液出现大量藻类、细菌等微生物，影响了试验的正常进行，应选择半静态法。

（4）水相染毒　用 Smart and Barko 培养基将供试物配制为一系列不同浓度的试验药液，加入用于试验的 2L 玻璃烧杯中。将预培养好的穗状狐尾藻连带培养钵缓慢转移到玻璃烧杯中，试验药液至少高出沉积物表面约 10cm。

表 4-26　Smart and Barko 水相培养基配方

化学成分	浓度/(mg/L)
CaCl$_2$·2H$_2$O	91.7

化学成分	浓度/(mg/L)
$MgSO_4 \cdot 7H_2O$	69
$NaHCO_3$	58.4
$KHCO_3$	15.4
pH	7.5~8

表 4-27 人工土配方

成分	试剂用量	要求
泥炭	4%~5%	pH 尽量接近 5.5~6.0;泥炭应为干燥的,粉末状的,粒径<1mm
高岭土	20%	高岭石含量宜超过 30%
石英砂	75%~76%	50%以上细砂粒径在 50~200μm
湿度	20%~30%	加入去离子水,湿度控制在 20%~30%
pH	7±0.5	加入 $CaCO_3$ 调 pH

注：试验中需要准备 2 种人工土为无营养盐人工土和加入氮、磷营养盐的人工土。为了穗状狐尾藻根部可以吸收到营养盐,保证植物正常生长。含营养盐的人工土需要加入 300mg/kg 的 $Na_3PO_4 \cdot 12H_2O$ 和 150mg/kg 的 NH_4Cl。

（5）预试验 在正式试验的条件下进行预试验,以较大的间距设置若干组浓度以确定正式试验的浓度范围。保证每个培养钵 3 株穗状狐尾藻,设置 2~3 个重复,按上述的水相染毒方法进行染毒。试验容器在培养箱人工气候室中应随机摆放,观察并记录穗状狐尾藻的生长状况。试验过程中随时补充去离子水,使溶液变化量不超过 10%。

（6）正式试验 在预试验确定的浓度范围,按小于 3.2 倍的比例间距设置 5~7 个浓度组,并设空白对照组,若使用溶剂助溶的还应该增设溶剂对照组。空白对照组和溶剂对照组分别设置 6 个重复,处理组设置 4 个重复,按水相染毒方法进行染毒。试验周期为 14d。

（7）限度试验 当预试验结果表明供试物在 100mg(a.i.)/L 浓度或最大溶解度时没有毒性效应,可直接进行限度试验。限度试验时,对照组和处理组至少分别设置 6 个重复,且应对处理组和对照组进行差异显著性分析（如 t 检验）。

（8）观测与记录

① 观测指标和频率 穗状狐尾藻在含有供试物的水体中暴露 14d。试验第 0d,从备选穗状狐尾藻中随机选择 5 盆,分别测定穗状狐尾藻的茎、根、整株植物的长度、鲜重和干重。试验第 14d,测定每个培养钵中穗状狐尾藻的茎、根、整株植物的长度、鲜重和干重。第 0d、第 7d 和第 14d 测定 pH、溶解氧、试验溶液表面光强,并观察记录植物生长状况（变色、坏死、萎缩等）；每天测定水温；如果选择

半静态法，在更换试验药液前后测定水温、pH、溶解氧。

② 测定方法　穗状狐尾藻的茎、根、整株植物的长度为每个重复 3 株植物的平均值；植株鲜重和植株干重为每个重复 3 株植物重量的总和，并对植株总体生长状态进行观察。茎长、根长、植株总长、鲜重和干重可按下列方法测定：

A. 茎长：测定沉积物界面以上，水中穗状狐尾藻的茎长，包括主茎长和侧枝的长度。

B. 根长：将穗状狐尾藻轻轻从沉积物中拔出，测量根垂直从上到下的长度。

C. 植株总长：茎长和根长的总和。

D. 茎、根和整株植物的鲜重：轻轻地将穗状狐尾藻从培养钵中取出，包括根部，洗去泥沙。如果有断裂的根部在泥土中，将断裂的根部一同取出，并洗净。将植物放在吸水纸上吸干植物的多余水分，分别测量茎、根和整株植物的鲜重。

E. 茎、根和整株植物的干重：鲜重测定结束后，将整株穗状狐尾藻放在电热鼓风干燥箱中，60℃烘干至恒重，分别测量茎、根和整株植物的干重（精度精确到 0.1mg）。

③ 植株生长状况评价　记录植物外观及水相培养基状况，关注植物发生变色、坏死、萎缩等现象；细菌滋生或藻类污染；生长状态异常，如发育不良、节间距变化、茎或叶扭曲、侧枝增殖、叶组织受损、松弛现象、茎节片段化等。试验结束时关注根的变化，与对照组相比是否出现无根或少根的现象。

（9）供试物浓度检测　静态试验至少应在试验开始和结束时测定各组浓度。半静态试验中，试验药液的浓度应保持在设计浓度±20%变化率内，需分析测定每次更换试验药液时新、旧试验液浓度。若供试物的初始浓度不在设计浓度的±20%变化率内，当有充分证据表明初始浓度可重复并且稳定（即保持在初始浓度的80%～120%范围内）时，可只对最高浓度组和最低浓度组进行测定。试验药液中供试物浓度需测定每个浓度各重复的混合液。

（10）结果测定　当整个试验期间，供试物浓度一直保持在设计浓度或初始测定浓度的20%变化率内，结果分析可根据设计或测定的初始浓度值进行；当供试物浓度偏离设计浓度或测定初始浓度的20%变化率时，结果分析要根据实际测定浓度进行。

（11）参比物试验　为检验实验室的设备、条件、方法及供试生物的质量是否合乎要求，设置参比物质作为方法学上的可靠性检验。应定期（每批 1 次或至少每年 2 次）进行参比物质试验。参比物质推荐使用 3,5-二氯苯酚。

3. 数据处理与分析

（1）响应变量的计算　选择穗状狐尾藻平均比生长率和生物量增长量来评价毒性影响。选取处理组和对照组中穗状狐尾藻的茎、根、整株植物的长度、鲜重和干重分别作为计算平均比生长率抑制率和生物量增长量抑制率的响应变量。

（2）平均比生长率抑制率　穗状狐尾藻平均比生长率抑制率（I_r）按式（4-40）计算。

$$I_r = \frac{\mu_c - \mu_t}{\mu_c} \times 100 \tag{4-40}$$

式中　I_r——处理组浮萍平均比生长率抑制率，%；

μ_c——空白对照组 μ 平均值，%；

μ_t——处理组 μ 平均值，%。

处理组和对照组中的每一个重复计算得出一个生长速率值，每个处理组和对照组得到一个平均生长速率值和标准差，平均比生长率 μ 按式（4-41）计算。

$$\mu_{i \sim j} = \frac{\ln N_j - \ln N_i}{t} \tag{4-41}$$

式中　$\mu_{i \sim j}$——从试验开始时间 i 到试验结束时间 j 的平均比生长率，%；

N_i——试验开始时处理组或对照组的生物量测量变量；

N_j——试验结束时处理组或对照组的生物量测量变量；

t——从 i 到 j 的时间。

（3）平均生物量增长量抑制率　平均生物量增长量抑制率（I_y）按式（4-42）计算。

$$I_y = \frac{b_c - b_t}{b_c} \times 100 \tag{4-42}$$

式中　I_y——平均生物量增长量抑制率，%；

b_c——对照组生物量，即对照组最终生物量与初始生物量之差，g；

b_t——处理组生物量，即处理组最终生物量与初始生物量之差，g。

（4）浓度-效应曲线图　以响应变量的平均抑制率（如 I_r 或 I_y）为纵坐标和以供试物试验浓度对数为横坐标。绘制浓度-效应曲线图。

（5）有效中浓度　按穗状狐尾藻平均比生长率抑制率（I_r）和平均生物量增长量抑制率（I_y）分别估算穗状狐尾藻的茎、根、整株植物的长度、鲜重和干重的有效中浓度 E_rC_{50} 和 E_yC_{50}。

（6）统计分析　通过回归分析获得定量的浓度-效应关系，可以得出有效中浓度 EC_{50} 值。响应变量数据经过线性转换后可进行加权线性回归，如概率法、Logit 或 Weibull 法；但当处理不规律和偏离平滑分布情况数据时，应选择非线性回归方法；当回归模型或方法不能得出 EC_{50} 值时，可采用线性插值方法计算 EC_{50} 值和置信限。

4. 质量控制

质量控制条件包括：

① 供试生物应是同一培养批次、健康的、生长状态相似的纯种穗状狐尾藻；

② 试验期间，对照组的平均茎长、平均茎鲜重应至少是试验开始时的 2 倍；

③ 试验结束时，至少保证 5 个有效浓度；

④ 对照组的植物没有出现明显的变色、枯萎等特征；

⑤ 在水-沉积物界面体系中，确保植物生长尽量不会受到藻类和细菌的污染；

⑥ 试验期间，对照组中基于茎鲜重计算得出的生物量增长量抑制，各重复间的变异系数平均值不应超过 35％。

5. 试验报告

试验报告至少应包括下列内容：

（1）供试物的信息　包括供试农药的物理状态及相关理化特性等包括（通用名、化学名称、结构式、水溶解度）等；化学鉴定数据（如 CAS 号）、纯度（杂质）；

（2）供试生物　中文学名、拉丁名称和来源；

（3）试验条件，包括：

① 试验建立过程持续的时间及试验条件，采用的试验方法，如静态或半静态；

② 试验起始日期和持续时间；

③ 试验设计描述；

④ 贮备液和试验液的制备方法，包括任何溶剂或分散剂等的使用；

⑤ 试验期间培养条件，如温度；

⑥ 试验液和对照的 pH、供试物浓度和浓度定量方法（统计检验、标准偏差或置信限分析）；

⑦ 试验开始和结束时，处理组和对照组培养液的 pH 和溶解氧浓度；

⑧ 植株的茎、根、植株的长度、鲜重、干重等指标的测定方法；

⑨ 所有与标准的偏离情况。

（4）结果

① 原始数据：每次观察和浓度分析时，每个试验组和对照组的测量变量和环境变量值；

② 每个测量变量的平均值和标准差；

③ 计算各处理组响应变量的平均值和各重复之间变异系数；

④ 对照组中茎长和茎鲜重的倍增时间和生长率；

⑤ 对照组中基于茎鲜重得出的生物量增长量抑制率的平均变异系数；

⑥ 图表展示植物的浓度/效应曲线；

⑦ 估计响应变量的毒性端点值，如 EC_{50}、置信区间；如果计算 LOEC 或 NO-EC，注明统计学方法；

⑧ 如果进行方差分析（ANOVA），应明确效应的大小（如最小显著性差异）；

⑨ 任何可见的植物毒性症状以及试验溶液的外观变化；

⑩ 讨论试验结果，包括试验偏离对试验结果产生的影响。

十六、大型甲壳类生物毒性试验

（一）试验概述

大型甲壳类生物毒性试验包括急性毒性试验和亚慢性毒性试验，根据农药登记管理法规及其他规定选择相关方法进行试验。大型甲壳类生物急性毒性测定方法有静态法、半静态法与流水式试验法三种。应根据供试物的性质采用适宜的方法。分别配制不同浓度的供试物药液，急性毒性试验在96h的试验期间，于试验开始后的24h、48h、72h和96h观察并记录试验用虾或蟹的中毒症状和死亡数，并分别求出48h和96h的LC_{50}值及95%置信限；亚慢性毒性试验推荐试验期限不低于28d，于7d、14d、21d和28d观察并记录虾或蟹的中毒症状、死亡率、蜕壳率和蜕壳间期、体重体长，并计算供试物对供试生物的最大允许毒物浓度（MATC）范围。

（二）试验方法

1. 材料和条件

（1）供试生物　试验用大型甲壳类生物推荐使用日本沼虾（*Macrobrachium nipponense*）、中华锯齿米虾（*Neocaridina denticulata*）或中华绒螯蟹（*Eriocheir sinensis*）。试验用沼虾的虾龄期为产出后1个月左右，大小一致，平均体长（连尾）约2.5cm；试验用米虾推荐使用体长（额角尖端至尾柄末端的长度）为0.5～0.8cm的米虾幼苗；试验用蟹的蟹龄约为5个月（扣蟹），大小一致，重量约5g。试验前，供试生物应在实验室条件下预养7d，试验前及试验过程中正常喂食。

（2）供试物　农药制剂、原药或纯品。对难溶于水的农药，可用少量对生物低毒的有机溶剂、乳化剂或分散剂助溶，其用量不得超过0.1mL(g)/L。

（3）主要仪器设备　玻璃缸、容量瓶、溶解氧测定仪、pH计、温度计、充气泵、温度控制设备等；如用流水式试验方法，可采用流水式试验装置，但须有供试物储备液连续分配和稀释系统，且该装置应有控温、充气和流量控制等装置。

（4）试验用水　试验用稀释水为经活性炭处理、存放并曝气处理24h以上的自来水或能注明配方的稀释水。水质硬度在10～250mg/L之间（以$CaCO_3$计），pH在6.0～8.5之间，溶解氧不应低于空气饱和值（ASV）的60%。

（5）承载量　静态和半静态试验系统最大承载量为1.0g/L，流水式试验系统承载量可高一些。

（6）试验条件　试验温度（23±1）℃，每日光照与黑暗时间比为14h∶10h。

（7）试验期限　急性毒性试验期限一般为96h（根据供试物特性可适当延长观察期），亚慢性毒性试验期限不低于28d。

2. 试验操作

（1）急性毒性试验方法

① 方法的选择　应根据农药的特性选择静态试验法、半静态试验法或流水式试验法。如使用静态或半静态试验法，应确保试验期间试验药液中供试物浓度不低于初始浓度的80%。如果在试验期间试验药液中供试物浓度发生超过20%的偏离，则应检测试验药液中供试物的实际浓度并以此计算结果，或使用流动试验法进行试验，以稳定试验药液中供试物浓度。

② 预试验　一般选择静态试验法，按正式试验的条件，以较大的间距设若干组浓度［如1、10、100mg(a.i.)/L］，每处理组放入虾10尾或蟹10只，不设重复，观察并记录受试虾或蟹48h和96h的死亡情况和中毒症状。通过预试验求出受试虾或蟹最高全存活浓度及最低全致死浓度，为正式试验确定浓度范围。

③ 正式试验　在预试验确定的浓度范围内以一定几何级差间距（1.5～2.0）设置5～7个浓度组，并设一个稀释水对照组，使用有机溶剂助溶的增设溶剂对照组，每个浓度组设3个重复。每缸放入虾10尾或蟹10只，试验开始后6h内随时观察并记录受试虾或蟹的中毒症状及死亡率，其后于24h、48h、72h和96h观察并记录受试虾、蟹的中毒症状及死亡数，及时清除死虾或蟹。每天测定并记录试液温度、pH及溶解氧。

④ 限度试验　以供试物的最大水溶解度为限度试验浓度［当供试物的最大水溶解度大于100mg(a.i.)/L时，以100mg(a.i.)/L为试验浓度进行试验］，如供试生物死亡率未超过空白对照组，可判定供试物对供试生物低毒，则无需继续进行试验。试验结果以LC_{50}(96h)大于该物质的最大水溶解度或大于100mg(a.i.)/L表示。

（2）亚慢性毒性试验方法

① 方法的选择　应根据农药的特性选择半静态试验法或流水式试验法。如使用半静态试验法，应确保试验期间试验药液中供试物浓度不低于初始浓度的80%。如果在试验期间试验药液中供试物浓度发生超过20%的偏离，则应检测试验药液中供试物的实际浓度并以此计算结果，或使用流动试验法进行试验，以稳定试验药液中供试物浓度。

② 正式试验　根据急性毒性试验结果LC_{50}(96h)确定试验浓度范围，一般选择半静态试验法，以一定几何级差间距（1.5～2.0）设置5～7个浓度组，并设一个稀释水对照组，使用有机溶剂助溶的增设溶剂对照组，每个浓度组重复三次。每缸至少放入虾20尾或蟹20只，试验开始后7d、14d、21d和28d观察并记录虾、蟹的中毒症状和死亡率；每日记录蜕壳次数并及时清除蜕壳，计算蜕壳频率和蜕壳间期；试验开始前和结束时分别记录虾或蟹的体重体长，计算体重相对增重率和体长相对增长率；MATC可以从上述评价终点中的最敏感指标来确定。试验期

间及时清除死虾、蟹。每天测定并记录试液温度、pH 及溶解氧。

3. 数据处理

（1）统计分析方法的选择

① 可采用寇氏法、直线内插法或概率单位图解法计算每一观察时间的大型甲壳类生物的半数致死浓度 LC_{50} 和 95％置信限，也可采用数据统计软件进行分析和计算。

② MATC 范围可选择死亡率、蜕壳频率、蜕壳间期、体重相对增重率和体长相对增长率等指标中的最敏感指标来确定，计算方法如下：

大型甲壳类生物慢性毒性试验的 MATC 范围计算可选择死亡率、蜕壳频率、体重和体长等指标中的最敏感指标来确定，选择合适的统计检验方法比较低供试物浓度和最高供试物浓度下评价终点的平均值间的显著性差异（$P<0.05$）来确定 MATC 范围。参数选择标准可考虑最短暴露期内，和空白对照组相比出现显著性差异的最低供试物浓度值。MATC 数值介于最大无影响浓度（NOEC）和最低有影响浓度（LOEC）之间。

③ 死亡率、蜕壳频率、蜕壳间期、体重相对增重率和体长相对增长率等指标计算方法如下：

试验进行 28d 后对所有虾或蟹称重，试验参数的计算公式见式（4-43）～式（4-47）：

$$死亡率 = \frac{N_0 - N_t}{N_0} \times 100\% \qquad (4\text{-}43)$$

式中　N_0——试验开始前受试生物的数量；

　　　N_t——试验结束时受试生物的数量。

$$MT = \frac{N_m}{N_s} \times 100\% \qquad (4\text{-}44)$$

式中　MT——蜕壳频率，％；

　　　N_m——每日每个水族箱的蜕壳总次数；

　　　N_s——每日每个水族箱的初始受试生物数量。

$$IP = \sum T / N_m \qquad (4\text{-}45)$$

式中　IP——蜕壳间期，d；

　　　T——试验持续时间，d。

$$体重相对增重率 = \frac{W_t - W_0}{W_0} \times 100\% \qquad (4\text{-}46)$$

式中　W_t——试验开始前受试生物的体重；

　　　W_0——结束时受试生物的体重。

$$体长相对增长率 = \frac{L_t - L_0}{L_0} \times 100\% \qquad (4\text{-}47)$$

式中 L_t——试验开始前受试生物的体长；

L_0——试验结束时受试生物的体长。

（2）寇氏法　用寇氏法可求出大型甲壳类生物 24h 和 48h 的 LC_{50} 值及 95% 置信限。

LC_{50} 的计算见式（4-48）：

$$\lg LC_{50} = X_m - i(\sum p - 0.5) \tag{4-48}$$

式中 X_m——最高浓度的对数；

i——相邻浓度比值的对数；

$\sum p$——各组死亡率的总和（以小数表示）。

95% 置信限的计算见式（4-49）。

$$95\%\text{置信限} = \lg LC_{50} \pm 1.96 S_{\lg LC_{50}} \tag{4-49}$$

标准误的计算见式（4-50）。

$$S_{\lg LC_{50}} = i\sqrt{\sum \frac{pq}{n}} \tag{4-50}$$

式中 p——1 个组的死亡率，%；

q——存活率（$1-p$），%；

n——各浓度组受试生物的数量。

（3）直线内插法　采用线性刻度坐标，绘制试验物质浓度对死亡率的曲线，求出 50% 死亡时的 LC_{50} 值。

（4）概率单位图解法　用半对数值，以浓度对数为横坐标，死亡率对应的概率单位为纵坐标绘图。将各实测值在图上用目测法画一条相关直线，从直线中读出致死 50% 的浓度对数，估算出 LC_{50} 值。

4. 质量控制

质量控制条件包括：

① 预养期间，供试生物的死亡率不得超过 20%；

② 急性毒性试验期间，对照组死亡率不超过 10%，且无异常行为出现；

③ 亚慢性毒性试验期间，对照组死亡率不超过 20%，且无异常行为出现；

④ 试验期间，试验溶液的溶解氧含量不应低于空气饱和值（ASV）的 60%。

5. 试验报告

试验报告至少应包括下列内容：

① 供试物的信息，包括供试农药的通用名、化学名称、结构式、CAS 号、纯度、基本理化性质、来源等；

② 供试生物名称、来源、大小及驯养情况；

③ 试验条件，包括试验温度、光照等，定期记录所采用稀释水的温度、溶解氧浓度及 pH 等；

④ 试验液的浓度及急性毒性试验中 LC$_{50}$（48h）、LC$_{50}$（96h）值和95％置信限，亚慢性毒性试验中7d、14d、21d、28d的LC$_{50}$、蜕壳频率、蜕壳间期、体重相对增重率和体长相对增长率，最敏感指标的MATC范围，并给出所采用的计算方法；

⑤ 对照组虾、蟹是否出现死亡及异常反应；

⑥ 对大型甲壳类生物的急性毒性等级划分见表4-28。

表4-28　农药对大型甲壳类急性毒性的等级划分标准

毒性等级	LC$_{50}$(96h)[mg(a. i.)/L]
剧毒	LC$_{50}$≤0.1
高毒	0.1<LC$_{50}$≤1.0
中毒	1.0<LC$_{50}$≤10
低毒	LC$_{50}$>10

十七、天敌两栖类急性毒性试验

（一）试验概述

天敌两栖类急性毒性测定方法有静态法、半静态法与流水式试验法三种。应根据供试物的性质采用适宜的方法。分别配制不同浓度的供试物药液，于96h的试验期间每天观察并记录蝌蚪的中毒症状和死亡数，并求出24h、48h、72h和96h的LC$_{50}$值及95％置信限。

（二）试验方法

1. 材料和条件

（1）供试生物　推荐使用泽蛙（*Rana limnocharis*）或非洲爪蟾（*Xenopus laevis*）蝌蚪。具体龄期和适宜水温见表4-29。如果选用其他两栖类作为试验材料，应该采用能够满足其生理要求的相应驯养和试验条件，并加以说明。

试验用蝌蚪应选用健康无病、龄期一致的蝌蚪。试验前在室内预养3d，试验前一天停止喂食，试验中亦不喂食。

表4-29　试验用蝌蚪的龄期和适宜水温

蛙种	龄期	适宜水温
泽蛙	6～10天(gosner 25期)	20～25℃
非洲爪蟾	6～10天(NF 46～47期)	21～23℃

（2）供试物　农药制剂、原药或纯品。对难溶于水的农药，可用少量对蝌蚪低毒的有机溶剂助溶，用量不得超过 0.1mL（g）/L。

（3）主要仪器设备　玻璃缸、容量瓶、溶解氧测定仪、pH 计、温度计等。

（4）试验用水　试验用稀释水为经活性炭处理、存放并曝气处理 24h 以上的自来水或能注明配方的稀释水。水质硬度在 10～250mg/L 之间（以 $CaCO_3$ 计），pH 在 6.0～8.5 之间，溶解氧不应低于空气饱和值（ASV）的 60%。

（5）承载量　静态和半静态试验系统最大承载量为 1.0g/L，流水式试验系统承载量可高一些。

（6）试验条件　光暗比 16h：8h，或者自然光照。

2. 试验操作

（1）方法的选择　应根据供试物的特性选择静态试验法、半静态试验法或流水式试验法。如使用静态或半静态试验法，应确保试验期间试验药液中供试物浓度不低于初始浓度的 80%。如果在试验期间试验药液中供试物浓度发生超过 20% 的偏离，则应检测试验药液中供试物的实际浓度并以此计算结果，或使用流动试验法进行试验，以稳定试验药液中供试物浓度。

（2）预试验　按正式试验的条件，以较大的间距设置 4～5 个浓度组。通过预试验求出蝌蚪最高全存活浓度和最低全致死浓度。

（3）正式试验　在预试验确定的浓度范围内以一定几何级差（不超过 2.2）设置 5～7 个浓度组，并设一个空白对照组，使用有机溶剂助溶的增设溶剂对照组，每个浓度设三个重复。每缸放入 10 只蝌蚪，试验开始后 6h 内随时观察并记录试验用蝌蚪的中毒症状及死亡率，其后于 24h、48h、72h 和 96h 观察并记录蝌蚪的中毒症状及死亡率，及时清除死蝌蚪。每天测定并记录试液温度、pH 及溶解氧。

（4）限度试验　设置上限浓度 100mg(a.i.)/L，即供试物达 100mg(a.i.)/L 时供试生物死亡率未超过空白对照组，则无需继续进行试验。若供试物溶解度小于 100mg(a.i.)/L，则采用其溶解度上限作为试验浓度。

3. 数据处理

（1）统计分析方法的选择　可采用寇氏法、直线内插法或概率单位图解法计算每一观察时间（24h、48h、72h 和 96h）的天敌两栖类急性毒性的半数致死浓度 LC_{50}，也可采用数据统计软件进行分析和计算。

（2）寇氏法　用寇氏法可求出天敌两栖类在 24h、48h、72h 和 96h 的 LC_{50} 值及 95% 置信限。

LC_{50} 的计算见式（4-51）：

$$\lg LC_{50} = X_m - i\left(\sum p - 0.5\right) \tag{4-51}$$

式中　X_m——最高浓度的对数；

　　　　i——相邻浓度比值的对数；

$\sum p$——各组死亡率的总和（以小数表示）。

95%置信限的计算见式（4-52）。

$$95\%置信限=\lg LC_{50}\pm1.96S_{\lg LC_{50}} \tag{4-52}$$

标准误的计算见式（4-53）。

$$S_{\lg LC_{50}}=i\sqrt{\sum\frac{pq}{n}} \tag{4-53}$$

式中　p——1个组的死亡率，%；

　　　q——存活率（$1-p$），%；

　　　n——各浓度组两栖类的数量。

（3）直线内插法　采用线性刻度坐标，绘制试验物质浓度对死亡率的曲线，求出50%死亡时的LC_{50}值。

（4）概率单位图解法　用半对数值，以浓度对数为横坐标，死亡率对应的概率单位为纵坐标绘图。将各实测值在图上用目测法画一条相关直线，从直线中读出致死50%的浓度对数，估算出LC_{50}值。

4. 质量控制

质量控制条件包括：

① 驯养期间死亡率不得超过5%；

② 试验期间对照组死亡率不超过10%，且无异常行为出现；

③ 试验期间，试验溶液的溶解氧含量不应低于空气饱和值（ASV）的60%。

5. 试验报告

试验报告至少应包括下列内容：

① 供试物的信息，包括供试农药的通用名、化学名称、结构式、CAS号、纯度、基本理化性质、来源等；

② 供试生物名称、来源、大小及驯养情况；

③ 试验条件，包括试验温度、光照等，所采用稀释水的温度、溶解氧浓度及pH等；

④ 试验药液的浓度及24h、48h、72h和96h的LC_{50}值和95%置信限，并给出所采用的计算方法；

⑤ 对照组蝌蚪是否出现死亡及异常反应；

⑥ 观察到的毒性效应，如受试蝌蚪的任何不正常的行为、中毒症状等；

⑦ 对天敌两栖类的毒性等级划分见表4-30。

表4-30　农药对两栖类的毒性等级划分

毒性等级	$LC_{50}(96h)[mg(a.i.)/L]$
剧毒	$LC_{50}\leqslant0.1$

毒性等级	$LC_{50}(96h)[mg(a.i.)/L]$
高毒	$0.1 < LC_{50} \leqslant 1.0$
中毒	$1.0 < LC_{50} \leqslant 10$
低毒	$LC_{50} > 10$

第五节　农药毒理学研究方法

一、几种农药靶标酶的测定

（一）乙酰胆碱酯酶抑制作用的测定

1. 实验原理

正常状态下，动物受到外来化学物质的刺激会产生神经冲动，冲动沿神经细胞的轴突迅速传递至突触前膜，刺激突触前膜释放出乙酰胆碱，乙酰胆碱与突触后膜的乙酰胆碱受体结合，使冲动持续传递。随后，乙酰胆碱被乙酰胆碱酯酶分解。乙酰胆碱酯酶在人体中主要存在于神经肌肉组织的突触后膜上，已知其主要功能是催化乙酰胆碱的分解，在胆碱能神经纤维的信号传导中扮演重要角色。

乙酰胆碱酯酶可使乙酰胆碱水解为乙酰和胆碱。

$$\overset{+}{N}(CH_3)_3 - (CH_2)_2O - \overset{\overset{O}{\|}}{C} - CH_3 + H_2O \xrightarrow[37℃]{乙酰胆碱酯酶} (H_3C)_3\overset{+}{N} - CH_2CH_2 - OH + CH_3COOH$$

当有机磷和氨基甲酸酯类杀虫剂与乙酰胆碱酯酶作用时，乙酰胆碱酯酶活性被抑制，不能水解乙酰胆碱，造成动物机体内乙酰胆碱累积，神经受到过度刺激，胆碱能系统遭到破坏，引起动物有机体中毒以至死亡。

$$EOH + \underset{\underset{有机磷杀虫剂}{}}{\overset{\overset{O}{\|}}{RO-P-OX}} \xrightarrow{[复合酶]} \underset{\underset{磷酰化酶}{}}{\overset{\overset{O}{\|}}{RO-P-OE}} + XOH$$

酶活抑制试验可用有机磷处理的昆虫头部研磨成匀浆液作为乙酰胆碱酯酶酶原，与定量的乙酰胆碱在一定条件下反应，经酶水解后剩余的乙酰胆碱与碱性羟胺作用生成异羟肟酸，异羟肟酸再与三氯化铁作用生成羟肟酸铁络化合物（红棕色）。用分光光度计测定其光密度值。如酶被强烈抑制，剩余的乙酰胆碱多，光密度值大，反之，则光密度小。

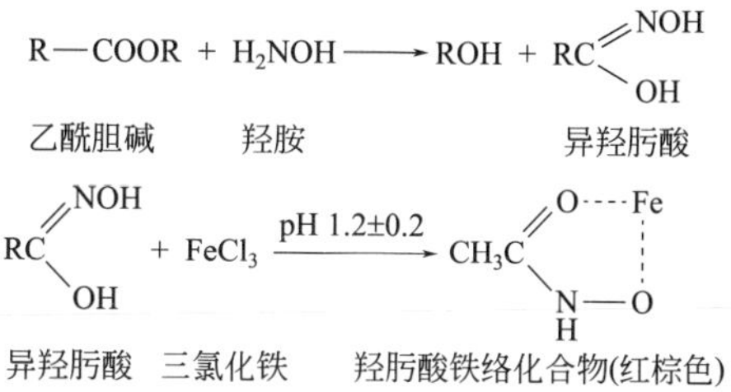

$$R\text{—}COOR + H_2NOH \longrightarrow ROH + RC\underset{OH}{\overset{NOH}{\diagdown}}$$

乙酰胆碱　　羟胺　　　　　　　　　异羟肟酸

$$RC\underset{OH}{\overset{NOH}{\diagdown}} + FeCl_3 \xrightarrow{pH\ 1.2\pm0.2} CH_3C\underset{N\text{—}O}{\overset{O\cdots Fe}{\diagdown}}\ |\ $$

异羟肟酸　三氯化铁　　羟肟酸铁络化合物(红棕色)

2. 实验材料

试剂：

① 磷酸盐缓冲液：分别称取 16.72g 磷酸氢二钠（$Na_2HPO_4 \cdot 12H_2O$）及 2.72g 磷酸二氢钾（KH_2PO_4），用重蒸馏水溶解并注入到 1000mL 容量瓶中。

② 0.004mol/L 溴化乙酰胆碱溶液：准确称取 0.1809g 溴化乙酰胆碱 [$CH_3COO \cdot CH_2CH_2N(CH_3)_3$]Br，用磷酸盐缓冲液溶解并注入 200mL 容量瓶中，加磷酸盐缓冲液至刻度。

③ 2mol/L 盐酸羟胺溶液：称取 13.9g 盐酸羟胺（$NH_2OH \cdot HCl$）溶于 100mL 重蒸馏水中。

上述三种试剂配好后均存入冰箱中冷藏备用。

④ 3.5mol/L 氢氧化钠（NaOH）溶液：称取氢氧化钠（NaOH）14g 溶于 100mL 蒸馏水中。

⑤ 1:2 盐酸溶液：用化学纯盐酸（HCl）1 份加蒸馏水 2 份配成。

⑥ 0.37mol/L 三氯化铁溶液：称化学纯 $FeCl_3 \cdot 6H_2O$ 100g 溶于 0.1mol/L HCl 溶液中，最后定容至 1000mL。0.1mol/L HCl 溶液配制：吸取 3.09mL 化学纯 HCl 于 1000mL 容量瓶中，加蒸馏水定容至刻度。

实验用具：玻璃匀浆器，搅拌机，小剪刀，水浴控温摇床（或恒温水浴箱），玻璃丝，10mL 试管，721 分光光度计，0.5mL、1.0mL、2.0mL 吸液管等。

酶的制备：以 5% 敌敌畏丙酮液在每头昆虫的胸背板处点滴 $2\mu L$（供试昆虫可用黏虫、棉铃虫、玉米螟等的高龄幼虫或荔枝椿象），处理后经 30～60min，当昆虫中毒并接近死亡时，立即用小剪刀剪下 20 头昆虫的头部盛于玻璃匀浆器内（预先倒入约 3mL 冰冷的磷酸盐缓冲液），在低温条件下进行匀浆，用少量玻璃丝置于小型漏斗上把虫浆过滤，滤液用磷酸盐缓冲液定容至 5mL，暂贮于冷冻室内备用。

另取 20 头正常（无药处理）昆虫的头部，匀浆处理与上述药剂处理组相同。

3. 标准曲线的制作

取试管 12 支，分为 6 组（每组 2 支），用吸管分别注入 0.2mL、0.4mL、0.6mL、0.8mL、1.0mL 和 1.0mL 的试剂②于各组已作标记试管中，并分别加入试剂①至试管中，使各管的溶液总量为 1.5mL。然后将 1～5 组试管分别加入 2mL

试剂③+④混合液（按 1∶1 比例临时混合），用力摇动 1min，加入 1mL 试剂⑤摇匀，加入 1mL 试剂⑥，摇匀后呈现深浅不同颜色。第 6 组试管在加入试剂①至总量达 1.5mL 后，先加入试剂⑤1mL，摇匀后加入 2mL 试剂③+④混合液（按 1∶1 比例临时混合），摇匀后加 1mL 试剂⑥，摇匀即成空白管。

4. 实验步骤

取洁净干燥的试管 9 支，编号为 1(1)、1(2)，作为正常虫管；2(1)、2(2)，作为正常虫对照管；3(1)、3(2)，为药剂处理管；4(1)、4(2)，为药剂处理对照管；5 为空白管。于各试管中加入 1mL 试剂②、1 与 3 管各加 0.5mL 正常虫和药剂处理后的虫浆，5 号管则加入 0.5mL 磷酸盐缓冲液，摇匀后置于 37℃的恒温水浴摇床里 40min。除空白管外，其他各管应立即加入 2mL 试剂③+④混合液（按 1∶1 比例临时混合），用力摇动 1min 以上，2 和 4 对照管分别加入正常虫和药剂处理虫的虫浆液各 0.5mL。摇匀后加试剂⑤ 1mL，摇匀后再加试剂⑥ 1mL，摇匀后用滤纸过滤，空白管的制作同标准曲线中的空白管制作相同。其操作步骤也可见表 4-31 和表 4-32。

表 4-31　标准曲线操作步骤　　　　　　　　　　单位：mL

步骤	1	2	3	4	5	6
加试剂②	0.2	0.4	0.6	0.8	1.0	1.0
加试剂①	1.3	1.1	0.9	0.7	0.5	0.5
加试剂③+④混合液	2.0	2.0	2.0	2.0	2.0	加试剂⑤1.0 后加入 2.0③
加试剂⑤	1.0	1.0	1.0	1.0	1.0	+④混合液
加试剂⑥	1.0	1.0	1.0	1.0	1.0	1.0

表 4-32　样品制作步骤　　　　　　　　　　单位：mL

步骤	1(正常虫)	2(对照)	3(药剂处理)	4(对照)	5(空白)
加试剂②	1.0	1.0	1.0	1.0	1.0
加虫浆液	0.5	—	0.5	—	—
加试剂①	—	—	—	—	0.5
恒温水浴摇床，温度时间	37℃ 40min	37℃ 40min	37℃ 40min	37℃ 40min	37℃ 40min
加试剂③+④混合液	2.0	2.0	2.0	2.0	加试剂⑤1.0
加虫浆⑥	—	0.5(正常虫)	—	0.5(处理虫)	—
加试剂⑤	1.0	1.0	1.0	1.0	加③+④混合液 2.0
加试剂⑥	1.0	1.0	1.0	1.0	1.0

5. 实验测定和结果整理

把试样按步骤制作完成后，将滤液分别移至各比色杯中，用分光光度计在波长 540nm 下进行测定。以空白管调节光密度为"0"，分别测定标准或样本管并读出它们的光密度数值。

以乙酰胆碱（微摩尔每升，$\mu mol/L$）的浓度作横坐标，各管测得的光密度数值作纵坐标即可绘制成标准曲线。根据测定样本的光密度值可从标准曲线坐标上求出样本的乙酰胆碱量。按下述公式，可求乙酰胆碱酯酶被抑制率（%）。例如，黏虫幼虫经敌敌畏处理后，其头部乙酰胆碱酯酶活性及其被抑制率（%），见表4-33。

表 4-33　农药处理昆虫幼虫后乙酰胆碱酯酶活性及被抑制率

处理	光密度（平均值）	乙酰胆碱量/[$\mu mol/(40min/头)$]	水解乙酰胆碱量/[$\mu mol/(40min/头)$]	乙酰胆碱酯酶被抑制率/%
正常虫（无药剂）				
对照（加正常虫浆）				
中毒虫（药剂处理）				
对照（加药剂处理虫浆）				

受药后 5 龄黏虫幼虫（头部）乙酰胆碱酯酶被抑制率（%）：

$$酶抑制率(\%) = \frac{正常虫酶活性(水解\ ACh\ 量) - 受药虫酶活性(水解\ ACh\ 量)}{正常虫酶活性(水解\ ACh\ 量)} \times 100$$

（二）消化酶系抑制作用测定

消化酶主要由蛋白酶、淀粉酶和脂肪酶系组成，在昆虫消化系统中，消化酶由中肠肠壁细胞和唾液腺分泌。高等动物，包括人类是由胃、肠、胰和唾液腺分泌细胞分泌。消化酶的抑制剂，如阿卡波糖、透明质酸可抑制消化酶活性而影响食物的消化，干扰昆虫的正常生理代谢和生化过程，影响昆虫的营养吸收，从而抑制昆虫的正常生长发育，甚至导致昆虫死亡。

1. 蛋白酶抑制作用测定

（1）测定原理　胃蛋白酶可水解蛋白产生含酚的氨基酸，而酚试剂可被含酚的氨基酸还原成蓝色物质，通过比色可测定胃蛋白酶的活力。

（2）实验方法

① 试剂盒组成与配制。

A. 试剂一：液体 24mL×1 瓶，4℃保存。

B. 试剂二：液体 6mL×2 瓶，4℃保存。

C.试剂三：液体 100mL×1 瓶，4℃保存。

D.试剂四：液体 9mL×2 瓶，4℃避光保存。

E.试剂五：1mg/mL 酪氨酸标准品贮备液 1mL×1 瓶，标准品稀释液 20mL×1 瓶，4℃保存。

F.50μL/mL 酪氨酸标准品应用液配制：取 1mg/mL 酪氨酸标准品贮备液 50μL，用标准品稀释液稀释至 1mL，即 1∶19（体积比）稀释，充分混匀即可，4℃保存。

G.试剂六：匀浆介质 60mL×2 瓶，4℃保存。

② 酶液制备。准确称取中肠组织质量，按质量(g)∶体积(mL)＝1∶9 的比例，加入 9 倍体积的预冷的匀将介质（4℃），使用球磨仪 1800 转速匀浆 2min，制成 10%的组织匀浆，2500r/min、4℃离心 10min，取上清液，根据活力大小直接或用匀浆介质进行适当稀释后测定。

③ 测定方法。将样品和试剂平衡至室温。

酶促反应程序和显色反应程序分别见表 4-34 和表 4-35 所示。

表 4-34　蛋白酶活性测定酶促反应　　　　　　　　单位：mL

	测定管	对照管
样本	0.04	0.04
37℃水浴 2min		
试剂一	0	0.40
试剂二	0.20	0.20
充分混匀,37℃准确水浴 10min		
试剂二	0.40	0

表 4-35　蛋白酶活性测定显色反应　　　　　　　　单位：mL

	空白管	标准管	测定管	对照管
标准品稀释液	0.3	—		
50μL/mL 酪氨酸标准品应用液		0.3	—	—
上清液	—	—	0.3	0.3
试剂三	1.5	1.5	1.5	1.5
试剂四	0.3	0.3	0.3	0.3

充分混匀，37℃准确水浴 20min，调波长 660nm，1cm 光径，用蒸馏水调零，测定各管吸光度值（OD_{660} 值）。

2. 胃蛋白酶活性的计算方法

定义：每毫克组织蛋白 37℃每分钟分解蛋白成 1μg 氨基酸相当于 1 个酶活力单位（1 个酶活力单位＝1μg 氨基酸/min/mg 组织蛋白）。

计算公式：

$$胃蛋白酶活力(U/mg) = \frac{测定\ OD\ 值 - 对照组\ OD\ 值}{标准\ OD\ 值 - 空白\ OD\ 值}$$
$$\times 标准品浓度(50\mu g/mL) \div 反应时间(10min)$$
$$\times \frac{反应液总体积(0.64mL)}{取样量(0.04mL)} \div 待测样品蛋白浓度(mg/mL)$$

3. 淀粉酶活力测定

（1）测定原理　淀粉酶可水解淀粉生成葡萄糖、麦芽糖及糊精，在底物浓度已知并且过量的情况下，加入碘液与未水解的淀粉结合生成蓝色复合物，根据蓝色的深浅可推算出水解的淀粉量，从而计算出淀粉酶（AMS）的活力。

（2）测定方法

① 试剂盒组成与配制。

A. 试剂一：0.4mg/mL 底物缓冲液，4℃保存。

B. 试剂二：0.1mol/L 碘贮备液，4℃避光保存。

C. 0.01mol/L 碘应用液配制：按 0.1mol/L 碘贮备液：双蒸水＝1∶9 稀释，现配现用，4℃避光保存。

② 酶液制备。准确称取中肠组织质量，按质量（g）：体积（mL）＝1∶9 的比例，加入 9 倍体积的预冷的匀浆介质（4℃），使用球磨仪 1800 转速匀浆 2min，制成 10%的组织匀浆，2500r/min、4℃离心 10min，取上清液根据活力大小直接或用匀浆介质进行适当稀释后测定。

③ 测定方法。将底物缓冲液 37℃水浴中预热 5min。淀粉酶的活力测定程序见表 4-36。

表 4-36　淀粉酶的活力测定程序　　　　　　　　单位：mL

	测定管	对照管
底物缓冲液	0.5	0.5
待测样品	0.1	—
混匀,37℃水浴准确反应 7.5min		
碘应用液	0.5	0.5
双蒸水	3.0	3.1

充分混匀，37℃准确水浴 20min，调波长 660nm，1cm 光径，用蒸馏水调零，测定各管吸光度值（OD_{660} 值）。

（3）淀粉酶的计算方法　每毫克组织蛋白 37℃与底物作用 30min，水解 10mg 淀粉定义为 1 个淀粉酶活力单位。

计算公式：

$$AMS活力(U/mg) = \frac{空白\ OD\ 值 - 测定\ OD\ 值}{空白\ OD\ 值} \times \frac{0.4 \times 0.5}{10} \times \frac{30min}{7.5min} \div$$

取样量(0.1mL)÷待测样品蛋白浓度(mg/mL)

4. 脂肪酶（LPS）活力测定

（1）测定原理　甘油三酯和水制成的乳胶，因其胶束对入射光的吸收及散射而具有乳浊性状。胶束中的甘油三酯在脂肪酶（lipase,LPS）的作用下发生水解，使胶束分裂，散射光或浊度因而减低，减低的速率与脂肪酶活力有关。

（2）测定方法

① 试剂盒组成与配制。

A. 试剂一：底物缓冲液，4℃保存。

B. 试剂二：Tris 缓冲液，4℃保存。

C. 试剂三：生理盐水，−20℃保存。

D. 试剂四：液剂，4℃密封保存。

② 酶液制备。准确称取中肠组织，按质量(g)：体积(mL)＝1∶5 的比例，加入 4 倍体积的预冷的匀浆介质(4℃)，使用球磨仪 1800 转速匀浆 2min，制成 20% 的组织匀浆，2500r/min、4℃离心 10min，取上清液进行测定。

③ 测定方法。将样品和试剂平衡至室温。测定步骤如下：

第一，将分光光度计调至 420nm 处，用 1cm 光径玻璃比色皿，用 Tris 缓冲液调零；

第二，底物缓冲液 37℃水浴中预热 5min 以上；

第三，往相应编号的试剂管中加入 25μL 20%组织匀浆上清液，再加入试剂四 25μL，吸取已预热好的底物缓冲液 2mL 加入管中，快速混匀，并计时；

第四，迅速倒入比色皿中，在分光光度计 420nm 处比浊，30 秒时读取吸光度值 A_1；

第五，将此比色液倒入原试管中置 37℃准确水浴 10min，再迅速倒入比色皿中，10 分 30 秒时读取吸光度值 A_2；

第六，求出 2 次吸光度值差（$\Delta A = A_1 - A_2$）。

（3）脂肪酶的计算方法　37℃条件下，每克组织蛋白在本反应体系中与底物反应 1min，每消耗 1μmol 底物为 1 个酶活力单位。

计算公式：

$$LPS 活力（U/mg）= \frac{A_1 - A_2}{A_s} \times 标准品浓度（454\mu mol/L）÷ 反应时间（10min）\times$$

$$\frac{反应液总体积（2.05mL）}{取样量（0.025mL）} ÷ 待测样品蛋白浓度（mg/mL）$$

（三）ATP酶（Na^+-K^+、Ca^{2+}-Mg^{2+} ATPase）活力测定

Na^+-K^+ ATP 酶广泛存在于多种细胞的细胞膜上，Na^+-K^+ ATP 酶具有催化 ATP 水解和运输 Na^+、K^+ 的能力。

Ca^{2+}-Mg^{2+} ATP 酶是细胞膜上电压依赖性钙泵，该酶与细胞兴奋、肌肉收缩有关。

Na^+-K^+ ATP 酶是拟除虫菊酯类药剂的靶标之一。Na^+ 在神经细胞内外的流动依靠 Na^+-K^+ 离子泵。Na^+-K^+ ATP 酶的基本功能是催化 ATP 末端磷酸水解，并利用该反应产生的自由能来逆电化学梯度进行 Na^+-K^+ 的主动运输，从而维持细胞膜内外 Na^+-K^+ 离子浓度的相对恒定及渗透压的平衡，以保证细胞正常的神经传导或物质吸收等重要的生理功能。当 Na^+-K^+ ATP 酶受强烈抑制时，离子流受抑制，水被吸收、滞留，引起各种谷氨酸盐及其他神经递质的释放，进而引发中枢神经系统的疾病。拟除虫菊酯作用于钠通道的同时可能也就抑制了 Na^+-K^+ ATP 酶的活性。

滴滴涕是外 Ca^{2+}-ATP 酶的抑制剂。外 Ca^{2+}-ATP 酶的作用是调节膜外 Ca^{2+} 的浓度。因此抑制此酶，膜外钙的浓度降低后不能恢复。外部 Ca^{2+} 减少时，膜的限阈降低，因而易受刺激（即不稳定化）。这是由于 Ca^{2+} 的减少造成了膜外面正电荷的降低，这样膜内对膜外的相对电位差也减小了，因此外部缺少 Ca^{2+} 的轴突膜更容易去极化。滴滴涕的作用是抑制了"外 Ca^{2+}-ATP 酶"导致轴突膜外表的 Ca^{2+} 减少，从而使得刺激更容易引起超负后电位的加强，引起重复后放。另外，在神经膜受到刺激时，膜外的钙离子浓度略有减少，加强膜外的 Ca^{2+} 浓度有抑制钠闸门被打开的作用。因此钠闸门的延迟关闭也与钙降低有关。

测定农药对 Na^+-K^+、Ca^{2+}-Mg^{2+} ATPase 的抑制活性，对解释农药对生物体的毒理具有重要作用。

1. 测定原理

Na^+-K^+ ATP 酶分解 ATP 生成 ADP 及无机磷，通过测定无机磷的量来确定 ATP 酶活性。

2. 材料和方法

（1）试剂盒组成与配制

① 试剂一：液剂，4℃保存。

② 试剂二：液剂，4℃保存。

③ 试剂三：液剂，4℃保存。

④ 试剂四：粉剂，−20℃保存。用时每支加双蒸水至 5mL，现配现用。

⑤ 试剂五：粉剂，4℃保存。用时每支加双蒸水加热溶解，定容至 5mL，室温保存。

⑥ 试剂六：粉剂，4℃保存。用时每支加双蒸水加热溶解，定容至 10mL，室温保存。

⑦ 试剂七：液剂，室温保存。

⑧ 试剂八：粉剂，4℃保存。用时每支加双蒸水至 40mL 溶解，4℃避光保存。

⑨ 试剂九：粉剂，4℃保存。用时每支加双蒸水至100mL溶解，室温保存。

⑩ 试剂十：2.5mol/L硫酸，室温保存。

⑪ 试剂十一：10mol/L标准磷贮备液，4℃保存。

⑫ 0.5μmol/L标准磷应用液配制：用时将标准磷贮备液稀释20倍，即取0.5mL标准磷贮备液加蒸馏水定容至10mL。

⑬ 定磷剂的配制：按双蒸水：2.5mol/L硫酸：试剂八：试剂九＝2：1：1：1的比例配制，得到浅黄色的液剂即为定磷剂，现配现用。

（2）酶液制备　准确称取受试组织，按质量（g）：体积（mL）＝1：5的比例，加入4倍体积的预冷的匀浆介质（4℃），使用球磨仪1800转速匀浆2min，制成20%的组织匀浆，2500r/min、4℃离心10min，取上清液进行测定。

（3）测定方法　将样品和试剂平衡至室温。

① 酶促反应。按表4-37程序加入反应液。

表4-37　ATP酶活性测定的酶促反应　　　　　　　　　　　　　单位：μL

管号	A管	B管	C管
试剂一	130	130	90
试剂二	40	40	40
试剂三	—	—	—
试剂四	40	40	40
试剂五	—	—	40
试剂六	40	40	40
样本	—	200	200
混匀,37℃水浴准确反应10min			
试剂七	50	50	50
样本	200	—	—
混匀,3500r/min离心10min,取上清液200μL定磷			

注：A管为对照管，B管子为Na^+-K^+ ATP管，C管为Ca^{2+}-Mg^{2+} ATP管。

② 定磷。按表4-38程序进行定磷测定。

表4-38　ATP酶活性测定的定磷反应　　　　　　　　　　　　　单位：μL

	标准管	A管	B管	C管	D管	E管
0.5μmol/L标准磷应用液	200	—	—	—	—	—
上清液	—	200	200	200	200	200
定磷剂	2000	2000	2000	2000	2000	2000

混匀，37℃水浴反应30min，冷却至室温，在660nm处，用1cm光径，用蒸馏水调零，测定各管吸光度值（OD_{660}值）。

3. ATP酶活性的计算方法

（1）定义　规定每小时每毫克组织蛋白的组织中ATP酶分解ATP产生

1μmol 无机磷的量为一个酶活力单位。即 μmol/mg/h。

（2）计算公式

$$ATPase 活力(\mu mol/mg/h) = \frac{测定\ OD\ 值 - 对照组\ OD\ 值}{标准\ OD\ 值 - 空白\ OD\ 值} \times$$

$$标准品浓度(0.5\mu mol/L) \times 反应体系稀释倍数(2.5)$$
$$\times 6 \div 待测样品蛋白浓度(mg/mL)$$

（四）谷胱甘肽 S-转移酶（GST）活力测定

1. 测定原理

谷胱甘肽 S-转移酶具有催化还原型谷胱甘肽（GSH）与 1-氯-2,4-二硝基苯（CDNB）结合的能力，在一定时间内，其活力高低与前后底物浓度变化呈线性关系，通过检测 GSH 浓度的高低来反应 GST 活力的大小，GSH（底物）浓度降得越多 GST 活力越大。

2. 实验材料与方法

（1）试剂盒组成与配制

① 试剂一：液剂和粉剂，4℃保存。使用时粉剂用 1mL 无水乙醇充分溶解，加入液剂 60mL 后成试剂一应用液，现配现用。

② 试剂二：液剂和粉剂，4℃保存。使用时将粉剂加入 90～100℃热双蒸水 170mL，充分溶解，再加入液剂充分混匀成试剂二应用液，室温保存，出现结晶，取上清液使用。

③ 试剂三：粉剂，4℃保存。使用时加 200mL 双蒸水充分溶解成试剂三应用液，室温保存。

④ 试剂四：液剂和粉剂，4℃保存。使用时加 50mL 双蒸水充分溶解成试剂四应用液，4℃避光保存。

⑤ 试剂五：GSH 标准品，4℃保存。

⑥ 试剂六：GSH 标准溶剂贮备液，4℃保存。

⑦ GSH 标准溶剂应用液：GSH 标准溶剂贮备液∶双蒸水＝1∶9 的比例混匀。

⑧ 1mmol/L GSH 标准溶液应用液配制：取 3.07mg GSH 标准品加入 10mL GSH 标准溶剂稀释液中混匀溶解。

⑨ 20μmol/L GSH 标准溶剂应用液配制：取 1mmol/L GSH 标准溶液 0.2mL 加入 9.8mL GSH 标准溶剂稀释液中混匀溶解。

⑩ 基质液的配制：试剂一应用液与 1mmol/L GSH 标准溶液以 1∶1 比例混合而成。

（2）酶液制备　准确称取受试组织，按质量（g）∶体积（mL）＝1∶5 的比例，加入 4 倍体积的预冷的匀浆介质（4℃），使用球磨仪 1800 转速匀浆 2min，制成

20％的组织匀浆，2500r/min、4℃离心 10min，取上清液进行测定。

（3）测定方法　将样品和试剂平衡至室温。

① 酶促反应。按表 4-39 程序进行酶促反应。

表 4-39　谷胱甘肽 S-转移酶活力测定的酶促反应　　　　单位：mL

管号	测定管	对照管
基质液	0.3	0.3
样本	0.1	—
混匀,37℃水浴准确反应 10min		
试剂二应用液	1.0	1.0
无水乙醇	1.0	1.0
样本	—	0.1

② 显色反应。按表 4-40 程序进行显色反应。

表 4-40　谷胱甘肽 S-转移酶活力测定的显色反应　　　　单位：mL

	空白管	标准管	测定管	对照管
GSH 标准溶剂应用液	2.0	—	—	—
20μmol/L GSH 标准溶剂应用液	—	2.0	—	—
上清液	—	—	2.0	2.0
试剂三应用液	2.0	2.0	2.0	2.0
试剂四应用液	0.5	0.5	0.5	0.5

充分混匀，室温放置 15min，用波长 412nm、1cm 光径，使用蒸馏水调零，测定各管吸光度值（OD_{412} 值）。

（4）GST 酶的计算方法　规定每毫克组织蛋白，在 37℃反应 1min 扣除非酶促反应，使反应体系中 GSH 浓度降低 1μmol/L 为一个酶活力单位。

计算公式：

$$GSH\ 活力(U/mg) = \frac{测定\ OD\ 值 - 对照组\ OD\ 值}{标准\ OD\ 值 - 空白\ OD\ 值} \times$$

标准品浓度(20μmol/L)×反应体系稀释倍数(6)÷
反应时间(10min)÷样本取样量(0.1mL)÷
待测样品蛋白浓度(mg/mL)

（五）过氧化氢酶（CAT）活力测定

1. 测定原理

过氧化氢酶（CAT）分解 H_2O_2 的反应可通过加入钼酸铵而迅速中止，剩余的 H_2O_2 与钼酸铵作用产生一种淡黄色的络合物，在 405nm 处测定其生成量，可计算出 CAT 的活力。

2. 实验材料与方法

（1）试剂盒组成与配制

① 试剂一：液剂，4℃保存。

② 试剂二：底物液剂，4℃保存。

③ 试剂三：显色粉剂，4℃保存。使用时加 100mL 双蒸水充分溶解，4℃保存。

④ 试剂四：液剂，4℃保存。使用时 37℃水浴溶解。

（2）酶液制备　准确称取受试组织，按质量（g）：体积（mL）＝1∶5 的比例，加入 4 倍体积的预冷的匀浆介质（4℃），使用球磨仪 1800 转速匀浆 2min，制成 20% 的组织匀浆，2500r/min、4℃离心 10min，取上清液进行测定。

（3）测定方法　将试剂置于 37℃水浴中预热。按表 4-41 进行过氧化氢酶的活力测定。

表 4-41　过氧化氢酶的活力测定　　　　　　　单位：mL

	对照管	测定管
样本	—	0.05
试剂一	1.0	1.0
试剂二	0.1	0.1
混匀,37℃水浴准确反应 1min		
试剂三	1.0	1.0
试剂四	0.1	0.1
样本	0.05	—

混匀，用 405nm 波长、0.5cm 光径，用蒸馏水调零，测定各管吸光度值（OD_{405} 值）。

（4）CAT 酶活力计算方法　每毫克组织蛋白每秒分解 $1\mu mol/L$ H_2O_2 为一个酶活力单位。

计算公式：

$$CAT 活力(U/mg)=(对照 OD 值-测定 OD 值)\times 217\times \frac{1}{60\times 取样量}\div 待测样品蛋白浓度(mg/mL)$$

注：217 为斜率的倒数。

（六）过氧化物酶（POD）活力测定

1. 测定原理

利用过氧化物酶（POD）催化过氧化氢反应的原理，通过 420nm 处吸光变化得出其酶活力。

2. 材料和方法

（1）试剂盒组成与配制

① 试剂一：液剂，4℃保存。

② 试剂二：粉剂，4℃保存。使用时加 10mL 双蒸水充分溶解，即为试剂二应用液，4℃保存。

③ 试剂三：液剂，4℃保存。使用时用双蒸水 15 倍稀释，使得在 1cm 光径，双蒸水调零时 A_{240} 保持在 0.4 左右，即为试剂二应用液。现配现用。

④ 试剂四：液剂，4℃保存。

（2）酶液制备　准确称取受试组织，按质量（g）：体积（mL）＝1：5 的比例，加入 4 倍体积的预冷的匀浆介质（4℃），使用球磨仪 1800 转速匀浆 2min，制成 20％的组织匀浆，2500r/min、4℃离心 10min，取上清液进行测定。

（3）测定方法　将试剂置于 37℃水浴中预热。按表 4-42 程序进行过氧化物酶的活力测定。

表 4-42　过氧化物酶的活力测定　　　　　　　　　单位：mL

	空白管	测定管
试剂一	2.4	2.4
试剂二应用液	0.3	0.3
试剂三应用液	0.2	0.2
双蒸水	0.1	—
样本	—	0.1
混匀，37℃水浴准确反应 30min		
试剂四	1.0	1.0

混匀，3500r/min 离心 10min，取上清液在波长 420nm 处，1cm 光径，用蒸馏水调零，测定各管吸光度值（OD_{420} 值）。

（4）POD 酶的计算方法　在 37℃下，每毫克组织蛋白每分钟催化 1μg 底物的酶量为一个酶活力单位。

计算公式：

$$POD\ 活力（U/mg）＝\frac{测定\ OD\ 值－空白\ OD\ 值}{12×比色光径（1.0）}×\frac{反应总体积（mL）}{样本量（mL）}$$

$$÷反应时间（30min）÷待测样品蛋白浓度（mg/mL）×1000$$

（七）酸性磷酸酶（ACP）活力测定

1. 测定原理

酸性磷酸酶分解磷酸苯二钠，产生游离酚和磷酸，酚在碱性溶液中与 4-氨基安替吡啉作用经铁氰化钾氧化生成红色醌衍生物，根据红色深浅可以测定酶活力的高低。

2. 材料和方法

（1）试剂盒组成与试剂配制

① 试剂一：缓冲液，4℃保存。

② 试剂二：基质液，4℃保存。

③ 试剂三：碱液，4℃保存。

④ 试剂四：显色液，4℃保存。

⑤ 试剂五：1.1mg/mL 酚标准贮备液，4℃保存。

⑥ 0.1mg/mL 酚标准应用液的配制：1.1mg/mL 酚标准贮备液：双蒸水＝1：10 稀释，现配现用。

（2）酶液制备　准确称取受试组织，按质量（g）：体积（mL）＝1：5 的比例，加入 4 倍体积的预冷的匀浆介质（4℃），使用球磨仪 1800 转速匀浆 2min，制成 20％的组织匀浆，2500r/min、4℃离心 10min，取上清液进行测定。

（3）测定方法　将试剂置于 37℃水浴中预热。按表 4-43 程序进行酸性磷酸酶的活力测定。

表 4-43　酸性磷酸酶的活力测定　　　　　　　　　　　　单位：mL

	空白管	标准管	测定管
双蒸水	0.03	—	—
0.1mg/mL 酚标准应用液	—	0.03	—
样本	—	—	0.03
缓冲液	0.5	0.5	0.5
基质液	0.5	0.5	0.5
混匀,37℃水浴准确反应 30min			
碱液	1.0	1.0	1.0
显色液	1.5	1.5	1.5

混匀，室温静置 10min，于波长 520nm 处，1cm 光径，用空白管调零，测定各管吸光度值（OD_{520} 值）。

（4）ACP 酶的计算方法　每克组织蛋白在 37℃与基质作用 30min 产生 1mg 酚为一个酶活力单位。

计算公式：

$$ACP 活力(U/mg) = \frac{测定\ OD\ 值}{标准\ OD\ 值} \times 标准管酚含量(0.003mg) \div$$
$$取样量(0.03mL) \div 待测样品蛋白浓度(mg/mL)$$

（八）碱性磷酸酶（AKP）活力测定

1. 测定原理

碱性磷酸酶（AKP）分解磷酸苯二钠，产生游离酚和磷酸，酚在碱性溶液中与4-氨基安替吡啉作用经铁氰化钾氧化生成红色醌衍生物，根据红色深浅可以测定酶活力的高低。

2. 材料和方法

（1）试剂盒组成与试剂配制

① 试剂一：缓冲液，4℃保存。

② 试剂二：基质液，4℃保存。

③ 试剂三：显色液，4℃保存。

④ 试剂四：1.1mg/mL 酚标准贮备液，4℃保存。

⑤ 0.1mg/mL 酚标准应用液的配制：1.1mg/mL 酚标准贮备液：双蒸水＝1：10 稀释，现配现用。

（2）酶液制备 准确称取受试组织，按质量(g)：体积(mL)＝1：5 的比例，加入 4 倍体积的预冷的匀浆介质（4℃），使用球磨仪 1800 转速匀浆 2min，制成 20％的组织匀浆，2500r/min、4℃离心 10min，取上清液进行测定。

（3）测定方法 将试剂置于 37℃水浴中预热。按表 4-44 程序进行碱性磷酸酶的活力测定。

表 4-44 碱性磷酸酶的活力测定 单位：mL

	空白管	标准管	测定管
双蒸水	0.03	—	—
0.1mg/mL 酚标准应用液	—	0.03	—
样本	—	—	0.03
缓冲液	0.5	0.5	0.5
基质液	0.5	0.5	0.5
混匀，37℃水浴准确反应 15min			
显色液	1.5	1.5	1.5

混匀，于波长 520nm 处，1cm 光径，用空白管调零，测定各管吸光度值（OD_{520} 值）。

（4）AKP 酶的计算方法 每克组织蛋白在 37℃与基质作用 15min 产生 1mg 酚为一个金氏单位。

计算公式：

$$AKP 活力(U/mg)=\frac{测定 OD 值}{标准 OD 值}×标准管酚含量(0.003mg)÷$$

$$取样量(0.03mL)÷待测样品蛋白浓度(mg/mL)$$

二、毒性代谢物测定

已有研究表明，当施用某些需光除草剂和光活化杀虫剂时，动植物细胞内活性氧代谢的平衡被破坏，活性氧积累。活性氧积累的危害之一是引发或加剧膜脂过氧化作用，造成细胞膜系统的损伤，严重时会导致动植物细胞死亡。活性氧包括含氧自由基。自由基是具有未配对价电子的原子或原子团。生物体内产生的活性氧主要有超氧自由基（$\cdot O_2^-$）、羟自由基（OH·）、过氧自由基（ROO·）、烷氧自由基（RO·）、过氧化氢（H_2O_2）、单线态氧（$^1O_2$）等。生物对活性氧产生有酶促和非酶促两类防御系统，超氧化物歧化酶（SOD）、过氧化氢酶（CAT）、过氧化物酶（POD）和抗坏血酸过氧化物酶（APX）等是酶促防御系统的重要保护酶，抗坏血酸（ASC）和还原型谷胱甘肽（GSH）等是非酶促防御系统中的重要抗氧化剂。

丙二醛（MDA）是细胞膜脂过氧化作用的产物之一，它的产生还能加剧膜的损伤。因此，丙二醛产生数量的多少能够代表膜脂过氧化的程度，也可间接反映机体组织的抗氧化能力的强弱。所以在检测农药过氧化毒性时，常用丙二醛含量作为对生物机体毒性的一个重要指标。

1. 测定原理

组织细胞中的丙二醛（MDA），在酸性条件下加热可与硫代巴比妥酸（TBA）发生显色反应，反应产物为粉红色的 3,5,5-三甲基噁唑 2,4-二酮。该物质在 539nm 波长下有吸收峰。由于硫代巴比妥酸也可与其他物质反应，并在该波长处有吸收，为消除硫代巴比妥酸与其他物质反应的影响，在丙二醛含量测定时，同时测定 600nm 下的吸光度，利用 539nm 与 600nm 下的吸光度的差值计算丙二醛的含量。

2. 材料和方法

（1）植物材料

① 丙二醛的提取。取 0.5g 样品，加入 2mL 预冷的 0.05mol/L pH 7.8 的磷酸缓冲液，加入少量石英砂，在经过冰浴的研钵内研磨成匀浆，转移到 5mL 刻度离心试管，将研钵用缓冲液洗净，清洗也移入离心管中，最后用缓冲液定容至 5mL。4500r/min 离心 10min。上清液即为丙二醛提取液。

② 丙二醛含量测定。吸取 2mL 的提取液于刻度试管中，加入 0.5% 硫代巴比妥酸的 5% 三氯乙酸溶液 3mL，于沸水浴上加热 10min，迅速冷却。4500r/min 离心 10min。取上清液于 532nm、600nm 波长下以蒸馏水为空白调透光率 100%，测定吸光度。

③ 结果计算。$(A_{532} - A_{600}) \times V_1 \times V$

$$\text{丙二醛含量}(\text{nmol/g}) = 1.55 \times 10^{-1} \times W \times V_2$$

式中，A 为吸光度；V_1 为反应液总量（5mL）；V 为提取液总量（5mL）；1.55×10^{-1} 为丙二醛的微摩尔吸光系数（在 1L 溶液中含有 $1\mu\text{mol}$ 丙二醛吸光度）。

（2）昆虫材料

① 丙二醛的提取。取 30 头 4 龄幼虫，加 1mL 10％三氯乙酸溶液研磨成匀浆后，转移至离心管中，然后 3000 r/min 离心 15min，上清液即为样品提取液。

② 检测。取组织匀浆 $500\mu\text{L}$，按顺序依次加入 0.2mL 的 8.1％ SDS，1.5mL 的 20％醋酸缓冲溶液，1.5mL 的 1％TBA，蒸馏水 1mL。将上述反应液于 90℃水浴 60min，冷却后，3000 r/min 离心 15min，取上清液分别在 532nm、600nm、450nm 处测吸光值。脂质过氧化产物 MDA 以每克样品鲜重中含硫代巴比妥酸反应产物的量计算。

计算公式：

$$\text{丙二醛浓度}(\mu\text{mol/L}) = 6.45 \times (\text{OD}_{532} - \text{OD}_{600}) - 0.56\text{OD}_{450}$$

$$\text{丙二醛含量}(\mu\text{mol/g}) = \frac{\text{丙二醛浓度} \times \text{反应液体积} \times \text{提取液体积}}{\text{样品鲜重} \times \text{测定用提取液体积}}$$

三、超显微结构观察

1. 样品处理

将农药配制成一定浓度的溶液，随机取处理昆虫幼虫，放入配制好的药液中饲养，以去氯水作对照；处理后，分别取出处理组和对照幼虫，用锋利刀片（用酒精棉球擦去油脂）切取昆虫幼虫所需观察的部位。

2. 制片

（1）前固定　样品迅速转移到加了 2.5％戊二醛和 1.5％多聚甲醛溶液的离心管中，在 0～4℃条件下固定 4h 以上。

（2）漂洗　倒掉固定液，用 0.1mol/L，pH 7.2 的磷酸缓冲液漂洗样品 3 次，每次 10min。

（3）后固定　用 1％锇酸溶液固定样品 1～2h。

（4）漂洗　倒掉固定液，用 0.1mol/L，pH 7.2 的磷酸缓冲液漂洗样品 3 次，每次 10min。

（5）脱水　用梯度溶液 30％、50％、70％、80％、90％和 95％的乙醇溶液依次对样品进行脱水处理，每个浓度处理 10min，再用 100％的乙醇处理 2 次，每次 15min（此过程不能将液体吸得太干，留少许）。

（6）过渡　最后过渡到丙酮处理 2 次，每次 15min。

（7）渗透　用包埋剂与丙酮的混合液（$V : V = 1 : 3$）处理样品 3h；再用包埋

剂与丙酮的混合液（$V : V = 1 : 1$）处理样品 3h；再用包埋剂与丙酮的混合液（$V : V = 3 : 1$）处理样品 3h；纯包埋剂处理样品 12h，换一次纯树脂，换管子。

（8）样品包埋　将经过渗透处理的样品用模具包埋起来，45℃聚合 24h，然后在 60℃聚合 24h，即得到包埋好的样品。取出置于干燥器中保存备用，以供切片。

3. 切片和观察

超薄切片及染色：包埋块经修块机修成合适的大小和切面，在超薄切片机中获得厚度 70～100nm 的切片，经醋酸双氧铀溶液和柠檬酸铅溶液双重染色，晾干后即可在透射电子显微镜中观察。

参 考 文 献

[1] GB/T 31270.9—2014. 化学农药环境安全评价试验准则 第 9 部分：鸟类急性毒性试验.

[2] GB/T 31270.10—2014. 化学农药环境安全评价试验准则 第 10 部分：蜜蜂急性毒性试验.

[3] NY/T 3085—2017. 化学农药 意大利蜜蜂幼虫毒性试验准则.

[4] GB/T 31270.11—2014. 化学农药环境安全评价试验准则 第 11 部分：家蚕急性毒性试验.

[5] NY/T 3087—2017. 化学农药 家蚕慢性毒性试验准则.

[6] GB/T 31270.12—2014. 化学农药环境安全评价试验准则 第 12 部分：鱼类急性毒性试验.

[7] GB/T 31270.13—2014. 化学农药环境安全评价试验准则 第 13 部分：溞类急性活动抑制试验.

[8] GB/T 31270.14—2014. 化学农药环境安全评价试验准则 第 14 部分：藻类生长抑制试验.

[9] GB/T 31270.15—2014. 化学农药环境安全评价试验准则 第 15 部分：蚯蚓急性毒性试验.

[10] GB/T 31270.16—2014. 化学农药环境安全评价试验准则 第 16 部分：土壤微生物毒性试验.

[11] GB/T 31270.17—2014. 化学农药环境安全评价试验准则 第 17 部分：天敌赤眼蜂急性毒性试验.

[12] GB/T 31270.18—2014. 化学农药环境安全评价试验准则 第 18 部分：天敌两栖类急性毒性试验.

[13] GB/T 31270.21—2014. 化学农药环境安全评价试验准则 第 21 部分：大型甲壳类生物毒性试验.

[14] NY/T 3088—2017. 化学农药 天敌（瓢虫）急性接触毒性试验准则.

[15] NY/T 3090—2017. 化学农药 浮萍生长抑制试验准则.

[16] NY/T 3091—2017. 化学农药 蚯蚓繁殖试验准则.

[17] NY/T 3274—2018. 化学农药 穗状狐尾藻毒性试验准则.

[18] 李永峰，王兵，应杉，等. 环境毒理学研究技术与方法. 哈尔滨：哈尔滨工业大学出版社，2011.

[19] 罗术东，安建东，李继莲，等. 化学农药对蜜蜂的急性毒性测定方法危险评价. 湖南农业大学学报（自然科学版），2009，35（3）：320-324.

[20] 王静，万树青. 彗星试验在环境毒理与农药遗传毒性研究中的应用展望. 生物技术通报，2003（4）：10-13.

第五章

农药在环境中的降解

农药降解（degradation of pesticide）是指农药分子在环境中分解转化成简单的有机小分子物质和小分子无机化合物的过程。农药在环境中的降解途径有多种，主要分为非生物降解和生物降解两大类。生物降解是指有机物通过微生物、植物、动物的代谢作用被分解成小分子化合物的过程；非生物降解是指有机物在受到外界环境（光、热、水、环境中的化学物质等）的影响而产生的降解过程。非生物降解过程包括水解、光解、氧化和还原等，其中水解和光解是农药在环境中的主要降解途径。

第一节　农药在环境中水解

水解是指反应物分子中由碳、氮、硫和磷等构成的亲电基团被亲核试剂（H_2O 或 OH^- 等）进攻并发生化学反应的过程。

一、农药水解的动力学

农药的水解是一个化学反应过程，是农药分子与水分子之间发生相互作用的过程。农药水解时，一个亲核基团（水或 OH^-）进攻亲电基团（C、P、S 等原子），并且取代离去基团（Cl^-、苯酚盐等）。

对于有机物来说，它们的水解可以用下面的通式表示：

$$RX + H_2O = ROH + HX \tag{5-1}$$

从式（5-1）中可以看出，水体中的 OH^- 离子浓度增大时，会促进正反应的进行，因此会加速农药的水解，所以大部分的农药在碱性条件下更容易发生水解。

对于农药水解体系来讲，一般情况下都是在缓冲溶液中进行且农药的浓度较低，因此农药水解速率方程可表示如下：

$$-\mathrm{d}C/\mathrm{d}t = kC_0 \qquad\qquad (5\text{-}2)$$

$$C_t = C_0 \mathrm{e}^{-kt} \qquad\qquad (5\text{-}3)$$

$$T_{1/2} = \ln2/k \qquad\qquad (5\text{-}4)$$

式中，水解速率常数 k 和半衰期 $T_{1/2}$ 都可以用来评价农药水解速率的快慢。

二、农药水解的机理

农药的水解反应实质上是一种亲核取代反应，即由亲核试剂（H_2O 或 OH^- 等）进攻农药分子中的亲电基团（C、N、S、P 等），使与之相连的带负电趋势的强吸电子基团离去而发生的反应。根据反应中亲核试剂和亲电基团的作用方式不同，将反应分为两种：亲核取代反应（农药水解多数属于此类型）和亲核加成反应。其中根据亲核取代反应的历程不同，又可以分为单分子亲核取代（用 S_N1 表示）、双分子亲核取代（用 S_N2 表示）和分子内亲核取代。在农药的实际水解过程中三种取代反应可能同时发生，也可能以其中一种为主，这主要和农药分子基团的构成以及空间结构有关。

在动力学上，S_N1 取代过程的特征是反应速率与亲核试剂的浓度和性质无关，对于有光学活性的物质则形成外消旋产物，并且反应速率随中心原子给电子的能力增加而增加，其限速步骤是农药分子（RX）离解成 R^+，然后 R^+ 经历一个较快的亲核进攻。以叔丁基溴的水解为例，其水解反应历程如图 5-1 所示。反应的第一步是叔丁基溴在溶液中首先裂分成叔丁基正离子和溴负离子；第二步是碳正离子活性中间体和亲核试剂反应生成叔丁醇。

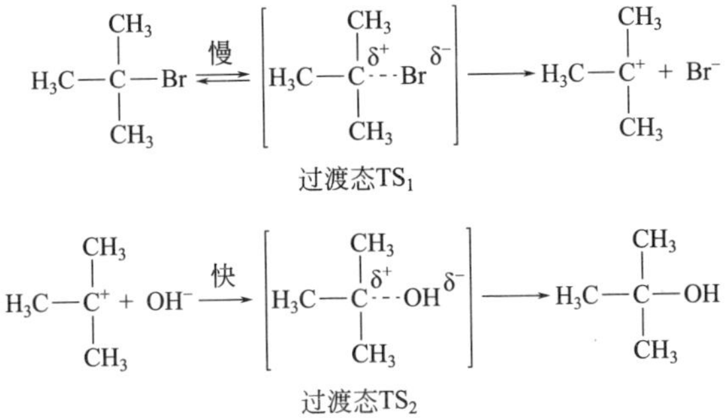

图 5-1　叔丁基溴的水解反应历程

S_N2 的反应速率依赖于亲核试剂的浓度与性质，并且对于一个具有光学活性的反应物，它的产物构型将发生镜像翻转，这是亲核试剂从反应物离去基团的背面进攻其中心原子的双分子过程所致，即与中心原子（碳原子等）形成较弱的键，同时使离去基团与中心碳原子的键有一定程度的削弱，两者与中心碳原子形成一直线，碳原子与另外三个相连的键由伞形转变为平面，这是 S_N2 的控制步骤，需要消耗一定的活化能。以溴甲烷的碱性水解为例，其碱性水解反应历程如图 5-2 所示。溴甲烷水解反应中新键的建立和旧键的断裂是同步进行的，共价键的变化发生在两种分子中，得到的产物甲醇发生了构型的转化。

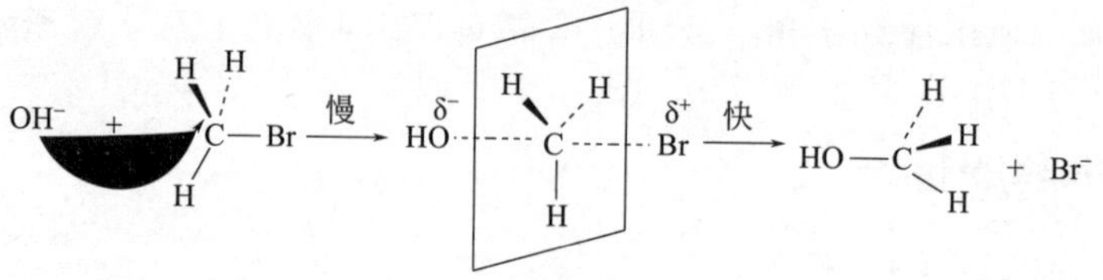

图 5-2　溴甲烷的碱性水解反应历程

三、农药水解的影响因素

研究表明，温度、pH、金属离子、表面活性剂等因素都会影响到农药的水解，其中温度和 pH 是影响农药水解的两个最为重要的环境因素。

（1）温度　环境温度是影响农药水解的重要因素之一，一般情况下农药水解随着温度的升高而加快。刘景坤等的研究表明，当 pH 保持不变时，温度是影响烯啶虫胺水解速率的重要因素，温度升高，烯啶虫胺的水解速率也随之升高。肖乾芬等研究了三唑磷农药在不同温度、不同酸碱条件下的降解动力学情况，结果表明，温度对三唑磷的水解影响显著，温度升高将使水解反应速率大大加快。李学德等研究了温度对百菌清水解速度的影响，结果表明，温度对百菌清的水解速率影响显著，温度升高，水解加快。张卫等研究了阿维菌素在不同 pH 和温度条件下的降解动力学情况，结果表明，水解速率随温度升高而加快。

（2）pH　pH 是影响农药水解的另一个重要因素。Mabey 等把水解速率归纳为由酸性催化、碱性催化和中性催化的过程，所以 K 是由酸催化常数 K_A、碱催化常数 K_B 和中性催化常数 K_N 共同决定的。根据不同的情况，pH-水解速率曲线会呈 U 形或 V 形（图 5-3）。

实验表明，水解速率与 pH 有关。溶液每增加一个单位的 pH，农药的水解速率可随之提高到 10 倍左右。pH 对农药水解的影响程度，也与农药本身的理化性质有关，农药的种类不同，pH 对其水解的影响是不同的。李霞等研究了氯嘧磺隆在不同 pH 下的水解，结果表明，氯嘧磺隆在中性及碱性条件下稳定，不易水解；在酸性条件下不稳定，易发生水解。随着 pH 的增大，氯嘧磺隆的水解反应速率逐渐减慢，速率常数 K 减小，半衰期相应地增大。万丽等研究了不同缓冲溶液和初

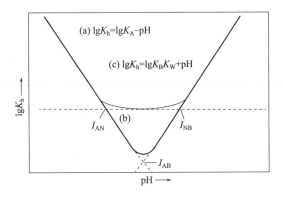

图 5-3　水解速率常数与 pH 的关系

始浓度对烟嘧磺隆水解的影响，结果表明，pH 对烟嘧磺隆水解速率的影响很大，在中性条件下烟嘧磺隆的水解最快，在酸性条件下的水解次之，碱性条件下最慢。林晶等研究了温度、pH 以及常用缓冲溶液对解草唑水解的影响，结果表明，解草唑的水解速率随 pH 的升高而加快。

（3）金属离子　农药的水解过程除了受温度和 pH 的影响外，自然环境的水体中存在大量不同种类的金属离子，如 Cu^{2+}、Na^+、Ca^{2+} 和 Mg^{2+} 等，也会对农药的水解速率产生影响。经研究发现，金属离子会影响氨基甲酸酯类农药、有机磷农药、萘草胺及与之结构相似的化合物的水解。金属离子对农药水解的影响既可能表现为促进作用也可能表现为一定的抑制作用。Smolen J M 在研究 Co^{2+}、Ni^{2+}、Cu^{2+}、Zn^{2+}、Pb^{2+} 等金属离子对有机磷农药水解的影响时发现，Cu^{2+} 可以有效地促进甲基毒死蜱、硫磷嗪、二嗪磷、甲基对硫磷以及皮蝇磷等有机磷农药的水解；而 Ni^{2+}，Cu^{2+} 和 Zn^{2+} 离子几乎没有催化作用；Pb^{2+} 可以有效地促进磷酸酯的水解。郑立庆等研究了 Cu^{2+} 对噻虫嗪水解的影响，结果表明 Cu^{2+} ［包括 $Cu(OH)^+$、$Cu(OH)_3^-$ 等］对噻虫嗪的水解具有明显的催化作用，而 $Cu(OH)_2$ 对噻虫嗪的水解无催化作用。Huang 等的研究发现，铜离子和锌离子会阻碍萘草胺等化合物的水解，而铜离子、锌离子、镍离子对有机磷农药的催化作用几乎为零。

（4）表面活性剂　表面活性剂被广泛应用于农药制剂中，当农药使用后表面活性剂随之进入环境，研究表明表面活性剂对农药的水解也存有一定的影响。戴树桂等研究了十二烷基苯磺酸钠（SDBS）对涕灭威及其氧化产物水解的影响，结果表明，SDBS 可以促进涕灭威及其氧化产物的水解，原因是 SDBS 可使反应液的pH 升高以及 SDBS 具有增溶作用。李学德等也在百菌清水解影响因素的研究中证明，十二烷基苯磺酸钠可以显著加快百菌清的水解。

（5）有机质　有机质广泛存在于自然环境中，提供重要的碳源和养分。有机质不同，对于农药水解的速率和途径带来的影响不同。由于水解的环境与农药自身理化性质的差异性，有机质对农药的水解会产生加快或抑制两种不同影响。Sean 研究表明在水中有大量的富里酸和腐植酸等水溶性有机质存在的情况下，西玛津与莠去津在其中的水解速率会大大地加快。魏沙平研究了腐植酸对毒死蜱、辛硫磷水解的影响，结果表明土壤腐植酸促进了毒死蜱的水解，而与对毒死蜱的影响不同，土壤腐植酸则抑制了辛硫磷的水解。戴树桂等的试验结果也表明，腐植酸抑制了涕灭威及其氧化产物的水解作用，原因为腐植酸的官能团中有些带有强酸性，如羧基、醇羟基等，抑制了 OH⁻ 的活性。此外，腐植酸还具有吸附功能，可通过氢键吸附农药，使水解速率减慢。

(6) 氧化物　研究发现，农药的水解也受到一些氧化物的影响。A. Torrents 以苯基烟酸为研究对象研究水中 SiO_2、TiO_2、$FeOOH$、Fe_2O_3、$\gamma\text{-}Al_2O_3$ 等氧化物对其水解作用的影响，结果表明：TiO_2 与 $FeOOH$ 对苯基烟酸的水解具有明显的催化作用。S. S Walse 在研究硫丹水解时发现，$FeOOH$、TiO_2、SiO_2 和 $\alpha\text{-}Fe_2O_3$ 均能对硫丹的水解起到催化作用，使其降解为毒性较低的硫丹二醇。

第二节　农药在环境中光解

农药的光解是指暴露于环境中的农药在光的照射下，光能直接或间接转移到农药的分子键上，使分子变为激发态而发生裂解或者转化，最终使农药分解的化学反应过程。

一、农药光解的动力学规律

光解动力学方程的计算采用一级动力学方程：

$$-dC/dt = kC_0 \tag{5-5}$$

$$C_t = C_0 e^{-kt} \tag{5-6}$$

$$T_{1/2} = \ln 2/k \tag{5-7}$$

式中，光解速率常数 k 和半衰期 $T_{1/2}$ 都可以用来评价农药光解速率的快慢。

二、农药光解的机理

根据光化学第一定律（Grothus-Draper 定律），农药发生光解是由于其分子能吸收光波能，分子键通过光能的直接转移或者间接转移方式进行转移，而后跃迁至激发态，从而发生分子间的裂解或者转化的现象。农药光解的实质是因为其分子中含有碳碳键、碳氮键、碳氢键、碳氧键等键，当分子吸收适宜波长的光能后，分子键就会断裂，分子内部发生反应。农药在环境中的光解可以分为直接光解、间接光解（敏化光解）和光氧化。

1. 直接光解

直接光解是指在光的直接辐射下，农药分子吸收光辐射能量转变为激发的单重态，然后通过系统间的交叉反应形成三重态，这些激发态随后经历均裂、异裂和光电离等过程产生产物，如图5-4所示。

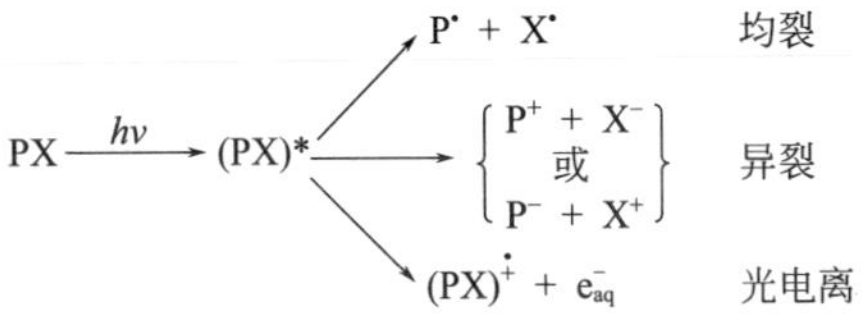

图 5-4　农药的直接光解反应

以残杀威（propoxur）的直接光解为例，其直接光解机理如图5-5所示。残杀威吸收光子后先形成单线态，然后经过苯氧基自由基和氨基甲酰自由基对瞬态中间体后生成 3-异丙氧基-2-羟基-N-甲基苯甲酰胺、3-异丙氧基-4-羟基-N-甲基苯甲酰胺和 2-异丙氧基苯酚等产物。

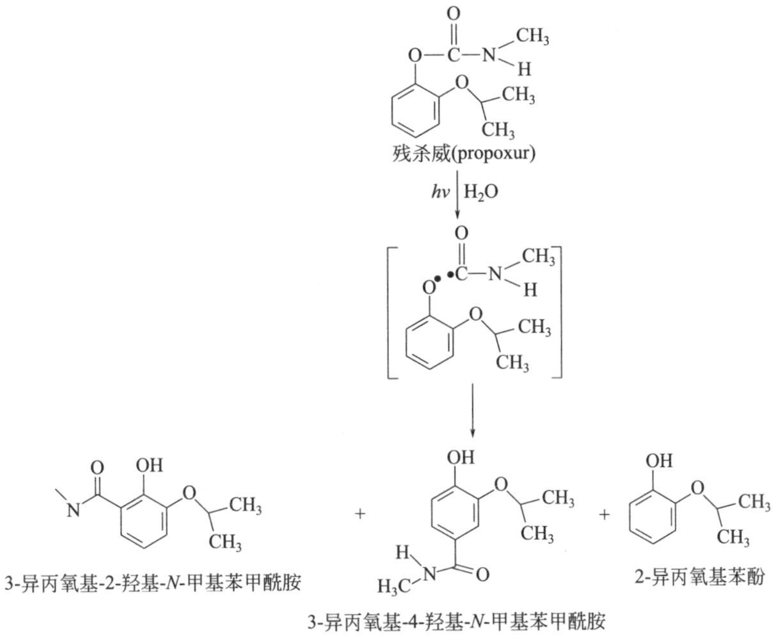

图 5-5　残杀威的直接光解机理

2. 间接光解（敏化光解）

间接光解（敏化光解）主要是指环境中存在的天然物质或者人工合成的生色基团吸收光能形成激发态后将能量转移给农药分子，造成农药分子变成激发态而发生间接光解，生成产物的过程。农药的间接光解过程如图5-6所示。

自然环境中的许多物质，如腐植酸、核黄素、光黄素、阳离子、阴离子等，能够吸收光子形成激发态或光解生成自由基阳离子、中性自由基、活性氧等活性

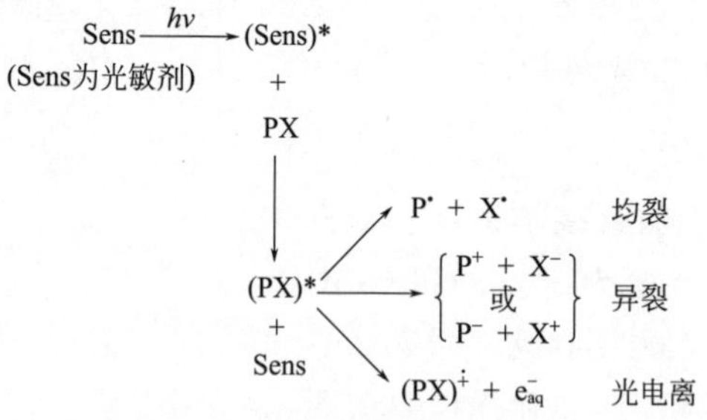

图 5-6　农药的间接光解反应

物质，然后这些活性物质可以与农药、农药过渡态以及农药光解产物发生反应，影响农药的光解速率，甚至光解途径。吡虫啉（imidacloprid）的直接光解可以生成以 1-(6-氯-3-吡啶)-甲基-2-咪唑烷酮为主要产物的 8 个光解产物。然而，在碳酸盐溶液中，吡虫啉的光解路径与直接光解路径有很大的不同，并未发生脱亚硝基、亚胺氧化等过程，而是吡虫啉分子与碳酸根负离子自由基反应生成吡虫啉阳离子自由基，然后发生光氧化等反应生成 6-氯烟醛等产物，反应路径如图 5-7 所示。

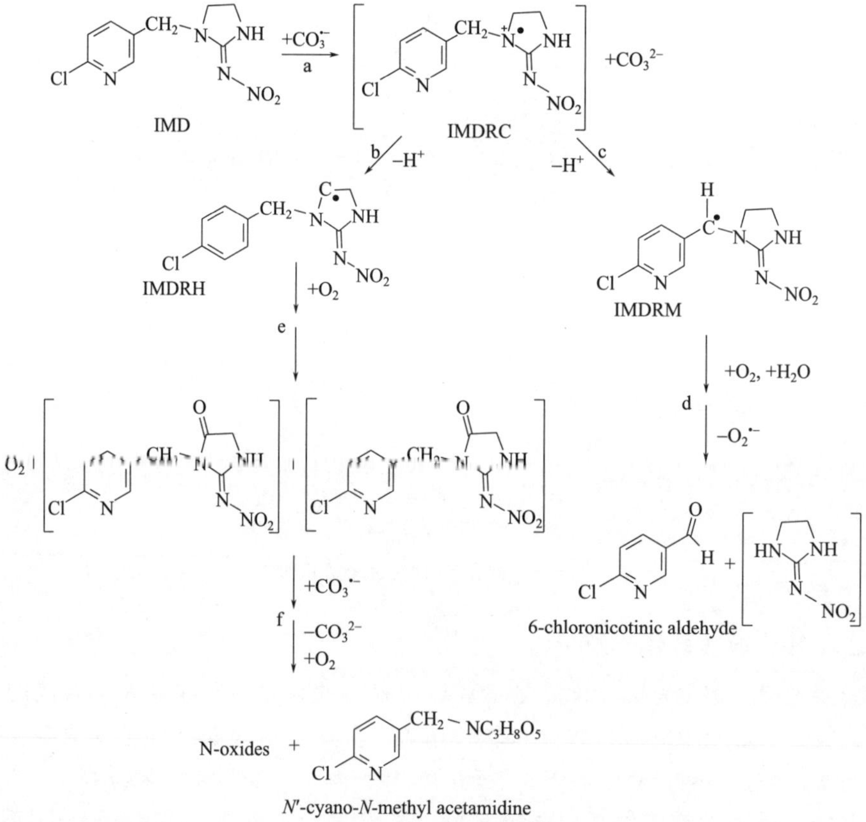

图 5-7　吡虫啉在碳酸盐溶液中的光解途径

3. 光氧化

光氧化是指在自然水环境中，由于阳光的照射，水中存在一定量的单线态氧（$^1O_2$）、烷基过氧自由基（$RO_2\cdot$）、烷基自由基（$R\cdot$）和羟基自由基（$HO\cdot$），这些自由基具有很强的氧化性，可以和水相中的农药发生氧化反应。

Mill 等认为被日照的天然水体的表层水中含烷基过氧自由基（$RO_2\cdot$）约 $1\times10^{-9}\,mol/L$。与 $RO_2\cdot$ 的反应有如下几类：

$$RO_2^{\cdot} + H\!-\!\overset{|}{\underset{|}{C}}\!- \longrightarrow RO_2H + \cdot\overset{|}{C}\!-$$

$$RO_2^{\cdot} + \overset{|}{C}\!=\!\overset{|}{C} \longrightarrow RO_2\!-\!\overset{|}{C}\!-\!\overset{|}{C}\cdot$$

$$RO_2^{\cdot} + ArOH \longrightarrow RO_2H + ArO\cdot$$

$$RO_2^{\cdot} + ArNH_2 \longrightarrow RO_2H + Ar\overset{\cdot}{N}H$$

以上反应中后两个在环境中作用很快（$T_{1/2}$ 小于几天），其余两个则很慢，对于多数化合物是不重要的。

Zepp 等表明，日照的天然水中单线态氧（$^1O_2$）的浓度约为 $1\times10^{-12}\,mol/L$，与 $^1O_2$ 作用最重要的化合物是那些含有双键的部分。

$$\overset{}{C}\!=\!\overset{|}{C}\!-\!CH_2 + {}^1O_2 \longrightarrow \overset{}{C}\!-\!\underset{OOH}{\overset{|}{C}}\!-\!\overset{|}{C}H_2$$

（含双键的环状结构 $+ {}^1O_2 \longrightarrow$ 生成 $O\!-\!O$ 过氧环结构）

$$\overset{X}{C}\!=\!\overset{X}{C} + {}^1O_2 \longrightarrow \underset{O\!-\!O}{\overset{X\quad X}{\square}}$$

$$2R_2S + {}^1O_2 \xrightarrow{\text{硫化物}} 2R_2SO$$

$$ArOH + {}^1O_2 \longrightarrow ArO\cdot + HO_2\cdot$$

三、农药光解的影响因素

（1）光波长和光强　一般情况下，对于同一农药的光化学降解，随着光波长的变短和光强度的增加，农药分子光解速率会随之加快。顺式氯氰菊酯在高压汞灯下的光化学降解速率远远大于在自然光下的，在自然光下的半衰期约为高压汞灯下的 195 倍。倍硫磷在 UVB（280～320nm）条件下的光解速率要高于 UVA（320～400nm）和可见光下。张卫等采用室内模拟方法研究了阿维菌素在水环境中的光解动态，考察了波长、光强和添加物质等对阿维菌素光降解的影响，结果表明：紫外灯辐射波长对阿维菌素的光解速率影响较大，波长越短，越有利于阿维菌素的光降解；模拟太阳光强度越大，阿维菌素的光解速率越快。刘毅华等的研究表明，光源对三唑酮光解有显著影响，高压汞灯下三唑酮光解速率明显高于太阳光照，这主要是由于高压汞灯的发射光谱主要集中在短波长的近紫外部分，与到达地球表面的太阳光相比，波长短且强度大得多。

（2）pH　农药的光解反应速率还受到 pH 的影响，试验研究表明，不同种类的农药在不同酸碱性环境中的光解速率和光解变化趋势也各不相同。吴祥为等研究发现，在酸性条件和中性条件的缓冲溶液中，毒死蜱很稳定，不易光解，但当其在碱性条件下，光解很快。Headley 等发现，噻磺隆在强酸和强碱的条件下，光解速率相当快，而在中性条件下，光解很慢。张铎在研究氯吡嘧磺隆的光解行为时发现，在中性条件下的氯吡嘧磺隆光解最快，碱性次之，酸性条件下光解最慢。吴群等在研究氯虫苯甲酰胺的光解时发现，其在不同 pH 缓冲溶液中的光解速率顺序为：pH 5＞pH 7＞pH 9。花日茂等研究发现乙草胺的光解速率随溶液的 pH 升高而增高，光解速率与溶液的 pH 呈显著正相关。但是有的农药受到 pH 的影响并不是很明显，比如杨曦等研究发现缓冲体系的 pH 对磺酰脲光解速率影响并不明显。

（3）温度　温度对光解反应速率的影响是有限的，在一定的温度范围内，随着温度的升高可以加速农药的光解速率，但当温度升到一定程度时，农药的光解速率就不再增加，而是保持在一个相对平稳的水平。吴祥为等研究了不同水温下毒死蜱在高压汞灯照射下的光解动力学，结果表明随着温度的升高，毒死蜱光解速率不断加快，当温度大于 35℃ 时，光解速率不再增加，基本保持在一个稳定水平。王健等研究发现，胺苯磺隆的光解半衰期先是随着温度的升高而不断减小，当温度升至 40℃ 以后，光解半衰期基本保持一个稳定的水平。

（4）不同水体　农药使用后会通过各种途径进入不同的自然水环境中，不同水体中环境条件有所不同，农药的光解速率必然会存在差异性。花日茂等在研究丁草胺在不同类型水体中的光化学降解时发现，丁草胺在纯水中降解最快，稻田水中降解最慢，不同种水质中的降解速率为纯水＞河水＞塘水＞稻田水。分析可能是不同类型水中所含的物质不同所引起的，纯水中不含其他物质，对光的吸收与传导的阻碍作用小，而稻田水成分较复杂，腐殖物质含量较高，其对光的吸收与传导有一定的影响，从而使丁草胺的光解速度发生变化。王健等在实验室中模拟胺苯磺隆光解，研究发现在四种类型的水中的光解速率为：蒸馏水最快，其余依次为巢湖水、稻田水、池塘水，作者分析其原因可能与不同水质的 pH、水中的离子以及可溶性有机物和其他活性发色团有关。

（5）光敏剂和光猝灭剂　农药在发生间接光解时，可以被作为光的载体或者受体的光敏剂或光猝灭剂所影响。光敏剂能吸收光子，再将能量传递给无法吸收光子的农药分子，促使其发生反应，使农药的光解速率加快。光猝灭剂阻碍农药对光子的吸收，使农药光解速率减慢。自然界中存在许多天然的光敏剂和光猝灭剂，如丙酮（C_3H_6O）、二氧化钛（TiO_2）、过氧化氢（H_2O_2）、二苯甲酮（$C_{13}H_{10}O$）、核黄素（即维生素 B_2，$C_{17}H_{20}N_4O_6$）、亚甲基蓝、乙酰苯（C_8H_8O）、蒽醌（$C_{14}H_8O_2$）、鱼藤酮（$C_{23}H_{22}O_6$）、腐植酸、Fe（Ⅲ）和一些芳香胺类等。Galadi A. 等实验了 3 种农药的光敏降解得出结论，农药的反应介质中加入易接受电子的光敏剂会加快农药的光解速率。Azzouzi M. 通过研究 TiO_2、Fe_2O_3 和腐植酸对水中除草剂光解的影响时得出结论，Fe_2O_3 和腐植酸减慢了农药的光解，而 TiO_2 加速了农药的光解速率。

同种物质在不同农药的光解中所表现的光敏化作用和光猝灭作用是不同的，例如丙酮对噁草酮和增效磷的光解表现出相反的作用，丙酮对噁草酮表现出光敏化作用，其光敏化效率与丙酮的用量成正相关，而对增效磷的光解起光猝灭作用，丙酮的用量越大，猝灭作用越强。腐植酸能对有机磷类农药产生光敏化作用，而它的存在却会在三嗪类农药的光解中产生光猝灭的作用。

另外在不同农药之间也存在着光解的敏化和猝灭作用。褚明杰等的研究表明，杀草单、苄嘧磺隆、甲草胺和氯磺隆 4 种除草剂中，只有苄嘧磺隆在低添加浓度时对苯噻草胺有光敏化作用，其余除草剂在各添加浓度下均对苯噻草胺表现出光猝灭作用。花日茂等研究结果表明哒嗪硫磷、多菌灵对氯氰菊酯等 3 种拟菊酯杀虫剂在 3 种不同光源的光照处理下均表现出光敏降解效应；在太阳光及高压汞灯光源的光照处理下，克百威和丁草胺对 3 种拟菊酯杀虫剂具有光猝灭降解作用；而哒嗪硫磷等 4 种农药对 3 种拟菊酯杀虫剂的光敏或光猝灭效率与 4 种农药的剂量成正相关。

第三节　农药在环境中生物降解

生物降解（biodegradation）是通过生物的各种作用将大分子有机化合物分解成各种小分子化合物的过程，它包括植物、动物和微生物的活动和代谢过程。农药在土壤、地表水和地下水环境中的降解方式主要是生物降解，由于在各种生物降解中微生物所起的作用最大，所以一般提到生物降解主要是指微生物降解。

一、降解农药的微生物种类

到目前为止，人们已分离了许多可降解农药的微生物，这些微生物包括细菌、真菌、放线菌和藻类。其中，细菌的环境适应能力强，容易发生菌体突变现象，其在有降解能力的微生物种类中占有主导地位。目前，人类对细菌的研究已经十分广泛，步入了关键功能酶及基因水平的探索。在微生物降解农药的过程中，真菌类也一直发挥着不可小觑的作用，但因为它的遗传过程和机制比较复杂，针对其分子水平的研究成果比较少。

现报道的降解农药的微生物种类见表 5-1。

表 5-1 降解农药的微生物种类

微生物种类		降解的农药
细菌	假单胞菌属（Pseudomonas）	DDT、γ-BHC、艾氏剂、毒杀芬、2,4-D、茅草枯、敌敌畏、敌草快、二嗪磷、马拉硫磷、对硫磷、甲基对硫磷、甲拌磷、甲胺磷、乐果、甲萘威、西玛津、2 甲 4 氯、灭草隆等
	芽孢杆菌属（Bacillus）	DDT、γ-BHC、狄氏剂、毒杀芬、七氯、茅草枯、毒莠定、利谷隆、对硫磷、甲基对硫磷、甲胺磷、苯硫磷、灭草隆、氰戊菊酯、溴氰菊酯、联苯菊酯、三氟氯氰菊酯等
	节细菌属（Arthrobacter）	DDT、2,4-D、2 甲 4 氯、茅草枯、艾氏剂、异狄氏剂、西玛津、马拉硫磷、二嗪磷等
	棒状杆菌属（Corynebacterium）	DDT、2,4-D、2 甲 4 氯、百草枯等
	黄杆菌属（Flavobacterium）	对硫磷、甲基对硫磷、马拉硫磷、毒死蜱、2,4-D、2 甲 4 氯等
	黄单胞杆菌属（Xanthomonas）	对硫磷、杀螟松、杀螟腈等
	固瘤细菌属（Azotomonus）	对硫磷、毒死蜱等
	硫杆菌属（Thiobacillius）	甲拌磷等
	产碱菌属（Alcaligenes）	茅草枯、对硫磷、甲基对硫磷、杀螟松、溴氰菊酯、氯氰菊酯、三氟氯氰菊酯等
	无色杆菌属（Achromobacter）	氯苯胺灵、2,4-D、DDT、2 甲 4 氯、甲萘威、高效氯氰菊酯、氰戊菊酯、溴氰菊酯等
	短杆菌属（Brevibacterium）	对硫磷、甲基对硫磷等
	根瘤菌属（Rhizobium）	马拉硫磷、对硫磷等
	不动杆菌属（Acinetobacter）	甲胺磷、氯氰菊酯、溴氰菊酯、联苯菊酯等
	动性球菌属（Planococcus）	水胺硫磷等
	土壤杆菌属（Agrobacterium）	DDT、氯苯胺灵等
	产气杆菌属（Aerobacter）	狄氏剂、异狄氏剂、DDT 等
	枝动杆菌属（Mycoplana）	2,4-D、2 甲 4 氯、2,4,5-T 等
	链球菌属（Streptococcus）	2,4-D、七氯等
	梭状芽孢杆菌属（Clostridium）	DDT、百草枯等
	八叠球菌属（Sarcina）	灭草隆等
	拟杆菌属（Bacteroides）	氟乐灵等

微生物种类		降解的农药
真菌	木霉属（Trichoderma）	艾氏剂、莠去津、DDT、狄氏剂、七氯、毒莠定、西玛津、茅草枯、二嗪磷、敌敌畏、对硫磷、马拉硫磷、高效氟氯氰菊酯等
	根霉属（Rhizopus）	艾氏剂、七氯、茅草枯、2,4-D、毒莠定、西玛津、草枯醚、五氯硝基苯、地虫磷、溴硫磷等
	曲霉属（Aspergillus）	莠去津、2,4-D、异狄氏剂、艾氏剂、狄氏剂、2甲4氯、毒莠定、扑草津、西玛津、茅草枯、敌百虫、溴硫磷、地虫磷、乐果、甲胺磷、氟乐灵、利谷隆、甲萘威、氰戊菊酯、溴氰菊酯、氯氰菊酯、高效氟氯氰菊酯等
	青霉属（Penicillium）	地虫磷、敌百虫、对硫磷、艾氏剂、莠去津、茅草枯、灭草隆、毒莠定、扑草津、敌稗、DDT、甲萘威等
	酵母属（Saccharomyces）	敌敌畏、对硫磷、马拉硫磷
	镰刀菌属（Fusarium）	DDT、艾氏剂、七氯、γ-BHC、五氯硝基苯、莠去津、杀虫脒、氯苯胺灵、敌百虫等
	白腐真菌（White-rot fungus）	DDT、狄氏剂、七氯、百菌清、毒死蜱、对硫磷、特丁磷、甲基谷硫磷、亚胺硫磷、脱叶磷、马拉硫磷、敌百虫、克百威、涕灭威、氯氰菊酯等
放线菌	诺卡式菌属（Nocardia）	丙烯醇、2,4-D、茅草枯、毒莠定、五氯硝基苯、狄氏剂、艾氏剂、DDT、七氯、氯氰菊酯等
	链霉属（Streptomyces）	艾氏剂、七氯、2,4-D、茅草枯、毒莠定、五氯硝基苯、西玛津、二嗪磷、咪唑乙烟酸、高效氯氰菊酯、溴氰菊酯、氯氰菊酯等
	小单胞菌属（Micromonospora）	七氯等
藻类	小球藻属（Chlorella）	甲拌磷、对硫磷等
	衣绿藻属（Chladomonas）	溴谷隆、莠去津等
	鱼腥藻（Anabaena）	林丹等
	念珠藻（Nostocales）	林丹等

　　微生物对农药的降解，以细菌和真菌为主，细菌多于真菌。在这些微生物中，往往一种微生物可降解多种农药，如细菌中假单胞菌属的一些种可降解 DDT、γ-BHC、艾氏剂、毒杀芬、马拉硫磷等 20 多种农药，而真菌中曲霉属的一些菌种可降解狄氏剂、异狄氏剂、七氯、敌百虫、溴硫磷、地虫磷等多种农药。同时一种农药也可被多种微生物所降解，如细菌中的假单胞菌属、节细菌属、棒状杆菌属、链球菌属等，真菌中的根霉属、曲霉属等，还有放线菌中的诺卡式菌属和链霉属均可降解农药 2,4-D。但是有的微生物专一降解某种农药，表现出降解惰性，如硫杆菌属和不动杆菌属等。

二、微生物降解农药的途径与机理

按照微生物对农药的作用方式，微生物降解农药的途径大致分为两种：酶促途径与非酶促途径。微生物降解农药的本质是酶促反应，即农药在微生物产生的胞内酶和胞外酶的作用下，经过一系列的生理生化反应，最终将农药完全降解或分解成分子量较小的无毒或毒性较小的化合物的过程，包括广谱性酶的偶然性代谢、基质结构与农药相似的酶进行的共代谢以及利用农药作为能源适应酶进行的降解代谢。目前报道的微生物对农药的降解酶类主要有水解酶类和氧化还原酶类，前者主要包括磷酸酶、对硫磷水解酶、酯酶、硫基酰胺酶、裂解酶等，后者主要包括过氧化物酶和多酚氧化酶（如酪氨酸酶、漆酶等）。如假单胞菌（Pseudomonas sp.）ADP 菌株对莠去津的降解主要是通过六个酶促反应将莠去津完全降解成 CO_2 和 NH_3（如图 5-8 所示），负责莠去津降解第一步的酶是一种新型的氯水解酶 Atz A（莠去津水解酶），其主要作用是催化莠去津的水解脱氯反应，产生羟基莠去津；第二种酶 Atz B（羟基莠去津脱乙胺基水解酶）的作用是催化羟基莠去津脱酰胺基反应，产生 N-异丙基氰尿酰胺；第三种酶 Atz C（N-异丙基氰尿酰胺异丙基水解酶），它可以催化生成氰尿酸和异丙胺两种中间产物；第四种酶是 Atz D，它可以催化氰尿酸开环，将其水解成双缩脲；最终经水解酶 Atz E 和 Atz F 将莠去津降解为 CO_2 和 NH_3。

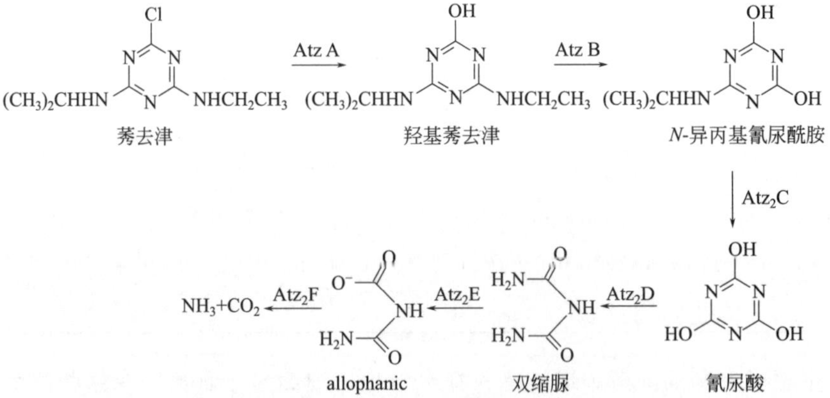

图 5-8　假单胞菌 ADP 菌株对莠去津的降解途径

非酶促反应是微生物通过其活动改变了化学和物理环境，从而间接作用于农药的降解。如微生物的活动使得环境 pH 发生变化，从而有利于农药的降解；微生物的活动产生某些辅助因子、化学物质能够参与农药的降解；甚至某些微生物通过促进其他反应（如光化学反应）的进行来促进农药的降解。

目前对于各种杀虫剂的微生物降解途径已比较清楚，表 5-2 列举了几种主要的降解途径。

表 5-2　微生物降解农药的主要途径

降解途径	作用机理	适用对象
水解作用	在微生物作用下，酯键和酰胺键水解，使得农药脱毒	如马拉硫磷、敌稗、毒死蜱等
脱卤作用	卤代烃类杀虫剂，在脱卤酶的作用下，其取代基上的卤被 H 原子或羧基等取代，从而失去毒性	如 DDT 降解变为 DDE；二氯苯等
氧化作用	微生物通过合成氧化酶，使分子氧进入有机分子，尤其是带有芳香环的有机分子中，插入 1 个羟基或形成 1 个环氧化物	如多菌灵和 2,4-D 等
硝基还原	在微生物的作用下，农药中的 NO_2 转变为 NH_2	如 2,4-二硝基酚，其降解产物为 2-氨基-4-硝基酚和 4-氨基-2-硝基酚；对硫磷转为氨基对硫磷
甲基化	有毒酚类农药加入甲基使其钝化	如五氯酚、四氯酚等的降解
去甲基化	含有甲基或其他烃基，与 N、O、S 等相连，脱去这些基团转为无毒物质	如敌草隆的降解即脱去两个 N-甲基
去氨基	农药脱氨基后变为无毒	如微生物对醚草通的降解
共轭或缩合	将某一有毒的有机化合物或者其分子的一部分与另一有机化合物结合，使该农药或其衍生物失活而消除毒性	2,4-D 和 2,4,5-T 与木糖进行共轭而使 2,4-D 和 2,4,5-T 失去活性

　　自然条件下，农药的微生物降解通常并不只是以一种单一方式进行，多数情况下是多个反应协同作用来完成对农药的降解。如好氧条件下卤代芳烃的生物降解，其卤素取代基的去除主要通过两个途径发生：①在降解初期通过还原、水解或氧化去除卤素；②产生芳香结构产物后通过自发水解脱卤或 β-消去卤代烃。

三、影响微生物降解农药的因素

（一）微生物自身的影响

　　微生物的种类、代谢活性、适应性等都直接影响对农药的降解与转化。很多试验都已经证明，不同的微生物种类或同一种类的不同菌株对同一有机底物或有毒金属反应不同。另外，微生物具有较强的适应和被驯化的能力，通过适应过程，新的化合物能诱导微生物产生相应的酶系来降解它，或通过基因突变等建立新的酶系来降解它。微生物降解本身的功能特性和变化是最重要的因素。

（二）农药结构的影响

　　农药化合物的分子量、空间结构、取代基的种类及数量等都影响到微生物对其降解的难易程度。不同化学结构的农药，生物降解性由易到难依次为脂肪酸类、有机磷酸盐类、长链苯氧基脂肪酸类、短链苯氧基脂肪酸类、单基取代苯氧基脂肪酸类、三基取代苯氧基脂肪酸类、二硝基苯类、氯代烃类。一般地，高分子化合物比分子量小的化合物难降解，聚合物、复合物更能抗生物降解，空间结构简单的比结构复杂的容易降解。易溶于水的农药比难溶于水的农药易降解。如微生物降解 2,4,5-三氯苯氧乙酸（2,4,5-T）较 2,4-D 难，同样条件下，20d 内 2,4-D 能降解 90% 以上，而 2,4,5-T 基本无降解。

（三）环境因素的影响

环境因素包括 pH、温度、营养、氧、底物浓度、金属离子等。微生物或其产生的酶系都有一个适宜的降解农药的 pH、温度及底物浓度。

1. pH

pH 主要影响微生物降解酶的活性，对微生物降解农药影响较大，通常情况下，细菌偏喜好中性偏碱环境，真菌适宜生存于微酸环境。一株氟磺胺草醚降解菌 F-12 在 pH 为 5～7 之间的降解能力均较好，pH 为 6 时降解率最高达到 80.97%，pH 大于 7 时，降解率逐渐下降。王继雯等筛选的有机磷农药降解菌 J7-4 在 pH 为 9 时，其降解酶活性最高，pH 为 8～10 时，酶活性较好，而 pH 大于 10 或小于 8 时，酶活性均较低。

2. 温度

温度同样影响降解酶的活性，从而影响微生物对农药的降解。甲磺隆降解菌 FLDA 的最适降解温度为 30℃，降解率为 73.1%；25℃ 和 37℃ 时的降解率分别为 54% 和 48%，均有所下降；当温度为 40℃ 时，甲磺隆的降解率仅有 22%。纪明山等分离出的氯嘧磺隆降解菌 SN10，温度为 28℃ 时培养 14d 后，氯嘧磺隆的降解率达到 85.6%；而当温度升到 36℃ 和 40℃ 时，降解率分别下降至 62% 和 31%。

3. 底物浓度

农药的浓度对农药微生物降解有重要影响。浓度过高抑制降解菌生长，而浓度过低不能提供足够的营养使微生物降解顺利进行。降解菌 *Sphingobium indicum* B90A 培养 72h 后，10mg/L α-HCH、β-HCH、γ-HCH 和 δ-HCH 的降解率依次为 99%、86%、53%、33%，随着 HCH 的浓度增加其降解率下降。如当 HCH 的浓度为 100mg/L 时，培养 120h 后 *S. indicum* B90A 对 4 种 HCH 异构体的降解率依次为 47%、43%、6%、10%。

4. 金属离子

某些金属离子的存在对农药微生物降解也有一定的影响。向培养基中加入 1mmol/L Mg^{2+} 可促进除草剂异丙隆的降解，而加入 1mmol/L Ni^{2+} 或 1mmol/L

Cu^{2+}，异丙隆的降解明显受到抑制。Liu 等研究发现 Cu^{2+} 可影响土壤微生物的活性进而影响拟除虫菊酯农药及其异构体的微生物降解。林淦等从微生物中提取到可降解联苯菊酯的游离酶，并研究其降解性能，发现 Mg^{2+} 可影响该酶对联苯菊酯的降解。

5. 外加碳源和氮源

外加适量碳源与氮源通常可增强微生物降解农药的能力，但加入过量碳源与氮源会降低微生物的降解作用。Parekh 等筛选到的红球菌 0246b 降解苯嗪草酮的体系中加入葡萄糖可提高降解率，而加入核糖、琥珀酸盐和丙酮酸盐时其降解受抑制。Xie 等对微生物降解氯氰菊酯的研究表明，适量的外加氮源可增强脱氢酶的活性，加快氯氰菊酯的降解；但外加氮源加入过量会引起微生物降解方式的改变而使氯氰菊酯的降解量下降。

参 考 文 献

[1] Matsumura F. Degradation of pesticides in the environment by microorganisms and sunlight. Biodegradation of pesticides. Springer，1982，67-87.

[2] Türktemel İ，Burçak A A，Yaşaer A H，et al. Importance of integrated control in the use of pesticide. Turkish Journal of Occupational/Environmental Medicine and Safety，2015.

[3] Alexander M. Microbial degradation of pesticides. Cornell Univ Ithaca Nydept of Agronomy，1981.

[4] 张秋芳，叶华仙，雷锦桂，等. 有机农药的微生物降解研究. 福建环境，2000，17(3)：34-37.

[5] Murai T. 农药在环境中的光化学分解作用. 曹如珍，译. 农药译丛，1983，5(5)：44-47.

[6] 杨明伟，叶非. 微生物降解农药的研究进展. 植物保护，2010，3：26-29，57.

[7] 虞云龙，樊德方，陈鹤鑫. 农药微生物降解的研究现状与发展策略. 环境科学进展，1996，4(3)：28-36.

[8] 杨小红，李俊，葛诚，等. 微生物降解农药的研究新进展. 微生物学通报，2003，30(6)：93-96.

[9] 代磊磊. 水中敌草腈光化学降解研究. 合肥：安徽农业大学，2016.

[10] 陈晓欣. 杀菌剂嘧菌环胺在环境中的转化机理研究. 北京：北京科技大学，2018.

[11] 魏海峰. 环氟菌胺环境行为研究. 广州：华南农业大学，2016.

[12] Wei J，Furrer G，Kaufmann S，et al. Influence of clayminerals on the hydrolysis of carbamate pesticides. Environmental Science and Technology，2001，35(11)：2226-2232.

[13] 宋世明. 灭草松的水解和光解特性研究. 南宁：广西大学，2018.

[14] 丁金杰. 噻嗪酮的水解和光化学降解研究. 新乡：河南师范大学，2012.

[15] 刘保东. 噻虫胺的水解和光化学降解研究. 新乡：河南师范大学，2013.

[16] 郑立庆，方娜，刘国光，等. 农药在环境中的光化学降解研究进展. 安徽农业科学，2006，34(19)：5012-5014.

[17] 欧晓明. 农药在环境中的水解机理及其影响因子研究进展. 生态环境，2006，15(6)：1352-1359.

[18] 杨克武，莫汉宏，安凤春，等. 有机化合物水解的研究方法. 环境化学，1994，13(3)：206-209.

[19] 刘景坤，武春媛，邓晓，等. 烯啶虫胺水解和土壤降解环境行为研究. 热带作物学报，2014，35(5)：1029-1033.

[20] 肖乾芬，王晓栋，魏忠波，等. 三唑磷农药水解动力学研究. 农药，2005，44(8)：356-358.

[21] 张卫，虞云龙，谭成侠，等. 阿维菌素水解动力学的研究. 农业环境科学学报，2004，23(1)：174-176.

[22] 李学德，花日茂，岳永德. 百菌清水解的影响因素研究. 安徽农业大学学报，2004，31(2)：131-134.

[23] 戴树桂. 环境化学. 北京：高等教育出版社，2006.

[24] 郑立庆. 噻虫嗪的水解和光解作用及对土壤呼吸作用影响研究. 哈尔滨：哈尔滨工业大学，2006.

[25] Gaber A M. Mersal, Mohamed M. Ibrahim. Solution studies of tris(2-benzylaminoethyl)amine complexes of zinc(Ⅱ) and copper(Ⅱ)：the catalytic hydrolysis of toxic organophosphate. Comptes Rendus Chimie, 2012, 15(4)：336-345.

[26] Strathmann T J, Stone A T. Reduction of the carbamate pesticides oxamyl and methomyl by dissolved Fe(Ⅱ) and Cu(Ⅱ). Environ Sci Technol, 2001, 35(12)：2461-2469.

[27] Bank S, Tyrrell R J. Copper(Ⅱ) promoted aqueous decomposition of Aldicarb. J Org Chem, 1985, 5(24)：4938-4943.

[28] Strathman N T J, Stone A T. Reduction of the pesticides oxamyl and methomyl by Fe Ⅱ：effect of pH and inorganic ligands. Environ Sci Technol, 2002, 3(64)：653-661.

[29] Morrow J R, Trogler W C. Hydrolysis of phosphate triesters with copper(Ⅱ) catalysts. Inorg Chem, 1989, 28(12)：2330-2333.

[30] Smolen J M, Stone A T. Divalent metal ion catalyzed hydrolysis of phosphorothionate ester pesticides and their corresponding oxonates. Environ Sci Technol, 1997, 3(2)：1664-1673.

[31] Blanchet P F, George S A. Kinetics of chemical degradation of organophosphorus pesticides, hydrolysis of chlorpyrifos and chlorpyrifos methyl in the presence of copper(Ⅱ). Pesticide Sci, 1982, 13：85-91.

[32] Liu B, Mcconnell L L, Torrents A. Hydrolysis of chloryrifos in natural water of the Chesapeake Bay. Chemosphere, 2001, 44(6)：1315-1323.

[33] Hoffman N M R. Trace metal catalysis in aquatic environments. Environ Sci Technol, 1980, 14(9)：1061-1066.

[34] Zeinali M, Torrents A. Mercury promoted hydrolysis of parathion methyl：effect of chloride and hydrated species. Enviro Sci Technol, 1998, 32(15)：2338-2342.

[35] 郑立庆，刘国光，孙德智，等. Cu^{2+} 对新农药噻虫嗪水解的影响. 农业环境科学学报，2006, 25(4)：1001-1005.

[36] Huang C H, Stibe A T. Hydrolysis of naptalam and structurally related amides：inhibition by dissolved metal ions and metal(hydr)oxide surfaces. J Agric Food Chem, 1999, 47(10)：4425-4434.

[37] Shahamat U Khan. Kinetics of hydrolysis of atrazine in aqueous fulvic acid solution. Pestic Sci, 1978, 9(1)：39-43.

[38] Choundry G C. In humic substance. New York：Gordon and Breach，1984.

[39] Perdue E M, Wolfe N L. Modification of pollutant hydrolysis kinetics in the presence of humic substances. Environ Sci Technol. 1982, 16：847-852.

[40] 戴树桂，承雪琨，刘广良，等. SDBS 及腐殖酸对涕灭威及其氧化物水解的影响. 中国环境科学，2002, 22(3)：193-197.

[41] 魏沙平. 腐殖酸对毒死蜱、辛硫磷的水解影响和吸附特征. 重庆：西南大学，2007.

[42] Sean D W. Abiotic persistence of atrazine and simazine in water. Pesticide Science, 1999, 55(7)：696-702.

[43] 万丽，侯志广，李丽春，等. pH 值和初始浓度对烟嘧磺隆水解的影响. 安徽农业科学，2011, 39(25)：15580-15581, 15649.

[44] 张铎. 氯吡嘧磺隆的水解与光解特性研究. 长春：吉林农业大学，2014.

[45] 张晓清. 农药在不同介质中的光解特性研究. 南京：南京农业大学，2008.

[46] 张卫，林匡飞，虞云龙，等. 农药阿维菌素在水中的光解动态及机理. 生态环境学报，2009, 18(5)：1679-1682.

[47] 杨昱. 苯噻菌胺的环境行为研究. 南京：南京农业大学，2016.

[48] Burrows H D, Canle M, Santaballa J A, et al. Degradation of propoxur in water using 2,4,6-tripheny lpyrylium-Zeolite Y as photocatalyst: Product study and laser flash photolysis. Applied Catalysis B: Environmental, 2000, 25(4): 257-265.

[49] 董必章. 新农药氟吡菌酰胺在环境中的转化机理及其转化产物的生物毒性研究. 北京: 北京科技大学, 2016.

[50] Sanjuán A, Aguirre G, Álvaro M, et al. Reaction pathways and mechanisms of photodegradation of pesticides. Journal of Photochemistry and Photobiology B: Biology, 2002, 67(2): 71-108.

[51] Dell'Arciprete M L, Soler J M, Santos-Juanes L, et al. Reactivity of neonicotinoid insecticides with carbonate radicals. Water Research, 2012, 46(11): 3479-3489.

[52] 刘毅华, 杨仁斌, 郭正元, 等. 三唑酮在水中的光化学降解及影响因素. 农村生态环境, 2005, 21(4): 68-71.

[53] 吴祥为, 花日茂, 汤锋, 等. 毒死蜱在水溶液中的光化学降解. 应用生态学报, 2006, 17(7): 1303-1304.

[54] Headley J, Du J L, Xu X, et al. Kinetics of photodegradation of thifensulfuron-methyl in aqueous solutions. Communications in soil science and plant analysis, 2002, 3(15-18): 3287-3302.

[55] 吴群, 施艳红, 操海群, 等. 氯虫苯甲酰胺在水溶液中光解的影响因素研究. 农业环境科学学报, 2014, 33(11): 2242-2246.

[56] 杨曦, 王晓书, 朱春媚, 等. 磺酰脲类除草剂在环境中的光降解研究. 环境科学, 1998, 19(6): 29-32.

[57] 王健, 钱晓钟, 花日茂, 等. 胺苯磺隆在环境水体中的光化学降解. 安徽农业科学, 2009, 37(32): 15952-15953.

[58] Galadi A, Julliard M. Photosensitized oxidative degradationof pesticides. Chemosphere, 1996, 33(1): 1-15.

[59] Azzouzi M, Ferhat M, Chovelon J M, et al. Influence of humic acids and oxides(Fe$_2$O$_3$ and TiO$_2$) on tribenuron-methyl herbicide photolysis in water. Toxicological and Environmental Chemistry, 2001, 80(1-2): 31-39.

[60] 于淑琴, 张祖满, 岳永德, 等. 噁草酮在液相中的光化学降解研究. 农药学学报, 2002, 4(2): 71-74.

[61] 汤锋, 岳永德, 花日茂, 等. 增效磷在液相中的光化学降解研究. 农药学学报, 2000, 2(2): 71-76.

[62] 褚明杰, 岳永德, 花日茂, 等. 几种物质对苯噻草胺在水中光降解的影响. 应用生态学报, 2006, 17(1): 155-158.

[63] 花日茂, 岳永德, 汤锋, 等. 4 种农药对 3 种拟菊酯杀虫剂在不同光源下的光解效应. 中国环境科学, 1997, 17(1): 72-75.

[64] 张卫. 农药阿维菌素在环境中降解和代谢研究. 杭州: 浙江大学, 2004.

[65] 花日茂, 岳永德, 樊德方. 乙草胺在水中的光化学降解. 农药学学报, 2000, 2(1): 71-74.

[66] 尤民生, 刘新. 农药污染的生物降解与生物修复. 生态学杂志. 2004, 23(1): 73-77.

[67] 杨鑫. 咪唑啉酮类除草剂降解菌的分离鉴定及降解特性研究. 哈尔滨: 黑龙江大学, 2010.

[68] 熊海铮. 高浓度盐筛选农药降解菌研究. 重庆: 西南大学, 2011.

[69] 王小宁. 甲基对硫磷共代谢降解菌的筛选及降解机制和降解性能的研究. 西安: 西北大学, 2009.

[70] 李岩, 蒋继志, 刘翠芳. 微生物降解农药研究的新进展. 生物学杂志, 2007, 24(2): 59-62.

[71] 王新, 李兆兴, 倪子钧, 等. 白腐真菌降解农药研究进展. 农药学学报, 2020, 22(3): 1-10.

[72] 张韩杰, 闫艳春. 农药残留及微生物在农药降解中的应用与展望. 湖北植保, 2004, 1: 31-35.

[73] 涂晓慧. 2,4-D 降解菌的筛选、鉴定及其降解特性研究. 合肥: 安徽农业大学, 2015.

[74] 陈婷. *Sphingobium indicum* B90A 降解六六六的特性及其对污染土壤的生物修复. 南京: 南京农业大学, 2012.

[75] 王继雯, 甄静, 刘莹莹, 等. 一株有机磷农药高效降解菌的筛选及酶学性质研究. 中国农学通报, 2013,

29(21)：83-87.

[76] 黄星，何健，潘继杰，等. 甲磺隆降解菌 FLDA 的分离鉴定及其降解特性研究. 土壤学报，2006，43(5)：822-827.

[77] 纪明山，颜克成，刘周成，等. 氯嘧磺隆降解细菌的分离鉴定及其降解特性. 中国农学通报，2012，28(9)：175-179.

[78] Sun J Q，Huang X，Chen Q L，et al. Isolation and characterization of three *sphingobium* sp. strains capable of degrading isoproturon and cloning of the catechol 1,2-dioxygenase gene from these strains. World Journal of Microbiology and Biotechnology，2009，25(2)：259-268.

[79] Liu T F，Chen S，Na T，et al. Effect of copper on the degradation of pesticides cypermethrin and cyhalothrin. Journal of Environmental Sciences，2007，19(10)：1235-1238.

[80] 林淦，韩萍，吴传兵. 固定化农药降解酶对受污染水体的净化作用. 安徽农业科学，2006，34(17)：4371-4372.

[81] Parekh N R，Walker A，Roberts S J，et al. Rapid degradation of the triazinone herbicide metamitron by a *Rhodococcus* sp. isolated from treated soil. Journal of Applied Bacteriology，1994，77(5)：467-475.

[82] Xie W J，Zhou J M，Wang H Y，et al. Effect of nitrogen on the degradation of cypermethrin and its metabolite 3-phenoxybenzoic acid in soil. Pedosphere，2008，18(5)：638-644.

[83] 韩鹏. 阿特拉津降解菌 ADH-2 的分离鉴定及其降解特性的研究. 南京：南京农业大学，2008.

第六章

农药环境毒理分述

人类从 20 世纪 40 年代起开始使用化学农药防治病虫草害和其他有害生物，由于农药的应用，每年挽回农业总产量 15％左右的损失。有效地控制了某些疾病的蔓延，如由蚊传播的疟疾等。但是，由于长期滥用农药，使环境中的有害物质大大增加，危害到生态环境和人类健康，形成农药污染。本章重点讨论几大类农药所造成的环境污染危害，为防范和治理农药环境问题提供有益线索和科学依据。

第一节　主要杀虫剂的环境毒性与危害

一、有机氯杀虫剂的环境毒性与危害

有机氯农药是由多氯有机合成的农药，它的合成原料主要分为以苯为原料和以环戊二烯为原料的两大类。以苯为原料合成的杀虫剂有：DDT、六六六、林丹、甲氧 DDT、乙滴涕；以及杀螨酯、三氯杀螨砜、三氯杀螨醇等杀螨剂。另外还包括一些杀菌剂，如五氯硝基苯、百菌清、稻丰宁等。以环戊二烯为原料的有机氯农药有：氯丹、七氯、硫丹、狄氏剂、艾氏剂、异狄氏剂、碳氯灵等。

有机氯农药有下列特性：①蒸气压低，挥发性小，所以使用后消失缓慢；②氯苯结构较为稳定，不易为生物体内酶系降解，所以积累在动植物体内的有机氯农药分子消失缓慢。③有些有机氯农药，例如 DDT 在水中能悬浮水层表面。在气水界面上 DDT 可随水分子一起蒸发。在世界上没有使用过 DDT 的区域也能检测出 DDT 分子便同这种蒸发扩散有关。④一般是疏水性的脂溶性化合物，在水中溶解度大多低于 1 或在 1～10mg/L 之间，这种性质使有机氯农药在土壤中不可能

大量地向地下层渗漏流失，而能较多地被吸附于土壤颗粒，尤其是在有机质含量丰富的土壤中，在土壤中的滞留期均可长达数年。⑤土壤微生物对这些农药的作用大多是把它们还原或氧化为类似的衍生物，这些产物也像其亲体一样存在着残留毒性问题。有机氯农药由于具有这些特性，通过生物富集和食物链作用，造成农药公害。

（一）硫丹的环境行为及环境毒理

硫丹广谱杀虫杀螨，对果树、蔬菜、茶树、棉花、大豆、花生等多种作物害虫害螨有良好防效；兼具触杀、胃毒和熏蒸多种作用，害虫不易产生抗性；杀虫速度快，杀虫谱广。由于其剧毒性、生物蓄积性和内分泌干扰素作用，已经在50多个国家被禁止使用，主要包括欧盟、一些亚洲和西非国家。由于硫丹对环境的威胁，已被纳入《斯德哥尔摩公约》中禁止在全球使用生产。我国在2019年前仅在特别许可下用于草原灭蝗及地下害虫防治，2018年7月1日起，已撤销所有硫丹产品的农药登记证，从2019年3月27日起，禁止硫丹产品在农业上使用。目前世界上已经有60多个国家禁止使用硫丹。

1. 硫丹的环境行为

（1）环境迁移能力　环境中硫丹有两个来源：一是硫丹在农业生产中大量使用，使一部分硫丹挥发进入大气，另一部分是黏附在农作物上的硫丹在雨水冲刷、淋溶及地表径流的作用下，被转运至土壤和水体中；二是硫丹生产工厂废弃污染物排放使硫丹进入水体和土壤环境中。

硫丹2种异构体均可被氧化、水解为硫丹硫酸盐（endosulfan sulfate）和硫丹二醇（endosulfan diol）。硫丹具有较强的环境迁移能力，据报道，硫丹作为一种有机氯农药广泛存在于大气环境中，并可随大气环流迁移到全球各个地方，包括高山地区、极地地区。环境介质中均可发现硫丹及硫丹硫酸盐存在。据报道，有人检测到智利北部大气硫丹浓度为 $4\sim101pg/m^3$，并发现硫丹主要生产使用地的北部地区大气硫丹含量高于南部地区。加拿大西部高山地区大气中也检测出硫丹存在，且 α-硫丹浓度高于 β-硫丹浓度。

水环境中同样残留有硫丹的存在，我国太湖中检测出硫丹，表6-1列出了世界上部分典型水体中硫丹的含量。美国高海拔（3024～3030m）湖泊沉积物中也检测出硫丹硫酸盐存在。研究发现加拿大北极圈群岛Devon岛DV09地平线以上湖底沉积物中有 α-硫丹存在，最高浓度达 0.04ng/g（干重），且年流量为 $6.2ng/m^2$，自1990年起，这些湖泊沉积物硫丹含量在逐渐增加。

表6-1　硫丹在部分水环境中的浓度　　　　　　　单位：pg/L

硫丹残留地	α-硫丹	β-硫丹	硫丹硫酸盐	总硫丹
加拿大北极圈群岛	420	—	—	—

硫丹残留地	α-硫丹	β-硫丹	硫丹硫酸盐	总硫丹
北冰洋海水	2.3	1.5	6.9	10.7
加拿大 Hazen 湖	1.4	0.7	18.9	20.9
加拿大 Char 湖	2.8	1.5	31.6	35.9
中国太湖	0.32	—	—	—

注：资料来自武焕阳的报道。

(2) 在水生生物体内的蓄积 据报道，水生生物体内已普遍检测出残留硫丹。其中，我国华南沿海牡蛎 (*Crassostrea rivularis*) 体中硫丹含量为：广东 2.13ng/g（湿重），海南 1.23ng/g（湿重），广西 0.76ng/g（湿重）。发现北极红点鲑 (*Salvelinus alpinus*)、环斑海豹 (*Phoca hispida*) 和白鲸 (*Delphinapterus leucas*) 体内 α-硫丹和 β-硫丹含量分别为 (0.12±0.09)ng/g（湿重）、(0.46±0.55) ng/g（湿重）；(2.0±3.2)ng/g（湿重）、(1.7±2.1)ng/g（湿重）；(4.0±5.9) ng/g（湿重）、(6.5±2.8)ng/g（湿重）。有人发现加拿大北极群岛雄性白鲸体内硫丹硫酸盐含量从 3.7ng/g（脂重）到 94ng/g（脂重）不等。加拿大北极群岛 Lancaster 海峡和 Jones 海峡雄性白鲸体内含量为 28~94ng/g，而 Baffin 岛 Cumberland 海峡和 Frobisher 湾的白鲸体内硫丹硫酸盐的含量为 8.1~23ng/g。据报道，印度超过 60% 的市售海水鱼可检测出硫丹，其浓度为 5~22ng/g（湿重）。

大量研究显示，硫丹及其降解产物主要在动物的肝脏、皮肤、脂肪及肌肉中分布。可见，除了毒物代谢器官，脂肪及皮肤也是硫丹主要分布区域，这可能是因为硫丹的辛醇-水分配系数 (lgK_{ow}) 显示其进入富含脂肪组织中的可能性较大，并可随着胚胎中脂肪转运进入卵细胞或者传递给下一代。硫丹在水生生物体内的浓度水平能直接反映水体中硫丹的污染情况，进而可以评价其对生态系统的潜在危害。有研究表明，水体中 β-硫丹较 α-硫丹含量更高，这或许表明 α-硫丹更容易被水生生物转化、富集。α-硫丹、β-硫丹的 lgK_{ow} 分别为 4.94 和 4.7。因此，沉积物对 α-硫丹的吸附作用较 β-硫丹强，α-硫丹生物富集能力略强于 β-硫丹。一般认为，当有机化合物 $lgK_{ow}>5$ 时，该化合物具有生物富集性。浮游动物比浮游植物更易富集硫丹，而鱼类对硫丹富集能力明显大于浮游生物。生物富集系数（BCF）经常用来评价污染物在水生生物体内的富集效果。研究表明，黄脂鲤鱼 (*Hyphessobrycon bifasciatus*) 对硫丹 BCF 高达 11000，淡水绿藻 (*Pseudokirchneriella subcapitatum*) 和淡水大型溞 (*Daphnia magna*) 对硫丹 BCF 分别为 2682 和 3678，而野鲮 (*Labeo rohita*) 对硫丹 BCF 只有不到 50，因此不同生物对硫丹富集能力存在较大差别。

(3) 环境中的降解速率 不同形态的硫丹在环境中的降解速率不同，生物毒性也不相同。β-硫丹较 α-硫丹降解慢，α-硫丹半衰期为 7~75d，而 β-硫丹半衰期

为 33～376d。研究表明，硫丹硫酸盐是环境中硫丹的主要降解产物。水中 α-硫丹
较 β-硫丹更易降解为硫丹硫酸盐，在土壤环境中也有同样发现，并且硫丹降解速
率受土壤水分、温度、含氧量、pH 等环境因素影响。温度较低、水分较小、含氧
量低、pH 较低情况下硫丹的降解速率较慢。硫丹降解产物毒性较小，如硫丹硫酸
盐对金鱼（*Carassius auratus*）和雅罗鱼（*Leuciscusidus melanotus*）48h 半数致
死浓度（LC_{50}）接近 100μg/L，而 α-硫丹则 <10μg/L。另外，硫丹与其他污染物
的联合毒性效应更强。资料显示，394μg/L 毒死蜱与 4.5μg/L、7.9μg/L、1μg/L
硫丹共同作用下，太平洋树蛙（*Pseudacris regilla*）幼体致死率显著高于硫丹单
一作用。

2. 硫丹的环境毒性

（1）对水生无脊椎动物的毒性　几乎所有水生生物对硫丹都非常敏感。水生
无脊椎动物是水生动物中较低等的动物类群，表 6-2 列出了硫丹对一些水生无脊椎
动物的毒性值。研究表明，硫丹对藻类也有较高毒性，硫丹对近头状伪蹄型藻
（*Pseudokirchneriella subcapitata*）96h EC_{50} 为 428μg/L。此外，有研究显示，不
同的环境条件也可能影响硫丹对甲壳动物的毒性。当暴露环境中有底泥存在时，
硫丹对褐虾（*Penaeus azteca*）96h LC_{50} 从无底泥存在时的 0.2μg/L 提高到
6.9μg/L；斑节对虾（*Penaeus monodon*）96h LC_{50} 从无底泥存在时的 1.6μg/L 降
低到 0.5μg/L，96h 最低可观察效应浓度（LOEC）从无底泥存在时的 1.038μg/L
降低 0.141μg/L，96h 最低无可观察效应浓度（NOEC）从无底泥存在时的
0.536μg/L 降低到 <0.141μg/L。0.1μg/L 硫丹暴露 96h，美洲龙虾（*Homarus
americanus*）幼体代谢范围较对照组显著降低 25%。硫丹对鱼类同样具有较强毒
性。研究显示，硫丹对大部分鱼类的 96h LC_{50} 为 0.09～4.4μg/L，且淡水鱼类相
对海水鱼类具有更高的耐受性。

表 6-2　硫丹对水生无脊椎动物的毒性　　　　　　单位：μg/L

种类	24h LC_{50}	48h LC_{50}	96h LC_{50}	24h EC_{50}
大型溞（*Daphnia magna*）	—	950	—	336
马氏沼虾（*Macrobrachium malcolmsonii*）	—	—	0.16	—
斑节对虾（*Penaeus monodon*）	—	—	0.61	—
桃红对虾（*Penaeus duorarum*）	—	—	0.004	—
短刀小长臂虾（*Palaemonetes pugio*）	—	—	0.62	—
淡水钩虾（*Gammarus lacustris*）	—	—	5.8	—
石蝇（*Pteronarcys* sp.）	—	—	3.3	—
中华绒螯蟹（*Eriocheir sinensis*）	1660	900	—	—

（2）对鱼类的毒性　急性毒性研究：硫丹通常对鱼类的毒性大于对水生无脊

椎动物的毒性，它可以影响鱼类中枢神经、免疫和生殖系统，并可能导致鱼类行为异常，严重情况下可导致鱼类死亡。鱼类致死毒性通常以 96h 半数致死浓度为测试终点，表 6-3 总结了硫丹对不同鱼类的 96h LC_{50} 数据。一般认为，生命早期阶段的鱼比青年或成年的鱼更敏感，而性别差异的主要原因是由于雌鱼脂质含量高于雄鱼。鱼体脂含量高有利于保护机体免受亲脂性化学品的毒性影响，因为能够达到靶器官的化学品相对更少。因此，雌鱼对亲脂性毒物的耐受性更强。根据我国 GB/T 31270—2014 化学农药环境安全评价试验准则系列标准的毒性划分标准，当农药对鱼类的 96h LC_{50} 值小于 0.1mg/L 时，说明该农药对鱼类剧毒。从表 6-3 可见，硫丹对所受试鱼类的毒性都属于剧毒级别。

表 6-3　硫丹对不同鱼类的 96h 半数致死浓度（LC_{50}）数据

物种名	$LC_{50}/(\mu g/L)$	物种名	$LC_{50}/(\mu g/L)$
虹鳟鱼 (Oncorhynchus mykiss)	1.75	四眼鱼 (Jenynsia multidentata)	0.719(雄) 1.317(雌)
黑鱼 (Channa striatus)	3.5	银鲈 (Bidyanus carpio)	2.4
北澳海鰶 (Nematalosa erebi)	0.1	金鲈 (Macquaria ambigua)	0.5
翠鳢 (Channa punctatus)	7.75	鲫鱼 (Carassius Carassius)	70
鲤鱼 (Cyprinus carpio)	0.1	慈鲷鱼 (Cichlasoma dimerus)	3.34
亚洲黄鳝 (Monopterus albus)	0.42	欧洲鳗鲡 (Anguilla anguilla)	41
草鱼 (Ctenopharyngodon idellus)	1.42	斑马鱼 (Danio rerio)	1.62
遮目鱼 (Chanos chanos)	21.5	罗非鱼 (Oreochromis mossambicus)	3.61
尼罗罗非鱼(雄) (Oreochromis niloticas)	12.80	条纹鲶 (Mystus vittatus)	2
葛氏鲈塘鳢 (Perccottus glenii)	7.59		

注：资料来自陈光华的报道。

慢性毒性研究：对鱼类的细胞毒性和组织病理学观察，细胞凋亡是维持健康细胞群体的重要细胞机制，也是胚胎发育和免疫系统活动的重要组成部分。逃避凋亡的受损细胞一般都会衰老，很多环境污染物都会诱发水生生物细胞衰老。硫丹对鱼类的细胞毒性依赖于细胞类型、暴露浓度、暴露方式（活体/离体）和暴露时间。有人对尼罗罗非鱼脾细胞进行体外暴露试验，发现 7μg/L 的硫丹暴露 4h 导致细胞外调节蛋白激酶（ERKI/2）的表达增加、脾细胞活化、细胞凋亡降低并伴随细胞衰老水平升高。同时，采用活体暴露的方式对硫丹的细胞毒性研究，亚致死浓度（$7\mu g/L$，约为$1/2 \, LC_{50}$）的硫丹暴露 4d 后，引起尼罗罗非鱼脾巨噬细胞的非特异性激活，加剧了白细胞介素-2（一种免疫调节因子）的合成，诱导了非特异性细胞毒性细胞功能的改变，包括细胞毒活性的显著降低和颗粒酶表达的下降。活体/离体试验研究结果都表明，硫丹严重损害了尼罗罗非鱼的免疫力，可能导致多种疾病发生。肝脏是鱼类重要的代谢和解毒器官，因此常用于环境污染物的细胞毒性测试。喂含 $1\mu g/g$ 和 $0.5\mu g/g$ 的硫丹食物后暴露 21d，硫丹诱导尼罗罗非鱼肝细胞破坏、血管内皮细胞破裂，并增加了黑色素吞噬细胞的聚集；而低至 $0.1\mu g/g$ 和 $0.001\mu g/g$ 的剂量暴露 35d，增加了肝细胞空泡化和嗜酸性粒细胞聚集。头肾是硫丹代谢过程中重要的鱼类免疫器官。将鲶鱼（*Clarias gariepinus*）暴露于 $2.884\mu g/L$ 的硫丹 30d，随后在不含硫丹的水中恢复 30d，发现头肾体细胞指数降低，并导致白细胞死亡。此外，硫丹活体暴露可降低鱼类红细胞数量和血红蛋白浓度，使鱼处在贫血状态。同时，出现红细胞肿胀，影响其携氧能力。鱼类在细胞水平上的毒性响应往往伴随着组织水平上的病理学损伤，包括鳃上皮细胞增生和鳃损伤、肝水肿变性和局灶性坏死、睾丸损伤等。这些重要器官中度的病理反应在鱼类繁殖期和长时间暴露期可能变得至关重要。$4\mu g/L$ 的硫丹喂食暴露 35d，导致大西洋鲑鱼（*Salmo salar*）肝脏和肠道的组织学改变，后肠绒毛空泡化和融合，最严重的是绒毛端上皮完整性丧失。对肝脏的主要影响是糖原消耗和脂质沉积。这些变化属于典型的普遍应激反应。此外，$0.16\mu g/L$ 或 $0.48\mu g/L$ 的硫丹对成年斑马鱼肝组织损伤表现为肝细胞肥大、坏死和完整性改变。$0.76\mu g/L$ 的硫丹暴露下四眼鱼肝脏中出现了可逆的组织学改变（如水肿变性和窦状膨胀），而在 $1.26\mu g/L$ 和 $2.1\mu g/L$ 浓度下肝脏产生不可逆转的肝脏坏死。研究发现，$18.5\mu g/L$ 的硫丹暴露 96h 引起遮目鱼（*Chanos chanos*）鳃上继发性片段的卷曲、原发性上皮的增厚、上皮增生、次级层融合等；较高浓度（$21.5\mu g/L$）下肝细胞出现严重坏死。可见，鱼肝脏、肠、鳃等都是硫丹毒性作用的靶器官，而且组织病理学损伤程度存在明显的浓度依赖性。

（3）对鱼类生理生化指标的影响　亚致死浓度的硫丹除了在个体、组织和细胞水平上对鱼类产生毒性效应以外，在分子水平上也会产生不利影响，包括代谢转化、抗氧化防御、激素调节、神经传递等生物过程的胁迫响应。有研究表明，硫丹对鲫鱼、南美慈鲷鱼、四眼鱼、遮目鱼、罗非鱼等抗氧化防御系统都产生了干扰效应。抗氧化防御系统常用的生物标志物包括超氧化物歧化酶（SOD）、过氧化氢酶（CAT）、谷胱甘肽还原酶（GR）活性和还原型谷胱甘肽（GSH）、硫代巴比妥酸反应物质（TBARS）、脂质过氧化物（LPO）含量等。SOD 和 CAT 是敏感的抗氧化酶，不同鱼类对硫丹暴露的胁迫响应不一致，多数为诱导效应，也有抑制效应，表现出不同的响应机制。硫丹通过释放氧自由基诱导组织的氧化损伤，SOD 和 CAT 的活性升高有助于清除氧自由基，保护鱼体组织免受氧化损伤。硫丹可增加不同鱼类的 TBARS 和 LPO 水平，这是由于生成的活性氧（ROS）攻击细胞膜产生抗氧化酶损伤，继而对细胞完整性和细胞功能产生影响。细胞色素 P4501A（CYP1A）表达及其相关乙氧异吩噁唑酮-O-脱乙基酶（EROD）活性通常用来反映有机污染物 I 相生物转化途径，谷胱甘肽 S-转移酶（GST）活性反映 II 相生物转化和解毒途径。来自不同实验室的研究得到了一致的结果，表明进入鱼体内的硫丹可以进行代谢转化和解毒。不同浓度的硫丹暴露增加了遮目鱼肝、鳃和脑的乳酸脱氢酶（LDH）和苹果酸脱氢酶（MDH）的活性，表明鱼体为维持自身能量需求应激诱导了无氧代谢。天冬氨酸转氨酶（AST）和丙氨酸转氨酶（ALT）是相关的应激指标，通常用于诊断鱼类疾病和检测由环境污染引起的组织损伤，AST 和 ALT 活性增加表明通过鱼糖异生反应促进天冬氨酸和丙氨酸转化成葡萄糖以承受污染物的胁迫作用。此外，研究发现雄性和雌性斑马鱼之间存在基于性别的硫丹解毒差异。乙酰胆碱酯酶（AChE）是生物神经传导中的一种关键酶，对鱼类正常行为和肌肉功能至关重要。水体暴露的硫丹显著降低了不同鱼类 AChE 的活性，最大抑制率达到 79%。AChE 的抑制率达到 40% 就会导致鱼的行为异常，包括游泳活力降低、探索能力下降，影响逃避和捕食行为，并且可能破坏它们的生态和种间相互作用。

现有研究表明，$\mu g/L$ 级的硫丹通过急性、亚急性或者亚慢性暴露，都对鱼类正常的生理功能产生了干扰效应。通过实验室暴露研究，筛选出敏感的鱼类分子生物学指标，对自然水体中硫丹的生态风险评估具有重要意义。

（4）硫丹对鱼类的遗传、繁殖和发育毒性　体内和体外实验都已证明硫丹具有致突变和致畸效应，以前的研究主要以哺乳动物为模式生物，对水生生物的研究相对较少。DNA 损伤、微核形成和染色体畸变在评估农药诱导的鱼类遗传毒性方面发挥了重要作用。不同质量浓度（$1.25\mu g/L$、$2.50\mu g/L$、$3.75\mu g/L$、$5.00\mu g/L$、$6.25\mu g/L$）硫丹暴露 4d 导致葛氏鲈塘鳢外周血红细胞核异常率升高，并呈现较明显的剂量-效应关系，表明硫丹对葛氏鲈塘鳢 *Perccottus glenii* 具有潜在的遗传毒性。采用彗星试验方法研究了硫丹对淡水硬骨鱼翠鳢的遗传毒性，$4.0\mu g/L$ 的硫丹暴露 4d 后，在鱼鳃和肾组织细胞观察到了明显的 DNA 损伤，而且鳃细胞对硫丹暴露比肾细胞更敏感。即使在环境相关浓度暴露下，硫丹对一些敏感鱼类也会产生遗传性。硫丹在 $0.5\mu g/L$ 或者 $1.0\mu g/L$ 质量浓度下暴露 4d 对金头鲷（*Sparus aurata*）产生了明显的染色体损伤。$0.02\mu g/L$ 的硫丹暴露 24h，增加了南美慈鲷红细胞的核异常率，$5\mu g/L$ 增加了微核形成率。鱼的微核形成率、核异常率和染色体畸变率的增加，常伴随着氧化胁迫效应的增强和抗氧化酶的干扰，推测硫丹的遗传毒性机制可能为氧化应激路径。考虑到很多地表水环境中硫丹的赋存浓度高达 $\mu g/L$ 级，长期暴露可能会通过影响个体生长发育、流动性、觅食成功率、繁殖能力，进而对鱼类种群健康产生严重影响。$0.5\mu g/L$ 和 $1\mu g/L$ 的硫丹暴露 30d，显著干扰了雄性华生小鲤（*Cyprinion watsoni*）的睾酮水平，对生殖健康产了负面影响。将日本青鳉（*Oryzias latipes*）的受精卵暴露于 0.01μg/L、0.10μg/L 和 1μg/L 的硫丹 24h，导致孵化时间更长，而且孵化的鱼苗个体较小，活动性降低，当鱼达到性成熟时，产卵量减少，孵化时间延长。可见，短期暴露于环境相关浓度的杀虫剂可能会对鱼类的发育和繁殖产生长期影响。将成年斑马鱼暴露于硫丹 28d，发现 0.16μg/L 暴露组斑马鱼生产的幼鱼心跳频率明显低于对照组，并出现严重的脊柱前凸、腹水等形态学变化。由此可见，在亚致死浓度下，成年斑马鱼即使能够成功繁殖，但是后代发育异常可能影响它们的长期存活。因此，在硫丹的环境风险评估中应考虑其对鱼类的代际危害。

硫丹对生殖系统的影响主要是通过激素作用介导，而不是直接毒性作用。性激素在低等脊椎动物（包括鱼类）的性别分化中起重要作用。因此，由内分泌干扰物引起的性激素水平略有变化，对水生脊椎动物的性腺发育将会产生明显的影响，硫丹通过与雌二醇竞争与雌激素受体（ER）结合，从而诱导雌激素响应。但是硫丹与 ER 结合的亲和力低，其雌激素活性低至雌二醇的 $10^{-6} \sim 10^{-5}$。活体试验表明，硫丹通过触发雌鱼早熟发育，加快其卵巢生长。硫丹是一种弱的抗雄激素，可以通过调节睾丸相关转录因子和类固醇生成酶的转录表达，使雄鱼睾丸分化或发育受损。这些研究证实，硫丹对鱼生殖腺的内分泌起干扰作用，而性腺的组织病理学变化、卵黄蛋白原水平变化和两性异形可对鱼类繁殖产生严重的影响。

（5）环境毒理研究

① 干扰正常受体-配体的相互作用。受体是许多组织细胞的生物大分子，与化学物质即配体相结合后形成受体-配体复合物，能产生一定的生物学效应。许多毒物尤其是某些神经毒物的毒性作用与其干扰正常受体-配体相互作用的能力有关。目前有研究表明，硫丹可与 γ-氨基丁酸（GABA）拮抗，从而抑制 GABA 受体聚集。GABA 是中枢神经系统抑制性神经递质，硫丹作为 GABA 非竞争性的拮抗物，可抑制 GABA 受体聚集，聚集程度的降低将导致神经元细胞去极化，使动物焦躁不安。胆碱能神经以乙酰胆碱（ACh）为神经传递物质，在 ACh 完成传递任务后，若继续存在，则将不断刺激突触后膜，引起神经功能的紊乱，因此，必须及时将之分解消除，这有赖于乙酰胆碱酯酶（AChE）对 ACh 的催化作用，AChE 可将 ACh 分解为乙酸和胆碱，避免 ACh 积累对神经的过多刺激。有机磷农药已被证实可抑制动物胆碱酯酶（ChE）活性，使其失去分解 ACh 能力，导致 ACh 积聚，阻断神经传导，引起神经功能紊乱。研究显示，3.3～5μg/L 硫丹暴露 96h，可显著抑制橙色莫桑比克罗非鱼（*Oreochromis mossambicus*）脑 AChE 活性。同样发现，0.072～1.4μg/L 硫丹暴露，可显著抑制四眼青鳉（*Jenynsia multidentata*）肌肉 AChE 活性，并发现随着硫丹暴露质量浓度升高或时间延长，其活动能力明显下降，游泳能力受到显著影响。2.4μg/L 硫丹暴露 96h，斑马鱼脑 AChE 活性显著降低，较对照组下降近 40%，其活动能力同样显著降低。

② 生物膜损伤作用。生物膜具有十分重要的生物学功能，它可选择地进行物

质交换，以维持细胞内部有一个相对稳定的理化特性，并维持细胞内自身稳定。Na^+-K^+ ATP 酶和 Ca^{2+}-Mg^{2+} ATP 酶，又称依赖 ATP 膜结合蛋白酶，在建立跨膜的离子梯度、维持细胞膜电位与细胞生理活动、调节细胞渗透压、控制细胞容量和正常代谢以及为其他离子和营养物质的转运提供动力方面具有重要作用。研究表明，硫丹可影响鱼类 ATP 酶活性从而影响细胞正常生物功能。2.2μg/L 硫丹暴露 15d 可激活宽额鳢（*Channa gachua*）Na^+-K^+ ATP 酶和 Ca^{2+}-Mg^{2+} ATP 酶活性；3.7μg/L 硫丹暴露 30d 后，其肝脏、肾脏及肌肉 ATP 酶活性显著受到抑制。暴露于 0.010～0.264μg/L 硫丹下，罗氏沼虾仔虾（*Macrobrachium rosenbergii*）Na^+-K^+ ATPase 活性显著升高。翠鳢（*Channa punctatus*）鳃 Na^+-K^+ ATP 酶活性在 1.2μg/L 硫丹暴露 90d 后明显降低。大西洋鲑（*Salmo salar*）在硫丹 4～710μg/kg 浓度下经口染毒 14d，鳃 Na^+-K^+ ATP 酶活性明显降低，35d 后恢复到正常水平；肠 Na^+-K^+ ATP 酶活性 14d 和 35d 均被显著抑制。已有报道，0.16μg/L 和 0.48μg/L 硫丹暴露 14d，可引起斑马鱼 Na^+-K^+ ATP 酶活性升高，并在 28d 后恢复到正常水平，同时发现其鳃丝组织增生。

③ 活性氧生成与氧化损伤。活性氧（ROS）是指在生物体内与氧代谢有关的含氧自由基和易形成自由基的过氧化物总称，如 O_2^-、OH、H_2O_2、ROOH 等。生物体自身生理活动可产生 ROS，如分解氧以提供能量的电子传递链过程、吞噬细胞吞噬作用以及外源物质的分解过程。污染物也可诱导生物细胞内外源性 ROS 形成。体内的 ROS 具有一定的功能，如免疫和信号转导过程，但由于它未成对电子，自由基和自由原子非常活泼，因此，过多的 ROS 就会有破坏作用，导致正常细胞和组织的损坏。正常情况下细胞内的抗氧化酶类 SOD、CAT、GSH-Px 等可以清除 ROS，而当 ROS 的产生与清除平衡被扰乱，细胞无法及时清除时，就会导致机体氧化损伤。ROS 过量生成可干扰多种信号转导通路，从而影响细胞凋亡，如 MAPKs 信号通路、ERK1/2 通路、Nrf2-Keap1 通路、JNK/SPAK 通路等。研究表明，硫丹等机氯农药通过生成大量的 ROS，可明显激活 ERK1/2 通路，激活的 ERK 通过磷酸化抗凋亡分子，同时激活转录因子，以刺激表达存活相关基因而产生抗凋亡作用。已有研究表明，硫丹可诱导斑马鱼和草鱼（*Ctenopharyngodon idellus*）肝脏Ⅰ相（APND、ERND）和Ⅱ相（GST）解毒酶活性升高，进而影响正常生理机能。硫丹暴露可诱导水芫草（*Myriophyllum quitense*）、大型溞（*Daphnia magna*）、虹鳟鱼（*Oncorhynchus mykiss*）、四眼鱼（*Jenynsia multidentata*）、斑马鱼、草鱼、中华大蟾蜍（*Bufo bufo*）、鬼针草（*Bidens laevis*）、菲律宾蛤仔（*Venerupis philippinarum*）等水生生物机体产生过量 ROS，并产生氧化胁迫，表现为机体组织 SOD、CAT、GSH-Px、GST 等抗氧化酶活性的非正常变化，LPO 升高，严重导致细胞 DNA 损伤、凋亡、组织病变甚至个体死亡。

④ 内分泌干扰作用。研究表明硫丹对内分泌系统存在潜在的影响，对人类和生物具有较大的负面影响，其能够干扰生物体内源激素的合成、释放、转运、结

合和代谢，从而影响机体的内环境稳定、生殖、发育及行为。体外毒性试验显示，硫丹可以激活雌激素受体 α（ERα）的 AF2 功能，使孕酮受体（PR）水平升高和雌激素响应基层细胞增殖。通过对 ERα 转染 HeLa 细胞系研究发现，硫丹与雌二醇竞争结合 ERα，并可反馈激活 ERα，诱导雌激素反应元件（ERE）依赖基因表达。研究表明，硫丹暴露可下调胡子鲶（*Clarias batrachus*）卵巢泛素与 Es-co2 蛋白表达，上调黑素皮质素受体-2 蛋白表达，$2.5\mu g \cdot L^{-1}$ 硫丹与 $33\mu g \cdot L^{-1}$ 氟他胺共同影响下，幼体胡子鲶睾丸发育相关转录因子（dmrt1、sox9a、wt1）、类固醇生成酶（11-hsd2、17-hsd12、P450c17）、类固醇激素合成急性调节蛋白、孤核受体（nr2c1、Ad4BP/SF-1）基因表达量显著降低。硫丹是一种类雌激素，可模拟雌激素的生理作用促进子宫正常发育。硫丹对鱼类也有类雌激素作用，硫丹暴露可诱导斑马鱼胚胎及幼体卵黄蛋白原（VTG）表达。对大西洋鲑肝细胞卵透明带（ZP）和 VTG 基因表达研究也有类似作用。正常情况下，只有性成熟的雌性动物卵子发生阶段在雌二醇的控制下才能产生 ZP 和 VTG。雄鱼体内含有 VTG 后，雄性特征会逐步退化，雌性特征会逐步明显，雄鱼逐渐雌性化。甲状腺是动物重要的内分泌器官，其分泌的甲状腺激素 T3、T4 具有重要的生理功能：促进组织分化、生长与发育，作用于细胞核受体，刺激 DNA 转录过程，促进 mRNA 形成，加速蛋白质与各种酶生成，增强碳水化合物利用，促进脂肪酸及脂肪合成等。鱼类甲状腺素对代谢活动、生长、渗透压调节、生殖、体色、中枢神经活动和行为等方面都有影响。某些有机氯农药可直接与甲状腺激素受体结合，激活受体或抑制受体，使激素不能发挥正常功能。研究显示，硫丹可影响鱼类的甲状腺激素水平。$0.1\mu g \cdot L^{-1}$ 硫丹暴露 35d，尼罗罗非鱼（*Oreochromis niloticus*）血浆 T4 水平显著降低，T3 水平变化不明显。同样研究表明，硫丹可不同程度影响萨罗罗非鱼（*Sarotherodon mossambicus*）血清 T3、T4 水平。有研究显示，硫丹是通过干扰肝脏 Ⅰ 型脱碘酶和 Ⅲ 型脱碘酶活性来影响甲状腺激素水平。鱼类血浆 T3 的浓度与肾脏、肝脏中脱碘酶的活性密切相关。此外，硫丹还可引起鱼类催乳激素、皮质醇、胰岛素水平变化，从而间接影响鱼类渗透压调节、应激反应及碳水化合物代谢等功能。

（二）六六六的环境行为及环境毒理

有机氯杀虫剂六六六，又名六氯环己烷（HCH），1825 年首先由 Michael Faladay 合成，1942 年发现其杀虫作用。六六六因氢原子与氯原子在环两侧位置的不同分为已知的 7 种异构体（α、β、γ、δ、ε、η、θ），其中 γ 异构体具有明显的杀虫活性，六六六制剂中 γ 异构体含量占 12%～14%，其余为无效异构。含量分别为 α-HCH 55%～80%，β-HCH 5%～14%，δ-HCH 2%～10%，ε-HCH 3%～5%。六六六作为化学杀虫剂曾经对人类社会特别是在保证农业丰收方面做出过重大的贡献。但由于其毒性大，难分解，分布广，危害重，在大量使用的同时也给环境造成难以修复的危害，加之由于其脂溶性大的特点，通过食物链的富集对人类自身的影响正在逐渐地显现出来并加大。随着人们认识的加深和替代品的出现，各国相继禁止生产和使用六六六。

有机氯杀虫剂六六六的一个重要的特性，即化学结构极其稳定，它的主要成分半衰期较长，α-HCH和γ-HCH的氢解半衰期分别为26年和42年。正因为如此，虽已禁用近40年，但一些地区的土壤、水体、气体仍可监测到六六六的残留存在。据报道，在没有使用过农药的地区，如西藏南迦巴瓦峰（海拔2600～4000m）土壤中、西藏库拉岗日峰（2150～5400m）地衣、苔藓中都检测到了六六六。自1983年我国全面禁止生产六六六后，虽食物中的残留量有了明显降低，但这并不意味着六六六的危害不存在了。据对水体中的农药检测，黄河部分河段、白洋淀地区端村水域生态系统、珠江三角洲地区都检测到了一定浓度的六六六。

1. 六六六在生物体残留及其危害

在植物方面，湖南省湘潭市卫生防疫站在1980～1996年间，通过对某些农产品和环境物质的检测得出了六六六在农产品和环境中逐年变化的情况。1980～1982年，在795件稻谷、大米、茶叶等样品中，六六六检出率为86.67%，平均含量为1.9015mg/kg。1986～1987年，在33件蔬菜样品中六六六的检出率为84.85%，平均为0.0057mg/kg。

1995～1996年，对稻谷、大米、面粉、茶叶、蔬菜、糠、田泥等进行了常规方法的检测，均未检出六六六农药。说明我国在1983年禁止生产六六六对环境的保护和恢复是有积极影响的。在动物方面，中国科学院南京土壤研究所、南京农业大学资环学院、兰州大学生物系等单位对太湖鼋头渚，2000年采集的夜鹭卵中六六六的残留进行了检测，α-HCH的检出率为9.2%；β-HCH的检出率为100%，γ-HCH的检出率为0；δ-HCH的检出率为11.6%。由以上数据可以看出，六六六残留量几乎全由β-HCH提供，所以在六六六生物体残留中最引人关注的是β-HCH。受六六六影响的生理系统还包括肾脏、肝脏、血液及生化稳态；混合六六六还可能是致癌的物质，但至今仍然没有确切的证据来证实这个观点。

2. 六六六的环境行为及降解

夜鹭卵中六六六的分布情况与在我国农业生产中曾大量使用的六六六组分有明显的差异，工业品中常以α-HCH和γ-HCH为主要成分。α-HCH和γ-HCH在土壤、水以及空气中有广泛的分布，α-HCH在空气中有较长的寿命，大约比γ-HCH长25%，而γ-HCH在扩散过程中，由于光化学或一些微生物作用，如大肠杆菌（Escherichia coli），可转化为α-HCH，后者再转化为抗生物降解性和脂溶性更强的β-HCH，通过食物链逐步富集于生物体内。混合六六六中α-HCH和γ-HCH之比在3～7，大于或小于这一范围说明发生了环境变化。影响α-HCH和γ-HCH比值的因素很多，纬度、季节、污染源、降水状况等都会影响这一比值。可见，六六六进入环境以后由于生物体和环境等作用的原因导致了其进一步异化为稳定的 α-HCH，加大了环境自我净化的难度。混合六六六中，α-HCH 与对映体的比值为 1，其在自然界中具有很重要的环境意义。生物降解具有对映体选择性，而非生物降解不具有对映体选择性；在无氧条件下，$(+)$-α-HCH 生物降解一般快于 $(-)$-α-HCH，故对映体比值可以作为生物标志物，指示 α-HCH 是否受到生物群的作用，推断发生了哪种降解途径。根据美国环保署制定的危险废弃物危害性分级体系，γ-HCH 的毒性为 3，持久性为 3，着火性为 1，反应性为 0。

（1）生物降解 六六六在自然环境中降解很慢。在 pH 8 和 5 条件下，氢解的半衰期（$T_{1/2}$），α-HCH 为 26 年，γ-HCH 为 42 年，但也有人得出在水稻田中，γ-HCH、α-HCH、β-HCH、δ-HCH 的半衰期分别为 180h、360h、620h、720h 的结论；在人体血液中，β-HCH 的半衰期为 7.2 年，而 γ-HCH 的半衰期为 1d。

六六六的生物降解主要指可以利用六六六作碳源的微生物，在一定的环境条件下，生物酶对六六六的催化转化过程。自 20 世纪 70 年代早期，人们就开始对六六六的生物降解进行研究，并主要集中在有氧和无氧 2 个领域。在六六六污染的土壤中，需氧微生物可迅速降解 γ-HCH、α-HCH、β-HCH、δ-HCH，但其生物降解途径还不完全明了。厌氧微生物在生物矿化过程中主要通过共代谢来转化六六六。无氧条件下，淤泥混合培养物降解 γ-HCH 和 α-HCH，处理 10d，γ-HCH 可降解 99%，α-HCH 可降解 90%。δ-HCH 尤其是 β-HCH 降解很慢，并在协同代谢物存在时才能转化，终产物为氯苯（67%）和苯（19%），1,2,3,4-四氯环己烯烃（TeCCH）为最初的过渡体，然后进一步脱氯为二氯环己二烯烃（DCCH）。不同异构体的稳定性和毒性影响降解速率。在微生物的平衡生长阶段，脱氯速率由大到小的顺序为 $\gamma > \alpha > \delta > \beta$，这一顺序与六六六各种异构体的分子结构相关，轴线上的 Cl^- 越多，降解越快（γ、α、δ、β 异构体轴线 Cl 原子数分别为 3、2、1、0）。另外，驯化微生物在环境中还受 pH、温度、溶解氧、可利用的氮和气候等因素的影响和制约。有报道称，南京农业大学生命科学学院从长期受六六六污染的土壤中分离得到 1 株能以 HCH 为唯一碳源的高效降解菌株 BHC-A。通过对其主要生理生化特征分析，以及 16SrDNA 序列的测定和同源性比较分析，将 BHC-A 鉴定为鞘氨醇单胞菌属。BHC-A 菌株在 12h 以内能够完全矿化浓度分别为 5mg/L 的 α-HCH、β-HCH、γ-HCH、δ-HCH 4 种异构体，特别是对 β-HCH 的降解在国际上也属少例。而前人所报道的 γ-HCH 降解菌菌株对 β-HCH 和 δ-HCH 不产生降解作用，即使经过 24h 的培养，对 5mg/L 的 α-HCH 的降解率也只有 12.16%。在黄瓜的盆钵试验中发现，15d 后 BHC-A 在土壤中对 α-HCH、β-HCH、γ-HCH、δ-HCH 4 种异构体的降解率为 84.13%，能够有效地消除土壤中六六六的污染，缓解植株受药害症状。

（2）非生物降解 非生物转化过程主要包括化学、光化学、分配和运输过程。与生物降解相比，非生物降解不存在滞后期，受环境影响因素小，并能克服降解菌引入污染源的难题。用灭菌的产甲烷淤泥处理含氯化合物，六六六等混合物在金属卟啉，如维生素 B_{12} 存在时可转化为低危害的氯苯。灭菌后的淤泥可对 β-HCH 进行有限降解，整个过程比水解速度快，这个化学转化过程可能归因于表面催化剂的作用。无氧环境条件下，Fe^{2+}、FeS、S^{2-}、腐植酸、多酚、醋酸盐、铁卟啉、类咕啉、维生素 B_{12} 和高铁血红素、自然有机物的萘醌等对六六六的转化起着重要的作用，它们可以降低环境中的氧化还原电势，并可作为电子供体，大大增加还原作用的发生速率。已有研究报道，腐殖质对水体中六六六降解过程有促进作用。同时有报道称，六六六在光照作用下异构体之间可互相转化，也可进行部分降解。在 TiO 为催化剂的条件下，六六六的 4 种异构体（α、β、γ、δ）的光催化氧化半衰期没有大的差别，均为 20min 左右，且在 pH 中性条件下 γ-HCH 的氧化速率最高。

二、有机磷杀虫剂环境毒性与危害

有机磷杀虫剂是一类含磷的有机合成杀虫剂，1936 年前后发现了它的生物活性，第二次世界大战后迅速发展，受到各国的广泛重视。有机磷制剂品种繁多，性能千差万别，特点是对害虫毒力强，药效高。有些品种杀虫剂范围很广，具有广谱性；有些品种杀虫范围很窄，具有选择性；有些品种易于分解，残效期很短，适于在果树、蔬菜上使用；有些品种残效期长，适于防治地下害虫；有些品种具有内吸或渗透作用，使用方便又不易伤害天敌。有机磷杀虫剂的主要缺点是：有些常用品种属剧毒药剂，容易造成人、畜急性中毒，对生命造成危害，引起了社会各界的普遍关注。

1. 对人、畜的毒性

有机磷杀虫剂的急性毒性是被公认的。有机磷杀虫剂的结构多变复杂，其化学性质、药效、毒性等方面也有很大的差别。相当一部分有机磷类杀虫剂对人、畜高毒，但大多数杀虫效果好的有机磷农药在人、畜体内能够转化成无毒的磷酸化合物。有机磷杀虫剂对哺乳动物的作用机理与对害虫没有本质上的差别。这类杀虫剂对包括昆虫和人在内的所有以乙酰胆碱为神经传导介质的生物都具有杀伤作用。

有机磷农药化学性质不稳定，在自然界极易分解，污染食品后残留时间较短，所以，慢性毒性较为少见。但也有一部分有机磷农药如除线磷（dichlofenthion）在体内存在的时间很长，一次中毒后，AChE 活性抑制时间在 2 个月以上，中毒后 $54 \sim 75d$ 患者脂肪内或血液内尚能检出完整的有机磷。在实际应用过程中的潜在毒性如迟发性神经毒性等引起了人们极大的关注。能引起迟发性多发神经病的有机磷类农药以甲胺磷为最严重，其他依次为乐果、氧乐果、敌敌畏、稻瘟净、杀螟硫磷、马拉硫磷、甲基对硫磷、敌百虫等。

残留毒性方面，大多数有机磷杀虫剂在结构上比较简单，它们分解后可以简单地转化为氨、磷酸以及硫醇类小分子，成为植物可吸收的养分，不致对环境造成污染。有机磷类杀虫剂在我国杀虫剂中占有重要的地位。使用不当是造成有机磷农药残留的主要原因，包括施药次数多，使用剂量大，以及在蔬菜上使用甲胺磷等高毒农药，使得有机磷农药残留成为我国食物中农药残留最突出的问题。

（1）急性中毒　急性毒性作用主要是抑制体内乙酰胆碱酯酶（AChE）活性，使其失去水解神经递质乙酰胆碱（ACh）的作用，造成胆碱能神经末梢释放的 ACh 大量蓄积，兴奋胆碱能受体，产生毒蕈碱型和烟碱型症状及中枢神经系统症状，表现为急性胆碱能危象。

中毒临床表现：

① 潜伏期　急性中毒潜伏期与有机磷农药的侵入途径、品种、剂量及机体健康状况等因素有关。经皮肤接触中毒者多在 2～6h 发病，口服中毒者多在 10min 至 1h 内发病，经呼吸道吸入者潜伏期亦较短。不需代谢活化直接抑制 AChE 的敌敌畏、敌百虫等中毒，发病较快；反之需经代谢活化的马拉硫磷、乐果等中毒，发病相对较缓慢。吸收量越多，发病越快；反之亦然。一般讲，潜伏期越短，病情越重。

② 中毒症状与体征

A. 毒蕈碱型（胆碱能 M 型作用）症状与体征：恶心、呕吐（周围有呕吐物痕迹）、腹痛、腹泻、大汗、流涎、口吐白沫、有大蒜气味、视物模糊、瞳孔缩小、心率减慢、呼吸道分泌物增多等，严重者出现肺水肿、大小便失禁。

B. 烟碱型（胆碱能 N 型作用）症状与体征：出现肌束震颤，多见于面部肌肉、胸大肌和四肢肌肉，重者全身肌肉强直痉挛。

C. 中枢神经系统症状与体征：头痛、头晕、乏力、焦虑、烦躁、昏倒在地、意识不清，重者出现昏迷、抽搐、中枢性呼吸衰竭等。

经皮吸收中毒者，首先出现多汗、流涎、烦躁不安。由呼吸道吸入中毒者，视物模糊和呼吸困难出现较快。经口中毒者，往往以恶心、呕吐、腹痛为首发症状，接触量大者迅速陷入昏迷，并可发生肺水肿，出现发绀、呼吸困难、两肺满布湿啰音等。发生肺水肿和意识障碍等严重中毒者，常可合并脑水肿、心肌损害或心律失常等。少数经口中毒重症患者可出现肝功能异常，个别可合并急性胰腺炎。

D. 中间期肌无力综合征（IMS）（中毒后 1～4d）：因其发生在急性胆碱能危象消失之后和迟发性周围神经病之前，临床上以肌无力为主要表现，故称之为"中间期肌无力综合征"（IMS）。某些有机磷品种（如倍硫磷、乐果、氧乐果、敌敌畏、马拉硫磷、二嗪磷等）发生在急性重度或中度中毒后 1～4d，个别发生在第 7 天，患者急性胆碱能危象已基本消失，意识清醒，却出现脑神经支配的肌肉、屈颈肌和四肢近端肌肉，以及呼吸肌的力弱或麻痹为特征的临床表现。IMS可危及生命，如未及时发现并迅速救治，病死率高，必须提高对该综合征的识别和警惕。

IMS综合征的症状：

屈颈肌和四肢近端肌肉对称力弱：肌力常为2～3级，致平卧时不能抬头，上下肢抬举困难。四肢肌张力偏低或正常，腱反射减退或消失，不伴有感觉障碍。

脑神经支配的肌肉无力：常可累及第Ⅲ～Ⅶ及第Ⅸ～Ⅻ对脑神经支配的肌肉，出现睁眼困难、眼球活动受限、复视、咀嚼力弱、不能张口、面部表情活动受限、吞咽困难、声音嘶哑、转颈和耸肩力弱等运动障碍。

呼吸肌麻痹：出现胸闷、气憋、呼吸肌动度减弱、肺部呼吸音减低，并因进行性缺氧而表现焦虑、烦躁不安、大汗和发绀等，常迅速发展为呼吸衰竭。严重的低氧血症可导致意识障碍，甚至死亡。

E. 迟发性多发性神经病（OPIDN）（经2～8周）：甲胺磷、敌百虫、敌敌畏、乐果、丙氟磷、丙胺氟磷、马拉硫磷等部分有机磷农药急性中毒病情恢复后，经2～8周的潜伏期，出现以远端肢体肌肉麻痹和感觉障碍为主的多发性神经病。绝大多数迟发性多发性神经病患者为口服上述有机磷重度中毒后获救者，极少数为喷洒甲胺磷或吸入丙氟磷中毒后的职业接触者。临床上常先感觉四肢远端特别是下肢麻木、刺痛、腓肠肌酸痛，四肢无力，进而下肢运动力弱，出现对称性弛缓性瘫痪，两上肢也可累及。神经系统检查可见痛、触觉减退，呈手套与袜套样分布，下肢肌力、肌张力及腱反射均减弱。

这类患者一般可在6～12个月后恢复。

少数重者可在发病2～3个月后出现肢体远端肌肉萎缩，双下肢肌张力增高，腱反射亢进，引出病理反射和踝阵挛等锥体束征，其后下肢痉挛性轻截瘫渐趋明显，于1年左右病情稳定，但肌肉萎缩和脊髓锥体束损害长期不易恢复，导致终身残疾。

急性毒性分类：按大鼠急性经口 LD_{50} 分为以下四级。

剧毒类：$LD_{50}<10mg/kg$，如甲拌磷、内吸磷、对硫磷；

高毒类：LD_{50} 10～100mg/kg，如甲基对硫磷、甲胺磷、氧化乐果、敌敌畏；

中等毒类：LD_{50} 100～1000mg/kg，如乐果、敌百虫；

低毒类：LD_{50} 1000～5000mg/kg，如马拉硫磷。

（2）慢性中毒　有些长期接触有机磷农药（OP）的工人可出现头晕、头痛、记忆力减退、多梦、睡眠障碍，以及消化功能障碍等症状。这些症状缺乏特异性，与接触OP关系不易确定。有的工人有血液ChE活性下降，但下降程度与临床表现往往无明显平行关系。ChE活性下降究竟是慢性蓄积作用的结果，抑或间断的亚急性中毒的作用常不易分清。OP的慢性影响尚待进一步研究。

2. 对人、畜的毒理作用

（1）吸收、代谢及排泄　有机磷农药易从胃肠道、呼吸道和皮肤吸收。虽然经呼吸道和胃肠道吸收的速度较皮肤迅速且完全，但经皮吸收是生产性有机磷中毒的最主要途径。OP 一般不引起皮肤直接损伤，经皮肤吸收往往不易被觉察，有机磷农药制剂中的有机溶剂及助剂也常促进吸收。

有机磷进入机体后，迅速随血液分布到全身器官组织，但分布是不均匀的。一般认为与下列因素有关：①有机磷的种类（尤其是脂水分配系数）、侵入途径和剂量；②组织的结构；③流向组织的血量；④某一特定组织与血中浓度平衡时的组织/血液的浓度比例。上述因素中，血流量对于决定最初的分布较重要，而各种组织对 OP 的固有亲和力决定其最终分布。普遍认为皮下脂肪组织和胃黏膜（经口途径）为有机磷短暂的贮存库，且有再释放的特点。

进入体内的有机磷很快与生物大分子如蛋白质酶结合，经水解、氧化、还原、脱氨基、脱烷基、脱芳基及支链变化等反应，形成各种代谢产物，使毒性增高或降低。氧化产物毒性大多增高，水解产物毒性一般降低，如对硫磷经肝脏微粒体多功能氧化酶作用生成对氧磷、乐果氧化成氧乐果、马拉硫磷氧化成马拉氧磷、内吸磷氧化成砜或亚砜衍生物等，均使毒性增高。与此相反，人与哺乳类动物体内的羧酸酯酶和羧酰胺酶，能使具有羧酸酯（如马拉硫磷）或酰胺基（如乐果）的有机磷水解，从而使其失去抑制胆碱酯酶（ChE）的能力，毒性降低。哺乳类动物体内的磷酸酯酶能水解某些有机磷，使 P—X 链转化为 P—OH 键，如对硫磷和对氧磷可被此酶水解为二氧乙基磷酸酯或硫化磷酸酯及对硝基酚后，毒性明显降低。

有机磷一般在体内不长期蓄积，大多在 $1 \sim 2d$ 内降解后排出。主要经肾脏随尿排出，少量由肠道经粪排出，极少量可经呼吸道随呼出气排出。尿中检出烷基磷酸酯或其他分解基团可作为接触有机磷的指标。

（2）有机磷杀虫剂毒理机制　动物生理研究表明，乙酰胆碱是胆碱能神经（如副交感神经、运动神经、交感神经节前纤维等）末梢释放的一种神经介质。当神经末梢受刺激引起兴奋时，释放乙酰胆碱，与胆碱能后膜受体（AChR）结合，发挥神经-肌肉的兴奋传递作用。随后，乙酰胆碱将被胆碱酯酶水解而失去作用。

乙酰胆碱酯酶（acetylcholinesterase，AChE）是一种主要存在于人类和动物中枢神经系统的乙酰胆碱水解酶，其基本功能为催化水解神经递质-乙酰胆碱（acetylcholine，ACh）导致神经冲动传递的终止，从而维持胆碱能神经的正常生理功能。

人体内存在两种胆碱酯酶，一种是乙酰胆碱酯酶，又称"真性胆碱酯酶"或"特异性胆碱酯酶"主要作用于乙酰胆碱，存在于红细胞及中枢神经系统的灰质中；另一种为血清胆碱酯酶，特异性较差，除可用于乙酰胆碱外，还能作用于其他胆碱酯类，故又称"假性胆碱酯酶"或"非特异性胆碱酯酶"，此酶主要由肝脏产生。正常人血清胆碱酯酶用比色法测得含量为 $130 \sim 310$ 单位/L。

有机磷杀虫剂毒理作用主要抑制乙酰胆碱酯酶水解乙酰胆碱，杀虫剂与胆碱酯酶（ChE）的酯解部位结合成磷酰化加成酯酶，磷酰化比较稳定，无分解乙酰胆碱的能力，引起乙酰胆碱蓄积，使胆碱能神经受到持续冲动，导致先兴奋后衰竭的一系列毒蕈型、烟碱型和中枢神经系统中毒等症状，导致惊厥、呼吸困难、心律不齐、缺氧等急性中毒症状，严重患者因昏迷和呼吸衰竭而死亡。低含量的有机磷亦可经长期慢性毒害导致心脏、肝脏、肾和其他器官的损害。

根据有机磷农药对人畜的危害程度将有机磷农药分级标准如下：

极度危害类（I$_a$）：毒虫畏（chlorfenvinphos），氯甲磷（chlormephos），氯甲硫磷（chlorthiophos），内吸磷（demeton），甲氟磷（dimefox），乙拌磷（disulfoton），苯硫磷（EPN），克线磷（fenamiphos），丰索磷（fensulfothion），地虫硫磷（fonofos），速灭磷（mevinphos），二噻磷（mephosfolan），对硫磷（parathion），甲基对硫磷（parathion-methyl），硫环磷（phosfolan），甲拌磷（phorate），发硫磷（prothoate），磷胺（phosfamidon），八甲磷（schradan），治螟磷（sulfotep），特普（TEPP），特丁磷（terbufos），壤虫磷（trichloronat）。

高度危害类（I$_b$）：敌敌畏（dichlorvos），丁烯磷（crotoxyphos），百治磷（dicrotophos），敌瘟磷（edofenphos），倍硫磷（fenthion），甲基内吸磷（demeton-methyl），甲基保棉磷（azinphos-methyl），乙基保棉磷（azinphos-ethyl），甲胺磷（methamidophos），久效磷（monocrotophos），氧乐果（omethoate），嘧啶硫磷（pirimiphos-ethyl），甲基乙拌磷（thiometon），三唑磷（triazophos），蚜灭磷（vamidothion）。

中度危害类（II）：杀螟硫磷（fenitrothion），皮蝇磷（fenchlorphos），二嗪磷（diazinon），乐果（dimethoate），伏杀硫磷（phosalone），二溴磷（naled），喹硫磷（quinalphos），毒死蜱（chlorpyrifos）。

轻度危害类（III）：乙酰甲胺磷（acephate），溴硫磷（bromophos），马拉硫磷（malathion），辛硫磷（phoxim），双硫磷（temephos），杀虫畏（tetrachlorvinphos），敌百虫（trichlorphon）。

3. 有机磷杀虫剂对环境的毒性

（1）对鹌鹑（*Coturnix japonica*）毒性　采用药液经口一次性灌注法，将不同剂量的药液分别对鹌鹑进行灌胃染毒处理，每100g体重鹌鹑灌药1mL，空白对照组与处理组用鹌鹑雌雄各5只，处理后的鹌鹑按常规方法饲养，试验历时7d，每天记录受试鹌鹑的中毒症状及各剂量死亡数。计算经口一次性灌注染毒的LD$_{50}$值和95%置信限。

鹌鹑中毒症状表现为精神萎靡，站立少动，取食少。参考美国EPA的农药对鸟类急性毒性分级标准（剧毒：LD$_{50}$＜10mg/kg。高毒：10mg/kg≤LD$_{50}$≤50mg/kg。中等毒：50mg/kg≤LD$_{50}$≤500mg/kg。低毒：500mg/kg≤LD$_{50}$≤2000mg/kg。无毒：LD$_{50}$＞2000mg/kg），测得对鹌鹑7d LD$_{50}$为31mg/kg，属高毒级。在使用中注意对鸟类的风险。

（2）对蜜蜂（*Apis mellifera*）毒性 采用"摄入法"。不同浓度药液与蜂蜜以2：1混匀，制成药蜜，装在100mL小塑料杯中，杯内浸渍0.55g脱脂棉，将浸药脱脂棉放在蜂笼的纱网中心位置，用小塑料盒盖住，通过网眼供蜜蜂摄食，空白对照组及处理组均设3个平行，每个平行20只蜜蜂。试验在恒温室中温度为（26.0±1.0）℃，相对湿度为70%～80%，微光条件下进行。处理24、48h各级浓度死亡数及中毒症状，计算试验数据，求出LC_{50}、相关性及95%置信限。

受试蜜蜂中毒症状表现为乱蹿、挣扎、爬行不稳。参照国家环境保护总局南京环境科学研究所提出新的风险性等级划分标准（剧毒：$LC_{50} \leqslant 0.5mg/L$。高毒：$0.5mg/L < LC_{50} \leqslant 20mg/L$。中毒：$20mg/L < LC_{50} \leqslant 200mg/L$。低毒：$LC_{50} > 200mg/L$），乙酰甲胺磷对蜜蜂48h的$LC_{50}$值为3.68mg/L，属高毒级。因此乙酰甲胺磷对蜜蜂具有较高风险。

（3）对家蚕（*Bombyx mori*）毒性 采用"食下毒叶法"。将桑叶去除较粗叶脉，剪成1cm×1cm左右大小供试，称取每份10.0g供试桑叶为1个处理，每处理桑叶加药液10.0mL，放入保鲜袋内混匀，待桑叶上药液晾干后放入直径9cm培养皿内供试，空白对照组及处理组均设3个平行，每个平行2龄起蚕20头。试验在人工气候箱中进行，温度为（25.0±1.0）℃，相对湿度为80%～85%，光照/黑暗时间比为14：10。观察记录24、48、96h家蚕中毒症状、死亡数。计算LC_{50}值和95%置信限。

受试家蚕中毒症状表现为静卧、侧倒、体缩短。参照国家环境保护总局南京环境科学研究所提出的新的毒性与风险性等级划分标准（剧毒：$LC_{50} \leqslant 0.5mg/L$。高毒：$0.5mg/L < LC_{50} \leqslant 20mg/L$。中毒：$20mg/L < LC_{50} \leqslant 200mg/L$。低毒：$LC_{50} > 200mg/L$），乙酰甲胺磷对家蚕96h的$LC_{50}$值为24.7mg/L，属中毒级。因此，乙酰甲胺磷对家蚕具有一定风险。

（4）对蚯蚓（*Eisenia foetida*）毒性 采用"土壤混药法"进行染毒。取一定浓度药剂120mL加入0.5kg土壤中充分拌匀，再加入适量蒸馏水，调节土壤水分达到刚好不结块为宜，然后将土放入标本瓶，移入蚯蚓后用纱布扎好瓶口，对照组和处理组均设3个平行，每个平行10条蚯蚓。试验在人工气候箱中进行，温度为（20.0±1.0）℃、湿度80%～85%，400～800lx光强连续光照。给药后，观察蚯蚓的中毒症状和死亡情况。记录7d、14d蚯蚓的中毒症状和死亡数。计算LC_{50}值和95%置信限。

受试蚯蚓中毒症状表现为蚯蚓身体细小、有黄液、活动少、扭曲。参照有关的建议标准（高毒：$LC_{50} < 1.0mg/kg$。中毒：$1.0mg/kg \leqslant LC_{50} \leqslant 10.0mg/kg$。低毒：$LC_{50} > 10.0mg/kg$），乙酰甲胺磷对蚯蚓的14d的$LC_{50}$值为334.7mg/kg，属低毒级。合理使用乙酰甲胺磷对蚯蚓风险较低。

（5）对斑马鱼（*Brachydanio rerio*）毒性 采用"半静态法"。将试验鱼放入试验缸和对照缸内，试验用水为6L，试验期间每隔24h更换1次药液，空白对照组及处理组均设 3 个平行，每个平行 10 尾斑马鱼。试验在温度为 (25.0±2.0)℃，相对湿度为 70%～80%，自然光照条件下进行。试验开始后 6h 内随机观察并记录受试鱼的中毒症状及死亡率，其后 24h、48h、72h、96h 观察并记录受试鱼的中毒症状及死亡率，及时清除死鱼。每天测定并记录室内温度、pH 及溶解氧。计算 LC_{50} 值和 95％置信限。

斑马鱼中毒症状表现为游动不灵活，有时乱蹿。根据现行农药对鱼类毒性的分级标准（高毒：$LC_{50}<1.0mg/L$。中毒：$1.0mg/L≤LC_{50}≤10.0mg/L$。低毒：$LC_{50}>10.0mg/L$），乙酰甲胺磷对斑马鱼 96h 的 LC_{50} 为 18.2mg/L，属低毒级。合理使用乙酰甲胺磷对斑马鱼风险较低。

（6）对大型溞（*Daphnia magna* straus）毒性　试验用 100mL 烧杯装 50mL 试验液，将试验溞放入试验烧杯内，每杯 5 只，对照组和每一浓度组均设 4 个平行，每杯为一平行。试验在人工气候箱中进行，温度为 (20.0±2.0)℃，光照/黑暗时间比为 16∶8。试验开始后，观察大型溞的受抑制情况。记录 24h、48h 受抑制数。每天测定并记录室内温度、pH 及溶解氧。计算 EC_{50} 值和 95％置信限。

中毒症状表现为沉底，游动少，游动距离短，不灵活。参照农药对鱼类的毒性划分标准（高毒：$EC_{50}<1.0mg/L$。中毒：$1.0mg/L≤EC_{50}≤10.0mg/L$。低毒：$EC_{50}>10.0mg/L$），乙酰甲胺磷对大型溞 48h 的 EC_{50} 值为 0.703mg/L，属高毒级。因此，乙酰甲胺磷对大型溞具有较高风险。

（7）对斜生栅藻（*Scenedesmus obliquus*）毒性　在无菌条件下，斜生栅藻与药液 1∶1 混合，培养于 250mL 三角瓶中，摇匀后放入人工气候箱静止培养，温度为 (24.0±2.0)℃，光强为 4000lx，光照/黑暗时间比为 16∶8，每天定时人工摇动 3 次，对照组和处理组均设 3 个平行。试验观察期为 72h，每隔 24h 取样，在显微镜下用血球计数板准确统计藻细胞数。计算 EC_{50} 值和 95％置信限。

乙酰甲胺磷对斜生栅藻的生长出现了低浓度促进效应，可能是因为藻类能利用有机磷农药作为其生长的营养磷元素，参照有关的建议标准（高毒：$EC_{50}≤0.3mg/L$。中毒：$0.3mg/L<EC_{50}≤3.0mg/L$。低毒：$EC_{50}>3.0mg/L$），乙酰甲胺磷对斜生栅藻 72h 的 EC_{50} 为 58.3mg/L，属低毒级。

（8）对泽蛙（*Rana limnocharis*）毒性　采用"半静态法"。将试验泽蛙蝌蚪放入试验缸和对照缸内，试验用水 2L，每 24h 更换药液，每缸 10 尾，对照组和处理组均设 3 个平行，每缸为一平行。试验中及时清除死蝌蚪。试验用水为充分曝气后的自来水，pH 7.87，溶解氧>7.7mg/L，硬度（以 $CaCO_3$ 计）76.0mg/L，蛙类苗适应期和试验当中保持室内温度为 (22.0±2.5)℃。观察蝌蚪的中毒症状和死亡情况，记录 24、48h 的中毒症状和死亡数。计算 LC_{50} 值和 95％置信限（表 6-4）。

中毒症状表现为侧翻，游动少。参照农药对鱼类的毒性划分标准（高毒：$LC_{50}<1.0mg/L$。中毒：$1.0mg/L≤LC_{50}≤10.0mg/L$。低毒：$LC_{50}>10.0mg/L$），乙酰甲胺磷对对泽蛙 48h 的 LC_{50} 值为 13.8mg/L，属低毒级。合理使用乙酰甲胺磷对泽蛙风险较低。

表 6-4　乙酰甲胺磷对非靶生物的毒性

生物名称	指标	结果	95%置信限	急性毒性等级
鹌鹑	7d LD_{50}	31mg/kg(bw)	27～36mg/kg(bw)	高毒
意大利蜜蜂	48h LC_{50}	3.68mg/L	3.47～3.89mg/L	高毒
家蚕	96h LC_{50}	24.7mg/L	22.1～27.5mg/L	中毒
赤子爱胜蚓	14d LC_{50}	334.7mg/kg(土壤)	301.2～372mg/kg(土壤)	低毒
斑马鱼	96h LC_{50}	18.2mg/L	15.9～20.9mg/L	低毒
大型溞	48h EC_{50}	0.703mg/L	0.448～1.10mg/L	高毒
斜生栅藻	72h EC_{50}	58.3mg/L	—	低毒
泽蛙	48h LC_{50}	13.8mg/L	12.5～15.3mg/L	低毒

注：资料来源陈丽萍等。

三、氨基甲酸酯类杀虫剂环境毒性与危害

氨基甲酸酯类杀虫剂是继有机磷酸酯杀虫剂之后的另一大类型的神经类毒剂，它是带有官能团 $CH_3-NH-O-C=O-$ 的氨基甲酸酯类农药。由于具杀虫谱广、相对有机磷而言对人畜低毒、选择性强、合成简单等特点，广泛应用于粮食作物、水果、蔬菜、棉花、烟草等经济作物，还可用于水产养殖中，快速杀灭水体中的浮游生物、藻类及部分细菌等。

1953 年甲萘威被发现以来，短短的几年中相继开发了涕灭威、灭多威、甲萘威、异丙威、克百威、残杀威、茚虫威等一大批氨基酸甲酯类杀虫剂。由于氨基甲酸酯类杀虫剂具有一定的水溶性，在喷施过程中 40%～60% 落于土壤，经雨水的冲刷、河流及大气的搬运等作用最终进入湖泊、海洋，抑制海藻的光合作用，使鱼、贝类的繁殖力衰退，降低海洋生产力，导致海洋生态失调。氨基甲酸酯类杀虫剂在农作物、水源地水体、地下水、地表水、空气等多种介质中广泛存在。氨基甲酸酯类杀虫剂可以通过对农作物、水产品的直接污染或食物链传递，富集在动物或植物性来源的食品中，从而对人类的健康产生威胁，或者通过饮用被污染的饮用水或在生产过程中接触污染空气，而造成人体暴露和毒害。

2013 年，山东潍坊地区生产的生姜检测出残留农药涕灭威，即"毒生姜事件"，轰动全社会，引起了人们对氨基甲酸酯类杀虫剂使用和毒性作用广泛重视。

氨基甲酸酯类杀虫剂对植物、动物以及人、畜等均可造成不同程度的损害，并且具有致癌、致畸、致突变的潜在危险。我国常用的氨基甲酸酯类农药有甲萘威、异丙威、克百威、丁苯威和害扑威等。氨基甲酸酯类农药相对于有机磷农药而言，毒性较低，半衰期较短，但仍存在残留和污染的问题。特别是氨基甲酸酯

类农药中部分高毒和剧毒品种，如涕灭威、克百威等，如果被施用于生长期较短、连续采收的蔬菜，则很难避免对环境介质和农产品造成污染，对人、畜的健康都产生不利的影响。

研究发现，氨基甲酸酯类农药对人、畜的神经系统、生殖系统、内分泌系统及免疫系统等都将造成影响，其中对生殖系统的危害受到越来越多的关注。

1. 对人、畜生殖系统的毒性

（1）雄性生殖毒性　流行病学研究发现，暴露于氨基甲酸酯类农药可对男性生殖功能产生不利影响。发现暴露于甲萘威生产中的男性工人，精子中出现 X 和 Y 性染色体数目异常，且与非暴露组比较，精子总畸形率升高（$P=0.008$）、精子非整倍体率升高（$P<0.01$）、染色体数目畸变率升高（$P<0.01$）。暴露于有机磷和氨基甲酸酯类农药的农民较非暴露组男性精子 DNA 碎片指数（DFI）升高（$P<0.0001$），精子存活率下降（$P<0.0001$）。用不同浓度甲萘威染毒小鼠精母细胞（GC-2 spd 细胞），当染毒剂量达到 $25.0\mu mol/L$ 及以上时，与对照组比，细胞存活率下降（$P<0.05$），当染毒剂量达到 $5\mu mol/L$ 及以上时，与对照组比较，细胞凋亡增加（$P<0.05$），且存在剂量-反应关系。用不同浓度克百威（0.1mg/kg、0.2mg/kg、0.4mg/kg 及 0.8mg/kg）对成年雄性大鼠经口染毒 12 周后，发现 $0.2\sim0.8mg/kg$ 剂量组与对照组比较，大鼠附睾精子的数目和精子的活动力降低，并伴有精子头、颈和尾形态异常率增高（$P<0.05$）。病理组织学结果显示，与对照组比较，该剂量组大鼠的附睾、精囊、前列腺和凝固腺重量显著降低（$P<0.05$），睾丸组织出现中度水肿和出血，支持细胞和精原细胞明显受损，有的还出现巨噬细胞和曲细精管腔内细胞碎片的累积。

（2）雌性生殖毒性　对氨基甲酸酯类农药影响女性生殖功能的关注始于暴露于这类农药的女性自然流产率的增加。有人调查发现，67 名生产甲萘威的女工在排除干扰因素影响后，自然流产发生率显著高于该厂 47 名行政办公区女性（$P<0.05$）。通过动物实验发现，甲萘威能影响雌性大鼠的动情周期，与非染毒组比较，染毒组大鼠动情前期和动情期延长，动情后期和动情间期缩短（$P<0.05$），动情周期的次数随着染毒剂量的增高呈下降趋势。此外还发现甲萘威能影响大鼠卵巢的发育，如降低卵巢组织中的成熟卵泡和闭锁卵泡的比例，促进卵巢细胞凋亡。发现丁硫克百威染毒小鼠后，与对照组比较，小鼠动情周期和动情期的次数降低，动情周期和动情间期延长，卵巢和子宫的重量和健康卵泡的数量降低，闭锁卵泡的数量增多（$P<0.05$）。

2. 生殖毒性作用机制

（1）氧化应激　氨基甲酸酯类农药进入机体后，生成大量的活性氧（ROS），消耗酶类和非酶类抗氧化物质，出现氧化应激。氧化应激是氨基甲酸酯类农药对雄性生殖功能损害的重要机制。在甲萘威暴露于男性工人中发现，与对照组比较，精子 DNA 断裂损伤显著增加的同时，精子 ROS 生成增加，精浆超氧化物歧化酶（SOD）活性降低（$P<0.05$），并且精子 DNA 损伤程度与精浆 SOD 的活性呈负相关（$r=-0.53$，$P<0.001$），与 ROS 水平呈正相关（$r=0.32$，$P=0.002$）。有人用 0.47mg/kg 灭多威染毒雄性 SD 大鼠后发现，染毒组睾丸组织中丙二醛（MDA）含量较对照组显著增加（$P<0.05$），提示脂质过氧化增强，睾丸组织中谷胱甘肽（GSH）含量显著降低，提示睾丸组织抗氧化能力的下降。对雄性个体而言，大量的活性氧将破坏精子细胞膜的流动性和完整性，对精子的 DNA 造成氧化性损伤，引起 DNA 链断裂，增加精子的性染色体双体率、18 号染色体双体率以及非整倍体率和染色体数目畸变率，最终损害雄性生殖功能。氧化应激也是氨基甲酸酯类农药对雌性生殖功能损害的重要机制。克百威染毒鲶鱼后，动物血清中皮质醇含量增高，雌二醇（E2）和睾酮含量降低的同时，SOD、过氧化氢酶（CAT）、GSH 和谷胱甘肽硫转移酶（GST）的水平也显著降低（$P<0.05$）。甲萘威染毒雌性大鼠后，也得到类似结果，血清 E2 和孕酮的含量降低，动物的动情周期改变，伴随血清中 SOD 的含量略升后显著下降，卵巢 MDA 的含量显著升高（$P<0.05$）。这些实验结果提示，氨基甲酸酯类农药进入雌性机体后产生氧化应激，对卵巢造成氧化性损伤，损害卵巢的正常功能，如降低健康卵细胞的数目、改变卵巢分泌雌性激素的水平，进而影响动情周期、卵细胞受孕和着床等，最终导致不良妊娠结局的出现。

氨基甲酸酯类农药对精子质量（如活动力等）和雄性生育力的影响部分可能是通过改变性激素含量，继而干扰下丘脑-垂体-性腺轴实现的。已有人用甲萘威染毒雄性大鼠后发现，大鼠睾酮含量降低（$P<0.0001$），而卵泡刺激素（FSH）和黄体生成素（LH）含量增高（$P<0.05$）。FSH 可促使支持细胞分泌雄激素蛋白和抑制素，而 LH 可调节雄激素的合成与分泌，两者升高容易引起性功能障碍。雄性罗非鱼染毒甲萘威后血清 E2 含量先上升，后下降，睾酮含量降低，并且卵黄蛋白原含量随着甲萘威浓度的升高而升高，而卵黄蛋白原是环境雌激素物质的暴露标志物。在这一现象中，可能存在非受体作用方式介导的内分泌干扰效应，导致在雄激素转变为雌激素的限速反应中，编码其关键酶——细胞色素 P450 芳香化的 CYP19 基因异常表达，从而影响雄性性激素水平，对雄性生殖功能产生不利影响。氨基甲酸酯类农药对雌性生殖功能的影响也可能部分归因于内分泌干扰效应。甲萘威能降低大鼠血清 E2 的含量，并在低剂量时刺激孕酮（progesterone）的合成，高剂量时转为抑制作用（$P<0.05$）。有研究认为，甲萘威对卵巢类固醇激素合成的干扰机制可能涉及对胆固醇跨线粒体膜转运的抑制和对 cAMP 依赖的蛋白激酶信号转导通路的影响。因此，氨基甲酸酯类农药可能通过对雌性性激素水平的干扰，使得卵巢和子宫功能降低、动情周期紊乱，最终导致雌性的生育能力降低。

（2）干扰生殖系统相关酶活性　氨基甲酸酯类农药可能通过干扰睾丸组织中相关酶的活性，影响雄性生殖功能。非洲鲶鱼染毒克百威后发现，与对照组比较，染毒组鲶鱼精囊中葡萄糖-6-磷酸脱氢酶（G-6-PD）和乳酸脱氢酶（LDH）活性降低（$P<0.05$）。G-6-PD为磷酸戊糖途径的限速酶，参与还原型辅酶Ⅱ（NADPH）的生成过程，而NADPH主要来源于磷酸戊糖途径，是合成睾酮必不可少的物质。LDH通过代谢生精上皮支持细胞分泌的乳酸为精子的生成提供能量。克百威降低G-6-PD的活性将导致NADPH的供应不足，影响雄性激素睾酮的合成，而降低LDH的活力，将直接影响成熟精子的活动力。克百威对大鼠睾丸组织中β-葡萄糖苷酶（β-glucosidase，β-G）活性也有影响，高剂量克百威对β-G活性呈现明显抑制作用（$P<0.05$）。β-G是睾丸组织中支持细胞的标志酶，参与其葡萄糖苷酸水解及细胞器降解和细胞更新，对其活性的抑制将影响男性生殖功能。有人发现甲萘威可降低大鼠睾丸组织中碱性磷酸酶（AKP）的活性（$P<0.05$），AKP与睾丸生精细胞的分裂和转运有关，活性降低将影响精子的发生及成熟过程，使精子活力降低，异常精子数目增多，生殖功能出现障碍。用克百威染毒雄性大鼠后还发现，雄性大鼠睾丸组织中一氧化氮合酶（NOS）活性显著增加（$P<0.05$），NOS在睾丸间质细胞及支持细胞中都有存在，当睾丸缺血再灌注后，脱落的生精上皮细胞中NOS活性会升高，提示生精上皮细胞可能受到克百威的损伤。NOS在雌性生殖功能中也参与多个生理过程，如卵泡发育、性激素的分泌、胚胎着床以及妊娠与分娩。李玲等发现甲萘威可以促进雌性大鼠血清中NOS的活性增高（$P<0.01$），使雌性大鼠子宫发生一些病理改变如腺体增多、腺体腔扩张和纤维排列紊乱，影响子宫的正常生理作用，降低雌性大鼠的生育能力。但甲萘威对NOS活性的影响是否与氧化应激或内分泌的改变有关，还有待研究。

（3）其他方面的影响　氨基甲酸酯类农药还能通过损害曲细精管，影响雄性的生殖功能。有人用甲萘威染毒青蛙后发现，甲萘威对曲细精管的影响存在剂量-反应关系，在高剂量组（0.2mg/g）时，大部分曲细精管失去了其正常功能，出现直径缩小，间隙增大，生殖细胞坏死、出血、充血，细胞浸润和纤维化的现象，可能会导致曲细精管堵塞，导致不育。曲细精管主要由生殖细胞和支持细胞构成，生精细胞的发育依靠与睾丸支持细胞的紧密连接，睾丸支持细胞的结构影响着睾丸大小和精子发育。

几种常见氨基甲酸酯类杀虫剂对大鼠、小鼠等试验动物急性毒性数据见表6-5。涕灭威、灭多威、克百威、残杀威等毒性较强，甲萘威对大鼠毒性较小。根据HJ/T 154—2004《新化学物质危害评估导则》中对大鼠急性毒性级别进行毒性分级，涕灭威、灭多威属于剧毒农药，克百威、残杀威等属于经口高毒农药。

表6-5　常见氨基甲酸酯类杀虫剂对哺乳动物的急性毒性

药剂名称	受试对象	半数致死浓度(LC$_{50}$)/(mg/L)	毒性级别
甲萘威	大鼠	250～560(经口)	中毒或低毒
		4000(经皮)	无毒

药剂名称	受试对象	半数致死浓度（LC$_{50}$）/(mg/L)	毒性级别
涕灭威	大鼠	1.0(经口)	剧毒
		5.0(经皮)	剧毒
克百威	大鼠	8.0～14(经口)	高毒
		1.0(经口,工业品)	高毒
		＜500(经皮)	中毒
灭多威	大鼠	0.30(4h经口)	剧毒
		17～24(经皮)	剧毒
异丙威	大鼠	259.2(经口)	中毒
	小鼠	299.4(经口)	—
残杀威	大鼠	41.0(经口)	高毒
	小鼠	23.5(经口)	—

注：资料来源于黄会等。

3. 对水生生物的毒性与危害

通过向水体直接施药、土壤淋溶等作用，氨基甲酸酯类杀虫剂直接或间接地进入水环境，并对水生生物造成影响。随着氨基甲酸酯类杀虫剂用量的增加，对水生生物产生的毒性作用越来越受到重视。丁硫克百威、克百威、残杀威、速灭威、甲萘威、异丙威等6种氨基甲酸酯类农药对水华鱼腥藻有不同程度的毒性作用，对四尾栅藻、普通小球藻均有一定的毒性。国内外学者大量研究发现氨基甲酸酯类杀虫剂对鱼类生长产生不利影响。研究表明，克百威、丁硫克百威对雌性和雄性鲫鱼乙酰胆碱酶活性均有明显抑制作用，从而影响鲫鱼的神经系统。氨基甲酸酯类杀虫剂还可能对鱼类抗氧化系统产生损伤，20μg/L灭多威对罗非鱼的肝脏抗氧化酶、超氧化物歧化酶（SOD）和过氧化氢酶（CAT）产生不可逆的不利影响。长期暴露于氨基甲酸酯类杀虫剂对硬骨鱼红细胞的形态、红细胞总数、血红蛋白含量、血细胞压积、血小板数量等均有不利影响。淡水鱼无须鲃鳅在一定浓度涕灭威暴露一周后，血红蛋白含量增加。0.06～0.30mg/L的克百威对淡水硬骨鱼红细胞、白细胞造成的损害，恢复期为77～102d。氨基甲酸酯类杀虫剂能对鱼类产生生殖毒性和遗传毒性。在灭多威作用下，斑马鱼的鳃、肝脏、卵巢等均有不同程度的病变。甲萘威对印度麦瑞加拉鲮的肝脏、生殖腺等均有不利影响。在单细胞凝胶电泳实验（SCGE）下，15～150μg/L的灭多威对金鱼血红细胞DNA有较明显的损伤，0.02mg/L克百威会对鲮的幼鱼肝脏DNA产生比较明显的损伤。研究指出涕灭威暴露可导致斑马鱼DNA单链断裂，在高浓度条件下可引起难以修复的双链断裂。研究表明，斑马鱼经茚虫威暴露，短时间内即会造成DNA损伤，并于24h诱导斑马鱼的幼鱼产生早期细胞凋亡现象。氨基甲酸酯类杀虫剂对鱼类有明显的急性毒性效应，常见氨基甲酸酯类杀虫剂对鱼类急性毒性数据见

表 6-6。从表 6-6 可以看出，受试对象不同，不同氨基甲酸酯类杀虫剂表现出不同级别的毒性，参照 HJ/T 154—2004《新化学物质危害评估导则》中对鱼类生态毒性的评判标准，列出了甲萘威、涕灭威、克百威、灭多威等几种氨基甲酸酯类杀虫剂的毒性级别，其中，灭多威、克百威、涕灭威对某些鱼类具有剧毒和高毒性，几种农药对鱼类均具有不同程度毒性效应。

表 6-6　常见氨基甲酸酯类杀虫剂对鱼的急性毒性

药剂名	受试鱼种	半数致死浓度(LC$_{50}$)/(mg/L)	毒性级别
甲萘威	鲶	17.5(72h)	中毒
	彩虹鳟	1.88(96h)	高毒
涕灭威	虹鳟	0.88(96h)	剧毒
	金鱼	7.40(96h)	高毒
	印度硬骨鱼	2.42(96h)	高毒
克百威	鳟	1.50(96h)	高毒
	鲶、青鳃鱼	0.21~0.28(96h)	剧毒
灭多威	虹鳟	3.40(96h)	高毒
	蓝鳃鱼	0.87(96h)	剧毒
	金鱼	0.10(96h)、1.52(48h)	高毒
异丙威	鲫	4.61(96h)	高毒
残杀威	鲫	36.2(96h)	中毒
茚虫威	斑马鱼	2.236(24h)、2.133(96h)	高毒

注：资料来源于黄会等。

4. 氨基甲酸酯类杀虫剂的残留

国内外淡水环境中，氨基甲酸酯类杀虫剂检出率较高。早在 1979 年，美国长岛发现涕灭威对地下水造成严重污染。2007 年，从匈牙利地表径流、河流、湖泊采集的 209 个水样中，克百威检出率高达 59%；2013 年，美国加利福尼亚地区多处水体中监测到灭多威污染，其中最高浓度达 55.3μg/L；2016 年，最新研究数据，加拿大安大略省地表水中有抗蚜威、甲萘威检出；1998 年，西班牙安达卢西亚自治区的格拉纳达海水中就已经有甲萘威检出，残留量为 0.99μg/mL；2007 年，美国加利福尼亚的咸水湖索尔顿湖盆底泥中甲萘威残留量为 1.2ng/g；2015 年，印度河采集的沉积物中克百威含量为 0.069~0.081μg/g。水环境中的氨基甲酸酯类杀虫剂对水生生物产生一定的影响。有文献报道，自 20 世纪 60 年代起，华盛顿州的沿海河口就受到甲萘威的生物扰动和沉积物扰动作用，牡蛎、蟹类和虾蛄等的生存和生长均受到间接影响。氨基甲酸酯类杀虫剂在生物体内污染状况调查发现，该类杀虫剂污染多发生于蔬果、粮食等种植作物中。2015 年 5~7 月，山东省食品药品监督管理局在 17 市流通环节共组织抽检肉蛋及制品、蔬菜水果及其制品、水产品及水产制品等 6 大类食品 439 批次，经检验，豆角、油菜 2 个批次不合格，主要涉及农药克百威残留超标。文献分析表明，氨基甲酸酯类杀虫剂对水产品安全、养殖环境以及海洋环境的污染调查、监测研究数据存在不足。

四、拟除虫菊酯类杀虫剂环境毒性与危害

拟除虫菊酯（pyrethroid）是一类类似于天然除虫菊属中天然除虫菊素（pyrethrin）的有机化学合成物。它是由天然除虫菊素改变结构后发展而来的，并在 20 世纪 70 年代迅速发展成为一种新型农药而被广泛使用。拟除虫菊酯杀虫剂具有更高的光稳定性，并且可以保留天然拟除虫菊素的杀虫活性。因拟除虫菊酯杀虫剂对作物和多种虫害具有高选择性、高效率、低毒性、快速杀虫和少残留等优点，在现代农业生产中占据了较大市场份额。除广泛地应用于农业生产外，对日常生活中的蚊虫、蟑螂等卫生害虫具有优良的防效。拟除虫菊酯对害虫有很强的杀伤力，对哺乳动物和鸟类毒性不大，但对鱼类及一些水生生物却有很强的毒性。拟除虫菊酯对鱼的毒性是对哺乳动物和鸟类毒性的 10～1000 倍。拟除虫菊酯的作用机制与除虫菊素相似，它们都是通过破坏轴突钠离子通道而影响神经功能的毒性物质。根据拟除虫菊酯的结构中是否含有氰基，可将其分为Ⅰ型和Ⅱ型两型，其中Ⅰ型拟除虫菊酯杀虫剂分子构型中不含氰基，Ⅱ型则含有氰基。Ⅰ型与Ⅱ型制剂相比较，Ⅱ型制剂在环境中更加稳定（光、大气和温度），并且具有高效和广谱性。因此Ⅱ型拟除虫菊酯类制剂，如氯氰菊酯、溴氰菊酯、氰戊菊酯等多作为农药普遍使用。然而，随着拟除虫菊酯杀虫剂使用率的升高，开始显现出越来越多的相关健康问题。早在 20 世纪 90 年代，美国部分民众就已经注意到，儿童暴露于农药可能出现潜在健康影响，因此，美国《食品质量与安全条例》规定，美国环保署（EPA）在设定食物中农药的容许检测值时，要将婴儿和儿童的累积暴露危险考虑进去。现已知，人类暴露于拟除虫菊酯杀虫剂的急性症状有呼吸困难、咳嗽、支气管痉挛、恶心和呕吐、头痛等，并且也有皮肤变态反应。虽然暴露于拟除虫菊酯杀虫剂的长期效应还不确切，但是已有研究表明，拟除虫菊酯杀虫剂是神经毒物，新生儿和成人暴露于此杀虫剂可能会产生发育神经毒性、生殖毒性和免疫毒性与肿瘤。

（一）拟除虫菊酯类杀虫剂对人、畜的毒性

1. 神经毒性（neurotoxicity）

拟除虫菊酯杀虫剂杀虫的基本作用原理是对电压敏感型钠离子通道产生效应。了解拟除虫菊酯杀虫剂对最敏感的电压敏感型钠离子通道在神经发育过程中的作用时长和位置表达，有助于理解和解释在发育过程中暴露于此杀虫剂的影响。拟除虫菊酯对神经细胞内钙、肌醇磷脂系统和离子通道都有影响。其对 Na^+ 通道的

毒作用特点为低剂量的激活作用和高剂量的抑制作用；对 Ca^{2+} 通道的影响亦表现为低剂量激活、高剂量抑制作用，但激活作用较弱而抑制作用明显。至于拟除虫菊酯杀虫剂的神经毒性作用与年龄是否相关，现在有研究表明毒物代谢动力学和非毒物效应动力学因素，是造成年轻和老年动物对这种农药易感性不同的重要原因。据一些研究报道，在暴露于拟除虫菊酯杀虫剂，停止很长一段时间后，动物依旧表现出持续性的行为和神经化学方面的改变。意大利曾有一例 19 个月龄女婴病例，该患儿因误食联苯菊酯和烯丙菊酯的混合农药，出现了周期性挛缩性强直和昏迷。将新生大鼠暴露于不同浓度的烯丙菊酯（Ⅰ型），发现烯丙菊酯在新生小鼠体内对毒蕈碱胆碱能受体有剂量依赖性，并能造成永久性的毒蕈碱胆碱能受体改变和对成年大鼠肌肉活动能力的改变。另有研究发现，使用了三氟氯氰菊酯染毒的大鼠有潜在的逃避学习的多动行为。而使用溴氰菊酯的雌性和雄性大鼠则没有出现多动行为。有人建议使用生物模型来研究神经毒性，他们提到，有一项研究运用了以生物为基础的剂量反应型模型来研究高氯盐酸与发育神经毒性；认为应用模型可以增强从动物到人体的研究可信度，可以测试一种毒物在动物体内的作用方式与人体是否相关。除了对啮齿类动物，拟除虫菊酯杀虫剂对鱼类也有神经毒性。王健等发现，被高效氯氰菊酯污染的斑马鱼出现了体轴弯曲。有些在发育过程中形成独眼现象。也有研究指出，鲤鱼暴露于拟除虫菊酯杀虫剂后出现无规律的游动、上下翻动等异常行为。将拟除虫菊酯杀虫剂对水生态系统的毒性作用作了总结，指出冷水鱼比暖水鱼对这杀虫剂更为敏感。

有人做了人群流行病学调查后发现，如果妇女在怀孕前或者是在孕初期住在有拟除虫菊酯杀虫剂使用的地方，那么她们所生的孩子患孤独症谱系障碍和发育迟缓的概率将大大增加。得到其相对危险度的 OR 值在 1.7～3 之间。使用有机磷农药也会增加罹患孤独症的危险性。因此，可以推测拟除虫菊酯杀虫剂是造成神经发育障碍的一个危险因素。由此可知，拟除虫菊酯杀虫剂不仅对动物具有神经毒性，造成其行为和运动能力异常，还可进一步造成新生儿神经障碍，使其成年后生活和学习产生困难。

2. 生殖毒性（reproductive toxicity）

生殖毒性与一些化学有害物质相关从而影响正常的生殖功能，这些有害因素作用于成年男性和孕龄女性的生殖系统，并造成其本身和子代的发育毒性。已有研究发现，拟除虫菊酯类杀虫剂可能是内分泌干扰物，可以阻碍动物的内分泌系统功能，且有环境雌激素作用。毒性物质在胚胎植入的前后可能引起胚胎的死亡或者是程度不等的器官畸形。拟除虫菊酯杀虫剂的使用会造成 DNA 损伤，它首先可以增加精子头部畸形的数量，然后使这些精子发生退化并最终死亡。雄性动物不育与拟除虫菊酯杀虫剂有紧密相关性，与雌性动物胎产数减少也有关联。氯氰菊酯和高效氯氰菊酯具有环境雌激素作用，进入人体和动物体后，模拟雌激素作用或改变雄激素活性。已有动物实验发现，氯氰菊酯和高效氯氰菊酯可产生明显的雄性生殖毒性。例如，成年雄性大鼠在用不同剂量的氯氰菊酯处理过后，其精液或睾丸中精子数量减少，生育能力下降，致使雌性大鼠产仔数减少。经氯氰菊酯染毒后，雄性小鼠睾丸重量减小，并有退行性改变，精子数量减少。研究也发现，经氯氰菊酯处理的小鼠其精子头部出现异常，并呈剂量-反应关系。在对雌性小鼠的灌胃试验中发现，氯氰菊酯可以改变雌性小鼠的生殖器官，使卵巢、子宫的重量增加，并且使阴道开口提前。

拟除虫菊酯杀虫剂不仅对啮齿类动物有生殖毒性，而且对一些鱼类、蜂类和家蚕同样有很强的毒性。选用 0.05mg/L、0.1mg/L、0.2mg/L、0.6mg/L、1mg/L 5 个梯度浓度的高效氯氰菊酯溶液，对斑马鱼的胚胎进行染毒处理，发现高效氯氰菊酯农药对斑马鱼胚胎有严重的致畸作用，出现体轴弯曲和独眼，这种致畸性呈现剂量依赖性。拟除虫菊酯杀虫剂在体内代谢后的生物标志物和精子参数也有很强的相关性。有人经过 2 次人群调查并结合实验室试验结果，在某男性不育医院共收集到 532 人的尿液，检测尿中 STCP(3,5,6-三氯吡啶-2-醇钠) 后，发现其与精子浓度和活动能力相关性不甚明显。收集并检测了某男性不育医院的 376 名患者尿中的 3-PBA(3-苯氧基苯甲酸)，结果显示虽然经过调整 3-PBA 百分位数的升高提示与精子数量相关，但经过统计学分析后发现这些患者的精子数量、精子的活动能力与 3-PBA 并无明显相关性。同样是收集尿液检测 3-PBA，发现 3-PBA 的水平与精子 DNA 断裂和精子浓度有明显的相关性。采用生物标记法检测接触过拟除虫菊酯杀虫剂的孕妇时发现，孕妇的头发和出生胎儿的胎粪中有不同浓度的拟除虫菊酯类农药的残留。

由此可知，拟除虫菊酯杀虫剂虽然对哺乳动物的急性毒性较低，但是长期的使用仍会对动物和人体的生殖系统有不同程度的危害，造成生育能力和质量的下降，并有可能危害后代的健康。

3. 免疫毒性与肿瘤（immunotoxicology and tumor）

毒理学研究发现，拟除虫菊酯杀虫剂对免疫系统的保护有抵抗作用，并且可能造成淋巴结和脾脏的损害。已有的研究机制解释拟除虫菊酯杀虫剂的使用会引起脾脏抗体生成细胞数量增加并且加强自然杀伤细胞（NK cell）的活动能力以此来激活免疫系统。此外也会伴有胸腺的重量减轻和肠系膜淋巴结重量的增加。拟除虫菊酯杀虫剂能够通过改变免疫系统的昼夜节律以及细胞因子而发挥作用。拟除虫菊酯杀虫剂与肿瘤的关系，从细胞水平来说，癌症细胞中的间隙连接水平常趋向于低调节，并且已有证据表明间隙连接细胞间通讯的缺失是造成癌变的重要步骤。而拟除虫菊酯杀虫剂中化学性质对细胞〔小鼠胚胎成纤维细胞（BALB/c3T3）〕中的间隙连接有抑制作用，可以导致肝肿瘤。有人将大鼠暴露于 41mg/kg 的氯氰菊酯，并以单倍剂量、双倍剂量和多倍剂量进行免疫系统毒理测试，经组织病理学检查，观察到这些大鼠的十二指肠、肺和睾丸发生了从轻度到重度的不同程度病理学改变。通过双向凝胶电泳，得到每块经溴氰菊酯处理和经苯并芘处理的小鼠皮肤凝胶中有 500～700 个蛋白质位点。其中有 20 个位点的表达水平相对一致而与其他的蛋白存在表达差异，并且有 5 种蛋白与小鼠皮肤移植的肿瘤上皮细胞和人角化细胞 HaCaT 细胞相关，这 5 种蛋白分别是碳酸酐酶Ⅲ（CA3）、人抗氧化蛋白 2（Prx2）、钙周期蛋白、超氧化物歧化酶（Cu，Zn—SOD）以及泛素（Ub），它们都是与肿瘤形成相关的关键蛋白。但早期的动物实验并未发现拟除虫菊酯杀虫剂有明显的致癌作用。有研究表明，对 49093 名合成除虫菊酯杀虫剂施用者进行了农业健康研究（AHS）调查，最终得到结论，合成除虫菊酯与恶性肿瘤无联系，或者说，合成除虫菊酯与黑色素瘤、非霍奇金淋巴瘤以及与直肠、肺等相关癌症无关联。

儿童对环境中有害因素有易感性，容易受到杀虫剂的危害，导致儿童肿瘤发生的危险率增加。急性淋巴细胞白血病（ALL）是儿童易患的恶性肿瘤之一。在上海进行的一项以医院为基本单位的病例对照研究中，研究者将 176 名 0～14 岁的患有 ALL 的儿童和 180 名有可比性的患儿配对后，将这些儿童的尿液中代谢物（3-PBA，顺式和反式 DCCA）进行了分析，检测了罹患 ALL 的儿童尿液中 5 项非特异性拟除虫菊酯杀虫剂代谢物作用。最终发现，ALL 患儿尿液中拟除虫菊酯杀虫剂的代谢物检出量明显高于对照组，由此推测，使用拟除虫菊酯杀虫剂可能增加儿童患 ALL 的风险。虽然接触拟除虫菊酯杀虫剂可能增加患免疫系统疾病和肿瘤的风险，但人类癌症与拟除虫菊酯杀虫剂的暴露资料却是有限的，也还没有直接的证据显示拟除虫菊酯杀虫剂直接引发肿瘤，直到目前仍然存在相互矛盾的结果。

（二）拟除虫菊酯对鱼的毒性

拟除虫菊酯的疏水性使其很容易被鱼鳃吸收，另外由于鱼体内缺乏水解菊酯的酶，拟除虫菊酯在鱼体内的代谢主要靠氧化作用，致使拟除虫菊酯对鱼类的毒性作用远大于对哺乳动物和鸟类的毒性作用。拟除虫菊酯的鱼的毒性作用包括：破坏鱼的组织器官、损害鱼的神经系统和免疫系统、影响鱼的繁殖和生长等。

1. 对组织器官的损伤

拟除虫菊酯会对鱼的鳃、肝、肾等组织器官造成明显的损伤。鱼的鳃直接与环境接触，并且因为拟除虫菊酯的疏水性，致使拟除虫菊酯很容易被鱼鳃吸附。鱼类暴露在拟除虫菊酯中时会频繁地露出水面，以便从空气中获得更多的氧。这表明鱼的鳃受到了损伤，呼吸出现了障碍。Babu 等发现亚致死剂量的 γ-氟氯氰菊酯会使麦瑞加拉鲮鱼的鳃出现上皮细胞坏死、剥落、上皮组织增生、水肿、鳃小片收缩、粘连等症状。Erkmen 等发现暴露在苯氰菊酯中会使虹鱼的鳃出现水肿、鳃小片收缩、鳃片弯曲。甲氰菊酯会引起白鲢鳃的病变：鳃小叶增生膨胀、上皮细胞坏死剥落、黏液分泌增多。上皮组织增生是生物体保护未受伤组织应对外界刺激的一种反应。上皮细胞的加厚不仅减少了氧吸收的有效面积，也增加了氧从水体到血液之间的距离，这必将进一步加剧呼吸困难。肾脏是调节电解液与水平衡维持体内环境稳定的重要器官。大部分通过鳃片的血液将会流入到肾脏。郑永华等发现高浓度的甲氰菊酯使鲫鱼的肾脏出现了肾小管部分坏死。麦瑞加拉鲮鱼暴露在 γ-氟氯氰菊酯中后出现了肾小管内腔变窄，肾小管上皮细胞浑浊肿胀、坏死，肾小管收缩，肾小囊膨胀等症状。肝脏是重要的解毒器官。Cengiz 和 Unlu 报道暴露在溴氰菊酯中的食蚊鱼肝脏出现了肝实质细胞肥大，循环破坏，肝窦变窄，肝核细胞致密化，脂蛋白，正常情况下仅在成熟雌性卵生脊椎动物（如鱼）的肝脏内表达，在未成年个体及雄性个体内处于休眠状态。拟除虫菊酯会诱导卵黄原蛋白表达。Meiqing Jin 等发现斑马鱼苗在 $150\mu g/L$ 的联苯菊酯中 72h 后，鱼苗体内的卵黄原蛋白 I 差不多是对照组的 5.7 倍。Jin 等报道苄氯菊酯会诱导斑马鱼胚胎和幼苗体内卵黄原蛋白的表达。卵黄原蛋白的增多会使原肠期的细胞分裂失败，减少产卵及导致雄性性腺发育障碍。拟除虫菊酯的神经毒素作用会损伤鱼的嗅觉系统，嗅觉系统的损伤将直接影响到鱼的繁殖。排卵期的雌性鲑鱼会分泌一种信息素 PGF2α，雄性鲑鱼在嗅到信息素后，血浆中的性甾体及分泌的精液增多。Andrem 等对在氯氰菊酯中的成年雄性鲑鱼进行了研究，发现低浓度的氯氰菊酯（$<0.004\mu g/L$）即可明显抑制鲑鱼对 PGF2α 的嗅觉及降低其对信息素 PGF2α 的反应。与对照组相比，实验组血浆中的性甾体及分泌的精液明显减少。Barry 等发现较短时间在 S-氰戊菊酯中就会减少澳大利亚红色斑点彩虹鱼的产卵。S-氰戊菊酯也被证实会减少浅蓝色食用大太阳鱼的产卵。进一步的研究还发现拟除虫菊酯会推迟大太阳鱼的产卵。拟除虫菊酯影响卵的受孕，把鲑鱼的卵和精液同时放在 $0.1\mu g/L$ 和 $0.5\mu g/L$ 的氯氰菊酯中，受孕率仅为对照组的 47% 和 39%。拟除虫菊酯影响胚胎的孵化。Kenan 等对溴氰菊酯对鲤胚胎的影响进行了研究发现当鲤胚胎在浓度为 $0.005\mu g/L$、$0.05\mu g/L$、$0.5\mu g/L$、$5\mu g/L$、$25\mu g/L$、$50\mu g/L$ 的溴氰菊酯中，孵化的成功率明显下降，分别为 75.2%、64.6%、47.4%、26.0%、14.4% 和 9.0%，而对照组为 91.3%。Gorge 和 Nagel 发现当溴氰菊酯的浓度 $\geqslant 0.8\mu g/L$ 时，就会明显降低斑马鱼胚胎孵化。

Jin 等就联苯菊酯对斑马鱼由胚胎发育成鱼苗的整个过程的影响进行了研究，发现联苯菊酯增加了 24hpf（受精后 24h）胚胎的自发运动频率。48hpf 胚胎开始出现形态上的畸变，主要是心包水肿和体轴弯曲。心态畸变的发生率随着联苯菊酯浓度的增加而增加。从受精后 3h 到 84h，在高浓度联苯菊酯中的胚胎孵化的鱼苗出现了一些行为的异常：异常兴奋、颤抖、间歇性扭曲、抽搐、失衡、鱼鳔不发达。Mignel 等发现胚胎期在氯氰菊酯中的青鳉鱼孵化后出现了鳔膨胀推迟、对刺激无反应、不协调运动和短暂的胆囊增大。Ma 等发现高浓度的 S-氰戊菊酯会推迟斑马鱼胚胎的孵化。在 S-氰戊菊酯中 96h 后，斑马鱼苗出现了身体弯曲和心包水肿。身体弯曲对浓度的敏感性比心包水肿强，随着浓度的增加，尾部弯曲的现象变得更为严重。

2. 影响拟除虫菊酯对鱼类毒性作用的因素

鱼本身的一些特性、拟除虫菊酯的立体结构及环境中的一些因素会影响除虫菊酯杀虫剂对鱼类毒性作用。

（1）鱼的种类和鱼龄　拟除虫菊酯对鱼的毒性作用与鱼的种类有关。Bradbury 等报道了氯氰菊酯对不同鱼的96h LC_{50}：瓯红彩鲤 $0.9\sim1.1\mu g/L$，海鸥鳟 $1.2\mu g/L$，虹鳟鱼 $0.5\mu g/L$，红眼鱼 $0.4\mu g/L$，罗非鱼 $2.2\mu g/L$。王朝晖等比较了甲氰菊酯、溴氰菊酯、氯氰菊酯等多种拟除虫菊酯对鲤、食蚊鱼、稀有鮈鲫、大鳞副泥鳅的急性毒性作用，发现大鳞副泥鳅对拟除虫菊酯的耐受性最强。甲氰菊酯对鲫的48h LC_{50} 为 $11\mu g/L$，对泥鳅的96h LC_{50} 为 $38.02\mu g/L$。相比较而言，无鳞鱼类对拟除虫菊酯的耐药性更强，这可能与其身体能够直接从空气中补充部分氧气，减少对水中氧的依赖有关。拟除虫菊酯对鱼的毒性作用与鱼龄有关，Barry 等在比较了高效氰戊菊酯对从胚胎到成年鱼不同年龄段的深红色斑点绿锦鱼的毒性作用后，发现小于1周的鱼苗对高效氯氰菊酯最敏感。随着年龄的增长，对高效氯氰菊酯的耐受性增强。认为这可能与成年鱼单位体重吸收的拟除虫菊酯量更少有关。

（2）拟除虫菊酯的立体构型　所有已知的拟除虫菊酯都具有手性结构，包含有4个或8个对映异构体。一些对映异构体具有很强的毒性，为了强化农药的杀虫效果，部分生物活性异构体强化的农药配方得以应用，如异构体强化的氟氯氰菊酯、氯氰菊酯、溴氰菊酯目前已普遍应用。与对目标生物一样，对非靶生物拟除虫菊酯也有很强的立体选择性。Ma 等比较了甲氰菊酯四种对映异构体对斑马鱼的毒性，发现 $(\alpha S，2S)$-甲氰菊酯对斑马鱼的24h、48h、72h、96h 致死性分别比 $(\alpha R，2R)$-甲氰菊酯强 17、22、39、56 倍。对斑马鱼胚胎及鱼苗的毒性对比发现 $(\alpha S，2S)$-甲氰菊酯的96h 致死性比其他对映异构体强 3.8 倍。γ-三氟氯氰菊酯对水生生物的毒性被认为是 δ-三氟氯氰菊酯的 2 倍，比三氟氯氰菊酯强 4 倍。

（3）农药之间的增效作用　一些农药对其他农药的毒性作用存在着增效作用，环境中当这些农药同时存在时，他们的毒性作用将大大增强。Denton 等认为有机磷农药与拟除虫菊酯农药对鱼的联合毒性明显强于两者毒性的相加。Adam 等用蛋白组学的方法比较了氯菊酯、特丁硫磷以及它们的混合溶液的毒性，证实特丁硫磷对氯菊酯毒性的增效作用。Golow 等证实狄氏剂使氯氰菊酯对鱼类的毒性增强了 2 倍。杀真菌剂咪酰胺对顺式氰戊菊酯对水生细菌、水蚤、软体动物等水生生物毒性有明显的增效作用，其原因可能是杀真菌剂抑制了微粒体 P450 加单氧酶的活性，影响了拟除虫菊酯的代谢。

（4）环境的因素　拟除虫菊酯对哺乳动物和昆虫的毒性，低温度下比高温强。Kumaragura 等证实拟除虫菊酯对鱼类的急性毒性与温度呈反向相关的关系。一些具有抗氧化活性的天然植物提取物被认为会缓解拟除虫菊酯类农药对鱼的伤害。Yonar 等证实番茄红素会缓解溴氰菊酯对鲤的毒性作用。

第二节 主要杀菌剂的环境毒性与危害

一、杀菌剂环境毒性概况

杀菌剂对哺乳动物的急性毒性（acute toxicity）较低。大多数的现代选择性杀菌剂的 LD_{50} 大于 1000mg/kg，甚至大于 10000mg/kg。所以，大多数杀菌剂的每日允许摄入量（acceptable daily intake，ADI）都比较高。人们所关注的焦点从杀菌剂急性毒性转移到慢性毒性（chronic toxicity），即三致：致癌（carcinogenicity）、致畸（teratogenicity）和致突变（mutagenicity），以及其他环境污染等问题。

新的杀菌剂登记要求进行广泛的慢性毒性试验。过去在传统杀菌剂进行登记的时候，这些试验还没有要求。但是，在过去的几十年间，很多国家都强制性地要求进行杀菌剂毒理学的复评。虽然不同的权威登记机构的数据不同，一些杀菌剂产品在复评中失去了登记资格。比较著名的是含汞化合物和敌菌丹（captafol）。1996 年美国环保署的 B2 致癌物质名单包括了 4 种在植物病害治理中非常重要的杀菌剂：百菌清（chlorothalonil）、克菌丹（captan）、代森锰（maneb）和代森锰锌（mancozeb）。杀菌剂是否能够达到环境标准是比较难以确定的。因为环境标准本身也是经常被复评，而且不同国家的环境标准不同。根据荷兰的最新环境标准，如果达不到下列标准，农药使用将不予登记：①使用导致离地面 2m 深的地下水中的杀菌剂浓度大于 $0.1\mu g/L$。②使用导致地面水浓度高于对鱼、藻菌和小龙虾的 LC_{50} 值（0.1mg/L）。③化合物的半衰期（half life）长于 60d。根据这个新的半衰期标准，一些内吸剂将被淘汰。如果重新登记，一些新的唑类和吗啉类杀菌剂也将受到影响。显然，未来对内吸杀菌剂的研究应当集中在较低持久性和较低环境迁移性化合物的开发上。一些杀菌剂会减少作物叶围腐生微生物群体的数量。如果杀菌剂减少了这些群体的数量（如酵母菌），但是，对次要病原物没有影响或者影响较小的话，当杀菌剂不断被使用时，这些次要病原物在不良环境下的侵染会增加。比如，叶围酵母菌与小麦叶斑病（Septoria nodorum）。此外，酵母菌的减少，还可能影响葡萄汁的发酵。如在使用多作用位点杀菌剂（如克菌丹、苯氟磺胺和福美双）来防治葡萄灰霉病（Botrytis cinerea）时，就观察到这种结果，因此，这些杀菌剂不能在葡萄收获前使用。杀菌剂也可以影响病原物与土壤微生物群落之间的相互拮抗作用。很多内吸剂降低了一些常见土壤真菌，如青霉菌

（*Penicillium* spp.）和木霉菌（*Trichoderma* spp.）等，对病原菌的营养竞争作用，因此，提高了病原菌对这些杀菌剂的不敏感性。这种影响也可能是抗生作用（antibiosis）或寄生作用（parasitism）的减少导致的。病原菌敏感性的差异有时候也会导致占优势病原菌的改变，从而导致主要病害和次要病害的变化。如使用苯并咪唑杀菌剂防治小麦眼斑病（*Pseudocercosporella herpotrichoides*）会导致小麦纹枯病（*Rhizoctonia cerealis*）发病率的大幅上升。

二、杀菌剂对鱼的急性毒性

林琎等测定了氟醚菌酰胺、氟吡菌胺、苯噻菌胺、嘧菌酯和醚菌酯 5 种杀菌剂对斑马鱼、青鳉、鲍鲫、凤尾鲫的毒性。

参照国家标准 GB/T 13267—91《水质物质对淡水鱼（斑马鱼）急性毒性测定方法》采用半静态法进行试验，将驯养好的鱼放入 4L 水的大烧杯，加入不同浓度的农药试验液，每种农药设置 5 个浓度梯度，同时设定空白对照组和助溶剂对照组。每个处理均设置 3 个平行试验，每一个浓度组放置 10 尾鱼试验期间不喂食，观察斑马鱼中毒症状并及时捞出死亡个体，分别于 24h、48h、72h、96h 时记录斑马鱼死亡数，试验 96h 结束后，将鱼转入清水中进行恢复试验，恢复期间适量喂食。计算杀菌剂对鱼的 24h、48h、72h、96h 的半数致死浓度（LC_{50}）和 95% 的置信限。

根据"化学农药环境安全评价试验系列准则"，农药对鱼类的急性毒性按 LC_{50} 的大小，划分 4 个等级：低毒的 LC_{50}（96h）>10mg/L；中毒的 1.0mg/L<LC_{50}（96h）≤10mg/L；高毒的 0.1mg/L<LC_{50}（96h）≤1.0mg/L；剧毒的 LC_{50}（96h）≤0.1mg/L。

（一）氰醚菌酰胺对 4 种鱼的急性毒性

氰醚菌酰胺引起斑马鱼、稀有鲍鲫和凤尾鲫 3 种鱼的中毒症状表现较为一致，处理后 96h 内均待在水底，静止不游，96h 后转入清水中短时间内即可恢复正常游动，该药剂引起的青鳉的中毒症状为：大部分鱼在水层表面缓慢游动，中毒的鱼会侧身在水底不游动，死亡鱼鱼体发白沉在水底，96h 后放入清水中，80mg/L 处理的鱼 48h 可恢复，100mg/L 处理 72h 的鱼，没有恢复仍侧身游。氰醚菌酰胺对斑马鱼，稀有鲍鲫和凤尾鲫的 LC_{50}(96h) 均大于 100mg/L，对青鳉的 LC_{50}(96h) 为 32.25mg/L，根据 LC_{50}(96h) 值的大小划分等级，氰醚菌酰胺对 3 种鱼的毒性均为低毒。

（二）氟吡菌胺对 4 种鱼的急性毒性

氟吡菌胺引起斑马鱼的中毒症状为：当鱼接触药剂后立刻快速游动，4h 即侧翻游，12h 后静止不游动，玻璃棒碰触尾部仍可迅速游开，96h 后将鱼转入清水中，24h 可恢复正常游动。访药引起青鳉的中毒症状为：处理后 4h 内出现侧身在水底游，死亡鱼鱼体发白，腹部朝上沉在水底，96h 后将鱼转入清水中，24h 可恢复正常游动。该药剂引起稀有鮈鲫的中毒症状为：鱼侧翻打转游动或静止，玻璃棒碰触尾部迅速游开，死亡鱼侧翻水底，鱼鳃发红，处理后 96h 将鱼转入清水中，48h 部分鱼可恢复正常游动。该药剂引起凤尾鲫的中毒症状为：处理后 96h，0.5mg/L 以下的各处理均无明显异常；0.8～1.0mg/L 处理，死鱼侧翻水底，未死者侧翻游或侧翻在水底静止，96h 后将鱼转入清水中，24h 后侧翻未死的鱼可恢复正常游动。氟吡菌胺对斑马鱼、青鳉、稀有鮈鲫和凤尾鲫的 LC_{50}（96h）分别为：1.49mg/L、0.56mg/L、0.35mg/L、1.04mg/L。根据 LC_{50}（96h）值的大小划分等级氟吡菌胺对斑马鱼和凤尾鲫急性毒性为中毒，对青鳉和稀有鮈鲫毒性为高毒。

（三）苯噻菌胺对 4 种鱼的急性毒性

苯噻菌胺引起斑马鱼、稀有鮈鲫和凤尾鲫 3 种鱼的中毒症状较为一致，处理后 96h 内均待在水底，静止不游。96h 后将鱼转入清水中，48h 内即可恢复正常游动，该药剂引起青鳉的中毒症状为处理后 96h 内，均在水面缓慢游动，死亡鱼侧身在水底，96h 后放入清水中，48h 有个别鱼死亡，其他可恢复正常游动。由试验可知苯噻菌胺对斑马鱼、稀有鮈鲫和凤尾鲫的 LC_{50}（96h）均大于 100mg/L，对青鳉的 LC_{50}（96h）为 88.23mg/L。根据 LC_{50}（96h）值的大小划分等级，苯噻菌胺对 4 种鱼的毒性均为低毒。

（四）嘧菌酯对 4 种鱼的急性毒性

嘧菌酯引起斑马鱼的中毒症状为：部分正常游动体色发黑，部分侧身沉底游，体色正常，96h 后将鱼转入清水中体色正常的全部死亡，体色发黑的不死，侧身游动，且 72h 可恢复正常游动，50mg/L 处理的存活鱼转入清水中，可恢复正常游动，60mg/L 处理的存活鱼转入清水中，96h 仍侧身游动不易恢复。该药剂引起青鳉的中毒症状为：处理后 4h 出现侧身打转游动，死鱼沉底，处理后 96h 将活鱼转入清水中，24h 内可恢复正常游动。该药剂引起稀有鮈鲫的中毒症状为：25mg/L 处理的个别体色发黑，侧身游动，50mg/L 处理的体色全部发黑，处理后 96h 将鱼转入清水中，25mg/L 处理的存活个体转入清水中，24h 可恢复正常体色且正常游动；50mg/L 处理的存活个体转入清水中，48h 可恢复正常体色；100mg/L 处理的存活体转入清水中 48h 体色没有恢复正常。该药剂引起凤尾鲫的中毒症状为：死鱼侧翻水底者可基本正常游动，96h 后将鱼转入清水中，短时间内即可恢复正常游动。

以上数据表明嘧菌酯对斑马鱼、青鳉、稀有鮈鲫和凤尾鲫的 LC_{50} 分别为：106.80mg/L、0.44mg/L、85.96mg/L、4.61mg/L，其对斑马鱼和稀有鮈鲫的急性毒性为低毒，对青鳉急性毒性为高毒，对凤尾鲫为中毒。

（五）醚菌酯对 4 种鱼的急性毒性

醚菌酯引起斑马鱼的中毒症状为：开始游动快，后侧翻水下，死亡鱼鱼肚发白沉在水底，处理 96h 后将鱼转入清水中，存活鱼短时间可恢复正常游动。该药剂引起青鳉的中毒症状为：存活鱼无异常，死鱼鱼体发白，沉在水底，96h 后将鱼转入清水中，48h 有部分死亡。该药剂引起稀有鮈鲫的中毒症状为：处理后 4h，0.45mg/L 处理的出现侧翻游动，96h 死鱼鱼肚发白沉底，存活鱼在水底静止，96h 后将鱼转入清水中，存活鱼短时间可恢复正常游动。该药剂引起凤尾鲫的中毒症状为：侧翻游或侧翻水底静止，96h 后将鱼转入清水中，0.6mg/L 处理的鱼，24h 可恢复正常；0.7m/L 处理的鱼，48h 也未恢复正常；0.8mg/L 处理的鱼，24h 后有死亡。

以上数据表明醚菌酯对斑马鱼、青鳉、稀有鮈鲫和凤尾鲫的 LC_{50}（96h）分别为 0.77mg/L、0.66mg/L、0.51mg/L、0.81mg/L。根据 LC_{50}（96h）值的大小划分等级，其对 4 种鱼急性毒性均为高毒。

表 6-7 为 5 种杀菌剂对鱼的急性毒性。

表 6-7　5 种杀菌剂对鱼的急性毒性

药剂	LC_{50}（96h）/（mg/L）							
	斑马鱼	级别	青鳉	级别	鮈鲫	级别	凤尾鲫	级别
氟醚菌酰胺	>100	低毒	35.25	低毒	>100	低毒	>100	低毒
氟吡菌胺	1.49	中毒	0.56	高毒	0.35	高毒	1.04	中毒
苯噻菌胺	>100	低毒	88.23	低毒	>100	低毒	>100	低毒
嘧菌酯	106.80	低毒	0.44	高毒	85.96	低毒	4.61	中毒
醚菌酯	0.77	高毒	0.66	高毒	0.51	高毒	0.81	高毒

注：资料来源于林珏的报道。

三、杀菌剂的慢性毒性问题

目前使用的杀菌剂大多数属于中、低毒类农药，但由于它们在食物和环境中的残留，长期接触可能产生慢性毒性危害或致突变、致癌、致畸作用，也可能干扰人类、家畜和野生动物体内正常内分泌系统功能，因此杀菌剂的安全性一直以来受到了广泛的重视，特别是需求量较大的品种如多菌灵、代森类、甲基硫菌灵、三唑酮、敌磺钠、腐霉利等，下面讨论几种常用杀菌剂的慢性毒性问题，以引起对杀菌剂毒性的重视。

（一）代森锰锌对实验动物的慢性毒性

代森锰锌（1,2-亚乙基双二硫代氨基甲酸锰和锌离子的配位络合物）是一种非内吸性1,2-亚乙基双二硫代氨基甲酸酯（EBDCs）类杀菌剂，近几十年来广泛用于谷物、蔬菜、果树等植物的病害防治。EBDCs在动物和人体内很快降解形成1,2-亚乙基硫脲（ETU）、乙二胺（EDA）等中间产物。Graham等报道了ETU可能有致畸、致癌作用。Swissalbino小鼠背部皮肤暴露于代森锰锌（100mg/kg，每周3次），31周后可观察到肿瘤形成，这些肿瘤多数是良性的。在对大鼠104周的致癌研究中，SD大鼠食用含代森锰锌的饲料可引起恶性肿瘤总数、乳腺恶性肿瘤、肝癌、胰腺恶性肿瘤、甲状腺恶性肿瘤、头骨骨肉瘤的增多，表明代森锰锌是一种多器官致癌物质。Swissalbino小鼠在妊娠14d接触代森锰锌，其子代与怀孕期间不接触代森锰锌的小鼠的子代相比，用促癌剂TPA处理后出现显著高的肿瘤发生率，表明代森锰锌或它的代谢产物能通过胎盘屏障对胚胎细胞产生DNA损伤作用。使用体外培养人外周血淋巴细胞研究代森锰锌的细胞毒性和致突变作用，结果表明在缺乏S-9混合液时代森锰锌可抑制淋巴细胞非常规DNA合成，呈现剂量依赖关系，而在加入S-9混合液时，代森锰锌未显示出致突变作用。在鼠伤寒沙门菌突变试验中代森锰锌加入TA97a菌株可引起回复突变数量增加，呈现剂量反应关系。动物致畸实验发现，Crl：CD大鼠从妊娠第6天至15天吸入代森锰锌，当浓度为$500mg/m^3$以上时，母体毒性表现为显著的体重下降、后肢瘫痪、虚弱等，而当浓度为$55mg/m^3$以上时，即开始出现胚胎毒性，如吸收胎数的显著增加、外部出血等，表明代森锰锌有生殖毒性作用，但无致畸作用。

（二）敌磺钠对实验动物的慢性毒性

敌磺钠是一种内吸性氨基磺酸类杀菌剂，主要用作种子处理和土壤处理，以防治小麦腥黑穗，粟粒黑粉，糜子黑穗，马铃薯环腐，棉苗猝倒、立枯、炭疽等病害。敌磺钠在鼠伤寒沙门菌突变试验中显示致突变作用，并可引起作物染色体畸形。但敌磺钠在果蝇隐性实验中并未引起隐性突变，可能与果蝇体内存在的药物代谢酶将敌磺钠转化为其他非致突变物质有关。

（三）多菌灵对实验动物的慢性毒性

多菌灵是一种广谱、高效、低毒内吸性苯并咪唑类杀菌剂，主要用于防治麦类赤霉病、水稻纹枯病、棉苗立枯病及甘薯黄斑病。它在哺乳动物胃内能发生亚硝化反应，形成亚硝基化合物。多菌灵能抑制真菌微管功能，从而阻止细胞分裂时染色体的分离，但多菌灵无致突变作用。多菌灵是苯菌灵的一种代谢产物，可引起大鼠、小鼠、仓鼠睾丸和附睾损害。有报道鸟类短期接触多菌灵可引起睾丸重量下降和形态学变化。SD大鼠食用多菌灵可引起睾丸重量下降、精子数量减少、精液浓度降低，但这些生殖毒性能被雄激素受体拮抗剂氟他胺阻止，雄性和雌性大鼠在交配前接触多菌灵可引起雌性下代表现出雄激素特性的发育毒性，包括子宫角的不完全发育、没有阴道，表明多菌灵的毒性可能与雄激素和雄激素受体依赖机制有关。

（四）苯菌灵对实验动物的慢性毒性

苯菌灵是一种高效广谱内吸性苯并咪唑类杀菌剂。它能抑制真菌微管功能，从而阻止细胞分裂时染色体的分离，但苯菌灵无致突变作用。成年雄性 Wistar 大鼠连续食用含苯菌灵的饲料 70d 后，最高剂量组（含 200mg/L 苯菌灵）大鼠精子数量明显降低，所有处理组相对睾丸重量和雄性生育指数明显降低，但血浆睾酮、LH、FSH 水平没有明显改变，也不改变交配行为，而且苯菌灵诱导的睾丸功能改变是可逆的。大鼠孕期接触苯菌灵可引起子代大脑和身体组织畸形，蛋白质缺乏饮食能增加畸形发生和加重畸形的严重程度。

（五）甲基硫菌灵对实验动物的慢性毒性

甲基硫菌灵不属于苯并咪唑类化合物，而是一种内吸性硫脲基甲酸酯类杀菌剂，但在植物体内能迅速代谢为多菌灵，起到杀菌作用。目前没有甲基硫菌灵具有致突变和致癌作用的报道，但它的代谢产物为多菌灵和乙烯双硫代氨基甲酸酯，后者又能代谢为乙烯硫脲，对甲状腺有致癌作用。标准毒理学试验并未显示甲基硫菌灵能引起睾丸毒性和胚胎毒性。

（六）三唑酮对实验动物的慢性毒性

三唑酮是一种广谱内吸性三唑类杀菌剂，能防治谷物、蔬菜、果树等作物的白粉病和锈病。美国环保署发现三唑酮可引起动物甲状腺肿瘤，并具有致突变作用，但三唑酮不影响甲状腺-垂体功能。

体外胚胎培养试验和体内试验都证实三唑酮具有致畸作用。怀孕 CD-1 小鼠食用三唑酮后可观察到颅面畸形、轴向骨骼畸形以及上颚异位软骨等。

（七）乙烯菌核利对实验动物的慢性毒性

乙烯菌核利是一种内吸性有机杂环类杀菌剂，能防治谷物、蔬菜、果树等作物的核盘菌病害、灰霉病、菌核病等。Hrelia 等报道乙烯菌核利未引起体外人外周血淋巴细胞染色体畸变的增加，但在小鼠骨髓细胞微核试验中可引起骨髓红细胞微核的增多，呈现剂量反应关系。

动物实验发现子代雄鼠在出生前后（从妊娠第 14 天到出生后第 3 天）接触乙烯菌核利引起肛门生殖器距离缩短，乳头发育显著，尿道下裂，观察更长时间可看到许多生殖畸形如异位睾丸、睾丸鞘囊、附睾肉芽肿等，乙烯菌核利在子代雌鼠出生前后暴露却没有引起任何雌激素样改变，表明乙烯菌核利具有抗雄激素作用。其分子机制已基本阐明，乙烯菌核利在体内被水解为两种开环代谢产物 ML 和 M2，ML、M2 能与雄激素竞争雄激素受体（AR）结合，并通过阻止雄激素诱导 AR 结合到 DNA 的雄激素反应元件上，从而抑制 AR 介导的转录活化，表现出抗雄激素作用。

（八）腐霉利对实验动物的慢性毒性

腐霉利是一种内吸性有机杂环类杀菌剂，能防治谷物、蔬菜、果树等作物的核盘菌病害、灰霉病、菌核病、茎腐病、褐腐病等。体外试验腐霉利在一定浓度下能抑制雄激素与转染到 COS 细胞的人 AR 结合，腐霉利作为雄激素拮抗剂在一定浓度下能抑制 CV-1 细胞内（已转染人 AR 和 MMTV-荧光素酶报告基因）双氢睾酮诱导的转录活化。体内试验，妊娠和哺乳期暴露腐霉利可引起雄性后代生殖发育改变，包括肛门生殖器距离缩短，永久性乳头，一些雄激素依赖组织重量降低（如前列腺、精囊、Cowper's 腺和阴茎龟头）和畸形（尿道下裂、阴茎裂隙、肾盂积水、附睾肉芽肿、异位睾丸和隐睾等）。另外产期暴露腐霉利能引起雄鼠前列腺和精囊组织学变化，包括纤维化、细胞浸润和上皮增生。体内和体外实验证实了它也是一种抗雄激素。

四、杀菌剂对土壤有益微生物的影响

（一）对土壤微生物群落的影响

人们在考虑重金属毒性时，大多只注意到对植物生长和产量影响及其进入农产品或饲料中的数量，但除此之外，不仅应关心要获取一定产量水平的合乎卫生的农产品，而且还应关心土壤的未来命运和土壤肥力，必须考虑其对微生物的影响。

硫酸铜、波尔多液等保护性杀菌剂中的有效成分 Cu^{2+} 能吸附在病菌孢子的表面，破坏细胞原生质膜的渗透性，使细胞中的水分或其他物质流出或使外界水分大量渗透进入细胞，使细胞膨胀而死亡；铜离子也可进入病菌细胞内，与蛋白质发生作用，使蛋白质及酶凝固变性，细胞死亡，正因如此，土壤中的有益微生物平衡。

一种假设认为，土壤中微生物原来是互相抑制的，加入杀菌剂后，受抑制的生物被杀死，幸存的生物繁殖更快，严重影响土壤生态平衡。很多学者通过研究发现土壤中对铜污染最敏感的是固氮菌、硝化菌和纤维分解菌。纯培养试验表明，铜对较敏感的大芽孢杆菌和枯草芽孢杆菌均有明显抑制作用，当 Cu^{2+} 为 100mg/kg 时，枯草芽孢杆菌不能存活。已有研究表明，受重金属（含铜）污染的地段上微生物生物量和 ATP 浓度均低于施用厩肥的地段。

（二）对生物过程的影响

过量含铜杀菌剂进入土中，通过对土壤微生物的抑制，阻碍或减缓了有机质的降解和有机质的矿化。当土壤中铜的浓度提高时,腐殖质中的活性级分(富里酸)的比例增大,水解性酸度提高,交换性阳离子量减少。

采用呼吸强度(CO_2 释放量)可以说明有机质分解和土壤生物呼吸的强度。大多数的实验表明,铜对 CO_2 释放量的影响从强烈到减弱至恢复,这也是毒物选择的结果,使土中的适应微生物种生存壮大,而淘汰较敏感的微生物种。

杀菌剂往往是强的硝化作用抑制剂,而施用铜类杀菌剂通常可导致土壤中氨态氮的增加。

(三)对土壤酶的影响

目前,已知的土壤酶有 40 多种,铜对土壤酶的抑制有两方面作用,首先是直接作用,使得酶的活性基团、空间结构等受到破坏,单位土壤中酶的活性下降,其次是通过抑制微生物的生长、繁殖,减少体内酶的合成和分泌,最终使单位土壤中酶活性降低。

铜对脲酶的抑制最强,其次是芳基硫酸酶,而对磷酸酶观察不到。吴家燕等研究了重金属在中性紫色土(CuSO_4)中对根系酶活性的影响,发现 Cu 对脱氢酶有抑制作用,而对过氧化物酶有刺激作用,在不同的浓度下,出现几个抗性活性峰。出现抗性的原因,卢西亚(意大利)认为"细菌抗性来自其基因的自发性突变"。不同的浓度范围会有不同的受有毒物质诱变而生存下来的微生物,因而会出现若干抗性峰。沈桂琴也发现铜对脲酶、碱性磷酸酶、蛋白酶三种酶有抑制作用,且顺序为脲酶>碱性磷酸酶>蛋白酶。另外,铜对氧化酶和核糖核酸酶也抑制,铜与有机物形成的有机络合物能透过细胞膜,破坏细胞组织。

杀菌剂往往对固氮作用产生不利影响。低浓度铜刺激固氮酶,增大至一定范围,又会抑制,原因也是选择了一批适应能力强的固氮菌,这些菌可产生固氮酶,并且只有在土壤浸汁的丰富营养下才会出现,而在营养较瘠薄的矿物盐蔗糖培养基中这些已产生突变的固氮菌,不再繁殖。

(四)铜类杀菌剂对环境的安全性

铜类杀菌剂的大量使用造成土壤中 Cu 含量不断增加,且进入土壤的外源铜有效态的比例远远大于未污染土壤中铜有效态的比例。据报道,美国佛罗里达州柑橘园中,杀菌剂叶面喷施引起了 Cu 每年 $9kg/hm^2$ 的增加量;法国部分果园,由于长期施用含铜农药,表土中的含量达 $850mg/kg$,其中有 25% 是可被植物吸收的土壤有效态铜。果园长期施用波尔多液使英国某苹果园土壤含铜达 $1500mg/kg$,法国某葡萄园土壤含铜达 $1280mg/kg$,苏联列宁农场的某些果园中,土壤表层($0\sim25\sim40cm$)中的铜总含量明显增加。我国使用铜作杀菌剂,铜富集已很严重。铜制剂农药不同于其他有机类农药,它在环境中不降解,一旦进入土壤,即产生不可逆的污染。

第三节　主要除草剂的环境毒性与危害

一、除草剂的环境毒性

（一）对土壤生物的毒性

除草剂对土壤中的微生物、动物和土壤酶都有影响。如敌草隆的降解产物对亚硝酸细菌和硝酸细菌有抑制作用；苯氧羧酸类除草剂可通过影响寄主植物而抑制共生固氮菌的生长和活动；2,4-D和甲基氯苯氧乙酸对土壤中蓝细菌的光合作用有毒性作用；莠去津能杀死水中的节肢动物。除草剂对土壤微生物的抑制作用一般是在高浓度情况下发生，而低浓度下影响则不大，而且对土壤微生物活性也不会产生长期的有害影响。土壤中积累了大量的酶，凡是能影响土壤微生物和植物的污染物必然会影响土壤酶。但实验证明，施用正常剂量的除草剂对土壤生化活性影响不严重。土壤酶活可能被抑制或增强，但影响是暂时的，以后能恢复到原来的水平。

（二）土壤残留对植物的毒性效应

抑制植物的光合作用是大部分除草剂的作用机制，但每种除草剂抑制的靶标不同，而且抑制的程度也不同。除草剂的浓度对光合作用也有较大的影响，高浓度的烯禾啶强烈抑制大豆叶片的光合作用。除草剂异噁唑草酮（isoxaflutole）水解后的衍生物能引起敏感植物的叶片脱绿而影响光合作用。2,4-D能以多种方式影响细胞分裂，低浓度时能够强烈促进细胞生长，当浓度超过一定限度之后其促进作用下降，并转而强列抑制细胞伸长。除草剂对植物吸收的影响主要表现在破坏植物的根系，使其难以吸收，以及对不同元素的吸收表现出选择性。如用含有高浓度的莠去津和乙草胺的河水灌溉水稻，在水稻苗期会发生根由白变黑，不生新根，接着腐烂的毒害现象。除草剂对植物的生长发育及生理生化过程均有一定的影响，主要表现在能抑制种子的萌发和根、茎的伸长；改变种子萌发的几种酶的活性，以及种子萌发时根间细胞有丝分裂频率的变化。

除草剂在土壤中的残留，对后茬敏感作物产生药害，严重影响作物生长和发育。王静采用土壤混药法，测定了20种常用除草剂土壤残留对烟草作物的影响，发现一些长效除草剂，如二氯喹啉酸、2甲4氯钠和某些含磺酰脲类除草剂的混剂，移栽15天后，烟草出现不同程度的药害症状。有的严重抑制叶的生长，药后15天，50%二氯喹啉酸对烟草生长有严重的影响，叶宽抑制率在60%以上，致害级别达到Ⅲ级；30％丁·苄可湿性粉剂、13％ 2 甲 4 氯钠对烟草生长的影响也较大，叶宽抑制率均在 40％～60％，致害级别为Ⅱ级；18％乙·苄·甲可湿性粉剂、50％苯噻酰·苄可湿性粉剂、25％异丙甲草胺粉剂等 11 种药剂对烟草的生长也都有一定的影响，叶宽抑制率在 20％～40％，致害级别为Ⅰ级；其他 18.5％苄·异丙辛可湿性粉剂、72％异丙甲草胺乳油、20％百草枯水剂等 6 种药剂对烟草的生长基本无影响，叶宽抑制率均在 20％以下，致害级别为 0 级。药后 30 天，50％二氯喹啉酸可湿性粉剂对烟草的生长影响仍很大，叶宽抑制率仍在 60％以上，致害级别达到Ⅲ级；30％丁·苄可湿性粉剂、90％乙草胺乳油、13％ 2 甲 4 氯钠水剂对烟草生长的影响较大，叶宽抑制率均在 40％～60％，致害级别为Ⅱ级；18％乙·苄·甲可湿性粉剂、50％苯噻酰·苄可湿性粉、25％异丙甲草胺粉剂等 12 种药剂对烟草的生长有一定的影响，叶宽抑制率在 20％～40％，致害级别为Ⅰ级；18.5％苄·异丙辛可湿性粉剂、72％异丙甲草胺乳油、20％百草枯水剂等药剂对烟草的生长基本无影响，叶宽抑制率均在 20％以下，致害级别为 0 级（表 6-8）。

表 6-8　二氯喹啉酸等 20 种除草剂盆栽土壤处理对烟草生长的影响

农药品种名称	亩施用量/g	药后 15 天		药后 30 天	
		叶宽抑制率/％	药害级别	叶宽抑制率/％	药害级别
50％二氯喹啉酸	15	＞60	＋＋＋	＞60	＋＋＋
可湿性粉剂	7.5	＞60	＋＋＋	＞60	＋＋＋
18％乙·苄·甲可	3.6	20～25	＋	25～30	＋
湿性粉剂	1.8	15～20	0	20～25	＋
30％丁·苄可	30	40～45	＋＋	45～50	＋＋
湿性粉剂	15	35～40	＋	40～45	＋＋
18.5％苄·异丙辛	5.6	10	0	10	0
可湿性粉剂	2.8	5	0	5	0
50％苯噻酰·苄	25	30～35	＋	35～40	＋
可湿性粉剂	12.5	25～30	＋	30～35	＋
25％异丙甲	6.5	25～30	＋	30～35	＋
草胺粉剂	3.3	20～25	＋	25～30	＋
90％乙草胺乳油	54	35～40	＋	40～45	＋＋
	27	30～35	＋	35～40	＋
13％ 2 甲 4 氯钠水剂	13	55～60	＋＋	60～65	＋＋
	6.5	50～55	＋＋	55～60	＋＋
50％丁草胺乳油	50	20～25	＋	25～30	＋
	25	15～20	0	20～25	＋
72％异丙甲草胺乳油	72	5	0	10	0
	36	0	0	5	0
41％草甘	82	20～25	＋	25～30	＋
膦水剂	41	15～20	0	20～25	＋

农药品种名称	亩施用量/g	药后 15 天		药后 30 天	
		叶宽抑制率/%	药害级别	叶宽抑制率/%	药害级别
10%草甘膦水剂	80	25～30	＋	30～35	＋
	40	20～25	＋	25～30	＋
20%百草枯水剂	20	10	0	15	0
	10	5	0	10	0
70%吡·单	28	5	0	10	0
可湿性粉剂	14	0	0	5	0
74.7%草甘膦	74.7	15～20	0	20～25	＋
水溶性粒剂	37.4	10～15	0	15～20	0
53%苯噻酰·苄	15.9	30～35	＋	35～40	＋
可湿性粉剂	8.0	25～30	＋	30～35	＋
30%苄·丁	18	25～30	＋	30～35	＋
可湿性粉剂	9	20～25	＋	25～30	＋
25%苄·丁	20	20～25	＋	25～30	＋
细粒剂	10	15～20	0	20～25	＋
35%苄·丁	21	15～20	0	20～25	＋
可湿性粉剂	10.5	10～15	0	15～20	0
35%丁·苄	21	30～35	＋	35～40	＋
可湿性粉剂	10.5	25～30	＋	30～35	＋

注：药害分级包括以下几种。

0（0 级）：叶宽抑制率在 20%以下，表示该药剂对烟草基本上无致畸药害。

＋（Ⅰ级）：叶宽抑制率在 20%～40%。

＋＋（Ⅱ级）：叶宽抑制率均在 40%～60%。

＋＋＋（Ⅲ级）：叶宽抑制率＞60%。

二、除草剂对人、畜的毒性

（一）百草枯除草剂毒性

急性中毒：百草枯是一种高效能的非选择性接触型除草剂，对人畜具有很强毒性，误服或自服可引起急性中毒，已成为农药中毒致死事件的常见病因。成人致死量为 20%水溶液 5～15mL（20～40mg/kg）。百草枯经消化道、皮肤和呼吸道吸收，毒性累及全身多个脏器，严重时可导致多器官功能障碍综合征（MODS），肺是主要靶器官，可导致"百草枯肺"，早期表现为急性肺损伤（ALI）或急性呼吸窘迫综合征（ARDS），后期出现肺泡内和肺间质纤维化，是百草枯中毒致死的主要原因，病死率高达 50%～70%。

百草枯已被 20 多个国家禁止或者严格限制使用。我国自 2014 年 7 月 1 日起，撤销百草枯水剂登记和生产许可、停止生产，但保留母药生产企业水剂出口境外登记、允许专供出口生产；2016 年 7 月 1 日停止水剂在国内销售和使用；2020 年 9 月 26 日起，禁止中等毒性除草剂百草枯在国内销售、使用。

中毒机制：百草枯中毒主要通过氧化应激、炎症反应、DNA 和线粒体损伤导致细胞凋亡、影响细胞信号转导等途径对机体造成不可逆损伤。

（1）氧化应激　百草枯进入细胞后，参与了一系列氧化还原反应。在这个过程中，百草枯消耗了细胞内包括烟酰胺腺嘌呤二核苷磷酸（NADPH）及细胞色素 P450 还原酶在内的多种酶，导致超氧阴离子和过氧化氢水平升高，并通过歧化过氧化氢生成羟自由基，诱导脂质过氧化反应等一系列连锁反应，引起细胞膜结构和功能改变。

（2）炎症反应所致损伤　百草枯吸收入体后，以巨噬细胞为主的效应细胞释放大量炎性因子，包括 TNF-α、IL、IFN-γ、磷脂酶 A2（PLA2）等。炎性介质、趋化因子等使中性粒细胞、单核巨噬细胞等在组织内聚集、浸润、活化，进一步释放氧自由基、蛋白水解酶等加重组织损伤。

（3）DNA 及线粒体损伤导致细胞凋亡　百草枯能直接导致 DNA 严重损伤，细胞立即死亡；若损伤相对较轻，但机体不能修复，便可诱导细胞凋亡。用人肺上皮样细胞系 L132 进行体外实验，发现百草枯可导致 DNA 结构破坏，阻止细胞从 G_1 期进入 S 期。此外，百草枯还可诱导线粒体内膜脂质过氧化反应，造成线粒体功能障碍，并能诱导体外培养的人肺 A549 细胞肌动蛋白骨架不可逆性破坏，使线粒体内膜通透性改变，线粒体内膜异常去极化，解耦联和基质肿胀，造成细胞凋亡。

（4）对细胞信号转导通路的影响　丝裂原活化蛋白激酶（MAPKs）通路可通过转导细胞外信号引起细胞凋亡、分化、增殖等一系列效应。

发现正常大鼠肺组织仅有少量磷酸化 p38MAPK 表达，但百草枯中毒鼠肺组织内，磷酸化 p38MAPK 活性明显增强，且支气管肺泡灌洗液中炎性细胞及 TNF-α、IL-6 增高，而抑制 MAPKs 通路后，肺组织损害减轻，提示 MAPKs 通路参与了百草枯中毒性肺损伤的发生。

核因子 κB（NF-κB）通路参与多种炎性疾病的发生、发展，其表达异常与肺损伤、肺间质纤维化密切相关。NF-κB 作为氧化应激敏感型转录因子，可被百草枯诱导产生的大量活性氧簇激活。一方面，NF-κB 活化后可使宿主炎性细胞因子基因转录增加，并启动其他细胞合成 IL-6、IL-8 等因子，放大炎症反应；另一方面，NF-κB 对诱导型一氧化氮合酶、黏附因子、生长因子及其他转录调节因子的基因转录均有调控作用，而这些因素与百草枯中毒性肺损伤有关。

（二）二氯喹啉酸环境毒性

二氯喹啉酸（quinclorac，3,7-二氯-8-喹啉羧酸），是稻田除草剂，该药具有用量少、残效期长、对稗草有特效、施用适期宽等优点。由于一些用户对二氯喹啉酸的除草特性等缺乏足够的认识，盲目应用和扩大剂量，从而导致作物发生药害，特别是土壤中残留的二氯喹啉酸对后茬轮作作物烟草、蚕豆、苜蓿、小麦等造成一定毒害。充分认识二氯喹啉酸除草剂残留、毒理等方面知识，对于指导二氯喹啉酸的安全合理使用有所裨益。

1. 除草与残留毒性机理

二氯喹啉酸是一种激素型除草剂，作用靶标为植物体内的合成激素，通过干扰植物激素调节的酶的活性，使生物体生长、代谢不能正常进行，出现叶子变小、扭曲、颜色加深、生物量减少，严重者枯萎坏死，直至整株死亡而达到除草的目的。二氯喹啉酸是一种细胞壁生物合成抑制剂，玉米、水稻等植物经 $10\mu mol/L$ 二氯喹啉酸处理 6h 内，植物细胞壁生物合成明显受到抑制，认为二氯喹啉酸的残留毒性与其刺激植物乙烯生物合成密切相关，细胞壁生物合成受到抑制是因为产生的乙烯抑制了细胞壁合酶活性，二氯喹啉酸刺激 ACC 合酶生成乙烯过程中所产生的一种副产品氰化物（HCN）是导致敏感作物表现残毒的首要原因。

2. 有关二氯喹啉酸环境毒理

二氯喹啉酸施用后 10 个月内，除水稻外不能种任何作物，12 个月之内不能种茄子、烟草，2 年内不能种番茄、胡萝卜。此外，胡萝卜、芹菜、香菜等伞形花科作物对二氯喹啉酸非常敏感，不可用施过二氯喹啉酸的稻田的水浇灌上述作物。关于二氯喹啉酸的毒理方面的研究，主要集中在对作物的不良影响，特别是轮作、后茬作物，如蚕豆、苜蓿、小麦、人参、棉花、烟草等经二氯喹啉酸处理后，作物多种胞内酶被抑制，最敏感的酶有硝酸盐还原酶（nitrate reductase），细胞色素氧化酶（cytochrome oxidase），核酮糖-1,5-双磷酸羧化酶（ribulose-1,5-biphosphate carboxylase）。在盆栽水稻上用二氯喹啉酸进行土壤或茎叶处理后 5d、10d、15d 水稻的伤流量均比对照低，20d 后则比对照高，水稻叶鞘内游离氨基酸含量均比对照有所增加，而蔗糖含量则均比对照减少，说明二氯喹啉酸对水稻生理生化指标有一定的影响。

（三）莠去津的环境毒理

莠去津，又名阿特拉津（atrazine），化学名称为 2-氯-4-乙胺基-6-异丙胺基-1,3,5-三嗪。莠去津是选择性内吸传导型苗前、苗后除草剂。适用于玉米、高粱、甘蔗、茶园、果园和林地及铁路等防除一年生禾本科杂草和阔叶杂草，对多年生杂草也有一定的抑制作用。但通常防除双子叶杂草的效果比禾本科杂草好。

莠去津使用的主要环境问题是其在土壤中的残留期长，容易对某些后茬敏感的作物，如小麦、大豆、水稻等产生药害。该药具有土壤淋溶性，易被雨水、灌溉水淋溶至较深层土，或是随地表径流进入河流、湖泊，对地下水和地表水造成污染。

1. 急性毒性和遗传毒性

按农药毒性分级标准，莠去津属低毒除草剂，大白鼠急性经口毒性 LD_{50} 为 3080mg/kg，小白鼠急性经口毒性 LD_{50} 为 1750mg/kg。对鹌鹑、野鸭的 LD_{50} 分别为 5760mg/kg（5d）和 19560mg/kg（7d）。

对于莠去津的遗传毒性，有人通过 Ames 试验、精子畸形试验、骨髓微核实验对莠去津的致突变性进行研究。结果发现莠去津在一定剂量下对小鼠生殖细胞可能存在遗传损伤，干扰精子的正常生成和成熟；但微核实验和 Ames 试验结果均为阴性。莠去津在最高浓度时，也不会导致姐妹染色体单体交换，染色体突变和小鼠骨髓中微核数目的减少。但也有研究表明，$3\mu g/L$ 的莠去津可使仓鼠染色体断裂。有人研究发现莠去津等三氮苯类除草剂能使人体内 CYP19 酶的活性升高，干扰人体内分泌平衡。但是否莠去津真能危害人体，尚需进一步研究、确认。

2. 莠去津的环境生态效应

莠去津对生活在水中的动物毒性极大，当浓度达到 $3\mu g/kg$ 时，可杀死水中的节肢动物。莠去津进入水体后，充分表现出其对水生植物的活性。这样由于其直接毒性作用和对食物链的深刻破坏而对所有的水生生物生存造成不良的影响。另外，莠去津能有效抑制植物和藻类的光合作用和生长，当莠去津的浓度达 $15\mu mol/L$ 时小球藻的生长立即受到抑制。地球上 90% 的光合作用是由藻类植物完成的，藻类植物受到危害会引起食物链的改变，以致影响整个生态系统。

此外，生物浓缩因子（BCFs）资料表明，莠去津很难产生生物浓缩，食物链的放大也可以忽略，据报道的 BCFs 值看，软体动物、水蛭、枝角目动物和鱼类不通过食物链在莠去津的暴露下产生积累。

3. 莠去津的生物降解

（1）土壤微生物降解　20 世纪 60 年代以来，许多国家均致力于寻找高效降解莠去津的微生物。到目前为止，已从诺卡氏菌属（*Nocardia* sp.）、红球菌属（*Rhodococcus* sp.）、不动杆菌属（*Acinetobacter* sp.）、土壤杆菌属（*Agrobacterium* sp.）、假单胞菌属（*Pseudomonas* sp.）、根瘤细菌属（*Rhizobium* sp.）以及一些真菌菌属、藻类等微生物中分离到降解莠去津的微生物，且找到了能彻底降解莠去津的单菌株 ADP。近几年国内也开始了莠去津的生物降解研究报道。

自 20 世纪 90 年代中期，莠去津的生物降解机理研究获得了迅速的发展。现已证明，假单胞菌 ADP 降解莠去津的前三步需要三种酶：莠去津氯水解酶（AtzA），羟基莠去津乙氨基水解酶（AtzB）和 N-异丙基氰尿酸酰胺异丙基氨基水解酶（AtzC）；并且已克隆到编码这三种酶的基因片段。有人通过对 Atr⁺ 和 Atr⁻ 菌株的质粒分析，细菌杂交试验和质粒结合转移试验，证明 *atzA*、*atzB* 或 *atzC* 基因可能位于 96kb 的接合性质粒上，且研究表明，莠去津降解基因位于接合性质粒上是一种普遍的现象。应用 PCR 扩增技术，以假单胞菌 ADP 菌株的 *atzA*、*atzB*、

$atzC$ 基因的两端序列为引物，以另外几种降解莠去津的细菌的 DNA 为模板，合成出了与 $atzA$、$atzB$ 和 $atzC$ 基因同源的 DNA 序列。DNA 序列分析结果表明，来自不同菌株的 $atzB$ 基因序列完全相同，而这些菌株的 $atzA$ 基因的同源性为 $99\% \sim 99.3\%$，$atzC$ 基因的同源性为 $99.8\% \sim 100\%$，这表明莠去津降解基因是高度保守的。有人发现红球菌 NI86/21 中的细胞色素 P450 系统在莠去津的降解过程中起着重要的作用，并认为 NI86/21 的基因 $thcB$ 编码细胞色素 P450 酶（图 6-1）。

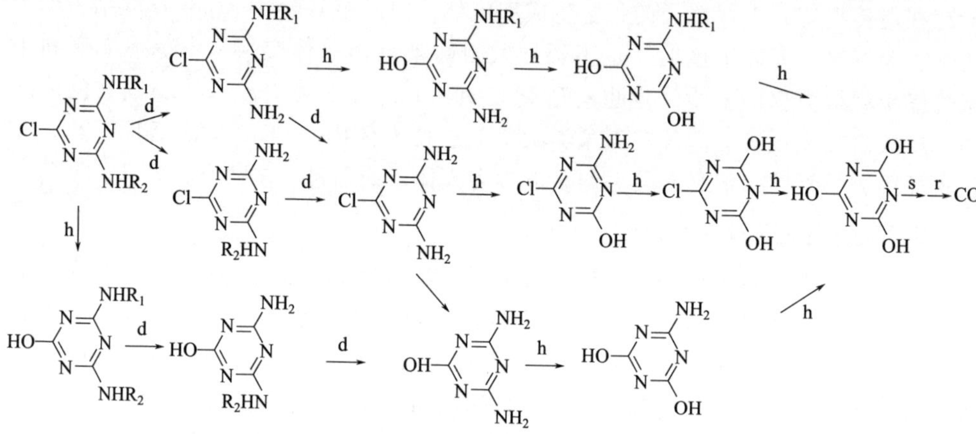

图 6-1　莠去津的降解途径及降解产物

h—表示水解反应；d—表示脱烷基反应

（引自刘爱菊等）

（2）动植物体内的代谢　现在已证明，莠去津在动植物体内的基本分解反应是和谷胱甘肽生成可溶于水的结合体，同时还发生脱 N-烷基反应。但不同的是，在动物体内其最终分解的基本产物为巯基尿酸，且很难发生水解反应，其三氮环也不会开裂；而在植物体内，莠去津羟基化水解代谢则是植物获得选择性的主要解毒机制之一。莠去津在动植物体内的代谢途径如图 6-2 所示。

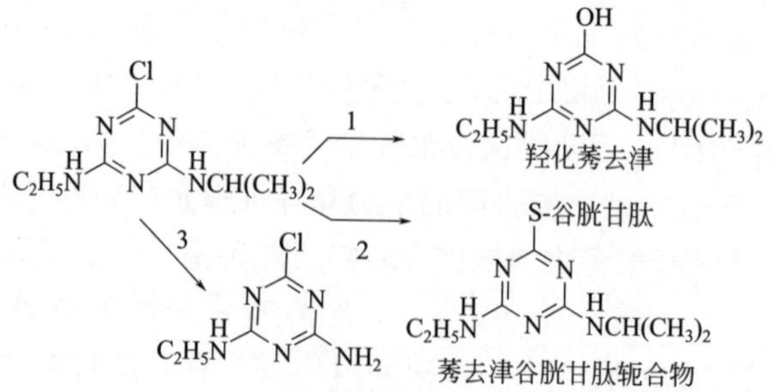

图 6-2　莠去津在植物（玉米）体内的代谢途径

1—莠去津的羟基化反应；2—莠去津与谷胱甘肽的结合反应；3—莠去津的脱烷基反应

（3）在环境中的化学降解 莠去津在土壤和水体中分解既有化学降解过程，也有微生物降解过程。这里主要论述其化学降解：主要包括光解和水解。莠去津在水中的光解发生在波长小于300nm的紫外线照射时，且在波长为260nm时转化的速度最快。其主要产物是2-羟基莠去津。在水中莠去津的化学水解较生物降解强烈，可通过2位碳的水解、4位碳的N-脱烷基化和开环而发生。在土壤中，土壤腐殖质、黏土矿物可催化莠去津的化学水解形成2-羟基莠去津，另外，pH对莠去津的水解过程有着强烈的影响。叶常明等证明酸性和碱性土壤均可促进莠去津在土壤中的光解作用。

由于莠去津的广泛应用，现已对生态环境造成不同程度的破坏和污染。各国根据本国的实际情况，对莠去津在食品、作物、饮用水等中的残留限量作了相应的规定。如美国的《联邦法规书》中规定莠去津在脂肪、肉类及肉类副产品中的最高残留限量为0.02mg/kg。加拿大饮用水水质标准中规定莠去津及其代谢物的历史最大接受浓度为0.005mg/L。欧盟已将莠去津作为饮水检测指标之一，规定其含量不得超过0.1μg/L。

第四节 土壤熏蒸剂的环境毒性与危害

土壤熏蒸剂是指施用于土壤中，可以产生具有杀虫、杀菌或除草等作用的气体，从而在人为的密闭空间中防止土传病、虫、草等危害的一类农药。熏蒸剂分子量小，降解快，无残留风险，对食品安全。采用熏蒸剂进行土壤消毒是综合防治技术体系的一部分，广泛应用在果树、草莓、草坪、蔬菜、观赏植物栽植上。溴甲烷（methyl bromide）是效果最好的熏蒸剂，可有效防治多种杂草、地下害虫、土传病原线虫、真菌及细菌，但由于其破坏臭氧层，被《蒙特利尔议定书》列为受控物质，我国已在2015年禁止溴甲烷在农业生产上的使用（必要用途豁免除外）。随着溴甲烷的淘汰，世界各国加大了替代熏蒸剂的研发，如美国是世界上溴甲烷使用量最大的国家，为了淘汰溴甲烷，美国政府斥巨资对溴甲烷的替代品效果、环境安全性等进行了评价。目前国际上已经登记使用的土壤熏蒸剂有碘甲烷（methyl iodide）、氯化苦（chloropicrin）、1,3-二氯丙烯（1,3-dichloropropene，1,3-D）、二甲基二硫（dimethyl disulfide，DMDS）、硫酰氟（sulfuryl fluoride）、异硫氰酸丙烯酯（allyl isothiocyanate，AITC）、异硫氰酸甲酯（methyl isothiocyanate，MITC）及其产生前体棉隆（dazomet）及威百亩（metham sodium），在中国已登记的品种有氯化苦、棉隆、威百亩及硫酰氟。

现将氯化苦对环境生物的急性毒性介绍如下。

1. 对斜生栅列藻（*Scenedesmus obliquus*）的毒性

毒性试验共设 5.00mg/L、2.50mg/L、1.25mg/L、0.625mg/L、0.313mg/L 和 0.156mg/L 6 个试验质量浓度，同时设不加药处理为对照。在无菌条件下于 250mL 三角瓶中分别加入 10 倍浓度的"水生 4 号培养基"10mL，无菌水 70mL，浓度为 106 个/mL 的斜生栅列藻悬浮液 10mL，10 倍浓度的供试药液 10mL。摇匀后放入人工气候箱（温度 25.0～27.0℃；光强 4000lx，连续光照）中静止培养，每天定时人工摇动 3 次。对照组和处理组均设 3 个重复，每瓶为一重复。定期观察对照组和处理组藻类的异常现象，并在显微镜下用血球计数板统计藻类细胞数。数据采用生物量比较法进行分析和计算。

生物量的比较：处理组藻类生物量抑制率（B），按下式计算：

$$B = (N_{对照} - N_{处理})/(N_{对照})$$

式中，$N_{对照}$ 和 $N_{处理}$ 分别为空白对照组和处理组藻类细胞数，个/mL。

根据试验药液浓度和各组斜生栅列藻的受抑制情况，应用 DPS 统计分析软件将药剂浓度对数与对应抑制率（B）的概率值作直线回归分析，求出其 EC_{50} 值和 95% 置信区间。

用氯化苦处理斜生栅列藻后 96h 内未见异常现象。从表 6-9 中结果可以看出，氯化苦对斜生栅列藻的 EC_{50} 值（96h）为 0.497mg/L，远高于欧盟评价报告草案中氯化苦对羊角月牙藻的 EC_{50} 值（72h，0.11μg/L），这可能与藻类对其的敏感性不同有关。由于目前国内外尚未正式颁布农药对藻类的毒性等级划分标准，根据蔡道基建议的农药对藻类的毒性等级划分标准（高毒：$EC_{50} \leqslant 0.3$mg/L。中毒：0.3mg/L < $EC_{50} \leqslant 3.0$mg/L。低毒：$EC_{50} > 3.0$mg/L），氯化苦对斜生栅列藻的急性毒性等级应为中毒。由于目前尚无氯化苦在水中的 PEC 值，欧盟评价报告草案中通过假设氯化苦使用 4d 后，揭膜时土壤中所有氯化苦都被雨水冲刷到水中，估算得其 PEC 值为 0.01152μg/L，从而可得氯化苦对斜生栅列藻的暴露比为 43217，远高于 10。而美国的农药登记资料显示，利用 PRZM（pesticide root zone model）/EXAMS（exposure analysis modeling system）模型模拟可得地表水中氯化苦的 PEC 值最高为 78.73μg/L，从而可得氯化苦对斜生栅列藻的暴露比为 6.3，略低于 10。因此，氯化苦在田间施用后对斜生栅列藻具有急性毒性风险。

2. 氯化苦对泽蛙（*Rana limnocharis*）的急性毒性

毒性试验共设 10.0mg/L、7.14mg/L、5.10mg/L、3.64mg/L、2.60mg/L、1.86mg/L 和 1.33mg/L 7 个试验质量浓度，同时设不加药处理为对照。采用"半静态法"，每 24h 更换 1 次药液。将预养后的泽蛙蝌蚪放入试验鱼缸和对照鱼缸内（试验用水或药液量均为 5.00 L/缸），每缸 20 尾。对照组和处理组均设 3 个重复，每缸为一重复。处理后定期观察并记录泽蛙蝌蚪的中毒症状和死亡情况。试验中及时清除死亡蝌蚪，死亡标准为以玻璃棒轻触蝌蚪无反应。

根据试验药液浓度和各组泽蛙蝌蚪的死亡数，应用求出其 LC_{50} 值和 95％置信区间。

经氯化苦药液处理后，受试泽蛙蝌蚪表现出浮于水面或沉底、游动迟缓、时有窜动、体瘦呈三角形等中毒症状。应用寇氏法计算出的 99.5％氯化苦原药对泽蛙的 LC_{50} 值见表 6-9。根据农药对蛙类的毒性分级标准（高毒：＜1.0mg/L。中毒：1.0～10mg/L。低毒：＞10mg/L），99.5％氯化苦原药在本试验条件下对泽蛙 48h 的急性毒性等级为中毒。泽蛙作为两栖动物，其早期阶段是以蝌蚪形式生活于水中，故按水生生物进行风险评价。根据欧盟评价报告草案和美国登记资料中的 PEC 值，氯化苦对泽蛙蝌蚪的暴露比分别为 189236 和 27.7，后者表明其对泽蛙蝌蚪具有急性毒性风险。

表 6-9　氯化苦对 5 种环境生物的急性毒性

环境生物	暴露时间	LC_{50} 值	95％置信区间	毒性级别
斜生栅列藻（*Scenedesmus obliquus*）	96h	0.497mg/L	0.342～0.722mg/L	中毒
泽蛙（*Rana limnocharis*）	48h	2.18mg/L	206～229mg/L	中毒
斑马鱼（*Brachydanio rerio*）	96h	0.222mg/L	0.203～0.242mg/L	高毒
蜜蜂（*Apis mellifera*）	48h	＞65.7g/蜂	—	低毒
蚯蚓（*Eisenia foetida*）	14d	76.1mg/kg	69.7～83.1mg/kg	低毒

3. 氯化苦对斑马鱼（Brachydanio rerio）的急性毒性

试验共设 1.200mg/L、0.800mg/L、0.533mg/L、0.356mg/L、0.237mg/L、0.158mg/L 和 0.105mg/L 7 个试验质量浓度，同时设不加药处理为对照。采用"半静态法"，每 24h 更换 1 次药液。将预养后的斑马鱼分别放入试验鱼缸和对照鱼缸内（试验用水或药液量均为 6.00 L/缸），每缸 10 条鱼。对照组和处理组均设 3 个重复，每缸为一重复。处理后定期观察并记录斑马鱼的中毒症状和死亡情况。试验中及时清除死鱼，死亡标准为用玻璃棒轻触鱼尾部无可见运动。根据试验药液浓度和各组斑马鱼的死亡数，求出其 LC_{50} 值和 95％置信区间。

经氯化苦处理 2h 后，高浓度组的斑马鱼即已出现异常反应，表现出侧翻、沉底、有时窜动等中毒症状；随着时间的延长，部分中毒斑马鱼游动减少，反应迟钝，并逐渐丧失运动能力，最后死亡。低浓度组斑马鱼出现中毒症状的时间较迟且症状不明显。

急性毒性试验结果见表 6-9。根据农药对鱼类的毒性分级标准（高毒：＜1.0mg/L。中毒：1.0～10mg/L。低毒：＞10mg/L），99.5％氯化苦原药在试验条件下对斑马鱼的 96h 急性毒性等级为高毒，这与欧盟评价报告草案和美国登记资料中氯化苦对虹鳟鱼（*Oncorhynchus mykiss*）和蓝鳃太阳鱼（*Lepomis macrochirus*）的毒性级别一致。根据欧盟评价报告草案和美国登记资料中的 PEC 值，氯化苦对斑马鱼的暴露比分别为 19271 和 2.8，后者表明其对斑马鱼存在急性毒性风险。

4. 氯化苦对蜜蜂（Apis mellifera）的急性毒性

试验共设 32.8g/L 和 16.4g/L 2 个试验质量浓度，同时设丙酮对照和空白对照组。采用"点滴法"，将蜜蜂轻轻固定，用手动微量点滴仪对准其前胸背板处点滴 2.0μL 药液，待丙酮挥发后将蜜蜂移入蜂笼中，用脱脂棉浸泡适量质量分数为 50% 的蔗糖水，通过网眼供蜜蜂摄食。对照组和处理组均设 3 个重复，每个重复 20 只蜜蜂。试验在 25.0~27.0℃、相对湿度 70%~80%、微光条件下进行。处理后定期观察并记录蜜蜂的中毒症状和死亡情况。根据试验药液浓度和各组蜜蜂的死亡数，求出其 LD_{50} 值和 95% 置信区间。

处理后不同时间观察发现，对照和处理组中存活蜜蜂表现均较正常。由于试验质量浓度 32.8g/L 是 99.5% 氯化苦原药所能配制的最高质量浓度，且该质量浓度处理后只有 3 只蜜蜂死亡，故 99.5% 氯化苦原药对蜜蜂的 LD_{50} 值（48h）＞ 65.7μg/蜂。根据农药对蜜蜂的毒性分级标准（高毒：0.001~1.99μg/蜂。中毒：2.0~10.99μg/蜂。低毒：＞11.0μg/蜂）。99.5% 氯化苦原药在本试验条件下对蜜蜂的 48h 急性毒性等级为低毒。氯化苦对蜜蜂的 HQ＜18874，其风险水平无法评价。氯化苦在土壤熏蒸和消毒过程中通常以注射法使用并填土覆膜，故蜜蜂直接接触氯化苦的可能性很小。且通过 ISCST3（industrial source complexshort-term）空气扩散模式可估算得氯化苦在空气中的最高质量浓度为 0.019mg/L，远远低于试验设计浓度。再加上氯化苦光解速度快，在植株上累积的可能性小。因此，氯化苦对蜜蜂的急性毒性风险水平是可接受的。

5. 氯化苦对蚯蚓（Eisenia foetida）的急性毒性

试验共设 524mg/L、374mg/L、267mg/L、191mg/L 和 136mg/L 5 个试验质量浓度，同时设不加药处理为对照。采用"土壤法"进行处理。试验土壤经风干磨细后过 20 目筛（孔径 0.850mm），去除大颗粒后备用。土壤质地为轻黏土，pH 5.18，有机质质量分数为 1.60%。取上述各浓度药液 120mL，分别加入 0.5kg 土壤中，充分拌匀后加适量蒸馏水，调节土壤水分至刚好不结块为宜。将处理后土壤转入标本瓶中，每瓶分别加入 10 条蚯蚓，用纱布扎好瓶口，于人工气候箱（温度 19.0~21.0℃，相对湿度 80%~85%，连续光照）中进行培养。对照和处理组均设 3 个重复，每瓶为 1 个重复。处理后定期观察并记录蚯蚓的中毒症状和死亡情况。根据试验药液浓度和各组蚯蚓的死亡数，求出其 LC_{50} 值和 95% 置信区间。

处理 7d、14d 后观察发现，中毒蚯蚓表现出身体细小、活动少、爬行困难等症状，其急性毒性测定结果见表 6-9。根据农药对蚯蚓的毒性分级标准（高毒：＜1.0mg/kg。中毒：1.0~10mg/kg。低毒：＞10mg/kg），99.5% 的氯化苦原药在本试验条件下对蚯蚓的 14d 急性毒性等级为低毒。参照欧盟评价报告草案中氯化苦在土壤中的 PEC 值（149.33mg/kg），氯化苦对蚯蚓的 TER 值为 0.51，低于临界值 10。而据王玉涛等报道，用手动土壤注射器注射 99.5% 氯化苦液剂 6mL 于土壤中，2h 后采样测得土壤中氯化苦的质量分数为 277.1mg/kg。以 277.1mg/kg 为 PEC 值，则其对蚯蚓的 TER 值为 0.27，亦低于临界值 10。因此，氯化苦对蚯蚓存在急性毒性风险。

注：根据欧盟指令 91/414/EEC 中的要求，水生生物和蚯蚓的风险评价按下式 (6-1) 计算，蜜蜂的风险评价按式 (6-2) 计算：

$$TER = LC_{50} \text{ 或 } EC_{50}(mg/L \text{ 或 } mg/kg)/PEC(mg/L \text{ 或 } mg/kg) \qquad (6\text{-}1)$$

$$HQ = \text{田间推荐最高剂量}(g/hm^2)/LD_{50}(\mu g/\text{蜂}) \qquad (6\text{-}2)$$

式中，TER 为暴露比（toxicity/exposure ratio）；PEC 为环境预测浓度（predicted environmental concentration）；HQ 为危害商（hazard quotient）。

根据欧盟关于氯化苦的评价报告草案 HQ 和美国关于氯化苦的登记资料中的数据，其在水中的 PEC 值分别为 0.01152μg/L 和 78.73μg/L，在土壤中的 PEC 值为 149.33mg/kg。氯化苦在我国的田间推荐最高使用剂量为 1.24×10^6 mg/hm²。

风险评价中斜生栅列藻和赤子爱胜蚓的 TER 临界值为 10，斑马鱼的 TER 临界值为 100。由于欧盟指令 91/414/EEC 中尚无泽蛙蝌蚪的 TER 临界值，参照斑马鱼和大型溞的临界值暂设其为 100。当 TER 小于临界值时，表示存在不可接受的较大风险，数值越小，风险越大；当 TER 大于临界值时，表示风险是可以接受的，数值越大，风险越小。

参 考 文 献

[1] 陆光华，覃冬荭，宗永臣. 硫丹对鱼类的毒性效应研究进展. 水资源保护，2018，34(3)：9-16.
[2] 武焕阳，丁诗华. 硫丹的环境行为及水生态毒性效应研究进展. 生态毒理学报，2015，10(2)：113-122.
[3] 杨科璧，王建中，张平，等. 六六六在自然界中的环境行为及其危害消除研究现状. 河南农业科学，2006 (10)：67-70.
[4] 陈丽萍，赵学平，吴长兴，等. 乙酰甲胺磷对环境生物的急性毒性和安全性评价. 浙江农业科学，2009(4)：771-774.
[5] 黄会，刘慧慧，王共明，等. 氨基甲酸酯类杀虫剂的毒性、检测方法及其在水环境中残留研究进展. 中国渔业质量与标准，2016，6(4)：23-28.
[6] 曾凡夫，段燕英. 氨基甲酸酯类农药生殖毒性及其机制研究进展. 卫生研究，2016，45(1)：159-162.
[7] 罗曾玲，龚擎红，肖海群，等. 拟除虫菊酯杀虫剂对鱼类毒性作用的研究进展. 江西水产科技，2011(2)：45-48.
[8] 李蓓茜，王安. 拟除虫菊酯杀虫剂的毒性和健康危害研究进展. 生态毒理学报，2015，10(6)：29-34.
[9] 林珺，王开运，许辉，等. 5 种新型杀菌剂对 4 种鱼的急性毒性及安全性评价. 世界农药，2014，36(2)：34-38.
[10] 张国军. 八种常用杀菌剂"三致"作用及生殖毒性研究进展. 中国预防医学杂志，2007，8(3)：320-321.
[11] 史晓峰，张玥，王勇强. 百草枯中毒的毒理机制及治疗进展. 山东医药，2015，55(2)：99-102.
[12] 吴声敢，吴长兴，陈丽萍，等. 氯化苦对环境生物的急性毒性与风险评价. 农药学学报，2011，13(1)：47-52.
[13] 刘爱菊，朱鲁生，王军，等. 除草剂莠去津的环境毒理研究进展. 土壤与环境，2002，11(4)：405-408.

第七章

农药环境污染及其控制

农药环境污染，是指农药使用后残存于生物体、农副产品以及环境中的微量农药原体、有毒代谢产物、降解产物及杂质超过农药的最高残留限量而形成的污染现象。残留的农药对生物的毒性称为农药残毒，而保留在土壤中则可能形成对土壤、大气及地下水的污染。

产生污染的原因主要是，农药的大量、大面积使用和不当滥用，以及农药的不可降解性，有的因战事目的如 1962～1971 年，在越南战争中，美国向越南喷洒了 6434L 落叶剂——2,4-D 和 2,4,5-T(2,4,5-三氯苯氧基乙酸)。在 2,4-D 和 2,4,5-T 中还含有剧毒的副产物二噁英类化合物。其结果是造成大批越南人患肝癌、孕妇流产和新生儿畸形。诸如上述多种原因对环境造成的严重污染，威胁着人类的健康安全以及生态环境平衡与稳定。

据统计，中国每年农药使用面积达 1.8 亿公顷次，20 世纪 50 年代以来使用的六六六达到 400 万吨、DDT 达 50 多万吨，受污染的农田 1330 万公顷。20 世纪 80 年代禁止生产和使用有机氯农药后，取而代之的是有机磷酯类、氨基甲酸酯类、拟除虫菊酯类等农药，这些农药虽然低残留，但有一部分与土壤形成结合残留物，虽然可暂时避免分解或矿化，但一旦由于微生物或土壤动物活动而释放，将产生难以估计的危害。

由于农药的施用通常采用喷雾的方式，农药中的有机溶剂和部分农药飘浮在空气中，造成大气污染；农民直接向土壤或植物表面喷洒农药，最终使用的农药量的 80%～90% 进入土壤，造成土壤污染；农田被雨水冲刷，农药则进入江河，进而污染海洋。这样，农药就由气流和水流带到世界各地，残留土壤中的农药则可通过渗透作用到达地层深处，从而污染地下水。农药污染现在已成为一个严重的全球性环境问题。

如何减少农药对环境的污染，提高科学用药水平，是人们普遍关注的焦点和农药环境毒理研究的热点。本章主要讨论施用农药后农药对土壤、大气和地下水污染状况和污染控制的基本方法。

第一节　农药对土壤的污染及其控制

土壤是人类赖以生存的物质基础，更是农业生态系统物质与能量交换的枢纽。研究和探讨农药在土壤环境中的行为规律及土壤污染机制将有助于发挥农药在农业生产中的积极作用，并采取科学手段消除或弱化农药对土壤乃至农业生态系统及人类健康的影响。土壤污染是一个全球性问题，在我国受农药使用历史、施用技术以及产品结构等因素影响，土壤农药污染较为严重，成为制约食品安全与农业可持续发展的桎梏。

一、农药对土壤污染的概况及其危害

农药对土壤的污染与施用农药的理化性质、农药在环境中的行为及施药地区的自然环境条件密切相关。农药的理化性质是农药土壤污染的重要因素之一。20世纪70年代我国使用的无机类、有机氯类农药性质极稳定，不易分解，尤其某些有机氯农药水溶性高、脂溶性低，表现出高残留、易迁移的特性，至此类农药禁用20～30年后，全国大部分地区土壤中仍有残留。1992年国家环保总局检测表明，江苏南通土壤中DDT最高残留量仍达1123mg/kg。换代产品有机磷、氨基甲酸酯类、有机氮类杀虫剂和磺酰脲类除草剂的使用，相对缓解了土壤污染的程度，但污染范围却由于农药使用范围的扩大而增大，污染形势不容乐观。十多年来，我国南方烟区多处发生烟草畸形生长，查明其原因，是由于前茬作物水稻田施用二氯喹啉酸除草剂，造成未分解的二氯喹啉酸残留在土壤中，致使后茬烟草药害，严重影响烟草业的发展。

二、农药污染土壤的途径和在土壤环境中的行为

1. 农药污染土壤的主要途径

一是施用于田间的各种农药大部分落入土壤中，附着于植物体上的农药因风吹雨淋落入土壤中；二是使用浸种、拌种等施药方式，或是将农药直接撒于土壤中，造成污染的积累；三是近几年采用喷射方法（如飞机喷射）使用农药，估计有50％以上的农药从叶面落入土壤，也有大量的农药撒在或蒸发到空气中，一旦降雨，随雨水降落到土壤中污染土壤。

2. 农药在土壤环境中的行为

研究表明，施用农药的 $80\%\sim90\%$ 最终将进入土壤环境，其行为包括被土壤胶粒及有机质吸附，被作物和杂草吸收，随地表径流或向深层土壤淋溶；向大气扩散，光解；被土壤化学降解，其中土壤吸附是导致农药在土壤中残留污染的主要行为，土壤吸附是指在土壤作用力下农药聚集在土壤胶粒表面，使土壤颗粒与土壤溶液界面上的农药浓度大于土壤本体中农药浓度的现象。

农药在土壤中的降解则是农药在成土因子、自然耕作因素、生物因素等作用下由农药母体大分子逐步降解成小分子，最终变为 H_2O 和 CO_2，失去毒性和生物活性的过程。农药在土壤中的降解有氧化、还原、水解、裂解等多种途径。

三、农药土壤污染的防控

1. 实施绿色防控病虫草害，降低农药的用量

绿色防控，即利用多种防治手段，综合进行防控，即可采用下列的防治手段：

（1）培育抗病虫的品种　利用作物抗性品种是有害生物综合防治最有效最经济的方法。

（2）利用陪植物防治　利用陪植物防治作物害虫是一种生态防治方法。陪植物治虫是指将能毒杀、驱避、引诱害虫或诱集、繁殖天敌的植物种在作物的四周、行间以防治作物害虫。

（3）调节栽培耕作措施　间混套作是一项非常有效的防病虫技术，即把形态不同和对生长因素的需求不同、生育期不同、根系分泌不同的作物，合理地搭配种植不仅立体利用了空间养分、水分，还增加了农田生态系统生物多样性，增加强烈抗性，减轻病虫草。轮作是根据不同作物所需营养元素、根系入土深度不同而进行的轮换种植。

（4）合理使用农药，控制污染源　提倡绿色防控绝对不是放弃农药，而是在使用农药时需对症施药，找准关键时间用药，找到合理的施药方法，正确的施药浓度和施用量，只有这样才能既防治病虫害又减轻对环境的污染。

目前，随着农业现代化发展，农药施药技术将发生革命性变化，如滴灌、喷灌等靶向施药技术。农药精准施用技术、定点杂草控制技术在病虫草害防治中将全面展开，必将极大地减少农药对环境的污染，为促进用药水平的提高发挥重要的作用。

2. 充分调动土壤自身降解农药的能力

通过各种农业措施调节土壤结构、黏粒含量、有机质含量、土壤酸碱度离子交换量、微生物种类效应等，增强土壤对农药降解能力，将有利于土壤农药污染的防治。

稻田施用二氯喹啉酸除草剂，在收割水稻后及时撒施生石灰、草木灰可加速二氯喹啉酸的降解，避免后茬敏感作物产生药害。这在我国南方稻烟轮作区已被实践证实。

同时，可采用生物修复技术，使土壤污染得以缓解。现将修复技术介绍如下。

（1）微生物修复　在被污染土壤中，人工接种能降解农药的微生物，以及利用微生物将残存于土壤中的农药降解或去除，使其转化成无害物质或最终降解成 CO_2 和 H_2O。

能降解农药的微生物包括细菌、真菌和放线菌，其中细菌有：①假单胞菌。能降解农药有 DDT、马拉硫磷、甲拌磷、二嗪磷、敌敌畏、甲基对硫磷、对硫磷、甲萘威、茅草枯、西玛津等。②芽孢杆菌属。能降解农药有 DDT、甲基对硫磷、对硫磷、茅草枯、苯硫磷、艾氏剂、狄氏剂、灭草隆、甲胺磷和乐果等。③黄杆菌属。能降解农药有马拉硫磷、甲基对硫磷、对硫磷、水胺硫磷、二嗪磷、毒死蜱、2,4-D、2甲4氯、毒莠定等。④产碱菌属。能降解农药有氰戊菊酯、溴氰菊酯、氯氰菊酯、甲基对硫磷、对硫磷、杀螟松、茅草枯、抑芽丹、三氯醋酸等。

降解农药的真菌包括：曲霉属、青霉属、根霉属、木霉属、镰刀菌属、交链菌属、头孢菌属、毛霉属、胶霉属、链孢霉属等。

降解农药的放线菌有：诺卡氏菌属、放线菌属、小单胞菌属、高温放线菌属等。

（2）植物修复　近几年来植物修复技术逐渐成为生物修复中的一个研究热点，植物修复适用于大面积低浓度污染，不但可去除环境中的重金属与放射性元素，还可以去除环境中的农药。

植物修复指直接利用植物把受污染土地或地下水中的污染物（重金属、有机物等）移除、分解或围堵的过程。目前普遍认为利用植物修复的方法，来清除受重金属污染的土地，是一种较便宜且方便的做法。主要污染修复资源植物有：碱蓬、浮萍、水葫芦、苦草等。这些植物对土壤中残留的常见金属 Cu、Zn、Pb、Cd 均具有累积作用，能从污水中除去镉、铅、汞、铊、银、钴、锶等重金属元素，且对酚、氰、油的清除率也很高，能够大量吸收盐分，对改善水质、治理水体富营养化具有一定作用。

（3）菌根修复　菌根是土壤真菌菌丝与植物根系形成的共生体。据报道丛枝菌根（arbuscular mycorrhiza，即泡囊-丛枝菌根，又称 VA 菌根）外生菌丝重量占根重的 1%～5%，为此，外生菌丝增加了根与土壤的接触，能增强植物的吸收能力，改善植物的生长，提高植株的抗逆能力和耐受能力。另一方面，菌根化植物能为真菌提供养分，维持真菌代谢活性。此外，菌根有着独特的酶活性，用以降解不能被细菌单独转化的有机物，所以，菌根化植物可作为很好的生物修复载体。

丛枝菌根真菌（arbuscular mycorrhizal fungi，AMF）是一类广泛存在的专性共生土壤真菌，能够与大多数高等植物形成共生体系。AMF从宿主植物获取碳水化合物以维持自身生长，同时能够帮助宿主植物从土壤中吸收矿质养分和水分。很多研究表明，AMF共生体系对植物适应各种逆境胁迫（如土壤贫瘠、干旱和污染等）具有重要意义。而一些调查试验也发现，重金属污染区域往往存在着较高的AMF多样性，而且这些耐性AMF多趋向于与优势植物种群形成共生关系。在重金属污染情况下，AMF能够通过多种途径减轻重金属对植物的毒害，增强植物重金属耐性，因而无论对于重金属污染土壤生物修复还是生态重建都具有潜在应用价值。

第二节　农药对地下水的污染及其控制

一、地下水的污染状况

农药对地下水的污染问题备受各国重视，为国际环境研究领域的热点之一。欧美等国家广泛进行农药对地下水的污染与残留状况的调查分析。美国早在20世纪80年代即已进行农药对地下水污染的全国性普查工作，发现地下水的农药污染问题相当普遍。将农药在地下水中的残留列入水质的常规检测项目，农药登记时必须提供有关地下水污染可能性方面的资料。在我国，农药对地下水污染问题已引起了环保部门的高度重视，许多研究机构开展了水环境农药污染的检测工作。已有专业人员对农药使用地区的地下水监测，如湖北某棉区地下水检测，发现因使用农药渗漏，导致饮用地下水受污染，测得地下水对硫磷的残留量达1.125mg/L（超标375倍）。滴滴涕残留量达1.125mg/L（超标1.25倍）。在棉田使用除草剂甲卓胺试验对地下水污染的研究表明，当施约量3kg/hm²（有效成分）时，30d后试验区内的地下水中即有检出。在129d时在试验区外的观测井中也有检出，井水中浓度最高为5.1μg/L，超过美国规定的最大允许浓度（2μg/L），且随后浓度降低较缓慢。何利文对福建沿海地区地下水抽样检测，在102个地下水样品中，乐果检出率为34.3%，残留浓度范围在0.008~2.238μg/L之间，超标率达15.7%（以0.1μg/L）；检测残留克百威和莠去津样品各15个，检出率均为14.7%，其浓度范围分别为0.1~9.1μg/L和0.007~0.062μg/L。2013年研究人员检测山东潍坊市蔬菜种植基地的土壤、水样和大气中农药残留状况分别在土壤、水样和大气中检出农药的数量为133种、119种和147种，其中，在30~40m地下水层中，发现三唑类农药"苯醚甲环唑-2"的浓度最高值达到惊人的17.920μg/L。

一旦农药残留随着土壤逐渐淋溶至地下水后，由于地下水环境中微生物较少，同时处在避光和缺氧状态下，农药在地下水中往往不易降解，具有持久性，即地下水农药污染不可逆转。对于中国北方地区而言，地下水是非常重要的淡水资源，一旦这些水源也被污染，不仅影响居民饮水安全，进一步也会通过灌溉、蒸发等方式影响农作物、空气等的安全。

二、对地下水污染的主要影响因素

农药对地下水污染的影响因素主要是农药在土壤中的迁移性、农药的理化特性、环境因素以及农业生产因素等。

（一）农药的理化特性

农药随水迁移与农药的水溶性，农药在土壤中的吸附性、移动性，以及农药在土壤中的降解性有关。水溶性越大、土壤吸附系数越小、农药在土壤中的淋溶性越强，则对地下水污染的可能性越大。据欧美对地下水中残留农药的普查及其对污染评价研究表明，具有以下性质的农药易导致地下水的污染：

水溶解度（S_w）	＞30mg/kg
土壤吸附系数（K_{oc}）	＜300～500
（K_d）	＞5（通常为＞1 或 2）
土壤降解半衰期	＞2～3 月
水解半衰期	＞180d
光解半衰期	＞3d

（二）环境因素

（1）土壤质地　施药地区的土壤砂性程度越高，其有机质含量和田间持水量就越低，土壤的渗水性就越大，土壤中水分易于下渗，从而农药随水淋溶深度越大而越易污染地下水。

（2）降雨水或灌溉量　降雨水或灌溉是水溶性农药在土层中迁移的动力学因素，雨水量与强度直接影响着土层中水相的下渗量及下渗速率，进而影响农药的淋溶深度；降水量或灌水量越大，农药对地下水污染的可能性也越大，为此，应避免雨前施药或施药后立即灌水。

（3）地下水埋深度　地下水的埋深直接关系到农药进入地下水层所需淋溶的深度。地下水埋深越浅，农药越容易渗入地下水层，即农药对地下水污染的可能性也就越大；反之，则越小。研究表明，地下水埋深不足 1m 的地区，极易发生农药对地下水污染。

（三）农业生产因素

农业生产中农药对地下水污染的影响较大的是施用量大，非缓释剂型且在土壤中难降解的农药产品，多次用药以及灌水量大等因素易于导致农药对地下水的污染。为此，应以农药用量小、易降解、用药次数少、灌水量小，且施药后不立即排水为宜。

（四）农药在土壤中的迁移性

农药在土壤中的迁移性能也是导致农药对地下水污染影响的主要原因。农药的移动性又与农药在土壤中的吸附性有关，吸附性越强，农药在土壤中的移动性越弱。反之，则在土壤中移动性越强。根据在土壤中降解性以及土壤吸附性特性，可以分析对地下水有影响的主要农药。农药在土壤中的移动性能是评价其是否对地下水具有污染危害的重要指标，通常由土壤薄层层析法（土壤 TLC）测得农药在土壤薄板上的迁移率（R_f 值）来表示。根据 R_f 值的大小划分为 5 个等级。常见农药所属移动性级别见表 7-1。

表 7-1　常见农药土壤中的移动性分类

移动性级别及其 R_f 值	农药
1. 不移动 （R_f 0.00～0.09）	滴滴涕、甲拌磷、林丹、对硫磷、乙拌磷、乙硫磷、灭螨猛、异狄氏剂、狄氏剂、七氯、艾氏剂、氯丹、异艾氏剂、毒杀芬、氯戊菊酯、氯吡啶、代森锌、苯菌灵、草不隆、枯草隆、敌草索、敌草快、氯草灵、百草松、氟乐灵、氟草胺、氯醚隆、百草枯、抑草灵、磺乐灵
2. 不易移动 （R_f 0.10～0.34）	氯苯胺灵(磷)、保棉磷、二嗪磷、杀螟丹、溴氰菊酯、氯氰菊酯、二氯苯醚菊酯、嘧啶氧磷、甲基异柳磷、谷硫磷、环草隆、地散磷、扑草净、去草净、敌稗、敌草隆、利谷隆、氯草敏、禾草特、菌草敌、氯硫酰草胺、敌草腈、灭草敌、赛草青、禾草敌、克草敌
3. 中等移动性 （R_f 0.35～0.64）	治线磷、硫磷嗪、多菌灵、毒草胺、非草隆、扑草通、抑草生、2,4,5-涕、特草定、伏草隆、草乃敌、灭草隆、莠去通、莠去津、西玛津、抑草津、甲草胺、莠灭净、扑灭津、草达津、克草胺、克草强、苯胺灵
4. 易移动 （R_f 0.65～0.89）	单甲脒、毒莠定、伐草克、氯草定、2 甲 4 氯、2,4-滴、地乐酚、除草定
5. 极易移动 （R_f 0.90～1.0）	杀虫双(单)、茅草枯、草芽畏、杀草畏、麦草畏、草灭畏、三氯乙酸

注：引自单正军等。

稻区施用的主要农药及其迁移特性：

目前，在稻区施用的农药主要是有机磷类、氨基甲酸酯类和拟除虫菊酯类农药，其次还有沙蚕毒类等农药，它们的理化特性和迁移特性见表 7-2。

1. 有机磷农药及其迁移特性

在有机磷农药中，敌敌畏、磷胺、久效磷、甲胺磷、乙酰甲胺磷、乐果、敌百虫的水溶性大，而土壤的吸附性（K_{oc}）小，易于在生态系统中随水迁移，唯这类农药在水中稳定性小（易水解）；而对硫磷、甲基对硫磷、辛硫磷、杀螟硫磷、稻丰散、亚胺硫磷和马拉硫磷的水溶性小，土壤吸附性（K_{oc}）大。因此，在土壤中的迁移性小，因其土壤吸附可随径流流失。

表 7-2　有机磷类农药及其迁移特性

农药	英文名	$T_{1/2}/d$	水溶性/(mg/L)	K_{oc}	迁移性等级
敌敌畏	dichlorvos	0.5	1000	30	1
磷胺	phosphamidon	17	1000000	7	4
久效磷	monocrotophos	30	1000000	1	5
对硫磷	parathion	14	24	5000	1
甲基对硫磷	parathion-methyl	14	50～60	5000	1
辛硫磷	phoxim	—	7	—	
杀螟硫磷	fenitrothion	4	30	2000	1
倍硫磷	fenthion	34	42	1500	2
甲胺磷	methamidophos	6	1000000	5	3
乙酰甲胺磷	acephate	3	818000	2	2
氧乐果	omethoate	3	—	—	
乐果	dimethoate	7	398000	20	3
稻丰散	phenthoate	35	11	1000	2
亚胺硫磷	phosmet	19	20	800	2
马拉硫磷	malathion	1	180	1800	1
敌百虫	trichlorphon	10	120000	10	4

注：引自单正军等。

2. 氨基甲酸酯类农药及其迁移特性

氨基甲酸酯类农药是一类重要杀虫剂，与有机磷农药相比，它在环境中持留较长，不同产品之间差异较大，但大多数氨基甲酸酯类农药具有较高的水溶性：在土壤中的吸附性不强，易在水体中移动而造成地表水污染（表 7-3）。

表 7-3　氨基甲酸酯类农药及其迁移特性

农药	英文名	$T_{1/2}/d$	水溶性/(mg/L)	K_{oc}	迁移性等级
甲萘威	carbaryl	10	120	300	2
克百威	carbofuran	50	350	22	5
灭多威	methomyl	30	58000	72	4
噁虫威	bendiocarb	5	40	570	1
麦草畏	dicamba salt	14	400000	2	5
二氧威	dioxacarb	2	6000	40	1
兹克威	mexacarbate	10	100	300	2
甲硫威	methiocarb	30	24	3000	1

农药	英文名	$T_{1/2}/d$	水溶性/(mg/L)	K_{oc}	迁移性等级
杀虫威	tetrachlorvinphos	2	11	900	1
猛杀威	promecarb	20	91	200	3
混杀威	trimethacarb	20	58	400	2
残杀威	propoxur	30	1800	30	4
苯氧威	fenoxycarb	1	6	100	1

注：引自单正军等。

3. 拟除虫菊酯类农药及其迁移特性

由表 7-4 表明，菊酯类农药因属脂溶性，水溶解度极低，且土壤对拟除虫菊酯类农药吸附性极强（$K_{oc} > 104$）。因此，在土壤中的移动性低而很难随水迁移，除施药后即降大雨导致径流外，一般不至于对地表水有污染影响。

表 7-4　拟除虫菊酯类农药及其迁移特性

农药	英文名	$T_{1/2}/d$	水溶性/(mg/L)	K_{oc}	迁移性等级
联苯菊酯	bifenthrin	26	0.1	2.4×10^5	1
氟氯氰菊酯	cyfluthrin	30	0.02	1.0×10^5	1
氯氰菊酯	cypermethrin	30	0.004	1.0×10^5	1
顺式氰戊菊酯	esfenvalerate	35	0.002	5.3×10^3	1
氯吡氰菊酯	fenproatehrin	5	0.33	5.0×10^3	1
氰戊菊酯	fenvalerate	35	0.002	5.3×10^5	1
氟氰戊菊酯	flucythrinate	21	0.06	1.0×10^5	1
氟胺氰菊酯	fluvalinate	7	0.005	1.0×10^6	1
氯氟氰菊酯	*lambda*-cyhalothrin	30	0.005	1.8×10^5	1
四溴菊酯	tralomethrin	27	0.001	1.0×10^5	1
氯菊酯	permthrin	30	0.006	1.0×10^5	1

4. 沙蚕毒类农药及其迁移特性

沙蚕毒类农药在稻区广泛用作杀虫剂，目前在我国开发利用的沙蚕毒类农药主要有如下产品：

杀螟丹（cartap），碱性介质中稳定，中性介质中缓慢水解，酸性介质中水解较快，水溶性强，土壤中不易移动，土壤 TLC R_f 值为 0.2。

杀虫双（thiosultap-disodium），酸性介质中易降解，碱性介质中较稳定，水溶性强，土壤中极易移动（土壤 TLC R_f 值为 1）

杀虫环（thiocyclam-hydrogenoxa），pH 5 缓冲液中水解半衰期为半年，pH 5～7 缓冲液中水解半衰期 57d，水溶性强。

沙蚕毒类农药由于其水溶性强，土壤吸附性弱而易随水移动，是稻区易致地表水污染的主要污染源农药品种。

（五）地表水污染源与影响因素

农田使用农药的流失主要与农田使用农药的理化特性、土壤性质、农业措施和气候条件等密切相关。通常水溶性农药、土壤质地轻的沙土、水田栽培条件和病、虫、草发生期降雨量大的地区容易产生农药的流失而污染水环境，反之则相对较轻。难溶和不溶于水的农药因其吸附于土壤，主要随径流和农田主动排水时随水、土进入水环境，这在非灌溉农区、土壤受水侵蚀的地区，主要发生于春季土壤裸露时，此时易受降雨而导致土壤侵蚀，施药后或土壤残留农药因降雨后地表径流导致吸附于土壤的农药随水、土被冲刷入水环境。

有报道称，诸如除草剂等施于农田表层土壤，在中等坡度（10%～15%）的农田，该类农药随径流损失量可达施用量的5%左右，坡度<3%的农田，农药损失量也可达到2%。农药施用后2周内，如有超过10mm的降水，且径流量为降水量50%时，即可发生农药随径流流失，进入水域而污染，一般以田沟和浅层地下水污染最高，但污染范围较小，进入河流则因农药可随水迁移而污染范围较大；在灌溉农区（即稻区）和其他水田施药后农药的流失主要是土壤水渗漏、降雨径流和主动排水。稻田用药量大，用药种类和用药次数多，且秋季降雨量一般较多，降雨强度亦大，故稻田农药为对防治地表水主要的污染源。因此，控制稻区施药对防治地表水的污染尤为重要。地表水域农药污染源及其影响因素见表7-5。

表7-5　地表水域农药污染源及其影响因素

污染源	影响因素
大气中飘移农药的沉降	实施航空施药时，风速影响范围较大；非航空施药时，其飘移量和影响范围较小，主要飘落于农田而对水域污染较轻
水田（稻田）水渗漏	土壤渗漏率、日渗漏量、农药用量、施用时期、农药土壤降解半衰期、农药水溶解度等
降雨导致地表径流	降雨量和降雨强度、径流强度、距施药时间、农药水溶性、土壤吸附性等
水田（稻田）排水	距施药时间、排水量及排水强度、农药水溶性、土壤吸附性等
农药厂污水	污水中活性成分及其浓度、污水排放量及其排放强度、排放时间（河流行丰水或枯水期）
水体直接施药	施药量、次数、农药毒性

三、地下水农药污染影响评价程序与方法

农药对地下水的污染受诸多因素的综合影响与制约，而且某些因素因地区而具动态变化。因此，致使该项研究变得十分复杂。为了对地下水农药污染控制管理，应根据地下水被农药污染的影响因子进行综合评价分类管理。

1. 环境参数评价

农药对地下水污染影响，主要决定其农药自身特性，一是农药在环境中的淋溶性，二是在环境中的降解性，符合以下特性的农药，将有潜在的地下水污染可能。

（1）移动性　水溶性＞30mg/L；吸附系数（K_{oc}）＜500；吸附系数（K_d）＜10。

（2）土壤中降解性　农药消解期 $TD_{1/2}$＞21d。

对不符合上述条件的农药，它在环境中不易降解，也不具有淋溶特性，故不易造成对地下水的污染。

2. 计算机模拟预测农药在土壤中的移动性

如果农药特性符合上述敏感条件，农药对地下水影响有潜在污染可能，应在特定的农业条件下，并考虑农药施用量和使用次数、施用季节进行模拟计算。模拟计算必须考虑实际农药移动敏感条件。如果模拟计算表明经过一定的降雨条件，农药移动到1m以下土壤，按下列程序进行管理：

＜$0.1\mu g/L$，该浓度下对生态是安全的，可予以登记；

＞$0.1\mu g/L$，要求进一步进行野外模拟研究；

＞$10\mu g/L$，除非可以明确证明实际使用农药地下水浓度不高于 $0.1\mu g/L$，否则不予登记。

3. 室外模拟条件下农药对地下水的污染影响

选择在室外敏感条件下，进行农药在土壤中淋溶试验，以评价农药实际使用对地下水的污染影响。

敏感条件：降雨量＞800mm；土壤沙土量＞70%，有机碳＜1.5%，黏土含量＜10%。

如果在上述敏感条件下使用，则表明农药对当地地下水具有危险影响，则该农药不予登记。这种污染指地下水中残留农药或代谢物不符合农药地下水标准和生态要求。

四、地下水农药污染控制措施

1. 限制使用易致地下水污染的农药品种

根据农药对地下水污染的影响因素（移动性、水溶性、土壤吸附性和土壤中的降解半衰期等）分析易致地下水污染的农药如下（表7-6），对于这些农药在地下水污染敏感地区应限制使用。

表 7-6　易污染地下水的主要农药

农药名称	英文名	土壤半衰期/d	溶解度/(mg/L)	土壤吸附系数/(K_{oc})
甲草胺	alachlor	15	240	170

农药名称	英文名	土壤半衰期/d	溶解度/(mg/L)	土壤吸附系数/(K_{oc})
涕灭威	aldicarb	30	6000	30
莠灭净	ametryn	60	185	300
莠去津	atrazine	60	33	100
丁草胺	butachlor	12	23	700
克百威	carbofuran	50	351	22
异噁草松	clomazone	24	1100	300
苯线磷	fenamiphos	50	400	100
环嗪酮	hexazinone	90	33000	54
灭草烟	imazapyr acid	90	11000	100
灭草喹酸	imazaquin acid	60	60	20
咪唑乙烟酸	imazethapyr	90	200000	10
残杀威	propoxur	30	1800	30
特草定	terbacil	120	710	55

2. 掌握易致地下水污染的敏感地区及其环境条件

农药对地下水污染的影响，除与农药本身特性相关外，还与农药使用地区的土壤、气候及自然条件密切相关。国家生态环境部南京环境科学研究所开展涕灭威对地下水污染敏感区划研究，农药对地下水污染敏感条件为：降雨量＞800mm，土壤沙土量＞70％，有机碳＜1.5％，黏土含量＜10％，研究确定不同敏感类别的主要环境条件列于表 7-7。

表 7-7　对地下水农药污染的敏感区划分类

敏感类型	主要环境条件
高污染敏感区	地下水埋深不足 1m，地势较低； 降雨量＞800mm； 土壤沙土量＞70％，有机碳＜1.5％，黏土含量＜10％
中等污染敏感区	地下水埋深 1~3m，土壤沙性重；降雨量 500~800mm
非污染敏感区	地下水埋深＞3m，降雨量＜800mm

3. 合理灌溉并改进灌溉方式

某些作物（水稻）施药后因灌水而易致地下水污染，应积极发展病虫害的综合防治以减少农药用量，特别是减少或避免使用水溶性和残留性的农药。采取合理灌溉并改进灌溉方式及控制灌水量等措施。

4. 加强对地下水水质农药污染检测

为了有效控制地下水水质农药污染，必须加强地下水水质农药污染的检测与研究工作，及时发现与严格控制易致地下水污染的农药，确保饮用水的质量。

5. 强化农药管理

现有的农药遵守规定、准则中有关农药对地下水污染控制的细则，有关农药登记注册中必须提供农药的淋溶性及其相关资料。对于毒性高、淋溶性强的农药，除在包装及其说明中必须注明外，并提示适用地区与禁用地区（易致地下水污染的敏感地区）应慎用，以免污染地下水。

6. 发展高效、低毒、低残留、低移动性的农药

对于高稳定性的农药以及移动性大的农药应用控释技术，发展微胶囊剂或颗粒剂，使移动性强的农药缓慢释放，减轻其对地下水可能产生的污染影响。

7. 加强水井的管理

在实施地下水井开采使用登记制度的同时，跟踪水质动态变化，防止饮用水质的污染。在农村饮用水井应与农田（农药使用地区）有一定的安全距离，最少不得小于 100m。

第三节 农药对大气的污染及其防控

大气是人类赖以生存和发展的必不可少的环境要素之一。然而人口的增多，人类活动频繁，自然因素影响使大气污染严重，保护大气环境是我们刻不容缓的义务。

大气污染通常是指由于人类活动和自然过程引起某种物质进入大气中，呈现出足够的浓度，达到了足够的时间并因此而危害了人体的健康、舒适和福利或危害了环境的现象。按污染的范围，大气污染可分为：局部地区大气污染，区域性大气污染，广域性大气污染和全球性大气污染。燃料的燃烧是造成大气污染的主要原因；石油工业和化工工业大规模的发展也增加了空气中污染物的种类和数量。在农业方面，由于各种农药的喷洒而造成的大气污染也是不可忽视的问题。

一、大气农药污染来源

农药以液剂、粉剂或雾剂喷洒于农田后，飘移和沉积于作物、水体、土壤表面的可通过挥发和蒸发作用进入大气中。一般情况下逸散到大气的量，常占农药使用总量的 50% 以上。

大量数据表明，风可将已经被农药污染的表面灰尘吹至高处且长距离输送，但这种过程与蒸发相比却不重要。蒸发是农药进入大气的一个主要方式，不仅是容易挥发的农药，一些不易挥发的农药，如有机氯杀虫剂，都可以从土壤、水和

植物表面大量挥发。对低水溶性和持久性的化合物来说，蒸发可以是进入大气环境的主要途径。

农药配制、加工生产运输、农作物废弃燃烧、仓库、车船熏蒸后的通风排放、粮食保存、纤维防蛀等也可在一定时期内造成高浓度的大气污染。

农药厂的"三废"排放进入大气中的农药主要是以气体或被大气中悬浮的微小粒吸附两种形式存在。大气中农药的含量大小与农药本身的理化性质，施药的剂型、药量和方式以及施药时的气象条件有关。如果农药易挥发、剂型为粉剂且施用量大，采用飞机喷洒或遇高温、大风等天气，大气中的农药量会明显增加。

二、农药污染对大气的影响

带有挥发性的农药，在喷撒时可随风飘散，落在叶面上可随蒸腾气流逸向大气，在土壤表层时也可经日照蒸发到大气中，春季大风扬起裸落农田的浮土也带着残留的农药形成大气颗粒物，飘浮在空中。已有报道，曾经北京地区大气中可检测出挥发性的有机污染物 70 种，半挥发性的有机污染物 60 种，其中农药 25 种之多，包括艾氏剂、狄氏剂、滴滴涕、氯丹、硫丹、多氯联苯等。其他南方农业地区，因气温高，大气中的残留农药问题更为严重。

飘浮在大气中的农药可随风做长距离的迁移，由农村到城市，由农业区到非农业区，到无人区。或者通过呼吸影响人体的健康；或者通过干湿沉降，落于地面，特别是污染不使用农药的地区，使得没有一片土地是净土，影响这一地区的生态系统。

三、大气农药污染的防控

为了保护生态环境，必须切实贯彻落实《中华人民共和国环境保护法》和《中华人民共和国大气污染防治法》，完善国家大气污染物排放标准，促进环境空气质量改善，2019 年，生态环境部印发了国家环境保护标准《农药工业大气污染物排放标准（征求意见稿）》。阐明农药行业大气污染物治理思路，即通过改进工艺、设备密封或等效密封从源头减少 VOCs 废气释放，对有组织排放、无组织排放、企业厂界周边污染排放等进行了明确的要求。并对大气污染物排放限值、燃烧装置大气污染物排放限值、厂区内 VOCs 无组织排放限值、企业边界大气污染物限值进行了明确的规定。从法律和管理层次控制污染物的排放。

参 考 文 献

[1] 徐汉虹. 植物化学保护学. 5 版. 北京：中国农业出版社，2018.

[2] 单正军，陈祖义. 农药环境污染影响与污染控制技术. 农药科学与管理，2007，28(12)：13-20.

[3] 郭辉，韩长杰. 精准施药技术的研究与应用现状. 农药科技与装备，2009(4)：42-46.

第八章

农药残留与残留控制

　　长期以来，化学农药在农业生产中发挥了积极的作用，在植物病虫害综合防治中占有重要的地位，农药被广泛地使用，大量的有害物质进入土壤、水质、大气及植物体内等，通过生物富集和食物链造成了在生物体内较高的残留，微量积累又可能造成各种慢性毒害（如致癌、致畸、致突变等），农药残留积累的增加，病虫的抗药性扶摇直上，迫使农药愈用愈多。

　　所谓农药残留一般是指遗留在农产品和环境中的农药及其降解代谢产物、杂质，还包括环境中存有的污染物或持久性农药的残留物再次在商品中形成的残留。一般来说农药残留量是指农药本身及其代谢的残留量的总和。通常情况下，农药的残留量是指食用作物上农药残留的数量。人吃了有残留农药的食品后而引起的毒性作用，叫作农药残留毒性。近年引起中毒的农药品种主要是有机磷农药和氨基甲酸酯农药。

　　随着经济的高速发展，人们生活水平不断提高，食品安全问题日趋成为人们关注的焦点。农药残留所带来的食品安全问题是目前公共健康面临的最主要威胁之一。重视食品安全，已经成为衡量人民生活质量、社会管理水平和国家法制建设的一个重要方面。农作物、农产品的农药残留是关系到国计民生的大事情，也是农药环境毒理学研究的热点问题。

第一节　农药在生态环境中的残留动态

一、农药在自然环境、动植物体中的残留动态

　　农药残留主要是农药对自然环境的污染引起的，农药的污染主要是大气、水

系和土壤的污染。

　　大气的污染主要是由于喷洒农药防止作物、森林和卫生害虫时，药剂的微粒在空中飘浮所致。农药喷洒时形成的大量飘浮物，除大部分将附着在作物与土壤表面外，其余通过扩散分布于周围大气中或被大气中的飘尘吸附或以气体、气溶胶的状态悬浮在空气中，随大气运动而扩散，从而使大气污染的范围不断扩大，如南极、北极、喜马拉雅山及格陵兰岛等一些从未使用过农药的地区，在当地环境介质与生物体内，甚至在因纽特人体内均检测出微量的农药残留，就是很好的例证。有机氯杀虫剂滴滴涕、狄氏剂等大部分能为浮游的煤尘粒子所吸附，而六六六等约有半数可被吸附。另外大气的污染也可能是某些农药厂排出的废气所造成。大气传带是农药在环境中传播与转移的主要途径之一，其他如水或生物的传带等。

　　农药中悬浮的农药粒子经雨水溶解和淋洗，最后降落在地表。因而雨水中农药的含量有时也是调查大气污染情况的好材料，可以用来表明大气污染在季节中的变迁动态。

　　有机磷农药尚未听说像有机氯农药那样能对大气造成严重污染。但是在施药时或施药不久，大气中的含量肯定是高的。不过由于大多数有机磷农药的性质不及有机氯杀虫剂那样稳定，因而在空气中也较易消失。

　　由于大气中农药残留主要是来自施用的农药以及生产时大气中随风飘移的农药。因而，大气中残留的农药一般都在 10^{-12} 数量级以下，不会产生不良影响。

　　造成水质污染的主要原因是农田用药时散落在田地里的农药随灌溉水或雨水冲刷流入江河湖泊，最后归入大海。此外还有其他途径如工厂排出废液，经常在湖、河中洗涤施药工具和容器等。如 20 世纪 80 年代我国的长江、黄河、珠江和松花江等均检出 DDT、"六六六"等成分。黄河水资源保护研究所 1986～1988 年连续 3 年对黄河花园口河段的农药污染现状进行了调查，结果表明，在河流断面水样中，均未检测到有机磷存在。但六六六检出率为 100%，浓度范围为 0.04～2μg/L。

　　南京环境保护研究所对涕灭威、克百威、甲草胺等农药施用后对地下水的影响进行研究的结果表明，地下水位较高，沙性重的土壤地区，农药容易进入到地下水中，其浓度有超标现象。由于地下水生物量较少，水温较低，无光解作用极度难降解，降解半衰期常在 1 年以上，因此农药对地下水污染问题已引起许多国家的高度重视。

　　田间施药时大部分农药落入土中，同时附着在作物上的农药有些也因风吹雨淋落入土中，这就是农药受到污染的主要原因。使用浸种、拌种、毒谷等施药方式更是将农药直接施于土中，造成污染的程度尤大。

　　耕地土壤受农药的污染程度与栽培技术与种植作物种类有关。栽培水平高的耕地与复种指数高的土地，农药残留量也相应较大。果树一般施药水平高，因而在果园土壤中农药的污染程度较严重。

农药种类不同性质各异，对污染程度也不一样。总的说来，在常用农药中有机氯农药由于性质稳定分解缓慢而残留期较长，有机磷农药在土中残留时间显然不如有机氯杀虫剂那样长，一般仅数天，个别可长至数月。当然同一类农药中，由于性质上的差异残留程度也不一样，有机农药中丙体六六六属中等程度，而滴滴涕、甲体六六六和狄氏剂残留性最高。

农药在土壤中的残留也与土壤的各种因子有关，如有机质含量、有无植被等。此外，农药在土壤中的残留也与农药的施用历史密切相关，有机氯农药自1983年禁用后，土壤中六六六、DDT残留量在大部分地区有所下降，一般下降了一个数量级。福建省土壤中六六六残留量最高为 0.896mg/kg，DDT 为 1.040mg/kg；北京土壤六六六最高为 1.007mg/kg；河南最高为 1.498mg/kg。

农药在土中的消失一般与农药的氧化作用、地下渗透、水解、土壤微生物分解等因素有关，从现有报道看，分解有机氯杀虫剂的土壤微生物有木霉、鞭毛属细菌、单胞毛属细菌等。微生物也是分解有机磷农药的一个重要因子。曾有报道是土中酵母菌将对硫磷还原为氨基对硫磷而消失。杀螟松的消失也是由于水解或微生物作用变成氨基杀螟松，这种分解过程与细菌有关。二嗪磷的分解是一种细菌（Arthobacter sp.）与放线菌（Sterptomyces sp.）共同作用的结果。除分解外药剂的消失也受其他因子的影响，所以药剂的去除是在复杂因子作用下进行的。

二、农药残留对动植物等生命有机体的影响

由农药造成的对自然界的污染，势必最后影响生活在自然中的各种动物、植物，引起动植物相的改变，造成敏感种的减少与消失，污染种的增多与加强。

1. 对水系动物的影响

由于食物链引起农药对鱼类的污染有很多报道，这是目前农药对水系动物影响中较为突出的一个问题。鱼类对农药很敏感，而甲壳类如虾则更为敏感。当农药污染水质时，轻则鱼类回避，严重污染时则造成死亡或种种畸形。此外，鱼类长期生存在有低浓度农药污染的水质中也可能形成抗性。

2. 对禽兽的影响

飞禽体内农药的积累起因于取食含有农药污染的作物种子和谷物，或取食经过生物富集的鱼类与无脊椎小动物。曾有调查表明：水域水质含有有机氯杀虫剂 0.05ng/mL，底部沉积物（干重）含 0.1ng/mL，此水域鱼体含 1.0ng/mL，捕捉到的水鸟（鸬鹚）组织中含 50ng/mL，鸟蛋内含 10ng/mL。

3. 对植物生长发育的影响

农药使用不当会造成环境污染，致使农田水体、土壤残留农药。残留农药经

植物吸收，对植物生长发育产生不良的影响，出现焦灼、穿孔枯黄、变色或畸形，果实上出现各种锈点、褐斑、色点等药斑；根发育不良或形成黑根、鸡爪根；种子不发芽或幼苗畸形，严重的造成落叶甚至全株枯死。有的出现农作物品质下降，产量降低，严重的则颗粒无收。

4. 对食品的污染和残留

农药对农副产品与对乳肉制品的污染，近年来根据国内进行的一些调查情况表明，如果不按照规定安全合理用药，可致使某些农药污染食品，造成农产品和食品农药残留，应该引起高度重视。

我国以往的一些调查报告表明，食品中有机氯农药的检出率较高，尤其是六六六，动物性样品中含量大大高于植物性样品，超标准的也比较多。植物性样品一般含量不太高，但残留量较普遍。

5. 对人体的污染

不正确地使用农药必然会污染环境、作物、水产、禽兽等，同时通过食品、饮料、呼吸等渠道又会使残留农药进入人体。在这些途径中，从食物链摄入是最主要的。

第二节　农药残留检测原理与基本方法

一、农药残留仪器分析技术

农残检测的现代分析方法，包括气相色谱、液相色谱、薄层色谱、超临界流体色谱、毛细管电泳技术、生物监测技术等分析方法，其中气相色谱、高效液相色谱和气质联用技术是较为常用的化学分析法即仪器分析方法。

现代农药残留分析方法通常包括样品前处理和测定两部分，经典的农残仪器分析步骤通常包括样品预处理——提取和净化——仪器分析。

（一）样品预处理

样品预处理是指将抽取的样品按其特性进行预先混合、缩样、包装和贮存的过程。样品根据其特点可分为环境样品、动植物及其加工制品和特殊样品。其中环境样品包括土壤、水、空气等，特殊样品主要是指呕吐物、排泄物等。而动植物及其加工制品则有高含水量、低含水量，高脂样品、低脂样品之分。当抽取的样品运回实验室后，通常将样品分为液态（包括水）和固态两类进行预处理。

液态样品：可用离心或过滤的方法除去样品中的漂浮物和沉淀物。取适量样品（一般不少于 1000mL）供分析用。必要时，需称量分离开的各部分的重量并分别进行分析，并用各个部分残留量的总和表示样品的总残留量。取样后，尽量在样品可能发生的任何物理化学变化前完成分析工作。

固态样品：土壤充分混匀后，过筛，用四分法取适量样品（至少 250g），并取 100g 均匀的土壤样品，分散在盘中，置于 105℃烘至恒重，冷却后重新称重，测出土壤干重。动植物样品，取可食用部分切成小块后用高速捣碎机捣碎后，分别取适量样品供分析用。一些含水量低的样品，可按重量加入一定比例的重蒸馏水后再捣碎，分析时需按比例扣除水的重量。

（二）样品提取和净化

1. 提取

农药残留样品提取的原则是根据农药理化性质按相似相溶原理进行。

一般而言，极性较小的农药可以用石油醚、正己烷、环己烷等非极性溶剂或与极性溶剂混合的溶剂提取。极性较强的农药可以用极性溶剂或含水极性溶剂，如丙酮、甲醇等。含水较多的植物样品可以用与水能相混溶的极性溶剂，如丙酮、乙腈等。干样或低含水量的样品可以加少量水润湿，再用适当溶剂提取。含水量高的试样可以先加无水硫酸钠，使水溶性较强的农药释放，再用有机溶剂提取。依极性由强到弱顺序排列的常用溶剂为：乙酸、水、乙腈、甲醇、乙醇、异丙醇、丙酮、乙酸乙酯、三氯甲烷、二氯甲烷、正己烷、石油醚。

提取的方法一般有：组织捣碎法（大部分动植物样品采用捣碎法提取）；振荡浸取法（样品＋提取溶剂置于振荡器上振荡提取）；消化法（用于动物组织样品）；索氏提取法（提取效率高，但提取时间较长）；超声波提取法；超临界提取法（无需有机溶剂，选择性强，无需净化）。

样品的浓缩一般有：吹扫法、减压蒸馏法，但要注意不能把溶剂蒸干。

2. 净化

当用溶剂提取样品中残留农药时，会带入若干干扰杂质，如色素、脂肪、蜡质等，所以要进行样品净化的步骤，一般的净化方法有：

液-液分配法：利用待测农药与干扰杂质在两种互不相溶的溶剂中溶解度（分配系数）的差异达到分离净化的目的。采用极性溶剂与非极性溶剂配成溶剂进行液-液分配。如甲醇-二氯甲烷、甲醇-正己烷（石油醚）、甲醇-三氯甲烷等。

吸附柱层析法：在层析柱中用淋洗剂淋洗，达到分离净化的目的。常用的吸附剂有硅镁型吸附剂（如弗罗里硅土，Florisil），氧化铝，硅胶，活性炭和硅藻土等。

磺化法：利用浓硫酸与样品提取液中的脂肪、蜡质、色素等杂质中所含烯链的磺化作用，生成强极性物质，从而与非极性农药分离。

凝结剂沉淀法，使用凝结剂将杂质沉淀的净化方法。

3. 固相萃取（SPE）

固相萃取的基本原理与开放式柱色谱相同，常用的吸附柱填料有弗罗里硅土、氧化铝和硅胶。由于共萃物的极性，因此一般用不同极性的淋洗液淋洗。弗罗里硅土对亲脂性化合物有特别的吸附作用，因此弗罗里硅土特别适于油性样品的净化，用低极性溶剂洗脱弗罗里硅土柱，非极性农药残留的回收率很高，因此弗罗里硅土是常用的填料。氧化铝可以代替弗罗里硅土，特别是分析某些脂肪含量高的样品，氧化铝可分解某些有机磷酸酯，极性共萃物一般不能从中性和酸性氧化铝中洗脱出来，因此可以在某些分析中代替弗罗里硅土。

4. 超临界流体提取（SFE）

超临界流体提取是近几年出现的一种特殊分离技术。SFE 主要使用超临界状态的 CO_2 作萃取剂，兼有气体的渗透能力和液体的分配作用。流出液中的 CO_2 在常压下挥发，待测物用溶剂溶解后进行分析。SFE 可以通过调节淋洗液的极性来提高萃取的选择性，以萃取不同物化性质的残留农药。SFE 是近几年才发展起来的，很多实验参数和条件还有待进一步优化和明确。萃取液的压力、温度已能很好的控制，但其他一些问题，如细胞组织的萃取、萃取液通过细胞时的速度、滞留时间、样品物质的干扰等还需要进一步的研究。

5. 基质固相分散（MSPD）

MSPD 是 1989 年由美国路易斯安那州立大学的 Barker 教授首次提出并给予理论解释的一种崭新的 SPE 技术，其基本操作是将试样直接与适量反相填料（C_{18} 和 C_{14}）研磨、混匀制成半固态装柱淋洗。MSPD 浓缩了传统的样品前处理中所需的样品匀化、组织细胞裂解、提取、净化等过程，避免了样品均化、转溶、乳化、浓缩等造成的待测物损失。经 MSPD 柱后的淋洗液可直接通过 Florisil 柱进一步净化，植物样品中的极性有机物如叶绿素、甘油三酯等被 Florisil 吸附。最后的流出液可直接进行色谱分析。MSPD 自 1989 年提出之后，已在农药残留分析中得到广泛应用，显示了 MSPD 良好的通用性和发展潜力。MSPD 是简单高效的提取净化方法，适用于各种分子结构和极性农药残留的提取净化。MSPD 首先提高了分析速度，使现场监测成为可能，其次减少了试剂的用量，另外 MSPD 更适于自动化分析。

（三）仪器分析

（1）气相色谱法（GC）　气相色谱法可分析和分离复杂的多组分混合物。气相色谱法又可分为气固色谱（GSC）和气液色谱（GLC）。前者是用多孔性固体为固定相，分离的对象主要是一些永久性的气体和低沸点的化合物，而后者的固定相是用高沸点的有机物涂渍在惰性载体上，由于可供选择的固定液种类多，故选择性较好，应用亦广泛。

近年来，柱效高、分离能力强、灵敏度高的毛细管气相色谱有了很大发展，尤其是毛细管柱和进样系统的不断完善，使毛细管气相色谱的应用更加广泛。尽管样品前处理的净化效果越来越好，但样品中的干扰物是不可避免的，所以现代气相色谱一般采用选择性检测器，理想的检测器当然是只对"目标"农药响应，而对其他物质无响应。农药几乎都含有杂原子，而且经常是一个分子含多个杂原子，常见的杂原子有 O、P、S、N、Cl、Br 和 F 等。因此，不同类型的农药应采用不同的检测器。电子捕获检测器（ECD）、氮磷检测器（NPD）、火焰光度检测器（FPD）仍然是常用的检测器。

30 多年来，ECD 一直是农药残留分析常用的检测器，特别适用于有机氯农药的分析，但由于其对其他吸电子化合物如含 N 和芳环分子的化合物也有响应，因此其选择性并不是很好，当分析某些基质复杂且难净化的样品时，其效果并不好，但利用核心切换和反冲技术的二维色谱可以很好地解决上述问题。NPD 因其对 N 和 P 具有良好的选择性，是测定有机磷和氨基甲酸酯等农药的常用检测器。原子发射检测器（AED）是用于测定 F、Cl、Br、I、P、S、N 等元素的选择性检测器，自 1989 年开始应用于农药残留分析，利用 AED 测定氨基甲酸酯、拟除虫菊酯、有机磷和有机氯农药残留亦有报道。

（2）高效液相色谱法（HPLC）　高效液相色谱法（HPLC）已成为应用极为广泛的化学分离分析的重要手段。它是在经典液相色谱基础上，引入了气相色谱的理论，在技术上采用了高压泵、高效固定相和高灵敏度检测器，因而具备速度快、效率高、灵敏度高、操作自动化的特点。高效液相色谱法的应用范围：高沸点、热不稳定、分子量大、不同极性的有机物；生物活性物质、天然产物；合成与天然高分子，涉及石油化工、食品、药品、生物化工、环境等领域。80％的化合物可用 HPLC 分析。HPLC 常用于分析高沸点（如双吡啶除草剂）和热不稳定（如苄脲和 N-甲基氨基甲酸酯）的农药残留。HPLC 分析农药残留一般采用 C_{18} 或 C_8 填充柱，以甲醇、乙腈等水溶性有机溶剂作流动相的反相色谱，选择紫外吸收、二极管阵列检测器、荧光或质谱检测器用于农药残留的定性和定量。

（3）色谱-质谱联用技术　质谱分析法是通过对被测样品离子的质荷比的测定来进行分析的一种分析方法。被分析的样品首先要离子化，然后利用不同离子在电场或磁场的运动行为的不同，把离子按质荷比（m/z）分开而得到质谱，通过样品的质谱和相关信息，可以得到样品的定性定量结果。

目前质谱分析法已广泛地应用于化学、化工、材料、环境、地质、能源、药物、刑侦、生命科学、运动医学等各个领域。色谱-质谱联用技术包括：

① 气相色谱-质谱联用法（GC-MS）　用气相色谱-质谱（GC-MS）联用来检测邻苯基苯酚、二苯胺及炔螨特等。其残留用乙腈提取，再转移至丙酮中，邻苯基苯酚、二苯胺及炔螨特的检出限分别为 $10\mu g/kg$、$8\mu g/kg$、$15\mu g/kg$，且回收率比较高。有报道气相色谱-离子捕获质谱法（GC-ITMS）多残留检测，可用来检测有

机氯类、有机磷类、氨基甲酸酯类及其他一些污染物。样品用乙腈-水提取，再溶到石油醚-乙醚中以在 GC-ITMS 上直接分析，质谱在 EI 模式下运行。当样品中农药的含量在 $20\sim1000\mu g/kg$ 时，其回收率一般大于 80%。对绝大多数农药来说其检出限为 $1\sim10\mu g/kg$。该法可用来检测痕量农药，适合于研究污染源在环境中的行为。气相色谱-化学电离质谱法（GC-CIMS）可用来分析多种农药的残留，如乙酰甲胺磷、保棉磷、敌菌丹、克菌丹、杀虫脒、百菌清、烯氟乐灵、异丙甲草胺等。

② 液相色谱-质谱联用（HPLC-MS） 大部分农药可用 GC-MS 检测，但极性或热不稳定性太强的农药（及其代谢物）不适用（如灭菌丹、利谷隆等）此法，可采用高效液相色谱-质谱法（HPLC-MS）检测。据统计，液相色谱可以分析的物质约占世界上已知化合物的 80% 以上，内喷射式和粒子流式接口技术可将液相色谱与质谱连接起来，已成功地用于分析一些热不稳定、分子量较大、难以用气相色谱分析的化合物。HPLC-MS 具有检测灵敏度高、选择性好、定性定量同时进行、结果可靠等优点。将一种用于毛细管电泳的新型电喷射接口加以改进使其适用与液质联用，将可大大提高分析灵敏度。另外，研究开发毛细管液相色谱与离子捕获检测器的配合将会大大提高液相色谱灵敏度。虽然液质联用对分析技术和仪器的要求高，但它是一种很有利用价值的高效率、高可靠性分析技术。色质联用一般在 $0.5mg/kg$ 添加水平上的回收率为 $70\%\sim123\%$，平均变异系数小于 13%。

（4）超临界流体色谱（SFC） 超临界流体色谱（supercritical fluid chromatography，SFC）就是以超临界流体作为色谱流动相的色谱。SFC 可在较低温度下分析分子量较大、热不稳定和极性较强的化合物，可与气相、液相色谱检测器联用。另外还可与红外、质谱等联用，它能通过调节压力、温度、流动相组成多重梯度，选择最佳的色谱条件，它综合了气相色谱和高效液相色谱的优点，克服了各自的缺点，成为一种强有力的分析手段。

人们越来越关注农药残留问题，因此要求更好的分析方法，所谓更好的分析方法，应该是根据实际需要，既更灵敏，也更快速。现在生产和使用的都是化学农药，其主要成分都是分子量较小的有机物，其分子量一般在 500 以下，在未来的发展中，生物农药和环境友好性的农药将逐步代替现有的化学农药。分析重点将转向与生物组织成分很难区分的生物大分子农药。

二、农药残留生物速测技术

（一）活体生物测定方法

1. 用家蝇检测蔬菜中的残留农药

20 世纪 60 年代后期，我国台湾农业试验所采用生物测定方法进行农药残留检验，其原理是释放高敏感性的家蝇于菜汁中，4~5h后家蝇死亡率在10％以下即为合格，该方法过程简单，无需复杂仪器检测，缺点是检测时间较长，只对部分杀虫剂有反应，无法分辨残留农药的种类，准确性较低。

2. 用大型水蚤为试验材料监测蔬菜中农药的残留

该方法的原理是将蔬菜汁按ISO标准稀释，每个剂量10个水蚤，测定24h、48h、96h的实验结果，以实验水蚤的心脏停止跳动作为最终死亡指标，测定致死中浓度。袁振华等对该类测定方法作了探索性的研究，研究表明大型水蚤测试技术完全适用于蔬菜中的农药残留测定，并认为该方法具有快速、灵敏、简便、经济等特点，但该方法同样无法分辨残留农药的种类。

3. 用发光细菌检测农药残留

发光细菌是一类非致病性的普通细菌，在正常的生理条件下能发出波长为490nm的蓝绿色的可见光。这种发光现象是细菌新陈代谢的结果，是呼吸链上的一个侧支。当发光细菌接触干扰和损害新陈代谢的物质，特别是有毒有害物质时，就能使细菌发光强度下降或熄灭，而且毒物的浓度和细菌的发光强度呈负相关线性关系变化。利用这一特点就可以对农药残留试样进行测定。袁东星等利用发光菌进行农药残留检测，最小检出浓度为3mg/L，该方法已能用于检测甲胺磷、敌敌畏等常用有机磷农药。

发光细菌能同时对多种毒物产生发光受抑反应且农药浓度与发光强度的线性关系不够准确，发光菌被激活后，它的发光强度会随时间的变化而改变。但它具有快速、简便、灵敏、价廉的特点，在定性、半定量的现场快速检测中逐渐显现出了其优势。随着食品工业的发展，采用发光细菌法检测食品安全性作为一种快速的初筛方法，已逐渐受到人们的广泛关注。

（二）酶活抑制测定方法

1. 胆碱酯酶（ChE）活性抑制法

有机磷和氨基甲酸酯两类农药能抑制生物体内AChE的活性。据此，利用离体AChE与食品中残留农药作用，AChE受抑制的程度不同，底物被酶水解量不同，造成颜色变浅或不显色，据此计算农药残留量。常用的酶原有：牛、猪等家畜的肝脏酯酶、人血浆或血清、马血清、蝇或蜜蜂头部的脑酯酶、兔或鼠的羧酸酯酶等。按此原理设计的测试方法主要为酶液比色法和纸片速测卡。

（1）酶液比色法 从敏感家蝇品系的头部提取AChE，在人工控制条件下与系列浓度的对硫磷作用，以碘化硫代乙酰胆碱（ATCT）为底物，以5,5-二硫代-2,2-二硝基苯甲酸为显色剂，经一定时间后在410nm波长的可见光上进行比色。根据吸光值，计算AChE被抑制的程度，并以不加酶试管作空白对照。酶活性百分率按下式进行计算。

$$酶活性 = \frac{空白液吸光度 - 处理液吸光度}{空白液吸光度} \times 100$$

作为一种离体酶在试管中进行反应，应严格控制反应温度、最佳反应时间、酶与底物的反应浓度及周围环境的 pH 等条件。

(2) 速测卡法　农药残留速测卡是 55mm×22mm 的长方形纸条，上面对称贴有直径 15mm 的白色、红色圆形药片各一片，白色药片中含有从牛血清中提取的胆碱酯酶，红色药片中含有乙酰胆碱类似物 2，6-二氯靛酚（蓝色）和乙酸。如果有机磷或氨基甲酸酯类农药存在，会抑制胆碱酯酶的活性而不发生水解反应，没有蓝色物质生成，试验时首先在蔬菜叶面滴 2 滴洗脱液（磷酸缓冲液 pH 7.5），用白色药片在滴液处轻轻涂擦放置 10min 进行预反应，将速测卡向内对折，用手指捏紧 3min，使白色药片与红色药片紧密接触反应，打开速测卡，若白色药片变为蓝色，为阴性，若不变色，表示有机磷、氨基甲酸酯类农药的存在。

胆碱酯酶抑制法的优点是能对抑制胆碱酯酶的农药品种进行快速灵敏的检测，前处理简单，检测时间短（酶液比色法约 40min），适用于现场测定，缺点是使用的酶、基质、显色剂有一定的特异性，需控制的条件比较多；另外对其他类型农药造成的污染无法检出，以及对某些硫磷酸酯类农药（如伏杀硫磷）灵敏度不高，对这类农药造成的污染可能会漏检或误检，因此如将胆碱酯酶抑制技术与生物测定法相配合，可在短时间内将超毒蔬菜从众多蔬菜样本中筛选出，并可区分菊酯与有机磷、氨基甲酸酯类农药造成的污染。

2. 植物酯酶（phytoesterase）抑制法

利用植物水解酶水解 2,6-二氯乙酰靛酚，根据反应溶液在水解前后颜色的变化，用眼睛或仪器辨别农药对酶的抑制程度，在有机磷或氨基甲酸酯类农药存在时，植物水解酶的活性受抑制，靛酚的蓝色变浅。植物酶法在测定过程中无需使用有机溶剂，预处理方法简单，测定速度快，成本低廉，因此也有一定的应用价值。

3. 有机磷水解酶（OPH）法

有机磷水解酶是一种广泛存在于多种生物体内的由有机磷降解酶基因（*opd*）编码的酯酶。存在于微生物体内的有机磷水解酶能够切断有机磷化合物的磷酸酯键（P—O 和 P—S 键）来解除有机磷化合物的毒性。如王银善分离到一菌株假单胞菌（*Pseudomonas*）Ws-5 对甲胺磷有很强的降解能力。因此，OPH 主要用于化学武器和一些过期的有机磷杀虫剂的销毁、接触毒剂人员和物品的防护与洗消及中毒人员的救治。将 OPH 固定在电极表面制成生物传感器，能够现场快速检测有机磷农药残留。OPH 水解有机磷化合物具有反应特异高效（酶水解的效率为化学水解的 40～2450 倍）、反应条件温和、无刺激性、固化酶易贮存、用量小、成本低等优点，有着较好的应用前景。

三、免疫测定方法

农药残留免疫分析方法（immunoassay，IA）是以抗原与抗体的特异性、可逆性结合反应为基础，把抗体作为生物化学检测器对化合物、酶或蛋白质等物质进行定性和定量分析的一门技术。免疫反应涉及抗原与抗体分子间的立体化学、电荷、氢键和偶极间的综合应用，具有常规理化分析技术无可比拟的选择性和高灵敏度，常适宜于复杂基质中痕量组分的分析。免疫分析方法还包括：放射免疫分析法（RIA）、酶免疫分析法（EIA）、荧光免疫分析法（FIA）、化学发光免疫分析法（CLIA）、免疫金沉析法等等。

由于免疫化学分析技术具有简单、快速、灵敏及价廉的特点能在野外和实验室内进行大批量的筛选试验等优点，已经成为农药残留分析领域中最有发展和应用潜力的痕量分析技术之一。

1. 半抗原的设计与合成

农药分子量一般小于1000，不具备刺激机体产生针对农药抗原决定簇的特异性，必须与大分子物质连接后才能刺激机体产生抗体，在对某一农药进行免疫分析之前，一般需要对农药分子进行结构修饰或重新设计、合成出相应的半抗原。半抗原的结构对方法的检出限和选择性至关重要，Jung 等认为半抗原的设计与合成一般要符合以下几个原则：

① 半抗原结构中应具备适当末端活性基团，如—NH_2、—COOH、—OH、—SH 等，可直接与载体（一般为蛋白质）偶联。

② 理想的半抗原，与载体连接后应保证该特征结构能最大程度地为免疫活性细胞识别和结合，以制备出具有预期选择性和亲和性的抗体。因此，活性基团与载体之间应具备一定长度的间隔臂，一般为 4～6 个碳链长度（0.5～0.8nm），太短则载体的空间位阻影响免疫系统对半抗原的识别，过长则可能因氢键（某些极性间隔臂）或疏水交互作用（非极性间隔臂）使半抗原发生"折叠"。同时间隔臂一般为非极性，且除供偶联的活性基团外，不应有其他高免疫活性的结构，如苯环、杂环等，以降低抗体对间隔臂的识别和间隔臂对待测物结构特征的影响；间隔臂还应远离待测物的特征结构部分和官能团，有利于高选择性和高亲和性抗体的产生。

③ 半抗原应能最大程度模拟待测分子结构，特别是立体结构。半抗原设计还应考虑结构中尽量保留芳香环，据统计，半抗原结构中有芳香环形成的抗原具有较强的免疫原性，可使机体产生较强的免疫应答，平均成功率大约为 1/3，而未含有芳香环的半抗原成功率仅占 1/11。

④ 半抗原的设计应考虑到有毒理学意义的代谢产物，以及待测物是单一品种

或者某一类农药，设计时需相应地突出特定农药的结构或者一类农药中共有的结构特征，对应的抗体称为单一特异性抗体或者簇特异性抗体，而簇特异性抗体可用于多残留分析。

2. 人工抗原的制备

半抗原与载体蛋白的偶联物称之为人工抗原。载体不仅仅是简单地增加半抗原的分子量，更重要的是利用其强的免疫原性诱导机体产生免疫应答，对半抗原发生载体效应的作用。蛋白质结构越复杂，免疫原性越好。常用的载体蛋白有牛血清白蛋白（BSA）、卵清蛋白（OVA）、兔血清白蛋白（RSA）、人血清白蛋白（HSA）、人 γ 球蛋白（γ-GA）、人血纤维蛋白、钥孔血蓝蛋白（KLH）、甲状腺球蛋白（thyroglobulin）、猪血清白蛋白（PSA）等。

半抗原含有的活性基团不同，半抗原与载体蛋白偶联的方法也不同。通常，含羧基的半抗原采用碳二亚胺法、混合酸酐法和 Woodward 试剂法；含羟基的半抗原采用琥珀酸酐法；含羟基的半抗原采用戊二醛法、一氯醋酸钠法和偶氮苯甲酸法；含酚基的半抗原采用重氮化法；含氨基的半抗原采用 Mannich 反应、重氮化法和丙烯酸法、二异氰酸酯法、卤代硝基苯法、亚胺酸酯法；含酮基的半抗原采用氨基氧乙酸法；含巯基的半抗原采用 SAMSA（S-乙酰巯基琥珀酸酐）法等。偶联后的人工抗原往往需要进一步纯化。透析是常用的方法，还可采用凝胶柱层析的方法分离。半抗原与载体蛋白的分子结合比对抗体特异性和效价有一定的关系。一般认为人工免疫抗原结合比高，可以增加免疫刺激的强度和特异性。

目前，绝大多数农药人工抗原是通过将单一农药半抗原偶联到载体蛋白分子上的方法获得的，所获得的抗原称之为单一决定簇人工抗原。王姝婷等通过对人工抗原的设计，将克百威、三唑磷、毒死蜱和甲基对硫磷半抗原偶联到一个载体蛋白分子上制备出了多抗原决定簇的人工抗原并获得了能同时识别上述四种农药的"宽谱特异性"多克隆抗体，这为农药人工抗原的制备提供了一种新的途径和策略。

3. 抗体的制备

（1）多克隆抗体的制备　免疫方法：对于多克隆抗体，免疫方法一般有皮下或肌肉免疫法、皮内免疫法、淋巴结免疫法和混合法等。一般来说，皮下或肌肉免疫法产生的抗体比较多；皮内免疫法所需的抗原量少，在抗原宝贵时特别适用，但与之相对的，它产生的抗体量也不多；混合免疫法的优点是抗原用量小，产生抗体速度快。

多克隆抗体的制备：将抗原免疫动物（常用的动物为兔、羊、狗等），分离出抗血清并纯化抗体。多克隆抗体的均一性较差，其特异性相对较低，因此多克隆抗体在农药残留速测技术中的应用受到一定的限制。但近年来有学者恰恰利用了多抗的交叉反应高的特点，通过制备出具有某类（或某几种）农药的"共性结构"

的半抗原或者通过制备出含多个抗原决定簇的人工抗原来制备"宽谱特异性"抗体进行农药多残留分析研究。

（2）单克隆抗体的制备　单克隆抗体制备技术最初是由 Köhler 和 Milstein 利用 B 淋巴细胞杂交瘤技术创立的。目前该技术已广泛应用于疾病诊断及生物、医学研究、环境和食品安全检测（监测）等方面。单抗均一性高，只和抗原某一决定簇结合，有更高的特异性。而且，产生抗体的单克隆细胞可在体外传代繁殖，不受动物免疫时间限制地生产抗体。只要管理和培养技术正确，抗体就可无限量的产生。基本过程是动物免疫、细胞融合、克隆筛选、单克隆抗体性质鉴定、腹水诱发、收集和纯化等。

（3）重组抗体的制备　近年来，随着蛋白质技术及 DNA 重组技术的发展，人们通过对抗体产生的基因本质、基因重组抗体筛选技术和直接定位诱导基因操纵技术的研究，获得用于指定空间位置并具有各种特异性、亲和性，能忍受一定温度、pH 和有机溶剂的人工重组抗体。一般是将抗原免疫小鼠，一定时间后无菌条件下取出小鼠脾脏，提取脾细胞总 RNA，以 RNA 逆转录合成的 cDNA 为模板，PCR 扩增抗体，将抗体中的轻链、重链连接成 ScFv（single-chain variable fragment）。酶切经 PCR 扩增的 ScFv 片段，并与噬菌体载体连接，然后以常规方法转化入大肠杆菌或其他生物体中。人工培养带有噬菌体抗体的大肠杆菌，即得到重组抗体。该方法生产抗体速度快，可通过诱变改变抗体特性，使抗体的特异性更强，而且，利用这项技术获得的噬菌体抗体库，能同时识别多种农药，可用于农药多残留免疫速测技术的研究。

4. 免疫分析方法（immunoassay，IA）

（1）放射免疫分析法（radio immunoassay，RIA）　RIA 技术是使用以放射性同位素（如 ^{125}I、^{32}P、^{3}H 等）作标记的抗原或抗体，用 γ 射线探测仪或液体闪烁计数器测定 γ 射线或 β 射线的放射性强度，来测定抗体或抗原量的技术。它包括以标记抗原为特点的放射免疫分析和以标记抗体为特点的免疫放射分析（immunoradiometric assay，IRMA）。前者以液相竞争结合法居多，既测大分子抗原又测小分子抗原；后者以固相法测大分子抗原为主。

RIA 在早期建立的农药免疫分析方法中占了很大比重，建立了狄氏剂、艾氏剂、2,4-D 和 2,4,5-T、对硫磷和百草枯等农药的放射免疫分析法。尽管该方法灵敏度非常敏锐（RIA 通常为 9～10g、10～12g，甚至 10～15g），应用范围广，但进行 RIA 需使用昂贵的计数器，也存在放射线辐射和污染等问题，因此在农药残留检测领域的应用和发展受到了一定的限制，并逐步为其他免疫分析方法所取代。

（2）酶免疫分析法（enzyme immunoassay，EIA）　EIA 是继 RIA 之后发展起来的一项免疫分析技术，其检测原理与放射免疫法类似，但所用的标记物为酶，它将抗原、抗体的特异性免疫反应和酶的高效催化作用有机结合起来，通过测定结合于固相的酶的活力来测定被测定物的量。用作标记物的酶有辣根过氧化物酶（horseradish peroxidase，HRP）和碱性磷酸酶（alkaline phosphatase，AKP）、葡萄糖氧化酶（glucose oxidase，GO）、脲酶（urease）等。酶标记反应的固相支持物有聚苯乙烯塑料管、膜等。目前大多数采用96孔酶标板（MTP）作为固相支持物，这种板的检测容量大，样本数量多，只需有台简单的酶标仪就可得出准确的检测数据。也有学者采用磁珠作为固相材料进行EIA研究，其原理是将高分子材料（聚苯乙烯、聚氯乙烯等）包裹到金属小颗粒（Fe_2O_3，Fe_3O_4）外面，再通过化学方法键合上氨基(—NH_2)、羧基(—COOH)、羟基(—OH)等活性基团，再与抗体或抗原偶联，制成免疫性微珠。该方法的优点是微珠比表面积大，吸附能力强，能悬浮在液相中快速均匀地捕获样品中的待测物，通过外加磁场后能够实现微珠与样品液的快速分离，从而减少检测时间、提高检测灵敏度。

由于酶标试剂制备容易、稳定、价廉，酶免疫分析的灵敏度接近放射免疫技术，故近年来EIA技术发展很快，已开发了多种EIA方法，其中酶联免疫法（enzyme linked immunosorbent assay，ELISA）是目前农药残留检测中应用最广泛的酶免疫分析技术。

（3）荧光免疫分析法（fluorescence immunoassay，FIA）　FIA检测的基本原理是：将抗原抗体的高度特异性与荧光的敏感可测性有机地结合，以荧光物质作为示踪剂标记抗体、抗原或半抗原分子，制备高质量的特异性荧光试剂。当抗原抗体结合物中的荧光物质受到紫外线或蓝光照射时，能够吸收光能进入激发态。当其从激发态回复基态时，能以电磁辐射形式放射出所吸收的光能，产生荧光。绘制农药浓度-荧光强度曲线，可以定性定量检测样品中的农药残留量。

适用于抗体、抗原或半抗原分子标记的荧光素须符合以下要求：①应具有能与蛋白质分子形成稳定共价键的化学基团，或易于转变成这类反应形式而不破坏其荧光结构；②标记后，荧光素与抗体或抗原各自的化学结构和性质均不发生改变；③荧光效率高，与蛋白质结合的需要量很少；④荧光素与蛋白质结合的过程简单、快速，游离的荧光素及其降解产物容易去除；⑤结合物在一般贮存条件下性能稳定，可保存使用较长时间。

（4）发光免疫分析（Luminescent immunoassay，LIA）　LIA又可分为化学发光免疫测定（chemiluminescent immunoassay，CLIA）和生物发光免疫测定（bioluminescent immunoassay，BLIA）。

原理：以发光指示抗原与抗体的结合，当发光标记物与相应的抗体或抗原结合后，底物与酶作用，或与发光剂产生氧化还原反应，或使荧光物质（例如红荧烯等）激发，释放光能。最后用光度计测定其发光强度，进行定量分析。常用发光标记物有辣根过氧化物酶（HRP）、鲁米诺（Luminol）、异鲁米诺（Isoluminol）、洛粉碱（Lophine）、光泽精（Lucigenin）、双(2,4,6-三氯苯)草酸酯、连苯三酚和6[N-(4-二氨基丁基)-N-乙基]-氨基-2,3-二氢酞嗪-1,4-二酮（ABEI）等。用上述发光标记物标记的抗体（或抗原）在一定的 pH 缓冲溶液中与相应的抗原（或抗体）结合时，在协同因子（例如 H_2O_2 等）的作用下发光，其发光强度与被测物的浓度成正比，故可以用于定量分析。

发光免疫测定具有特异性强、灵敏度高（检测限量达 $10 \sim 15mol/L$）、快速（$1 \sim 3h$ 内完成）、发光材料易得等优点。但其发光过程和强度常常受到发光物质本身的化学结构、介质的 pH、协同发光物质和金属离子杂质等影响。

（5）金免疫层析分析法（gold immuno-chromatography assay，GICA）　GICA 检测原理是：将配体（抗体或抗原）以线状包被固化于硝酸纤维素膜等微孔薄膜上，胶体金标记另以配体或其他物质并以干态固定在吸水材料上，通过毛细作用使样品溶液在层析条上泳动，当泳动至胶体金标记物处时，如样品中含有待检受体，则发生第一步高度特异性的免疫反应，形成的免疫复合物继续泳动至线状包被区时，发生第二步高度特异性的免疫反应，形成的免疫复合物被截留在包被的线状区，通过标记的胶体金而显红色条带（检测带），而游离的标记物则越过检测带，与结合的标记物自动分离。通过检测带上颜色的有无或色泽深浅来实现定性或定量测定，如图 8-1。

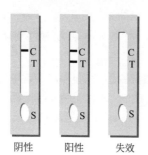

阴性　　阳性　　失效

C—质控线；T—检测线；S—加样区

图 8-1　金标试纸条检测示意图

GICA 法具有快速（$5 \sim 20min$）、廉价、结果明确、无需复杂操作技巧和特殊设备、携带方便等优点，但相对于其他免疫分析方法，该方法检测灵敏度稍低，主要适合于现场快速定性或半定量测定。目前该方法已被应用于医学和生物学等众多研究领域，尤其在发达国家已经得到了广泛的应用。

（6）免疫分析与仪器分析技术的联用技术　使用单一的 IA 技术进行农药残留分析获得的信息量少，而理化分析方法的选择性又比较差。Kramer 等人将免疫分析法和液相色谱法（LC）联合起来使用，从而简化了分析方法，提高了检测效率。LC-IA 的联用，将 LC 的高分离能力和 IA 的高灵敏性和高特异性融为一体。该分析法尤其适合多组分残留分析和微量分析。免疫分析与气相色谱/质谱（GC/MS）的联用可减少结构相似的农药或代谢产物分析中的交叉反应，以降低假阳性。

5. 农药残留免疫检测新技术

（1）免疫生物传感器（immunosensor，IS）　免疫生物传感器是将免疫测定法与传感技术相结合而构建的一类新型的微型化、便携式生物传感器，能实时监测抗原抗体反应，从而使农药残留免疫检测手段朝着自动化、简便化、快速化的方向发展。它的基本原理是利用"抗体-抗原"反应的高亲和性和分子识别的特点，将抗原（或抗体）固定在传感器基体上，通过传感技术使吸附发生时产生物理、化学、电学或光学上的变化，转变成可检测的信号来测定环境中待测分子的浓度。

免疫传感器从测定原理上可分为标记型免疫传感器和非标记型免疫传感器。前者利用待测抗原（或抗体）与固定在传感器表面的抗体（或抗原）发生特异吸附时直接产生电信号、光信号或物理信号。而后者是用一定的标记物如酶、荧光试剂、化学发光试剂、核素、核糖体、红细胞或金属标记物等使免疫反应产生可测定的信号。

　　IS 的基本组成大致可分为三部分：①生物芯片。由于抗体以高度的亲和性与被测物结合，所以它能在其他物质存在时测定被测物。这部分一般固定在传感器基体上，而该基体一般是金属片或石英玻璃片。固定有抗体或抗原的基体称之为生物芯片。②信号转换器。它将抗体与被测物特异性结合后产生的光、热、压力等物理化学信号转换成电信号。③电部分。这部分是将转换器产生的电信号进行放大化和数字化，从而可以统计和保存实验结果。在农药检测中与免疫化学技术相结合的转换器有光学转换器（如折射仪或反射仪、频道波导干涉仪、波导表面胞质团共振仪等）、电化学（包括电阻、电流、电频率、电位等）转换器、声波转换器和压力转换器等。在农药残留的检测免疫传感器技术中最有前景的是免疫酶电极技术。免疫酶电极技术结合了固相酶免疫分析的优点（高灵敏性、特异性、应用面广），而且测定程序更简便快速。

　　（2）荧光偏振光免疫分析（fluorescence polarization immunoassay，FPIA）FPIA 是在荧光免疫分析技术的基础上发展起来的一种检测手段，主要是基于荧光标记的半抗原与特异性抗体结合后半抗原的荧光极性增强的原理。若样品中含有未标记的被测物，它会与抗原竞争性地结合抗体，从而使极性信号降低。这种 FPIA 技术的优点是不需要对样品进行任何前浓缩或冲洗步骤，可直接分析，检测速度比较快，1 个样品的检测时间不到 1min。

　　（3）流动注射免疫分析法（flow injection immunoassays，FIIA）　免疫传感器与流动注射分析技术结合的流动注射免疫分析技术是最新的农药残留检测技术。它适用于连续测定和大量样品的测定，也适于原位分析。其原理是：先将抗体固定在适当载体膜上制备成均匀一致的抗体膜带（可分段使用），再将膜带的一部分安装于密封但有样品进出口的微型槽内，从进口处注入待测样品和酶标样品的混合液，竞争性结合反应在微型槽内进行，反应所引起的特定物理或化学参数的变化由配套的检测系统检测出来。一次测定完成后，从进样口注入洗涤液洗涤微型槽，同时可移动抗体膜带使新的一段膜带进入微型槽，进行另一次分析测定，如此反复进行。另外，也可将抗体固定于玻璃微球上制成类似于色谱分析的固定相，装入细玻管内，通过向管内注入待测样品和酶标样品的混合液，利用竞争性结合原理进行分析，通过透明的玻璃管测定竞争性结合反应前后以及加入酶底物后生成有色产物等物理、化学参数的变化对待测样品进行定性定量检测。

　　连续流动系统比管子和微滴板更易于实现自动化，能更快速灵敏地测出结果。FIIA 分析所需时间由 ELISA 的 1.5h 缩短至 6.5min。FIIA 的不足之处是：变异系数（CVs）大，抗体和酶标的半抗原使用量大，一次只能检测一个样品。目前与FIIA系统结合的光学免疫传感器已开发并应用于各种农药的检测。

最近，但德忠等将荧光免疫分析、光纤传感器、流动注射、免疫磁球分离四项技术结合起来建立起一种新型荧光光纤免疫磁珠流动分析系统。该系统既可进行普通的荧光分析、动力学荧光流动分析，又可进行荧光光纤免疫流动分析。该分析法比酶免疫法更灵敏，标记物不易失活，与放射免疫相比无放射性污染。免疫磁珠集吸附、富集、分离等功能于一体，结合流动分析停留技术和可控电磁场，可在流路中完成抗体（抗原）结合态和游离态标记物的自动在线分离，避免了一般流动免疫分析中柱的再生和膜的更换。

四、农药多残留分析方法

农药多残留分析方法是分析食品、土壤和水中多种农药残留的检测分析方法。使农药残留分析从一种或几种农药发展到可同时测定多种不同种类的多种农药，实现了对多种类农药的高灵敏度定性、定量测定。

现代农残分析主要是针对多残留分析，需要同时满足特异性强、灵敏度高、重现性好和线性范围广等方面的要求。现代化的农药残留分析要在准确分析的基础上，进行快速高效的分析。与常规检测分析一样，多残留检测也包括样品的前处理和仪器测定两方面。在技术要点方面，各国的多残留分析方法与单一成分的方法基本相同，不同之处在于根据基质的不同选择不同的前处理操作。利用农药多残留技术，美国可同时分析的农药近400种，德国有300多种，荷兰有200多种，瑞典有170多种。

（一）快速速测法

该法操作简便、快速、灵敏、经济、检测时间短，适合市场农药残毒批量检测，可及时对市场上含农药残毒的蔬菜进行监控，净化蔬菜市场，避免因食用含高残毒农药的蔬菜而引起的中毒事故。其基本原理是依据胆碱酯酶可催化靛酚乙酸酯（红色）水解为乙酸与靛酚（蓝色），有机磷或氨基甲酸酯类农药对胆碱酯酶有抑制作用，使催化、水解、变色过程发生改变，由此可判断出样品中是否有高剂量的有机磷或氨基甲酸酯类农药的存在。

（二）气相色谱法

它是一种较为准确的定性定量检测方法，尤其对蔬菜、水果中低含量的农药能够进行较准确的定性定量，相对而言，气相色谱法操作步骤较多，实验室操作要求高，检测过程主要包括提取、浓缩、净化、仪器测定等骤。下面介绍两种具体的蔬菜、水果中有机磷和拟除虫菊酯类农药多残留检测方法。

1. 蔬菜、水果中有机磷类农药多残留检测方法

该方法可一次性检测敌敌畏、敌百虫、甲胺磷、乙酰甲胺磷、甲拌磷、氧乐果、乐果、毒死蜱、甲基对硫磷、对硫磷、水胺硫磷、杀螟硫磷和马拉硫磷等多种有机磷类农药。具体操作如下：称取打碎蔬菜样品 25.0g 放入 250mL 烧杯中，用 100mL 量筒加入乙腈 50mL，于组织分散机上匀浆 1～2min，滤液用玻璃漏斗过滤到装有 5g 氯化钠的 100mL 具塞量筒中，用力振荡摇匀，静置 30min 左右，待液体完全分层，用 10mL 移液管移取上清液 10mL 放于 100mL 小烧杯中，将小烧杯置于 80℃ 恒温水浴上用空气流吹扫，浓缩近干。用乙酸乙酯溶解定容至 5mL 容量瓶，溶液用玻璃注射器过 0.22μm 微孔滤膜待气相色谱仪测定。

2. 蔬菜、水果中拟除虫菊酯类农药多残留检测方法

该方法可一次性检测六六六、滴滴涕、百菌清、三唑酮、甲氰菊酯、三氟氯氰菊酯、联苯菊酯、氯氰菊酯、氰戊菊酯和溴氰菊酯等多种拟除虫菊酯类农药。具体操作下下：称取打碎蔬菜样品 25.0g 于 250mL 烧杯中，用 100mL 量筒加入乙腈 50mL，于组织分散机上匀浆 1～2min，滤液用玻璃漏斗过滤到装有 5g 氯化钠的 100mL 具塞量筒中，用力振荡摇匀，静置 30min 左右，待液体完全分层，用 10mL 移液管移取上清液 10mL 放入 100mL 小烧杯中，将小烧杯置于 80℃ 恒温水浴上用空气流吹扫，浓缩近干。将浓缩近干样品用正己烷和丙酮溶液（其比例为 9：1）溶解，过弗罗里硅土小柱，再用正己烷和丙酮溶液（其比例为 9：1）淋洗，收集 10mL 淋洗液于 100mL 小烧杯中，再将淋洗液置于 80℃ 恒温水浴上用空气流吹扫，浓缩至 2～3mL，用正己烷溶解定容至 5mL 容量瓶，待气相色谱仪测定。（可参考 NY/T 761—2008《蔬菜和水果中有机磷、有机氯、拟除虫菊酯和氨基甲酸酯类农药多残留的测定》。）

（三）高效液相色谱法

该方法可一次性检测二氯喹啉酸、苄嘧磺隆、甲磺隆、扑草净、莠去津 5 种除草剂。准确称量 10.0g 加标土壤置于 50mL 塑料离心管中，加入 20.0mL 含 5% 乙酸的乙腈混合溶液，涡旋振荡 2min，加入 1.0g 氯化钠和 4.0g 无水硫酸镁后立即振荡 30s，4000 r/min 离心 5min，5.0mL 的上清液被转移到含有 0.0750g C_{18} 和 1.0g 无水硫酸镁的离心管中，涡旋振荡 30s，4000 r/min 离心 5min，上清液过 0.22μm 有机滤膜，1.0mL 滤液被用于随后的分散液液微萃取（DLLME）实验。

在 DLLME 中，取 5.0mL 用 1mol/L 盐酸调节 pH 为 2.0 的双蒸水溶液，置于装有 0.30g 氯化钠的 10.0mL 带塞锥形玻璃离心管中，用 2.5mL 注射器将含有 1.0mL 上述提取液（作为分散剂）和 150μL 三氯甲烷-氯苯（1：1，v/v，作为萃取剂）的混合溶液快速注入离心管中，涡旋 30s，三氯甲烷-氯苯以极细小的乳浊液滴均匀分散在样品溶液中，样品溶液中的目标待测物即被萃取到三氯甲烷-氯苯相

中，然后在 3000r/min 下离心 5min，萃取相沉积到离心管底部，将上层水相移去，用微量注射器吸取有机相，并完全转移到另一个 1.5mL 的锥形试管中，用氮气缓慢吹干，残余物用 80μL 甲醇溶解，将 20μL 进行高效液相色谱分析。采用同样的方法，可检测作物 5 种除草剂残留和定性定量分析。图 8-2 为 5 种除草剂的色谱分离图。

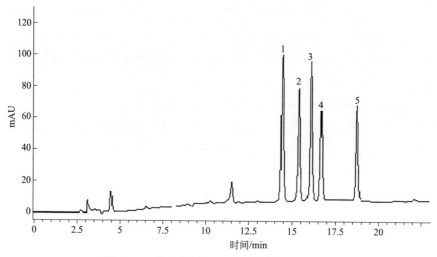

图 8-2　5 种除草剂 (5mg/kg) 的色谱分离图
1—二氯喹啉酸；2—甲磺隆；3—扑草净；4—莠去津；5—苄嘧磺隆

第三节　农药残留消解原理、方法和动态

一、农药残留的消解原理和方法

1. 物理消减

农药消减的物理方法主要有储藏、洗涤、去皮、加热等。新鲜农产品收获后，仍能继续进行呼吸和新陈代谢活动，因此在储藏期间农药残留可进一步氧化分解。糙米储存时间与农药残留降解关系的相关研究，发现不同种类的农药其残留量随着储存时间增加有不同程度的减少。洗涤是目前广大消费者普遍使用的去除农药残留的方法，特别是水溶性的农药，经过清水浸泡后农药残留将大大减少；而对亲脂性农药，它易被农作物表面的蜡质层所固定，清水浸泡后农药残留洗去率低。粳米在蒸煮时，敌敌畏、毒死蜱、杀螟硫磷、马拉硫磷几乎全被消除。

2. 化学降解

农药消减的化学方法主要有氧化法和光化学降解法。臭氧具有强氧化性，可将果蔬等农产品中残留的有机磷或氨基甲酸酯类农药氧化降解，生成相应的酸、醇、胺或其氧化物等小分子物质，具有消毒、除臭、杀菌、防霉、保鲜等多种功效。臭氧对哈密瓜中农药残留的降解，发现动态臭氧水处理的降解率显著高于静态处理。高铁酸钾、过氧化氢等都具有极强的氧化性，也可以降解一系列农药。高铁酸钾对菠菜中 3 种有机磷农药敌敌畏、乐果、毒死蜱残留的去除效果表明，菠菜用 600mg/L 高铁酸钾处理后，其中的敌敌畏、乐果、毒死蜱的去除率分别达72.43%、87.15%、75.45%。对过氧化氢降解有机磷农药进行了研究，结果表明，经过氧化氢处理后，田间甲胺磷和毒死蜱农药残留量明显下降，处理 7d 后，残留量分别下降了 45.21% 和 64.05%。另外，过碳酸钠对有机磷和拟除虫菊酯类农药也有明显的降解效果。对过碳酸钠降解甲氰菊酯和高效氯氟氰菊酯农药进行了研究，结果表明，随着温度的升高及过碳酸钠量的增加，其在水中溶解度增加、氧化能力增强，农药降解率增大。

光化学法也是一种主要的化学消解方法。它利用激发态分子，通过化学反应，消耗能量返回基态引起分子的化学键断裂，生成相应的自由基或离子，具极高反应活性的自由基将有机物氧化分解。

农药施用以后，无论是残留于植物表面，还是进入土壤、水体或大气，均受到太阳辐照而发生光化学降解。

3. 微生物酶解

微生物降解农残最大的特点就是无毒、无二次污染，而且可以工业化发酵生产菌种，并大规模推广使用。微生物降解农药的主要反应途径有水解作用、脱卤作用、氧化作用、硝基还原、甲基化、去甲基化、去氨基、轭合作用。微生物降解农药残留的研究有很多，如地衣杆菌属对敌敌畏、甲胺磷和对硫磷的降解；曲霉属对马拉硫磷和对硫磷等的降解作用。利用富集培养从农药厂的活性污泥中分离得到 3 株能以甲基对硫磷为碳源和能源的细菌 HW-2、HW-5、HW-17，并进行了降解条件的研究，试验表明，这 3 种菌液制剂对矮脚黄中甲基对硫磷的残留有明显的去除作用。

二、农药残留消解动态

1. 农药半衰期概念

农药的降解半衰期或消解半衰期统称为农药半衰期，降解半衰期是农药在环境中受生物或化学、物理等因素的影响，分子结构遭受破坏，有半数的农药分子已经改变了原有分子状态所需的时间；消解半衰期是农药的降解和移动总消失量达到一半时的时间，可表示农药残留期长短的一个指标。

农药施用后，落在植物上和土壤中，或散布在空气中，都会不断地分解直至全部消失，这就是农药的降解过程。半衰期的长短不仅与农药的物理化学稳定性有关，还与施药方式和环境条件（包括日光、雨量、温湿度、土壤类型和土壤微生物、pH、气流、作物）等有关。

同一种农药在不同条件下使用后，半衰期变化幅度很大。半衰期是农药在自然界中稳定性和持久性的标志，通常以农药在土壤中和作物上的半衰期来衡量它在环境中的持久性。

一般情况下，化学性质稳定的农药，其半衰期长，如滴滴涕、六六六为2～4年，砷和汞类农药为10～30年。而有机磷农药只有一周至两三个月。

农药在渍水和非渍水土壤中的半衰期也相差很大。农药在土壤中半衰期长短，直接影响土壤中微生物和动物的生长，影响作物从土壤中吸收农药及对河流和地下水的污染程度，以及收获时农产品中的农药残留量。各种农药的持久性是有差别的，同为有机磷杀虫剂的辛硫磷和敌敌畏半衰期最短，乐果中等，为60天。农药半衰期的长短，与农药的持久毒害关系很大。半衰期长的，在农畜产品和环境中残留量大、残留时间长，给人类带来直接或间接的危害，因而必须逐步被替代或淘汰。

2. 农药半衰期的计算

当测定农药半衰期时，农药单次施用处理后，可在不同时间取出检测农药的浓度，至少取6～7个点，以判断曲线类型。若以农药浓度的对数对时间作图，得一直线，由直线上任意两点算出斜率。

$$斜率(b)=(\lg c_1 - \lg c_2)/(t_1 - t_2)$$

式中，c_1 和 c_2 为直线上任意两点浓度；t_1 和 t_2 分别为该浓度相应的时间。

当符合一级模型农药处理后，可准确地测知两个不同时间（t_1，t_2）的所测样品浓度（c_1，c_2）后，即可代入 $b=-k/2.303$，求出消除率常数 k。

$$k=-2.303 \times b$$

而 $T_{1/2}$ 与 k 的关系如下：$T_{1/2}=0.693/k$

按该公式，可以计算所测农药半衰期。

3. 常用农药的半衰期与安全生产

（1）除草剂土壤降解半衰期　根据化学农药环境安全评价试验准则中，农药在土壤中的降解半衰期，将农药在土壤中的降解性划分为四个等级，即 $T_{1/2}<1$ 个月，农药易于降解；1月$<T_{1/2}<$3月，农药中等降解；3月$<T_{1/2}<$6月，农药较难降解；$T_{1/2}>$6月，农药难降解。所以除了个别的除草剂品种，其他大部分的除草剂都属于易于降解的范围。并且用药浓度都是以实验以及推荐的登记用药量为基本参考值，并且其在土壤中的持效期只是一个大致的理论范围，而并没有确定的时期，只是为后茬作物种植提供一个理论参考。常用除草剂土壤消解半衰期见表8-1。

表 8-1　常用除草剂在土壤中消解半衰期数据

除草剂品种	环境条件	$T_{1/2}$	除草剂品种	环境条件	$T_{1/2}$
高效氟吡甲禾灵	土壤	20h	氟磺胺草醚	灌水土壤	3周
精喹禾灵	土壤	<1d	乙氧氟草醚	土壤	30d
精吡氟禾草灵	土壤	<7d	三氟羧草醚	土壤	30～60d
氰氟草酯	土壤	<4h	乳氟禾草灵	土壤	1～7d
炔草酸	土壤 pH 9、pH 7	2.2h、64h	乙草胺	土壤（持效期）	8～10周
精噁唑禾草灵	土壤	1～10d	异丙甲草胺	土壤	26d
乙羧氟草醚	土壤	11h	异丙草胺	土壤	60～80d
丙草胺	土壤	30～50d	草甘膦	土壤	10.86～16.08d
丁草胺	土壤	30d	草胺磷	土壤	8.9d
				沙土	25.6d
吡氟草胺	土壤	15～50周	莎稗磷	土壤	1.51～2.65d
苯噻酰草胺	持效期	30d	氟乐灵	土壤	57～126d
敌稗	土壤	1.5～2.5d	仲丁灵	土壤	9.04～11.17d
2甲4氯异辛酯	土壤	7d	二甲戊灵	土壤	14.7～19.5d
	水中	1个月			
	潮湿土壤	30d			
2,4-D异辛酯	土壤（持效期）	20d	硝磺草酮	土壤	3.51～3.83d
麦草畏	土壤（残效期）	60～75d	双环磺草酮	土壤	6～8周
异噁草松	土壤	10～137d	唑草酮	土壤	几小时
灭草松	土壤	1.8～8.6d	苯唑草酮	土壤	125d
烯禾啶	土壤	12～26d	嗪草酮	土壤	28d
烯草酮	土壤	3～26d	噁草酮	土壤	2～6个月
噁嗪草酮	水中	30～60d	氯氟吡氧乙酸	土壤	7.76～8.37d
草除灵	土壤	9.6～12.5d	异丙隆	土壤	20d
辛酰溴苯晴	土壤	15d	敌草快	土壤	2.42d
二氯喹啉酸	土壤	16.6～21.9d	苯磺隆	土壤	8.61～10.34d
咪唑乙烟酸	土壤	1～3个月	噻吩磺隆	土壤（自然光,无光）	6～12d,14d
甲氧咪草烟	土壤	10.3～11.8d	吡嘧磺隆	土壤	4.99～6.42d
烟嘧磺隆	土壤	9.63～13.59d	苄嘧磺隆	土壤	4～21周
砜嘧磺隆	土壤	14.1～14.2d	三氟啶磺隆钠盐	土壤	7.19～8.51d
甲基二磺隆	土壤	9.47～10.7d	嗪吡嘧磺隆	土壤	39.3d、196.2d
				水	
甲酰胺磺隆	土壤	1.5～9.4d	氯吡嘧磺隆	土壤	7～16.9d
啶磺草胺	土壤	2～10d	双氟磺草胺	土壤（20～25℃）	1.0～8.5d
五氟磺草胺	灌水稻田	2～13d	氯酯磺草胺	土壤	18d
唑嘧磺草胺	土壤	1～3个月	氟酮磺草胺	水（30℃）	1.1～17.3d
				土壤	18～52.5d
嘧啶肟草醚	水	3.41～3.89d	双草醚	稻田水	1.77d
	土壤	2.77～4.07d		土壤	2.33d
氯氟吡啶酯	土壤	10～30d	噁唑酰草胺	土壤	40～60d
				水田	1.3～2.3d

（2）长效除草剂半衰期与安全种植关系　氟磺胺草醚：消解半衰期在灌水土壤中为3周，在实验室好气的土壤中为6～12个月，所以在使用过该药剂的地块，除大豆、红小豆和绿豆外，下茬改种植其他作物最少需要间隔12个月以上才对作物相对安全一些。

异噁草松：在土壤中的消解半衰期为10～137天，消解取决于土壤中微生物，化学持效期至少6个月，以每公顷中有效成分700g为界限，轮作种植作物间隔期也不同，玉米为9～12个月，麦类、花生、谷子、向日葵、蔬菜都为12～16个月，甜菜和高粱都为9个月，亚麻9～16个月。

氟乐灵：在养殖水体中消解半衰期在35天左右，在土壤中的半衰期为57～126天，不易被雨水淋溶，每公顷中有效成分为720～1080g，12个月可种植玉米和麦类，24个月可种植甜菜。并且种子内脂肪含量越高的作物应用氟乐灵越安全。

硝磺草酮：土壤残留消解半衰期分别为3.51～3.83天，但是每公顷中有效成分在150g时，4个月后可种植麦类，10个月后可种植大豆和亚麻、马铃薯、向日葵，12个月后可种植油菜，18个月后可种植豆类和甜菜。

异噁唑草酮：种植前使用，可以提供8～10周的持效期，每公顷中有效成分在71～170g时，需要最少间隔6个月种植大豆、高粱、向日葵、马铃薯、番茄；4个月种植小麦；18个月种植水稻、花生、谷子、棉花和蔬菜等作物。

嗪草酮：土壤中半衰期为28天左右，持效期长达90天，每公顷中有效成分在350～700g时，需要最少间隔4个月种植麦类和菜豆，8个月种植水稻，12个月种植亚麻、高粱、向日葵，18个月种植甜菜、油菜、烟草和蔬菜。

莠去津：残效期一般可以长达半年左右，每公顷中有效成分大于2000g时，除了玉米、高粱和甘蔗，种植其他作物最少需要间隔24个月。

西玛津：在土壤中残效期长，持效期可以长达一年，每公顷中有效成分在2240～4480g时，除玉米、高粱、甘蔗外都需要最少间隔24个月才能种植其他作物。

二氯喹啉酸：土壤中消解半衰期为16.6～21.9天，田水中为15.4～16.9天，每公顷中有效成分在100～177g时，需要最少间隔4个月种植大豆、西瓜、辣椒，10个月种植玉米，24个月种植其他蔬菜等作物。

咪唑乙烟酸：土壤中消解半衰期为1～3个月，但是当每公顷中有效成分为75g时，需要最少间隔12个月才能种植玉米、麦类、烟草；24个月才能种植水稻、高粱、谷子，40个月种植蔬菜。

甲氧咪草烟：土壤中消解半衰期为10.3～11.8天，每公顷中有效成分在45g时，需要最少间隔4个月种植麦类，12个月种植谷子，18个月种植油菜、亚麻，9个月以上种植玉米、高粱、花生、蔬菜等作物。

烟嘧磺隆：土壤中理论消解半衰期9.63～13.59天，每公顷中有效成分在60g时，需要最少间隔8个月种植麦类，10个月才能种植大豆、棉花、豌豆，12个月种植水稻、花生、苜蓿，18个月种植蔬菜等其他作物。

氯酯磺草胺：土壤中平均半衰期 18d；水中光解快，半衰期＜1h，每公顷中有效成分在 37.8g 时，需要最少间隔 3 个月种植小麦，9 个月种植玉米、水稻、棉花、高粱、花生、苜蓿；30 个月种植向日葵和烟草。

唑嘧磺草胺：土壤中的消解半衰期为 1～3 个月，每公顷中有效成分在 48～60g 时，需要最少间隔 4 个月种植花生、甘薯、菜豆，6 个月种植水稻，12 个月种植高粱、马铃薯、豌豆，26 个月种植蔬菜。

第四节　农药残留毒性的控制措施

农药由于种类多、使用面广、奏效快，所以在保护作物上有它的积极作用。现在提议全面禁用农药是不现实的，特别是我国进入 WTO 以后，如何控制农药残留面临新的挑战，只有积极面对残留问题的出现，积极研究发生残留的成因与其规律，寻找出有效的防止措施才是正确的态度。国外已不乏实例说明通过以农药残留、代谢动态的深入研究制订出的一些合理、安全的用药措施，使农药在残留问题基本上得以控制。

有关防止农药残留的论述已很多，简要概括起来有以下几个方面：

① 农药的合理使用。即如何根据现已掌握的农药性质、病虫杂草发生发展规律的知识，辩证地加以合理使用，以最少的用量获得最大的防治效果，既能降低用药成本，又能减少对环境的污染。合理用药的主要措施有：

有的放矢使用农药，做到"对症下药"，不但要用得准，而且要正确掌握用药的关键时刻与最有效的施药方法：

A. 注意用药浓度，掌握正确的施药量；

B. 提高药效降低用量，改进药械效能等；

C. 合理混用农药，在充分了解农药性质的基础上，将农药与农药、农药与肥料等合理混合施用，可大大提高防治效果，从而降低农药用量和残留；

D. 合理调配农药，农药经营部门应在植保部门的正确指导下，根据各地病虫草鼠的发生情况，科学地调配农药，这样也能避免乱用，减少污染；

E. 搞好技术培训，做好病虫、农药知识的普及推广工作，指导广大农民正确使用农药。制订切实可行的定期开展农药生产、销售和使用人员的农药科普培训工作，全方位提高农药科学合理使用水平。

② 农药的安全使用。制订一系列安全用药的法律法规和规章制度，以及防止农药残毒发生的重要措施。

③ 严格执行农药安全间隔期规定。最后一次用药期和收获期之间相隔的日期，称为安全间隔期或安全等待期。安全间隔期的长短，与药剂的种类、作物种类、

地区条件、季节、施药次数、施药方法等因素有关。根据我国制定的《农药安全使用规定》，在蔬菜上，几种常用农药的安全间隔期为：溴氰菊酯 2 天，S-氰戊菊酯 3 天，氰戊菊酯 5~12 天，乙酰甲胺磷 7 天，甲氰菊酯 3 天，乐果 7 天，敌敌畏 5 天，辛硫磷 6 天，百菌清 7 天，扑海因 3 天，多菌灵 5 天，甲霜灵 1 天，甲霜灵·锰锌 1 天，噁霜灵·锰锌 3 天。

④ 进行去污处理。如果农药仅仅污染作物、果蔬表面，用清水或溶剂漂洗或用蒸汽洗涤可收到一定效果。近年来国内外研究用微生物去除掉水、土中的农药残留，具有一定可行性。

⑤ 采用避毒措施。即在遭受农药污染的地区，在一定期限内不栽种易吸收的作物，或者改变栽培制度，减少农药的污染。

⑥ 发展高效低毒、低残留的农药。

⑦ 大力提倡生物防治。

总之，在农药残留控制措施中，农药的合理使用与安全使用是预防农药污染及积累的积极主动的措施；去污与避毒处理是在污染情况下采取方法减轻农药污染程度，是消极被动的补救措施；而发展无污染农药与生物防治则是未来植保科技的发展方向，也是防止污染，控制残毒的最可靠的途径。

参 考 文 献

[1] Jung F, Gee S J, Harrison R O, et al. Use of immunochemical techniques for the analysis of pesticides. Pesticide Science，1989(26)：303-317.

[2] 徐汉虹. 植物化学保护学. 5 版. 北京：中国农业出版社，2018.

[3] 张莹. 农药残留量快速检测方法——农药速测卡的应用与验证. 北京：中国食品卫生杂志，1998(2)：12-14.

[4] 钱传范. 农药残留分析原理与方法. 北京：化学工业出版社，2011.

[5] 唐明. 烟田 5 种不同结构除草剂残留检测方法研究. 广州：华南农业大学，2014.

第九章

农药药害与降害措施

农药药害是指因施用农药对植物造成的伤害。产生药害原因是施用农药浓度过大，用量过多，或乱混滥配等使用不当，或某些作物对药剂敏感。产生药害的表现有影响植物的生长，如发生落叶、落花、落果、叶色变黄、叶片凋零、灼伤、畸形、徒长及植株枯萎死亡等。根据药害症状表现得快慢和受害的程度可将农药药害分为急性和慢性药害。农药产生药害将对农作物产量和品质造成一定影响，影响作物生长，从而造成大面积减产。严重时会颗粒无收，有的因为农药污染水源和土壤，致使污染水和土壤不能灌溉和种植农作物，给农业生产带来严重的影响。本章重点讨论农药药害产生的原因和如何克服药害的发生。

第一节　药害发生原因与药害分类

一、药害发生的原因

1. 农药使用不当

药害的发生与农药使用不当，即不合理使用、施药控制不严、剂量不准、误将药剂相互混杂，甚至滥用、错用或者误用了除草剂有很大关系，这些也是当前发生药害常见的原因。其中最为普遍的现象是乱混滥配。有的农药经销商素质相对较低，缺乏对地情、苗情、草情及农药作用机理的了解，不严格按农药包装标签上"适用作物"（登记作物）要求向农民推荐，而是超范围推荐用药或者超量用药，误认为浓度高防治效果好，误售误用，结果造成药害。

2. 农药的性质和质量

各种农药的化学组成不同，对植物的安全程度有时差别很大。一般来说无机药剂较容易产生药害，有机合成药剂比无机药剂要安全得多，除非使用浓度和次数超出正常范围，一般不会产生药害。合乎质量标准的有较强选择性的除草剂可有效消灭杂草，保护农作物正常生长。一些农药企业或经销商，违法制造、销售假冒伪劣除草剂，随意乱混长残效除草剂或产品质量伪劣低质，有害杂质严重超标。这不仅严重影响除草效果，而且会造成药害问题，尤其是很多小厂或分装厂都插足于化学除草剂生产，致使产品质量良莠不齐。此外，有些生产商过分注重除草效能和除草种类范围，进行除草剂的简单复混配，甚至将甲磺隆之类低成本高活性的敏感药物作为辅剂（或杂质），而又不在除草剂成分中标明，造成除草剂药害。这些内在因素也是造成作物受害及土壤污染的原因。加工制剂或原药中的杂质有时是产生药害的主要原因之一，制剂质量不良或喷布不均匀也可能造成植物的局部药害。

3. 植物的种类和生育阶段、生理状态

在作物的敏感阶段使用农药易造成药害。作物的不同生育阶段对药剂的抵抗能力不同，一般种子耐药力最强，多数作物苗期、花期和细嫩组织部位比较敏感，耐药力差，易发生药害，也与植物间的组织形态和代谢生理上的差异有关，例如叶面蜡层厚薄、茸毛多少以及气孔多少、开闭程度等。禾本科作物孕穗期对药剂比较敏感，分蘗期至孕穗前对药剂敏感性低。另外药害的发生与温度、湿度和土壤等不良环境条件密切相关。气温高、湿度大、日照强时，易发生药害。例如石硫合剂在32℃以上高温天气使用时极易发生药害，也有少数药剂在低温情况下使用易发生药害。

不同作物对不同药剂的敏感程度存在明显差异，敏感程度高的极易产生药害，表9-1、表9-2和表9-3列出常用农药品种与易感作物，提供这些资料可作为农药使用时的参考。

表 9-1 常用杀虫剂、杀螨剂易产生药害的作物

农药品种	敏感作物
敌敌畏	猕猴桃、高粱、玉米、豆类、瓜类幼苗、月季、梅花、樱桃、桃子、杏子、榆叶梅、京白梨
敌百虫	猕猴桃、高粱、豆类、瓜类幼苗、玉米、苹果、樱花、梅花、苹果
辛硫磷	高粱、玉米、黄瓜、菜豆、甜菜
乐果及氧乐果	猕猴桃、人参果、啤酒花、菊科植物、高粱、烟草、枣、桃、梨、柑橘、杏、梅、橄榄、无花果、花生、榆叶梅、贴梗海棠、杏、梨等
石硫合剂	猕猴桃、桃、李、梅、梨、葡萄、豆类、马铃薯、番茄、葱、姜甜瓜、黄瓜豆科的花卉
乙酰甲胺磷	桑、茶树
三唑磷	甘蔗、菱白、玉米
毒死蜱	烟草、莴苣、瓜类幼苗、樱桃

农药品种	敏感作物
磷胺	桃树
甲拌磷	棉花
久效磷	高粱
水胺硫磷	柑橘果实
倍硫磷	十字花科蔬菜的幼苗、梨、桃、樱桃、高粱及啤酒花
对硫磷及甲基对硫磷	瓜类,尤其幼苗
杀螟硫磷	高粱、玉米及白菜、油菜、萝卜、花椰菜、甘蓝、青菜、卷花菜等
马拉硫磷	番茄幼苗、瓜类、豇豆、高粱、樱桃、梨、苹果等
哒嗪硫磷	不能与 2-4 D 除草剂同时使用,如两药使用的间隔期太短,易产生药害
杀螟丹	水稻扬花期或作物被雨露淋湿时,不宜施药;十字花科蔬菜的幼苗
杀虫双	白菜、甘蓝等十字花科蔬菜幼苗,棉花、豆类、柑橘类果树
杀虫单	棉花、烟草、四季豆、马铃薯、瓜类等
仲丁威	瓜、豆、茄科作物,稻田施药的前后 10 天,避免使用敌稗,以免发生药害
异丙威	薯类作物,施药前后 10 天,不可使用敌稗
甲萘威	瓜类
克百威	在稻田施用该药,不能与敌稗、灭草灵等除草剂同时使用,施用敌稗应在施用克百威前 3~4 天进行,或在施用该药 1 个月后施用
噻嗪酮	白菜、萝卜
吡虫啉	豆类、瓜类
三唑锡	对春梢嫩叶期(低温)有药害
三磷锡	柑橘春梢嫩叶有药害
三氯杀螨醇	柑橘、山楂、苹果
炔螨特	作物幼苗和新梢嫩叶在高温、高湿条件下对该药敏感,易出现药害;梨树、柑橘、瓜类、豆类、棉苗等
丁醚脲	叶菜类蔬菜
氟啶脲	十字花科蔬菜

表 9-2 常用杀菌剂易产生药害的作物

农药品种	敏感作物
波尔多液	马铃薯、番茄、辣椒、瓜类、梨、苹果、柿子、白菜、大豆、小麦、莴苣、桃、杏、李、山楂
代森锰锌	烟草、葫芦科作物、梨、毛豆、荔枝、葡萄、枣树
丙环唑	瓜类、葡萄、草莓、烟草
甲基硫菌灵	猕猴桃
多菌灵	不能与铜制剂混用
百菌清	梨、柿、苹果、桃、梅
砷制剂	核果类、柑橘、梨树
硫黄	黄瓜、豆类、马铃薯、桃、李、梨、葡萄
噁霉灵	麦类等禾本科作物
春雷霉素	大豆、藕有轻微药害
春雷·氧氯铜	苹果、葡萄、大豆和藕等作物的嫩叶

表 9-3　常用植调剂、除草剂易产生药害的作物

农药品种	敏感作物
烯唑醇	西瓜、大豆、辣椒
赤霉素	柑橘保花保果期
草甘膦及百草枯	灭生性除草剂只能在果树行间定向喷雾除草
2 甲 4 氯钠	阔叶作物、各种果树都忌用
莠去津	桃树，莠去津持效期长，对后茬敏感作物小麦、大豆、水稻、桃树等有害
丁草胺	水稻本田初期施用造成褐斑
乙草胺	葫芦科（黄瓜、西瓜、葫芦）、菠菜、韭菜绝对不能使用
噁唑禾草灵	大麦、燕麦、玉米、高粱
2-4 滴丁酯	棉花、豆类、蔬菜、油菜等双子叶植物，大麦、小麦、水稻苗在 4 叶期前及拔节后不宜使用

4. 环境条件

药害的产生不仅与药剂和作物有关，也与施药时的环境条件有密切关系，主要是施药当时和以后一段时间的温度、湿度、降雨、露水等因素。

（1）温度　施药温度高有利于除草剂吸收与传导，但过高易引起药害或造成飘移、挥发而降低药效，一般超过 27℃时应停止施药。温度过低，也易引起药害，温度低于 15℃时应停止施药。某些除草剂，如乙草胺，施用后遇到低温、内涝等环境条件，容易使作物产生药害。风：高挥发性除草剂在喷洒过程中，药液雾滴极易挥发或随风飘移，使邻近敏感作物受害，雾滴越小，风越大，越容易飘移，且飘移距离越远。如 2,4-滴丁酯地面喷洒时遇大风可飘移 1000m 以上。高挥发性除草剂在喷洒过程中小于微米的药液雾滴极易挥发与飘移致使邻近的敏感作物及树木受害。而且喷雾器压力愈大雾滴愈细愈容易飘移。如对于易挥发的除草剂不仅存在飘移问题而且在施药后的一段时间内药液不断挥发不断发生药害。

（2）湿度和降雨　气候方面的原因在特殊的气候，土壤条件下施用除草剂造成药害，如极端的高温、低温等异常的气候条件，或在有机质含量低的砂质土壤、盐碱地施用除草剂易造成药害；磺酰脲类除草剂在偏碱性条件下降低缓慢，酸性土壤条件下，二氯喹啉酸降解缓慢，从而造成作物药害。

5. 除草剂土壤残留

除草剂施用后，在土壤中有一定的持效期及残留时间，残效期的长与短，因除草剂的种类而异。较短的如酰胺类除草剂异丙甲草胺的残效期为 30～35d，较长的如磺酰脲类除草剂氯磺隆残效期为 8 个月，均三氮苯类除草剂西玛津的残效期长达 1 年，二氯喹啉酸残效期长达 1～2 年。施用残效期长的除草剂易对轮作中的后茬敏感作物产生药害。如玉米田施用西玛津或莠去津对后茬作物大豆、小麦等有药害，小麦田连年施用氯磺隆对后茬作物玉米、甜菜等有药害，水稻田施用二氯喹啉酸后，后茬烟草和茄科作物有药害。因此，对于一些长残效除草剂，由于化

学结构稳定，在环境中难以降解，将残留在土壤中，对后茬敏感作物易产生药害，有的除草剂微量的残留也可对敏感作物产生药害。

6. 作物对农药的敏感性

某些作物对一些化学农药存在敏感程度的差异，当施用时，将产生生理性和结构性的药害，在农事活动中，需选择使用，避免产生药害的发生。

二、植物药害的症状与类型

药害表现的症状可因作物、药剂不同，有多种复杂的变化，在田间常常不易与其他症状区别（例如植物病害，且主要指生理病害等）。区分药害和病害，主要观察早期的症状，如大田中局部出现症状，随时间推移，逐步扩散，基本定义为病害。这是因为大田植物病害发生有一个发病中心，而残留药害发生一般是整田出现症状，而且整齐一致。植物药害一般可分为急性药害和慢性药害两种。

（1）急性药害　在喷药后短期内即可产生，甚至在喷药数小时后即可显现。症状一般是叶面产生各种斑点、穿孔，甚至灼焦枯萎、黄化、落叶等。果实上的药害主要是产生种种斑点或锈斑，影响果品的品质。

（2）慢性药害　药害症状出现较慢，常要经过较长时间或多次施药后才能出现。症状一般为叶片增厚、硬化发脆，容易穿孔破裂；叶片、果实畸形；植株矮化；根部肥大粗短等。药害有时还会表现为使产品有不良气味，品质降低。这常常不是由有效成分造成，而是由药剂杂质引致的。

第二节　长残效除草剂土壤残留药害及其降害措施

一、长残效除草剂的使用现状及问题

1. 长残效除草剂概念与特点

（1）概念　长残效除草剂是指生物活性高，在土壤中降解比较缓慢，有可能对后茬敏感作物造成药害的除草剂。

（2）特点　除草效果好，杀草谱宽，用药量少，使用方便，用药成本低，其缺点是在土壤中残留时间长，一般可达 2～3 年，长的可达 4 年以上，在连作或轮作农田中极易造成对后茬作物的药害，减产，甚至绝产。

2. 使用现状及问题

据统计，1996～1997 年世界农药年平均销售值 350 亿美元，其中除草剂 160

亿美元，约占 45%；杀虫剂占 28%；杀菌剂占 20%；其他占 7%。20 世纪 70 年代开发出的除草剂中，主要长残效品种占较大的比例，如磺酰脲类、三氮苯类、咪唑啉酮类和二硝基苯胺类，以及苯氧羧酸等长残效除草剂占据农药的主要市场。长残效除草剂得到了广泛的应用。

我国长残效除草剂使用面积最大的省份是黑龙江省，大豆上使用的长残效除草剂占首位，品种主要有咪唑乙烟酸、氯嘧磺隆、异噁草松、唑嘧磺草胺、烟嘧磺隆、嗪草酮、莠去津、氯磺隆、甲磺隆、甲氧咪草烟等。由于我国农田复种指数较高，农作物轮作、套种的频率高，因此，后茬作物受害问题时有发生，造成作物不同程度的减产。

长残效除草剂药害事故时有发生。磺酰脲类除草剂是长残效除草剂的一个主要品种，在应用过程中最突出的问题就是残留药害。甲嘧磺隆施用 2 倍的剂量后，对后茬作物大麦和普通的野豌豆没有影响，但抑制向日葵芽和根的长度及根的干重；英国 1984 年使用过氯磺隆的大田 1986 年发生对甜菜的大面积药害；1992 年我国河北麦田中施用甲磺隆造成后茬玉米大面积药害；1993 年江苏省在麦田使用氯·甲磺隆混剂，近 140hm^2 的农田对后茬玉米、大豆和山芋造成药害；1994 年江苏油菜田使用胺苯磺隆造成后茬水稻大面积产生药害；1994 年，四川省使用甲磺隆防治麦田杂草，使近 470hm^2 后茬早稻和 2000hm^2 后茬玉米、棉花受害；1995 年沈阳发生氯磺隆污染水稻的重大事故，造成 533.4hm^2 稻田受害，其中 267hm^2 绝收。因此，1999 年，安徽、上海、湖北、四川等地均提出禁用氯磺隆、甲磺隆、胺苯磺隆及其复配剂的意见。不单是磺酰脲类除草剂，其他长残效除草剂品种也一样，也存在着药害事故。防治大龄稗草的重要除草剂二氯喹啉酸不仅能使秧苗受害形成筒状叶，由于杀草谱上的缺欠，在不少地方连续使用该产品后，还会造成千金子等杂草猖獗，更重要的是，在极低浓度（ppt 级）下，二氯喹啉酸即能对阔叶（尤其是伞形花科）作物造成明显伤害，每年有 1000 多吨这种产品施用于 200 万～270 万 hm^2 田中，这些稻田的排水对周围的阔叶作物的安全也存在着威胁。2000 年广东局部烟区出现烟草生产畸形，随后几年湖南、江西、广西等我国南方诸地区烟区相继出现烟草生长畸形，严重威胁我国烟业的发展。后经研究发现是因水稻田施用二氯喹啉酸，后茬种植烟草所致。1996 年，浙江省农药检定管理所报道，仅当年，该省有 133hm^2 油菜由于施用胺苯磺隆发生药害，120hm^2 早稻和 10hm^2 单季晚稻田因施用二氯喹啉酸发生不同程度的药害。同样，1995 年，仅黑龙江一个省因为土壤中残留的咪草烟、氯嘧磺隆造成后茬水稻受害面积达到 70hm^2 的县就有 9 个之多。类似这样的报道还有很多，可见高活性除草剂的开发应用在为农业生产带来益处的同时，对后茬敏感作物造成了严重药害，给农业生产带来了较大的经济损失。

二、长残效除草剂在土壤中的降解特点

研究表明，土壤pH、温度、土壤含水量对长残效除草剂的生物学活性，对作物的安全性、药效、持效期都产生十分明显的影响，而且差异极大，这与常规除草剂有很大的差异，应用中比较难以掌握，给合理用药带来很大的困难，稍有不慎就有可能对当季作物或后茬作物造成严重药害。

除草剂在土壤中主要通过物理、化学与生物学过程而逐步消失，对于长残效除草剂而言，物理过程是次要因素，微生物降解与化学水解才是其降解的主要途径。通常，土壤微生物不能降解被土壤胶体所吸附的除草剂分子，吸附作用的强弱决定于土壤有机质含量、机械组成及土壤含水量，干土的吸附量显著大于湿土。酸催化的水解作用主要影响三氮苯与若干磺酰脲除草剂品种的降解与残留，此水解作用受pH控制，pH>6.8时，水解作用接近停止。pH同样显著影响磺酰脲、咪唑啉酮、三氮苯以及三唑嘧啶磺酰胺类除草剂在土壤中的吸附、可利用性以及降解与残留。可见，长残效除草剂在土壤中的降解和残留与温度、降雨、土壤特性，尤其是与土壤pH密切相关。

pH不仅影响其水解速度，对其在土壤中的淋溶性影响也极大，这是由于土壤胶体粒子对这些除草剂的吸附作用，随着pH的升高而下降，从而加大其淋溶性。土壤pH对这些除草剂的水解速度、持效期、淋溶性等的影响，直接造成除草剂活性的起伏不定，使作物的安全性和药效的稳定性难以掌握。

有研究表明，磺酰脲类除草剂在酸性条件下，其水解速度随着酸度加大而加快，以氯磺隆为例，其在pH 6.2时，在土壤中的持效期约为1个月，但在pH 8.1时，其持效期约为100天，在碱性干旱、低温条件下（pH>7.0），有人报道其持效期可达到3～4年；而咪唑啉酮类则相反，其在酸性条件下结构稳定，不易水解，在碱性条件下水解速度明显加快。长残效除草剂在土壤中降解主要途径如下：

（1）微生物降解　土壤中能降解除草剂的微生物主要有细菌、放线菌、真菌。施入土壤中的除草剂大概有两种情况，一是仅有一小部分除草剂被土壤胶体吸附，而大部分进入土壤溶液中，易被微生物迅速降解；二是大部分被土壤胶体吸附，仅有一小部分进入土壤溶液中，难以被微生物降解。

微生物对除草剂的降解主要发生在0～30cm的土壤中，凡是有利于土壤微生物活动的环境条件如土壤水分、通气性、pH、温度、有机质含量及营养水平等，都能促进微生物对除草剂的降解。一般南方降雨多，温度高，除草剂降解快，北方干旱少雨，除草剂降解缓慢，除草剂残留时间从南到北逐渐加长。咪唑啉酮类除草剂咪唑乙烟酸、甲氧咪草烟、灭草喹等不挥发，不水解，主要通过微生物降解而消失，在嫌气条件下不降解；在土壤中吸附性差，能被土壤有机质强烈吸附；土壤有机质含量增加、pH下降，吸附作用增强；pH大于6.5时，这类除草剂带

负电荷，不能被土壤有机质吸收，在土壤溶液中呈游离状态，易被微生物降解。

（2）化学水解　水解作用是许多除草剂在土壤中降解的重要反应，多数除草剂可被微生物诱导进行水解反应。不同药剂和土壤 pH 对长残效除草剂的化学水解有着很大的决定性影响。如三氮苯类、磺酰脲类等除草剂在土壤中主要进行水解降解，其水解作用受 pH 控制，pH 大于 6.8 时，水解作用停止，除草剂残留时间延长。烟嘧磺隆在土壤 pH 6.5 以下，用 60g(a.i.)/hm² 施药后 10 个月才能种大豆、燕麦、甜玉米、爆裂玉米、菜豆等；在土壤 pH 大于 6.5 时，施药后种植上述作物的时间延长到 18 个月；在土壤 pH 7.5 以下，施药后 8 个月可种植高粱，10 个月可种植向日葵；土壤 pH 大于 7.5 时，种植高粱、向日葵时间延长到 18 个月。氯磺隆在土壤 pH 6.2 时，持效期 33 天；pH 7.1 为 60 天；pH 7.7 为 82 天；pH 8.1 为 99 天。在美国中部氯磺隆 53g(a.i.)/hm²，在土壤中残留时间为（518±30）天，施药后三年对玉米、向日葵有药害。在美国北达科他州氯磺隆用 8.9～17.7g (a.i.)/hm²，pH≤7.9 种向日葵须间隔 34 个月；科罗拉多州氯磺隆用 8.9～17.7g (a.i.)/hm²，pH≤7.5 种玉米须间隔 24 个月，种高粱、黍须间隔 36 个月，用 26.6g(a.i.)/hm²，pH≤7.5 种玉米须间隔 36 个月，种高粱、黍须间隔 48 个月；在内布拉斯加州氯磺隆用 8.9～17.7g(a.i.)/hm²，pH 7.6～7.9 种大豆须间隔 26 个月，用 26.6g(a.i.)/hm²，种大豆须间隔 36 个月，pH≤7.9 用 8.9～17.7g (a.i.)/hm²，种高粱须间隔 14 个月，pH≤7.5 用 8.9～17.7g(a.i.)/hm²，种高粱须间隔 14 个月，用 26.6g(a.i.)/hm²，种高粱须间隔 26 个月。

三、长残效除草剂对后茬作物的安全间隔期

长残效除草剂在当年的降解较快，但少数残留降解缓慢，微量残留即可对敏感作物造成药害。因此，在使用长残效除草剂的田块，避免后茬敏感作物产生药害，需考虑其安全间隔期。

安全间隔期是指前茬作物最后一次使用除草剂到后茬作物播种不出现药害事故所需的间隔时间。在我国可对作物造成残留药害已注册登记的长残效除草剂有咪唑乙烟酸（imazethapyr）、莠去津（atrazine）、烟嘧磺隆（nicosulfuron）、氯嘧磺隆（chlorimuron-ethyl）、异噁草松（clomazone）、唑嘧磺草胺（flumetsulam）、嗪草酮（metribuzin）、甲氧咪草烟（imazamox）、异噁唑草酮（isoxaflutole）、氟磺胺草醚（fomesafen）、甲磺隆（metsulfuron-methyl）、氯磺隆（chlorsulfuron）、二氯喹啉酸（quinclorac）、西玛津（simazine）等。安全间隔期见表 9-4。对于现在美国市场销售的一些长残效除草剂，见表 9-5。这些除草剂品种包括氯酯磺草胺（cloransulam-methyl）、甲磺草胺（sulfentrazone）、氯吡嘧磺隆（halosulfuron-methyl）、氟嘧磺隆（primisulfuron-methyl）、氟噻草胺（flufenacet）、灭草喹（imazaquin）、氟磺隆（prosulfuron）、氟酮磺隆（flucarbazone-sodium）、醚苯磺隆（triasulfuron）。

表 9-4　我国注册登记的长残效除草剂施药后种植作物的安全间隔期（月）

除草剂	用量/[g(a.i.)/hm²]	大豆	玉米	小麦	大麦	水稻	甜菜	油菜	亚麻	棉花	花生	高粱	谷子	向日葵	马铃薯	豌豆	菜豆	烟草	甘薯	苜蓿	番茄	洋葱	南瓜	西瓜	辣椒	茄子	白菜	萝卜	胡萝卜	卷心菜	甘蔗
咪唑乙烟酸	75	0	12	12	12	24	48	40	48	18	0	24	24	18	36	0	0	12	0	40	40	40	40	40	40	40	40	40	40	40	
莠去津	>2000	24	0	24	24	24	24	24	24	24	24	0	24	24	24	24	24	24	24	24	24	24	24	24	24	24	24	24	24	24	0
烟嘧磺隆	60	10	0	8	8	12	18	18	18	10	12	18		18	18	10	18	18	18	12	18	18	18	18	18	18	18	18	18	18	
氯嘧磺隆	≥15	0	15	15	15	15	48	40	40	40	15	15	15	15	40	0	0	15		24	36	36	36	36	36	36	36	36	36	36	
异噁草松	<700	0	9	<12	<12	0	9	0	9	0	<12	9	12	<12	9	0	0	0	0	<12	<12	<12	0	0	0	<12	<12	<12	<12	<12	0
异噁草松	>700	0	12	16	16	16	9	0	16	0	16	9	16	16	9	0	0	0	0	16	16	16	0	0	0	16	16	16	16	16	0
唑嘧磺草胺	48~60	0	0	0	0	6	26	26	26	18	4	12		18	12	12	4	18	4	0	26	26	26	26	26	26	26	26	26	26	
嗪草酮	350~700	0	0	4	4	8	18	18	12	8	8	12		12	12	10	4	18	18	0	0	18	18	18	18	18	18	18	18		0
甲氧咪草烟	45	0	9	3	4	9	26	18	18	9	9	9	12	9	9	9	9	9	18	9	9	9	9	9	9	9	9	9	9	9	
异噁唑草酮	71~170	6	0	4	6	18	10	18	18	18	18	6	18	6	6	18	10	18	18	18	6	18	18	18	18	6	18	18	18	18	24
氟磺胺草醚	250	0	12	4	4	12	12	12	12	12	12	18	18	18	24	12	12	12	12	18	12	12	12	12	12	18	12	12	12	12	24
氟磺胺草醚	375	0	24	4	4	12	24	12	12	12	12	24	24	24	24	12	12	12	12	18	18	18	18	18	18	18	18	18	18	18	24
甲磺隆	>7.5	22	24	0	0	12	24	24	22	22	24	24	24	24	34	22	22	24	24	34	24	24	24	24	24	24	24	24	24	24	0
氯磺隆	15	12	24	0	0	12	24	12	0	1		24	24	24	24	12	12		24	12	24	24	24	24	24	24	24	24	24	24	0
二氯喹啉酸	106~177	4		10			24					0						24		24	24			4	24	24		24	24		
西玛津	2240~4480	24	0	24	24	24	24	24	24	24	24	24	24	24	24	24	24	24	24	24	24	24	24	24	24	24	24	24	24	24	0

甲氧草烟甜菜：pH≥6.2 18个月，pH<6.2 26个月；18个月；烟嘧磺隆高粱：pH≤7.5 8个月，pH>7.5 18个月，烟嘧磺隆甜菜：pH≤7.5 10个月，pH>6.5 18个月；烟嘧磺隆向日葵：pH≤7.5 10个月，pH>7.5 18个月。

表 5-5　美国市售的长残效除草剂施药后种植作物的安全间隔期（月）

除草剂	用量/[g(a.i.)/hm²]	大豆	玉米	小麦	大麦	水稻	甜菜	油菜	亚麻	棉花	花生	高粱	谷子	向日葵	马铃薯	豌豆	菜豆	烟草	甘薯	苜蓿	番茄	洋葱	南瓜	西瓜	辣椒	茄子	白菜	萝卜	胡萝卜	卷心菜	甘蔗
氯酯磺草胺	622~840	0	9	3	3		30	30	30	9	9	9	30	30			30	30	30	30	30	30	30	30	30	30	30	30	30	30	30
甲磺草胺	350~400	0	10	4	4	10	30	30	18	18	30	10	12	18	30	12	12	0	18	12	30	30	18	18	30	30	18	30	30	18	
氯吡嘧磺隆	36~70	9	0	2	2	9	36	15	18	4	6	2		18	9	9	9	9		9	8	15	9		10	12	15	12	15	15	
氟嘧磺隆	40	8	0	3	3	12	18	18	18	8	8	8	8	8	8	8	8	8		8											
氟噻草胺	504~896	0	0	12	4	12	12		4	4		12	12		1				1	12		18			4		4	4	4	4	
灭草喹	140（北方）	0	18	18	18		40	26	40			11		40	26	18	18	10	18	18		26	40	40	40	40	26	26	26	26	
灭草喹	140（南方）	0	10	4	11	12	40				11	11			26	18	11	10		18		18					18	18	18	18	
氟磺隆	WG 10~40	9	1	0	2	2	24	9	9	9	9	1	2	24	9	9	9	9	18	15	18	24	18	18	18	18	9	18	18	18	18
氟酮磺隆	30	9	9	0	9	9	9	9							9	9			12								12	12	12	12	
醚苯磺隆	0.28~0.47 oz. WG/A　14	14	生	生	6	生	24	生			14	14	4	24	生	生	生	生	生	生	生	生	生	生	生	生	生	生	生	生	生

注：生为生物测定；WG 为水分散粒剂。

从表 9-4 和表 9-5 可以看出，不同作物对这些长残效除草剂的安全种植间隔期差别很大，而且通常比常规除草剂的要求长很多。而且由于不同地区的土壤 pH、温度、湿度等相差较大，因此对这些长残效除草剂品种的选用应持谨慎的态度，最好在大面积应用之前进行药害试验，以避免在生产中造成重大损失。

第三节　长残效除草剂对后茬作物药害治理措施

随着长残效除草剂在推广使用中暴露出的这些问题，早在 1994 年国内十余位知名的化学除草专家联名上书国家有关单位，严正指出："有关方面如不立即采取措施，将会对今后农业生产造成不可估量的损失。"《农民日报》1994 年 11 月 17 日也发表专题文章，对目前国内长残效除草剂过热发展，对轮作后茬作物潜在危害的问题十分担心和忧虑。应当看到，使用长残效除草剂出现的问题是化学除草发展中的重要问题。为保护农业安全生产，促进种植业结构的调整，限制长残效除草剂的使用刻不容缓。

1. 加强对长残效品种的审查和登记管理

对长残效除草剂的登记要严格按照农药登记规范进行，对单用、混用可能造成药害的后茬作物进行认真科学的评价，同时要规范标签和使用说明书。获得临时登记的长残效除草剂，根据《农药管理条例》和《农业技术推广法》必须由各省植保站负责，组织联网试验，进行规范的试验、示范，拿出详细的长残效除草剂在当地对后茬作物影响的资料和使用技术资料，使用技术成熟后再上市销售。应由生产厂家资助由农业农村部药检所组织，加强对长残效除草剂对后茬作物安全性和使用技术的研究。

农药生产者要认真进行长残效除草剂的登记试验，规范标签和使用说明书，详细注明种植敏感作物间隔时间。使用者也要合理使用长残效除草剂，改进使用技术，做好土地技术档案记载，对后茬作物造成药害的由上茬使用长残效除草剂者承担经济责任。经销者推荐给用户长残效除草剂品种有误，造成对后茬作物药害的应该承担法律责任。加大对假劣农药查处及打击力度，特别要对以长残效除草剂冒充短残效除草剂的现象认真查处。

2. 加强解毒剂的研究工作

要加强解毒剂的研究开发工作。当作物受到药害后，可进行挽救，以减少损失。目前，已报道有多种物质具有解毒作用。作物受长残效除草剂药害后，也可用内源植物生长调节剂来解救，如 0.136%赤·吲乙·芸可湿性粉剂用 $450g/hm^2$，枯草芽孢杆菌 300 亿/g 可湿性粉剂用 $300\sim450g/hm^2$，两种药剂混用效果更好，作物药害恢复快，一般 7～10 天恢复正常生长，可加酿造醋 1.5L/hm²。不可用人工合成的植物生长调节剂，用量不好掌握，极易造成新的药害。可选择大量元素高、微量元素低、配比合理的叶面肥混用。

3. 开展农药污染土壤的植物修复的研究工作

植物修复技术是指利用绿色植物系统来转移、吸附、扩散受污染土壤中和淤泥中的污染物的一种新技术，它已有 300 年以上的历史，尤其是 1975 年以来被广泛应用于修复金属污染的土壤，国外已有大量的这些方面的报道。一些发达国家在农药污染土壤的植物修复方面也加大了研究力度，如美国在土壤治理方面投资数百亿到上千亿美元，欧洲各国、加拿大等在植物修复方面也有很大的发展。

但以此技术来处理土壤中的农药，国内报道很少，若能结合此项技术，开展农药污染土壤的植物修复研究，相信对农药土壤残留，尤其是长残效除草剂的土壤残留问题，将会有广阔的应用前景。

4. 忌盲目混用除草剂

除草剂混用可以提高除草效果，扩大杀草谱，病、虫、草兼治，节省用药，具有省工、省时、省成本等优点。但如果盲目混用，不但无增效作用，反而会使药效降低，造成药害。特别是一些长残效除草剂品种，如混用不当，常常会出现一些事与愿违的情况。如豆磺隆可以防除大豆田中的阔叶杂草，若与氟吡甲禾灵、喹禾灵、吡氟禾草灵等防除单子叶杂草的品种混用，理论上可以扩大杀草谱，但是，实际情况恰恰相反，不仅大大降低了防除单子叶杂草的效果，而且还会对大豆产生明显的药害；另外，甲磺隆、氯磺隆也不宜与上述防除单子叶杂草的品种混用；而且磺酰脲类除草剂与有机磷类农药混用，也会增强对作物的毒害作用。

通常，对于长残效除草剂品种，我们提倡和一些常规的短残效除草剂品种轮换使用，避免连续使用长残效除草剂形成连续的积累，以起到减少用量、降低残留和提高对后茬作物安全性的作用。

5. 加强化学除草技术的普及和提高

我国的除草剂发展、应用研究与国外相比起步较晚，经过 40 多年的发展，使用技术已趋完善，需要认真总结、提高。化学除草对农民来讲，使用得当可获得很高的经济效益；使用不当会造成药害而遭受损失。在实际生产中由于使用技术、使用方法不当等引起的防治失败和对农作物的药害事故频频发生。我国除草剂使用者普遍文化水平低，有的甚至看不懂除草剂说明书，缺少对除草剂使用技术的培训，对除草剂使用技术掌握得少或不懂，不合理使用除草剂，甚至乱用除草剂，只顾眼前，不管长远，造成了除草剂使用方法不当，在使用前未能了解除草剂特性及正确的使用方法，选药不当或随意加大用量、浓度过大、盲目地药肥混用以及在作物敏感的幼芽期施用等不按技术规程操作，这些都是造成当前除草剂药害时有发生的主要原因。据调查 1995～1996 年由于除草剂造成对农作物药害事故占所有农药药害的 90％，其中 70％的药害是由于使用技术造成的，在一些地区除草剂药害成为阻碍除草剂推广应用的主要因素。当前存在的问题就是除草剂使用者对除草剂使用技术了解和掌握得少，因而急需采取有效措施，培训植保工作者、除草剂经销者、直接使用除草剂的农民科学合理使用化学除草剂，以获得更高的经济效益，也使使用更安全。

6. 重视除草剂助剂的应用

助剂在除草剂使用中应用非常普遍，已商品化的助剂超过百种。1992 年推荐的除草剂制剂中，71％要求使用助剂。这些助剂通常直接加于除草剂喷洒液中，以提高活性、降低用药量。除草剂助剂主要是非离子型表面活性剂、酯化植物油及酸性化学肥料等。HLB＞10 的非离子型表面活性剂可以显著提高磺酰脲类除草剂的活性，如 HLB 10～12 时可使砜嘧磺隆活性提高 10 倍，从而能够显著降低用药量。而植物油及化学肥料在减少长残留除草剂用量、解决对后茬作物伤害中也起着重要作用。开发应用有效的除草剂助剂也是优化长残效除草剂的性质，减少负面影响的有效措施。

7. 规范喷洒除草剂的器械和施药技术

喷洒器械要同农药一样实行注册登记，达不到标准不准生产和使用。目前我国大部分地区施药机械落后，农艺性能差，大多不适合喷洒除草剂，施药器械尚无使用技术规范可遵循，除草剂重喷、漏喷严重，小四轮带喷雾机多数压力不足、无搅拌装置，喷嘴型号不对，苗后喷水量过大，喷嘴间流量差 1～2 倍。在施药过程中，再加上喷药作业不标准，如采用喷雾法施药，喷头位置不合适，液泵加压不均等，或采用毒土法施药，混拌药土和撒施药土不均，都会造成作物局部受药害。因此生产和使用合格规范的除草剂器械，对于除草剂的科学使用也是一个很重要的影响因子。

8. 合理安排后茬作物

由前面的表 9-4、表 9-5 可以看出，不同作物对同一种长残效除草剂的耐受性有很大的差异，因此在后茬选种时要多加注意。在现有的长残效除草剂品种中，甜菜是最敏感的作物，其次是油菜与十字花科作物以及瓜类，通常这些作物均不适宜作为后茬作物来种植。

而且各地气候条件及土壤特性的差异很大，同种药剂在同一用药量施用后的降解与残留水平也往往有很大的不同。在安排后茬作物时一定要根据具体条件，特别是当地当时的土壤 pH 来加以确定。

要加强生产和经营管理，科学安排作物的轮作及药剂品种的轮换和混用，选择规范的施药器械及方法，根据当时当地的气候、土壤等条件选择药剂品种，严格按照品种要求使用，确保长残效除草剂对当茬和下茬作物的安全生产。鼓励科研部门积极研制、农技推广部门积极引进药效好的低残留除草剂品种，加强低残留药剂的应用推广、试验、示范工作，逐步取代生产中应用的长残效除草剂，以适应我国现代农业可持续发展的需要，使农药向高效、安全的方向发展。

第四节　常见药害降害补救办法

一、农药使用不当引起的药害减害办法

（1）清水冲洗　对内吸传导型农药造成的药害，应立即用清水冲洗，以减少植株对农药的吸收。如土施药剂引起的药害，应采取排灌洗药的措施，即对土壤进行大水浸灌，再灌 1～2 次 "跑马水"，以洗去土壤中残留的农药，减轻药害。这样可满足根系大量吸水，从而降低作物体内药物的相对浓度，起到一定缓解作用。

（2）喷药中和　如石硫合剂等碱性药剂造成的药害，在水洗的基础上喷 400～500 倍的米醋液，可减轻药害。乐果、辛硫磷使用不当发生药害时，可喷用 200 倍的硼砂液 1～2 次。

（3）及时增肥　作物发生药害后生长受阻，长势弱，及时补氮、磷、钾或稀薄人粪尿等，可促使受害植株恢复。如药害为酸性农药造成的，可撒施一些生石灰或草木灰。对碱性农药引起的药害，可增施硫酸铵等酸性肥料。无论何种药害，叶面喷施 0.1%～0.3%磷酸二氢钾溶液，或用 0.3%尿素液加 0.2%磷酸二氢钾液混喷或绿风 95、惠满丰、富尔 655 等含腐植酸盐的叶面肥，每隔 5～7 天一次，连喷 2～3 次，均可显著降低药害造成的损失。如当药害造成叶片白化时，可用粒状50%腐植酸钠 3000 倍液进行叶面喷雾，或以同样的方法将 50%腐植酸钠配成 5000倍液进行浇灌，药后 3～5 天叶片会逐渐转绿。

（4）使用吸附剂　活性炭的吸附性强，能减少除草剂污染对下茬作物的药害。活性炭可以在播种时沟条施或穴施，也可以在幼苗移栽前用活性炭浸苗。

（5）摘除局部受害部位　对于局部药害严重的作物，可摘除受害重的枝、叶或果实，避免内吸传导性的药剂在植株体内进一步传导扩散。

（6）加强栽培管理　对受药害作物栽培管理重点是：①旱田要及时中耕松土，深度 10～15cm，改善土壤的通透性和地温，促进根系发育，增强根系吸收水肥的能力；水田要加强肥水管理，促进药剂尽快降解和水稻生长发育。②搞好病虫害防治，因为受药害的植株长势弱，抗逆性差，易受农作物病虫为害。

二、除草剂药害解毒剂的应用

除草剂解毒剂是用来减轻或抵消除草剂对作物毒害的药剂。在选择性小的除

草剂中加入或配合使用解毒剂，可以提高除草剂的选择性，使作物免受除草剂毒害；使用除草剂不当造成药害时，也可以用解毒剂来减药害。有关药害解毒剂见表 9-6。

表 9-6 　除草剂解毒剂部分品种及使用技术

安全剂	农作物	除草剂	施用方法
解草嗪（CGA154281）	玉米	异丙甲草胺	与除草剂复配喷洒
解草酯（CGA184927）	小麦	炔草酸	与除草剂复配喷洒
解草胺腈（CGA43089）	高粱	异丙甲草胺	种子处理
二氯丙烯胺（DDCA）	玉米	茵草敌，丁草敌，灭草敌	播种前与除草剂结合处理
解草唑（HOE70542）	小麦	噁唑禾草灵	与除草剂复配喷洒
解草啶（CGA123407）	水稻	丙草胺	与除草剂复配喷洒
解草胺（MON13900）	高粱	甲草胺	种子处理
氟草肟（CGA133205）	高粱	异丙甲草胺	种子处理
解草噁唑（MON13900）	谷物	氯吡嘧磺隆	与除草剂复配喷洒
吡唑解草酯	小麦，黑麦，小黑麦，大麦	噁唑禾草灵	与除草剂复配喷洒
解草烷（MG191）	玉米	硫代氨基甲酸酯	与除草剂复配喷洒
萘酐（NA）	玉米	茵草敌，丁草敌，灭草敌	种子处理
解草腈（CGA92194）	高粱	异丙甲草胺	种子处理

1. 萘酐

萘酐是选择性拌种保护剂，能被种子吸收，并在根和叶内抑制除草剂对作物的伤害。以种子重量 $0.5\%\sim1\%$ 的萘酐拌玉米、水稻、小麦种子，可使作物免受丁草敌、灭草敌、燕麦敌、禾草敌等硫化氨基甲酸酯类和脲类除草剂的伤害。

2. 二氯丙烯胺

二氯丙烯胺是防止茵草敌伤害玉米的特殊保护剂，它既可以用于拌种，也可以与除草剂混合喷雾进行土壤处理。一般每亩用量为 $10\sim45g$。本剂对水稻、小麦也有保护作用，使水稻、小麦免受灭草敌、燕麦畏、禾草敌、甲草胺、异丙甲草胺、乙草胺、丁草胺、西玛津等除草剂的伤害。

3. R-28725

R-28725 为选择性拌种保护剂，可以使玉米免受燕麦灵、丁草敌、甲草胺、乙草胺、丁草胺、异丙甲草胺等除草剂的毒害。

4. OM

OM 为茎叶喷雾护苗剂。该剂与植株表皮的角质层具有高度亲和性，可以在植株表面形成保护层，防止除草剂进入。它对稻田、麦田应用的伐草克及大豆田用的草灭畏有解毒作用。

5. 2, 4, 6-T

本剂与 2,4-D 有拮抗作用，可以减轻 2,4-D 对番茄的药害，也可以减轻燕麦灵对小麦的药害，减轻禾草丹在水稻芽期对水稻的药害。

6. 其他

一些杀菌、杀虫剂和植物生长调节剂也可以作为除草剂的解毒剂：

（1）恶苗灵　恶苗灵是土壤处理杀菌剂，用来处理水稻苗床，能除低西玛津、草枯醚、敌稗等除草剂对秧苗的毒害，提高秧苗的成活率。

（2）萎锈灵　萎锈灵是内吸杀菌剂，用于防治小麦叶锈病和大麦散黑穗病，它又可以使小麦免受燕麦畏的毒害。

（3）矮壮素　矮壮素是植物生长调节剂，用于小麦拌种可以减轻特丁净对小麦的药害。

（4）赤霉素　赤霉素可以解除 2,4-D 对水稻造成的药害和 2 甲 4 氯对棉花的毒害。在水稻出现药害症状后，每亩用 10kg 含 40 单位的赤霉素水溶液茎叶喷雾，可使水稻很快恢复正常生长；对棉花生长期，误用 2 甲 4 氯造成全株叶片形成鸡爪疯，每亩用赤霉素 2～3g 原粉，对水 40～50kg 全株喷雾湿透，能在很短的时间内，即可恢复生长正常，抽出新枝和新叶，用 10～20mg/kg 赤霉素水溶液浸小麦种2～4h，可以减轻燕麦畏对小麦的药害。

参 考 文 献

[1] 陈桂君. 除草剂药害发生的原因症状及补救措施. 现代农村科技，2011(16)：21-25.
[2] 耿兰霞. 长残效除草剂使用现状及其对后作的安全性. 现代农村科技，2010(1)：174-178.

第十章

农药生态毒理与环境安全评价

人们施用农药防治作物有害生物时，农药进入环境后由于它的理化特性，会产生许多运动方式，例如：渗透、质流、扩散、逸失等移动行为；蓄积、富集等吸收行为；代谢、消解等演变行为以及循环、轭合与结合、矿化与聚合等行踪。

持留性的化学农药通过它的运动污染了环境，也使身居于其间（包括人类在内）的生物体遭到其危害。因此，有的生物体是我们拟控制或消灭的对象，但绝大多数为人们需利用或应保护的非靶标体，例如水生动物、植物类、野生动物、飞禽类、寄生性与捕食性天敌类（有益昆虫与蜘蛛）、蛙类、蚯蚓类以及有益的土壤微生物类等。

研究农药进入田间后的环境行为与对非靶标生物的环境毒性是目前农药环境毒理学的研究范畴。通过对农药环境毒理学的研究，以了解农药产生不良负效应的成因，进而提出控制农药负效应的措施，达到安全使用的目的。

生态毒理是生态学与毒理学相互渗透的边缘科学。一般认为它是研究化学产品及物理力对于一个一体化环境中组成生态系统的活机体群体（包括人在内的动物、植物和微生物）的有毒效应，也即是研究污染物对生态系统的影响。

农药生态毒理学具备研究定量知识，计算农药从释放入环境到接受体能容纳的剂量和效应（这也应包括经济效应）。它牵涉到污染物在环境中的持留、迁移和转化；在接受体中的代谢和剂量-效应关系，以及它对接受体的利益。同时也包括应用这些概念来全面评估换季质量。

所以，农药生态毒理学的最终研究目的是建立起既能防止农药对生态系统中各生物组成成分的有害效应，又能使人类在生物圈中得到最佳的生存条件的一种体系。深入开展该学科研究具有重大意义。

第一节　农药的生态毒性

环境生态系是一个十分复杂而又互有联系、互相制约的综合体系；农药施入农田后就以一定的规律，在环境各介质中迁移转化。其中土壤是农药在整个体系中的贮藏库和散集地，大气与水是环境中传递农药，扩大农药污染范围的媒介；作物、蔬菜是使用农药的直接对象，是最先遭到污染的受体，也是污染其他生物的二级污染源；动物是间接受污染者，因富集农药的能力很强，受污染的程度也最为严重。环境中的农药将通过各种渠道进入人体，危害人体健康。

一、农药在环境中的迁移和分布

农药在生产和使用过程中可导致环境污染，然而，农药的污染不一定局限在生产与使用该农药的地区。由于农药可经水体、土壤、大气、生物等媒体的携带而迁移，其分布可以说是全球性的，特别是那些难以转化与降解的农药更是如此。

农药在环境中的迁移和分布与环境中物理、化学、生物等多种因素有着错综复杂的关系。简而言之，影响分布与迁移的内因有农药本身的溶解性、极性、挥发性、电荷分布、分子大小、离子常数等；外因包括农药的吸附作用、水和空气的流动、光线、温度、pH 等非生物作用以及植物、动物、微生物等各种生物作用。

（一）农药在土壤中的迁移与分布

农药在农田上大面积反复使用，首先使土壤受到污染。使用农药时，不论采取何种方式，黏附在作物上的药量一般只有 30％左右，其余大部分落于土壤。使用除草剂及应用浸种、拌种、种衣等方式施药，更是直接将农药施入土壤中。此外，尚有雨水挟带农药及洗涤植株体表农药进入土壤。

1. 农药在土壤中的迁移

移动一般通过大量流动与扩散两种方式发挥作用。

① 大量流动由外力造成，如农田土壤翻耕引起的农药位移、地表径流和土壤水渗滤淋溶作用引起的农药转移等。

② 扩散作用则与土壤性质有关，土壤含水量、土壤密度、紧实度、空隙度、温度及吸附作用等均影响其扩散作用。评价农药在土壤中的移动性是根据 R_f 值的大小，将农药在土壤中的移动性能划分为五个等级（表 10-1）。R_f 值是土壤薄板层析的迁移率。

表 10-1　农药在土壤中的移动性等级划分

等级	R_f	移动性
I	0.90～1.00	极易移动
II	0.65～0.89	可移动
III	0.35～0.64	中等移动
IV	0.10～0.34	不易移动
V	0.00～0.09	不移动

在土壤的无机颗粒中，以直径小于 0.002mm 的黏粒表面积最大，平均为 115m²/g，对农药的吸附力最强；土壤有机质中以腐殖质为主，它们是一些不定形胶体，其巨大的表面积使之在土壤与农药相互作用中占有很重要的地位。

一种农药可通过以下一种或几种机理被吸附而固定于土壤中：①物理吸附；②化学吸附（包括离子吸附、质子化作用、氢键结合等）；③配位作用。农药亦可通过非吸附机理而被固定，例如，农药被土壤中微生物同化而存留于其细胞内，当土壤形成有机-无机复合体时可能将农药包含其中而免受外界影响。

农药在土壤中的吸附作用，是物质在固液两相间的分配达到平衡时的比值，通常用吸附常数 K_d 表示。农药在土壤中的吸附性能，是评价农药在环境中的移动性、持留性，以及农药进入环境后的生物活性与毒性的重要指标。

根据农药土壤吸附常数 K_d 的大小，可将农药的吸附性划分成五个等级（表 10-2）。

表 10-2　农药土壤吸附性等级划分

等级	K_d	吸附性
I	＞200	易吸附
II	50～200	较易吸附
III	20～50	中等吸附
IV	5～20	较难吸附
V	＜5	难吸附

2. 降解作用

农药进入土壤生态系统后，也进行着一系列的变化。首先是农药的非生物降解，这是消除土壤中残留农药的重要途径，其主要降解过程包括化学水解、光化学分解以及氧化还原等。例如，有研究认为有机磷农药在土壤中的化学降解机制主要是酯键吸附-催化水解，水解速度和水解产物主要与 pH 和吸附因素有关。其次是生物降解途径，土壤中能分解农药的微生物种类很多，迄今已知的有细菌、真菌、放线菌、酵母菌等；此外还有一些单细胞藻类也参与降解过程。在农药的降解过程中，生物因素是极为重要的，生物降解可以将农药分子分解为无机物，且速度较快。

土壤降解指在土壤中残留农药逐渐由大分子分解成小分子，直至失去毒性和生物活性的全过程，农药在土壤中的降解特性是评价农药对整个生态环境影响的一个重要指标，农药在土壤中的降解速率通常用降解半衰期 $T_{1/2}$ 表示。

根据农药在土壤中降解（或消解）半衰期的长短，及其可能对生态环境造成的影响，将农药在土壤中的残留性划分成五个等级，见表10-3。

表 10-3　农药在土壤中的残留性等级划分

等级	半衰期 $T_{1/2}$/月	降解性
I	<1	易降解
II	1～3	较易降解
III	3～6	中等降解
IV	6～12	较难降解
V	>12	难降解

水解是指物质在水中引起的化学分解现象，是农药非生物降解的主要形式之一。农药的水解速率，通常用水解半衰期 $T_{1/2}$ 表示。

根据农药水解半衰期的大小，及其可能对生态环境造成的影响，将农药的水解特性划分成五个等级（表10-4）。

表 10-4　农药水解特性等级划分

等级	半衰期 $T_{1/2}$/月	降解性
I	<1	易水解
II	1～3	较易水解
III	3～6	中等水解
IV	6～12	较难水解
V	>12	难水解

光解是指农药在光诱导下进行的化学反应，它是农药非生物降解的重要途径。

根据农药光解半衰期的大小，及其可能对生态环境造成的影响，将农药的光解特性划分成五个等级（表10-5）。

表 10-5　农药光解特性等级划分

等级	半衰期 $T_{1/2}$/h	降解性
I	<3	易光解
II	3～6	较易光解
III	6～12	中等光解
IV	12～24	较难光解
V	>24	难光解

（二）农药在水体中的迁移和分布

水体受农药污染的途径主要有：①农药直接进入水体，例如为控制水体中有害生物如蚊虫、钉螺及杂草等，直接向水体中施药，这类情况对水域产生的污染一般都限于局部地区。②自含有农药的土壤迁移而来，其方式为借地面径流进入水体或经渗滤液通过土层而至地下水，其中以地面径流最为主要，其污染的特点是面较广，不论可溶性或不可溶性的农药均可被雨水或灌溉水冲洗或淋洗，经由小沟、溪流而流入海洋。③农药厂排污，农药厂及农用化学品生产厂通过排放污水而使大量农药进入水体，其特点是污染比较集中，浓度比较高。近年来，大部分农药厂已建立了相应的污水净化装置，此类污染有所控制。

自 1950 年代中期开始广泛检测环境中农药污染状况以来，全世界主要河流及湖泊都发现有农药的存在。美国自 1960 年代开始在其境内进行了相当大范围的河流水质检测，1975～1980 年扩大到全美 160～180 个监测点进行调研，其中检出有机氯农药 11 种，有机磷农药 7 种和除草剂 4 种。结果表明，3000 份水样中约有10％可检出农药。我国自 1970 年以来建立了全国性的环境检测网，世界卫生组织也在我国几个代表性水域如长江、太湖等进行了水质检测，据上海市川沙县报道，300 份河水水样中六六六检出率为 100％，平均浓度为 4.5μg/L，DDT 则未检出；300 份井水水样平均含六六六 0.34μg/L，DDT 痕量。

水体中最为多见的为有机氯农药，其中 DDT、DDE、DDD 最常见，其次为狄氏剂、艾氏剂、七氯等。此类农药溶解度极低，常附于颗粒物上悬浮于水中，进而可在静止水体或缓流水体中逐步沉降，因而常常富集于河流或湖泊底泥中。只有在湍流的水环境中，农药有可能送至较远的地方。农药在海洋环境中可被大量稀释，一般难以测到；但微量存在的农药仍可随海流迁移，海水中高浓度农药情况极为罕见，但由于雨水或尘埃携带的影响，在港口或某些海域可检出。至于某些海洋动物如鱼、牡蛎体内的农药残留，可能是由于摄入附有农药的颗粒有机物或通过食物链所致。

土壤渗滤液借助毛细管作用与重力作用在土壤中向侧面及向下层运动。土壤内错综复杂地分布着相互连接的孔隙，它们是水溶液或悬液在土壤中移动的通道。水中农药如未被土壤吸附或生物降解，则有可能逐步迁移至地下水层，从而使地下水受到污染。1986 年美国有关学者发表专著总结了威斯康星、加利福尼亚等四个州长期使用农药后对地下水的污染及有关问题，从中可见，农药污染地下水的情况比较普遍。我国也有该方面的大量研究，如湖南卫星防疫站 1984 年对施用六六六前后水体中该农药含量的变化进行了调研，结果表明农药会导致地下水污染。由于地下水污染而导致的饮用水污染是值得高度重视的问题。

测定农药在土壤中随水向下移动的行为特性，可采用土壤薄层层析法和土壤淋溶法，这两种方法是评价农药对地下水污染影响的重要指标。

1. 薄层层析法

根据 R_f 值的大小，将农药在土壤中的移动性能划分为五个等级。

2. 土壤淋溶法

根据 R_i 值的大小，将农药在土壤中的移动性能划分为四个等级（表 10-6）。

表 10-6　农药在土壤中的淋溶性等级划分

等级	R_i/%	淋溶性
Ⅰ	$R_4 > 50$	易淋溶
Ⅱ	$R_3 + R_4 > 50$	可淋溶
Ⅲ	$R_2 + R_3 + R_4 > 50$	较难淋溶
Ⅳ	$R_1 > 50$	难淋溶

（三）农药在大气中的迁移和分布

在防治作物、森林及卫生害虫、病菌、杂草和鼠类等有害生物而喷洒农药时，有相当一部分农药会直接飘浮在大气中，尤以飞机喷洒或使用烟雾剂时进入大气的量最多。附着于作物体表或落于土壤表层的农药也有一部分被浮尘吸附，并逐渐向大气扩散，或者从土表蒸发进入大气中，由农药厂排放出的废气也是大气中的农药污染源。农药污染大气的情况，自 1970 年才进入广泛深入的研究阶段。现已确定，除某些降解率超过了持久期的农药外，大气中农药污染普遍存在，即使在未喷施农药的地区甚至远离大陆的地方，均可测到农药的踪迹。这方面已由许多报道，例如太平洋 Enewetak 环礁是一处远离城市和农药生产和使用的地方，但在那里可从大气中检出多种农药（ng/m³）：α-六六六（0.25）、γ-六六六（0.015）、氯丹（0.013）、狄氏剂（0.010）以及 DDE（0.003）。又如在南极，随着地点和季节不同亦可检出多种农药，DDT 在南纬 23°处为 0.028 ng/m³，而在南纬 69°处则下降到 0.020 ng/m³。六六六也呈现出这种随纬度上升而下降的趋势。在距离喷施农药地点一定距离的村庄或城镇，其大气也会受到一定程度的农药污染，如美国的辛辛那提市大气飘尘中即含有多种农药成分（µg/g）：DDT（0.6）、氯丹（0.5）、DDE（0.2）、对硫磷（0.2）、环氧七氯（0.2）、2，4，5-T（0.04）、狄氏剂（0.03）。雨雪水可以收集空气中大量的农药颗粒和气体，定期或长期收集雨雪水进行分析都能发现其中含有农药。世界卫生组织的专家认为，在农业区和边远的非农业区，雨水中 DDT 的浓度均为 0.18~0.66µg/L，处于同一数量级，这样均匀的分布可能是尘埃分布均匀的关系。

农药污染大气的途径主要由以下三个方面：①农药以液剂、粉剂或雾剂喷洒于农田，其中一部分农药颗粒进入大气中。②农药可由作物表面或土壤表面挥发进入大气。近期研究表明农药除一部分被降解或被雨水淋洗进入土壤之外，主要消失途径是进入大气之中。此外，农药在喷洒过程中约有一半挥发成气体进入大气。③除上述主要途径外，尚有农药配制、加工生产运输、农作物废弃物燃烧、仓库车船熏蒸后的通风排放、粮食保存、纤维防蛀等也可在一定时期内造成高浓度的大气污染。

大量农药进入大气后，由于气流存在和作用，可将其由施药区带到非施药区，出现农药"重新分配"现象。早在1960年人们就已查知，施用于西非洲农药被东北风吹刮，跨越大西洋落到5000km之外的巴巴多斯岛上。农药气体及微粒由对流带至高空凝结，再被气流送至远方；一般由热带地区迁移至温带及寒带降落，从而使南冰洋和北冰洋地区也有了农药污染。DDT在积雪中浓度可高达40pg/g。大气中农药流经之处，各地之间农药分布并不均匀。农药也可以在大气中消失，其降解途径有部分农药的光解，多数农药可因雨水洗涤及微粒沉降而落在地面及水体中。但是这些农药在适当条件下又可由地面再度挥发或风蚀而重返大气之中，由此形成循环过程。

挥发性是指农药在自然条件下以分子扩散形式逸入大气中的现象。农药挥发作用的大小与农药蒸气压及环境条件有关。农药挥发性的大小，会影响农药在土壤中的持留性及其在环境中的再分配，挥发性大的农药一般持留时间较短，而在环境中的影响范围较大。

根据 $V_{w/a}$ 的大小，可将农药挥发性能分为四级（表10-7）。

表 10-7　农药挥发性等级划分

等级	估算法	实测法	挥发性
	$V_{w/a}$	R_v/%	
I	$<10^4$	>20	易挥发
II	$10^4 \sim 10^5$	$10 \sim 20$	中等挥发性
III	$10^5 \sim 10^6$	$1 \sim 10$	微挥发性
IV	$>10^6$	<1	难挥发

注：$V_{w/a}$ 为农药在水中的挥发速率；R_v 为挥发率（%）。

（四）农药在生物间的转移和分布

农药施入环境后，有一部分进入到动物、植物与微生物等生物体内，继而可随生物的移动而发生转移，尤其重要的是通过生态系统中的食物链而导致生物体间农药的转移和分布。生态系统是生物圈的组成部分和基本单元，它是由生物群落及其生存环境所组成的一个有机整体。生物群落包括动物、植物和微生物；环境条件包括日光、空气、水分及有机物等非生物因素。生物的生存和繁殖需不断地从其周围环境中取得物质营养与能量，同时又不断地将代谢过程中所产生的物质和能量输送到周围环境中。化学农药作为一类非生物性物质进入生态系统后，必将经过生物的吞噬和吸收并通过食物链发生转移。

农药在生物间的转移与分布特别应加以注意的是农药可能在食物链的转移过程中而导致的生物浓缩（或称生物富集）（bioconcentration）。生物富集是指环境中的农药残留被生物取食或经其他方式吸入后积累于体内而造成高浓度的储存，农药在生物体内的蓄积量可达到环境中含量的几倍、几十倍甚至十万倍、百万倍。由于这种随食物链由低向高农药积存量的逐级增大，可能导致处于食物链顶端的高位营养级生物（顶端捕食者）诸如猛虎、猛兽以及人类发生中毒以及死亡的严重后果。尤其那些难于被生物代谢降解的农药更易产生生物富集现象，如 DDT、狄氏剂、氯丹等有机氯农药等。例如，某项研究指出，DDT 在水中的浓度为 0.0003mg/L，而水中浮游生物体内为 0.04mg/L，至小鱼体内为 0.5mg/L，至高位营养级的水鸟体内则为 25.0mg/L，其浓缩倍数高达 88 万倍。又以日本资料为例，雨水中含六六六为 $1\mu g/kg$，濑户内海表面水仅含 $0.1\mu g/kg$，但该海域的底泥中含量可达 $20\sim30\mu g/kg$，而在这一带捕获的海产六六六含量竟达 $1000\mu g/kg$。由上两例可看出，广泛而轻微的农药污染环境，可经食物链的逐层富集，最终进入人体的量将成千上万倍地增加，由此造成了对人类健康的严重危害。

生物富集作用是评价环境中的残留农药对生物体及整个生态系统危害性的一个重要指标。生物富集作用通常用生物富集系数 BCF 表示，它是在稳定平衡状态下生物体受试物含量与试验水体中受试物浓度之比。

根据 BCF 值的大小，可将农药生物富集性分为三级（表 10-8）。

表 10-8   农药生物富集等级划分

等级	BCF	富集等级
Ⅰ	<10	低富集性
Ⅱ	$10\sim10^3$	中等富集性
Ⅲ	$>10^3$	高富集

二、农药在生态系统与环境中的代谢

使用农药防治作物病、虫、草害时，使用的是经过加工的农药制剂，但起防治作用的是农药的活性成分，然而事实上施用在田间的农药活性成分在自然环境中或作物体内并不是静止不变的，而是发生着多种多样的变化。虽然有些变化比较复杂，有些较简单；有些变化迅速，有的缓慢，但毫无例外都在变化着。

（1）衍生　农药在植物体内经过酶系的作用，或在自然环境中通过外界环境影响，或受土壤微生物的作用氧化、还原降解为其他类似衍生物。

（2）异构化　最多见于有机磷杀虫制剂中的硫代磷酸酯类如对硫磷、杀螟硫磷等，例如结构上与磷原子相连的双键硫原子与烷基中的氧原子互换。

（3）光化　喷洒在田间的农药吸收了光能而具有过剩能量变成激发状态时，有的通过光或热的释放，使化合物回到原来状态，有的起着光化学反应。光化学反应的种类是多种多样的，概括起来有光异构化、光水解、光氧化等。

（4）裂解　有机氯农药经脱卤反应脱去氯化氢分子，有机磷农药与氨基甲酸酯类农药水解为极性较强的物质等。

（5）轭合　脂溶性农药在生物体内经过氧化、还原或水解形成羟基、羧基、胺基、巯基等极性基团后，能与生物体成分中的糖类、氨基酸等形成轭合物。

在植物体内最常见的是与葡萄糖轭合。几乎所有农药或农药代谢物中任何位置的羟基一般都可以与葡萄糖轭合。不过，其中有些部位比别的部位更容易些。

变化的结果产生了多种分解产物和氧化、还原、转位等衍生物。这些产物有的毒性消失，有的毒性仍然存在，有的毒性还有一定的加强。所以了解一种农药残毒问题必然要考虑它在环境中的各种变化，以及它变化后的产物的毒性问题。

第二节　农药对有害生物群落及有益生物的影响

生物（植物、动物、微生物）在自然界中不是孤立存在的，而是与周围环境相互作用，在一定的空间和环境中生活的有机体。在生态系统中，微生物、植物、昆虫、天敌之间以及它们与周围环境的相互作用，形成了复杂的营养网络和不可分割的统一整体。在农业生产活动中，为了保证农作物的优质高产，在农作物受到病虫草危害时，人们就会施用农药来防治有害生物。农药的使用对周围生物群落会产生不同程度的影响，严重时可破坏生态平衡。施用农药，在防治靶标生物的同时，往往也会误杀大量天敌。在养鱼、养蚕和养蜂地区，由于农药的飘移和残留，导致对鱼类、家蚕和蜜蜂的毒害作用。同时害虫种群也可能发生变化，产生抗药性、再猖獗和次要害虫上升等问题。因此，在使用农药时，必须充分考虑和研究对周围生物群落的影响，科学合理地使用农药。田间毒理学就是依据生态学原理以及农药对生物群落产生的有利和不利影响的二重性，指出合理使用农药，保护生物环境的重要性。

一、农药对有害生物群落的影响

农田使用农药后，对生物体产生不同程度的影响，主要表现为害虫种群的再猖獗和次要害虫种群的上升；杂草种群的复杂化等。

（1）害虫的再猖獗　害虫的再猖獗（pest resurgence）是指使用某些农药后，害虫密度在短时间内有所降低，但很快出现比未施药的对照区增大的现象。害虫再猖獗的原因是复杂的，概括起来有：①天敌区系统的破坏；②杀虫剂残留或者是代谢物对害虫的繁殖有直接刺激作用；③化学药剂改变了寄主植物的营养成分；④或是上述因素综合作用的结果。农药引起再猖獗的机制通常认为有农药杀死天敌、刺激害虫生殖、竞争种的排除及农药对害虫有利的效应（生理再猖獗）。

（2）次要害虫上升　次要害虫上升是指施用某些农药后，农田生物群落中原来占次要地位的害虫，由原来的少数上升为多数，变为为害严重的害虫。据报道，日本及我国浙江省和南方一些稻区，由于使用对硫磷防治水稻螟虫，杀伤了自然控制黑尾叶蝉的以蜘蛛为主的天敌，导致水稻黑尾叶蝉的大发生。我国北方果区，由于长期使用对硫磷防治果树食心虫、卷叶虫、蚜虫等害虫，杀伤了大量的叶螨天敌，使叶螨大暴发。

（3）对杂草群落的影响　施用农药后对杂草群落也有一定的影响，长期单一使用某种除草剂在防除优势杂草种类的同时，田间杂草种群会发生明显变化。如我国麦田常年用2,4-D丁酯，控制了麦田的刺儿菜，但对2,4-D丁酯不敏感的麦瓶草却由少到多发展起来。我国南方的稻田自从连续单一使用丁草胺以后，稗草、莎草等单子叶杂草得以控制，但双子叶杂草如鸭舌草则逐年上升为害。

（4）有害生物的抗药性　使用化学农药后，有害生物将产生并获得对化学农药的抗性，并将这种抗性遗传给它的后代。若重复使用药剂处理，这些具有遗传抗性的害虫个体日益发展成为一个具有遗传抗性的害虫种群，从而使药剂防治的效果降低以至无效。

目前全世界已有504种害虫与螨类对农药产生了抗性，我国至少已有30种农业害虫对农药产生了抗药性。有的害虫如棉铃虫在我国1980～1990年10年内对菊酯类农药的抗药性甚至增加了108倍。它的防治次数由20世纪80年代初每年平均3.5次增加到目前7.8次。

由于害虫抗药性的产生，防治时化学农药浓度猛增，导致防治成本增加和环境污染的加重。Archibald研究表明，由于实夜蛾属害虫对有机磷农药产生了抗性，从而在1981年比1979年增加了74%的农药使用量，使害虫防治的效益比下降了16%。

二、农药对有益生物的影响

在化学防治中，农药对陆生有益生物的影响是不可忽视的。一般以杀虫剂的影响较大，杀菌剂和除草剂的影响较小。影响程度又依据农药品种、施用方法、生物种类及其发育阶段因素而异。

（一）农药对天敌的毒性

在自然环境中，害虫与天敌（如天敌昆虫、蛙类、蛇类、鸟类等）之间保持着一种生态平衡关系，施用农药对害虫与天敌都有不同程度的杀伤作用，在农田中，当农药施用以后，残存的害虫仍可以作物为食料，重新迅速繁衍起来，而以捕食害虫为生的天敌，在施药后，当害虫在大量繁衍恢复以前，由于食物短缺，生长受到抑制，因此在施药后一段时间内，在天敌与害虫建立新的生态平衡之前，有可能发生害虫的再猖獗。如施用对硫磷防治蚜虫时，食虫瓢虫、草蛉、食蚜蝇等大量被杀死，这些有益昆虫恢复生长的时间比蚜虫来得晚，可能引起施药后蚜虫的再次大发生，因此使用农药要注意保护天敌，维护生态平衡。

农药对寄生性天敌昆虫的毒性随药剂品种、天敌种类及其发育阶段而有相当大的差异。苦楝油对稻螟赤眼蜂成蜂的毒性很小，LC_{50} 值高达 7187.01mg/L，多菌灵的毒性也较低，为 314.76mg/L，而甲基对硫磷对成蜂的 LC_{50} 仅为 0.0445mg/L。对松毛虫赤眼蜂成蜂的毒性排序为，氧乐果＞毒死蜱＞对硫磷＞顺式氰戊菊酯＞三唑锡＞三氟氯氰菊酯＞甲氰菊酯，除虫脲和三唑锡对寄生卵内赤眼蜂的不同虫态均无不良影响。杀螟硫磷（500mg/L）对三化螟、稻苞虫、黏虫的卵寄生蜂杀伤力均可达 100%。在常用浓度下，灭幼脲对蚜茧蜂（Aphidiidae spp.）、寄生于松毛虫的黑侧沟姬蜂（Casinaria nigripes）、平腹小蜂、宽缘金小蜂（Pachyneuron nowai）、赤眼蜂等均无杀伤作用。

农药对赤眼蜂的毒性评价，可用安全系数评价农药使用对赤眼蜂的安全性，安全系数为赤眼蜂的半数致死浓度 LC_{50} 与该药的田间推荐施用浓度的比值或农药对赤眼蜂的半数致死量 LD_{50} 与该药的田间推荐施用浓度和虫体接触液量（接触量以室内点滴试验时用 0.5 μL/头量计）之积的比值。

农药对赤眼蜂的危害影响风险性等级划分为四级，见表 10-9。

表 10-9　农药对赤眼蜂的风险性等级划分标准

风险性等级	安全系数
极高风险性	安全系数≤0.05
高风险性	0.05＜安全系数≤0.5
中风险性	5＜安全系数≤0.5
低风险性	安全系数＞5

（二）农药对蜜蜂的毒性

蜜蜂不仅会酿蜜，而且能起传粉作用，有助于作物的增产。农药的使用对蜜蜂有很大的危害，其危害途径分接触危害和摄入危害两种。接触危害是指农田喷施时药物直接喷洒蜂体上或蜜蜂接触到喷洒在作物植株上的药物造成的致害作用；摄入危害是指农田喷药后，蜜蜂采集了受污染的花粉造成的危害。另外，在蜂巢中治蜂螨时，如用药不当也会造成蜂蜜的污染，以往用杀虫脒治蜂螨时，曾一度造成蜂蜜的污染。

在现有使用的农药中，有机磷类、氨基甲酸酯类、拟除虫菊酯类农药对蜜蜂都有一定的毒性；农药对蜜蜂的毒性一般划分为四个等级，其划分标准为，农药对蜜蜂的半数致死量 LD_{50} 值（单位：$\mu g/$蜂）$>0.001\sim2.0$ 为高毒，在施用后数天蜜蜂都不能接触，如拟除虫菊酯类制剂，氟虫腈、甲基对硫磷、敌敌畏、甲胺磷、甲萘威等；$>2.0\sim11.0$ 为中毒，如喷药剂量及施药时间适当，可以安全施用，但不能直接与蜜蜂接触，如丁醚脲、内吸磷、硫丹等；$LD_{50}>11.0$ 为低毒，可以在蜜蜂活动周围施用，如灭幼脲、炔螨特、三氯杀螨醇、敌百虫、抗蚜威、烟碱、鱼藤酮、苏云金杆菌等多种杀菌剂、除草剂和植物生长调节剂。

通过测定农药对蜜蜂的 LC_{50} 或 LD_{50}，评价农药对蜜蜂的急性毒性。根据毒性测定结果，目前，将农药对蜜蜂的急性毒性分为四个等级（见表 10-10）。

表 10-10　农药对蜜蜂的急性毒性等级划分

毒性等级	$LD_{50}/(\mu g/蜂)$
剧毒	$LD_{50}\leqslant0.001$
高毒	$0.001<LD_{50}\leqslant2.0$
中毒	$2.0<LD_{50}\leqslant11.0$
低毒	$LD_{50}>11.0$

（三）农药对家蚕的毒性

桑蚕种植业是我国传统的名特产业，家蚕属鳞翅目昆虫，杀虫剂对家蚕都有毒性。桑树栽培，一般都与农田毗邻，因此在大量使用农药的农业区内从事桑蚕种植业，随时都有遭受农药危害的危险。农药对家蚕的危害分直接危害和间接危害两种，直接危害是指在蚕室内误用农药，或因农田施用农药药粒漂移接触到蚕体造成的危害；间接危害多数发生在农田施用农药时，由于药粒飘移污染了附近桑园，家蚕食用了污染的桑叶所造成的危害，此种现象在南方各地每年都有发生。

各种农药对家蚕的毒性差异很大（见表 10-11），以沙蚕毒素类农药杀虫单、杀虫双以及拟除虫菊酯类农药对家蚕的毒性最大。杀虫单和杀虫双一般用于稻田治虫，由于药液漂移的影响，是污染桑园最常见的一种杀虫剂。危害影响程度与施药时的风向、风速以及桑园离施药区的距离有关。据调查用一种手动喷雾器在稻田喷施杀虫双，二级风时在下风向 20m 内对桑园或蚕室都有一定的污染影响；四级风时影响范围扩大到 30m。用飞机喷洒农药影响范围更大，1994 年江苏大丰县有一农场，在麦田用飞机喷洒混配有拟除虫菊酯类农药的杀虫剂治虫时，在下风向几千米内的桑园均遭受污染。因此在桑园附近农田施用农药时，不仅要注意选择好农药品种，而且要注意施药时的条件。几种杀虫剂对家蚕的毒性见表 10-11。

表 10-11　几种杀虫剂对家蚕的毒性

农药	食叶法 $LC_{50}/(mg/L)$	体触法 $LC_{50}/(\mu g/100cm^2)$
杀虫单	$0.18^{(2)}$	1.90
溴氰菊酯	$0.0078^{(2)}$	0.025

农药	食叶法 LC$_{50}$/(mg/L)	体触法 LC$_{50}$/(μg/100cm^2)
氟氰菊酯	0.0713[2]	0.03
氯菊酯	0.6092[2]	3.789
甲基对硫磷	1.60[5]	32.00
甲基异柳磷	4.41[3]	40.00
嘧啶氧磷	2.32[3]	19.00
克百威	1.60[5]	20.00
六六六	2.50[5]	37.00
单甲脒	251.20[3]	7171.00
克百胺	2872.40[3]	11300.00

* （2）（3）（5）为供毒性试验用家蚕的蚕龄期。

农药对家蚕的毒性等级划分标准分为四级，并可根据田间施药浓度/LC$_{50}$ 值，进行风险性分析（表 10-12）。

表 10-12　农药对家蚕的毒性与风险性等级划分

毒性等级	LC$_{50}$/(mg/L)	风险性等级	田间施药浓度/LC$_{50}$ 值
剧毒	LC$_{50}$≤0.5	极高风险性	>10
高毒	0.5<LC$_{50}$≤20	高风险性	1.0~10
中毒	20<LC$_{50}$≤200	中等风险性	0.1~1.0
低毒	LC$_{50}$>200	低风险性	<0.1

（四）农药对鸟类的毒性

鸟类是生态系统中重要的成员，也是有害昆虫的天敌，一只小鸟一年可捕食几万只害虫。很多农药对鸟类都有毒性，鸟类在施药地区误食了露于地面的药粒、毒饵或觅食了因农药中毒死亡的昆虫或受农药污染的鱼类、蚯蚓等都可导致对鸟类的危害。早期使用的有机氯农药对鸟类的危害性很大，随后使用的一些高毒杀虫剂和杀鼠剂，同样对鸟类有危害影响。1992 年美国 EPA 对全球 99 种农药颗粒剂进行了对鸟类危害性的鉴定，之后于 1994 年 10 月 31 日发布了对其中 12 种高毒的颗粒剂农药防止对鸟类危害的行动计划报告，要求各有关的农药厂家采取降低其危害的措施。这 12 种农药是：二嗪磷、毒死蜱、灭多威、地虫磷、乙拌磷、恶虫磷、涕灭威、灭线磷、甲拌磷、特丁磷、异丙胺磷、苯胺磷。另外两种在美国已经取消登记（乙基对硫磷）和即将取消登记（克百威颗粒剂）的品种未列入名单之中。随后美国与加拿大于 1998 年 8 月 31 日全部禁止克百威颗粒剂的使用，保留克百威胶悬剂的使用。克百威对鸟类的毒性很大，对鸣鸟的 LD$_{50}$ 为 0.4mg/kg，对黄褐色鸣鸭的 LD$_{50}$ 为 0.24mg/kg，一只鸣鸟只要误食一粒克百威药粒就足以致命，秃鹰、红尾鹰等捕食了因克百威中毒死亡的小鸟或其他动物都会产生二次中毒死亡；食鱼类的鸟类可通过食物链的传递和富集作用而致死，或影响鸟类的生殖机能，或使鸟类繁殖数量减少。目前我国克百威颗粒剂仍在使用，上述 12 种农药大部分在我国都有使用，近期来农村鸟类数量明显减少趋势，出现了一些受保护的珍稀鸟类受农药危害的报道。防止农药对鸟类的危害，保护物种多样性，在我国已成为一项不可忽视的任务。

有关农药对鸟类毒性分级是通过测定农药对鸟类的 LC_{50} 或 LD_{50} 来评价农药对鸟类的急性毒性，提供农药对生态环境影响的资料。常用的试验鸟类有：鸽、鹌鹑、雉、野鸭等。常用鹌鹑作为试验生物。采用急性经口和喂饲潜能进行测定。

农药对鸟类的急性毒性划分为四个等级（见表 10-13）。

表 10-13　农药对鸟类的急性毒性等级划分

毒性等级	急性经口/(mg/kg)	喂饲/(mg/kg)
剧毒	$LD_{50} \leqslant 10$	$LC_{50} \leqslant 50$
高毒	$10 < LD_{50} \leqslant 50$	$50 < LC_{50} \leqslant 500$
中毒	$50 < LD_{50} \leqslant 500$	$500 < LC_{50} \leqslant 1000$
低毒	$LD_{50} > 500$	$LC_{50} > 1000$

（五）农药对鱼类和水生生物的毒性

水域中的农药多数是通过地表径流、漂移或地下水渗漏从农田进入水体，也有一部分来自于工厂排放的农药污水，或因卫生需要直接喷洒于水域的农药。

农药对鱼类的急性毒性，通常用半数致死浓度（LC_{50}）或忍受极限中浓度（TL_m）来表示。农药对鱼类的急性毒性分级，各国有不同的标准。1978 年我国农林部、卫生部、化学工业部规定农药对鱼类（鲫鱼）急性毒性分级暂时标准分为三类，即低毒类对鲫鱼 48h 的 TL_m 大于 10mg/L，中毒类为 1～10mg/L，高毒类小于 1mg/L。

农药对鱼类的急性毒性依农药种类不同而不同。在杀虫剂中，拟除虫菊酯类、鱼藤酮对鱼类毒性特别强。近年也有对鱼低毒的菊酯类农药问世。如乙氰菊酯对鲫鱼 48h 的 LC_{50} 大于 50mg/L。有机磷、氨基甲酸酯类杀虫剂对鱼类除少数品种如毒死蜱、治螟磷、克百威等毒性较大以外，大多数品种毒性较小。但这又依鱼品种不同而差异很大，如在养鱼的稻田，按常规药量施药，发现稻丰散对稻田养殖的鲫鲤杂交鱼、尼罗非鱼、呆鲤和芙蓉鲤等高毒，马拉硫磷对尼罗非鱼毒性也较大，而甲胺磷、乐果、敌百虫、敌敌畏、异丙威则对上述 4 种养殖鱼均安全。近年来使用的昆虫生长发育抑制剂对鱼类的毒性很低，如灭幼脲Ⅲ对鲫鱼 48h 的 TL_m 为 126.8mg/L，氟苯脲的 TL_m（96h）大于 500mg/L。

杀菌剂对鱼类的毒性，除有机汞、有机锡、有机硫中的福美类如福美锌等和三氯甲硫基类如克菌丹、百菌清、硫酸铜，以及除草剂中五氯酚钠、丁草胺等少数种类毒性大以外，大部分常用的杀菌剂和除草剂对鱼类毒性低或比较低。

农药对鱼类的毒性还与药剂剂型、鱼种及发育阶段有关。农药剂型对鱼类的毒性以乳油最强烈，其次是可湿性粉剂，而粉剂、粒剂的毒性则较小。鱼种类不同对药剂的敏感性差异很大。如白鲢对嘧啶氧磷的忍受能力大，而草鱼和红鲫则忍受能力小。鱼类生长发育阶段和生理状态不同，其耐药力也不同。鱼苗耐药力弱，在繁殖产卵期耐药力明显减弱，雄鱼比雌鱼耐药力弱。此外，水温的变化亦影响到鱼类的耐药性，许多农药如有机磷杀虫剂毒性在 25~35℃ 时随着水温上升而增强，但也有的药剂则相反，或受水温的影响较小。

对鱼类的慢性毒性主要包括：①抑制生长，身体变形。有些有机磷杀虫剂，在稍低于半数致死浓度时，易引起鲤鱼、青鳟等鱼类脊椎弯曲，如小鲤鱼在 0.162mL/L 马拉硫磷溶液中，第八天有 85% 的鱼出现畸形；在 0.09mL/L 的对硫磷溶液中，第五天有 12% 的鱼变畸形。生活在有机磷污染水域中的鳙鱼，也发现其骨头与脊椎连接处弯曲，表现出畸形。②引起贫血症。如禾草敌是日本稻田主要除草剂之一，试验证明用 1mL/L 和用 0.1mL/L 禾草敌处理鲤鱼后，15d 和 25d 时，供试鲤鱼全部死亡。经血液分析，发现中毒的鱼红细胞数和血红蛋白值均降低，并伴有未成熟的红细胞数目增加。③二次中毒。如将黄鳝投入有 44.1mg/L 敌百虫水液中饲养 10d 的红鲤，或在 450mg/L 敌百虫水液中处理 4h 的蚯蚓喂养，经 24h 后，黄鳝则绞动翻滚死亡。④破坏栖息和洄游。据白鲢、草鱼、红鲤对嘧啶氧磷的回避试验，当浓度为 0.5~1.0mg/L 时，回避率达 100%；当浓度为 0.1mg/L 时，回避率为 53%；只有当浓度为 0.02mg/L 时，才不产生回避。⑤影响饵料的生长，浮游生物是鱼类的主要饵料，农药进入水体后易引起浮游生物，特别是浮游甲壳动物如裸腹溞和剑水蚤等死亡。药剂种类不同，对浮游生物的毒性不同，有机磷杀虫剂如甲基对硫磷、马拉硫磷、敌敌畏、乐果、敌百虫等对水蚤的毒性远比对鱼、贝类大，对它们的半数致死浓度一般为 0.018~0.05mg/L。除草剂如杀草单及取代脲类对浮游生物同样具有较强的毒性。这就易引起鱼、贝类的饵料缺乏，使生长、繁殖受到抑制。下面介绍农药对水生生物鱼类、溞类、藻类以及两栖动物蛙类急性毒性等级划分标准。

1. 农药对鱼类急性毒性等级划分

通过测定农药对鱼类的 LC_{50}，评价农药对鱼类的急性毒性，提供农药对生态环境影响的资料。鱼类的急性毒性测定方法有静态法、半静态法与流动法三种。最常用的是半静态法，即在试验期间每隔 12h 或 24h 更换一次药液，以保持试验药液的浓度不低于初始浓度的 80%。试验鱼种可选用斑马鱼 (*Brachydonio rerio*) [体长(3±0.5)cm、体重(0.3±0.1)g]、鲤鱼 (*Cyprinus carpio*) 的幼鱼 (体长 3~4cm) 等。

农药对鱼类毒性等级划分标准分为四级 (表 10-14)。

表 10-14　农药对鱼类的毒性等级划分标准

毒性等级	$LC_{50}(96h)/(mg/L)$
剧毒	$LC_{50} \leqslant 0.1$
高毒	$0.1 < LC_{50} \leqslant 1.0$
中毒	$1.0 < LC_{50} \leqslant 10$
低毒	$LC_{50} > 10$

2. 农药对溞类急性毒性等级划分

大型溞（*Daphnia magna* Straus）是重要的浮游动物，对毒物非常敏感，是评价化学物质环境生态毒性的重要指示生物。测定农药对溞类的 EC_{50} 或 LC_{50}，来评价农药对溞类的急性毒性。水蚤活动受抑制的判断标准是缓慢摇动试验容器，15s 内受试溞失去游动能力；水蚤死亡的判断标准是其心脏停止跳动。

农药对溞类毒性等级划分标准分为四级（表 10-15）。

表 10-15　农药对溞类的毒性等级划分标准

毒性等级	$EC_{50}(48h)/(mg/L)$
剧毒	$EC_{50} \leqslant 0.1$
高毒	$0.1 < EC_{50} \leqslant 1.0$
中毒	$1.0 < EC_{50} \leqslant 10$
低毒	$EC_{50} > 10$

3. 农药对藻类急性毒性等级划分

藻类生长抑制试验用于评价农药对藻类在种群水平上的影响。通过测定农药对藻类的 EC_{50}，评价农药对藻类的急性毒性，提供农药对生态环境影响的资料。农药对藻类的 EC_{50} 用藻类生长抑制率表示。试验可采用普通小球藻（*Chlorella vulgaris*）、斜生栅列藻（*Scenedesmus obliquus*）、羊角月牙藻（*Selenastrum capricornutum*）。

农药对藻类毒性等级分为三级（表 10-16）。

表 10-16　农药对藻类的毒性等级划分标准

毒性等级	$EC_{50}(96h)/(mg/L)$
高毒	$EC_{50} \leqslant 0.3$
中毒	$0.3 < EC_{50} \leqslant 3.0$
低毒	$EC_{50} > 3.0$

4. 农药对蛙类的毒性等级划分标准

蛙类是两栖类中最常见的害虫天敌，是自然保护的主要对象之一。蛙类的生长分为卵、蝌蚪、幼蛙和成蛙四个发育阶段，其中以蝌蚪期对农药的反应最敏感。农药对两栖类的毒性试验，选用泽蛙（*Rana limnocharis*）的蝌蚪为试验材料。

农药对蛙类毒性等级划分标准，一般按 LC_{50}（48h）值划分为四个等级（表 10-17）。

表 10-17　农药对蛙类的毒性等级划分标准

毒性等级	LC_{50}(48h)/(mg/L)
剧毒	$LC_{50} \leqslant 0.1$
高毒	$0.1 < LC_{50} \leqslant 1.0$
中毒	$1.0 < LC_{50} \leqslant 10$
低毒	$LC_{50} > 10$

（六）农药对土壤微生物的毒性

土壤微生物和土壤动物是调节土壤肥力的重要因素，农药的使用对土壤微生物会有一定的影响；农田施药时，掉落在地表层中的农药量通常只有几毫克每千克，在此浓度下对一般土壤微生物的影响不是很大。但是药剂的大量和长期使用，也会抑制或破坏土壤微生物的区系。大部分有机磷杀虫剂在一般用量下仅在最初 $1 \sim 2$ 周的潜伏期会降低霉菌和细菌数量，但随即迅速恢复到原来水平，对土壤真菌、细菌和硝化作用都无明显影响。溴螨酯在 $10 \sim 30$ mg/L 的高浓度下，也会促进细菌和真菌的生长。

杀菌剂和熏蒸剂对微生物数量影响很大。灭菌丹处理后土壤真菌数量直到 84d 后才得以恢复。土壤消毒剂多大存在专化性的问题，如五氯硝基苯在 10mg/kg（以土重计算）浓度下，可抑制丝核菌菌丝生长，但对腐霉菌、镰孢菌、疫霉菌和棉黄萎病菌即使在 1000mg/kg 也无效。有的杀菌剂刺激拮抗菌的生长从而抑制病菌的危害。相反，有的药剂施用后因拮抗菌被抑制致使病害更严重。固氮菌、硝化细菌和反硝化细菌在土壤中不能形成芽孢，容易被药剂杀死，而氨化细菌则形成芽孢，不易被杀死。有时防治某一种病害而有助于另一种病菌的生长，从而引起另一种病害的发生。如茄科作物青枯病和马铃薯疮痂病可用硫黄粉或酸性肥料防治，而酸性土壤却有利于十字花科蔬菜肿根病的发生。

一般说来，选择性除草剂在常规用量下施用，不会引起土壤微生物区系的改变。有的微生物以除草剂作碳源，施用后使微生物增殖，如莠去津、西玛津、嗪草酮等施用后，对土壤细菌、放线菌和真菌数量表现出"激活效应"。

农药对土壤微生物的毒性评价方法，主要有 CO_2 吸收法和氮转化法，毒性等级划分为：

① CO_2 吸收法：CO_2 吸收法中，农药对土壤微生物的毒性分成三个等级，土壤中农药加量为常数，在 15 天内对土壤微生物呼吸强度抑制达 50% 则划分为高毒；土壤中农药加量为常量 10 倍，能达到上述的抑制水平的划分为中毒；土壤中农药加量为常量 100 倍，能达到上述的抑制水平的划分为低毒，若三种处理均达不到上述抑制水平，则同样划分为低毒。

② 氮转化法：在试验 28 天后的任何时间所取土样品，若测定其低浓度处理和对照组的硝酸盐形成速率的差异不大于 25%，则可以认为该农药对土壤中的氮转化没有长期影响。

（七）农药对蚯蚓的毒性

蚯蚓是土壤生态系统中一个重要的组成部分，它能改良土壤，增进土壤肥力，它又是许多动物，尤其是鸟类的重要食物之一，在生态食物链中，它是陆生生物与土壤生物之间物质传递的桥梁。由于蚯蚓能促进土壤有机质的分解，并对重金属具有富集作用，它在处理有机废弃物与净化环境中已被广泛利用。然而农药的广泛应用，必对蚯蚓的生存、生长和繁殖产生种种不利的影响。因此，研究农药对蚯蚓的毒性，是评价农药对生态环境安全性的一个重要指标。通过测定农药对蚯蚓的 LC_{50}，评价农药对蚯蚓的急性毒性，提供农药对生态环境影响的资料。试验可采用有代表性的耕地土壤或用人工配制的标准土壤作为试验材料，试验动物可选用赤子爱胜蚓（$Eisenia\ foetida$）。

按照 LC_{50} 值的大小将农药对蚯蚓的毒性划分为四个等级（表 10-18）。

表 10-18　农药对蚯蚓的毒性等级划分标准

毒性等级	$LC_{50}/(mg/L)$
剧毒	$LC_{50} \leqslant 0.1$
高毒	$0.1 < LC_{50} \leqslant 1.0$
中毒	$1.0 < LC_{50} \leqslant 10$
低毒	$LC_{50} > 10$

（八）农药对作物的毒性评价

通过研究作物发育阶段对农药的敏感性，评价长残留农药对主要后茬作物的危害影响。测定作物敏感性的方法有土培法和水培法。

农药对作物的毒性，可用安全系数评价农药使用对作物的安全性，安全系数为农药对作物的 EC_{50} 与后茬作物种植前土壤中农药浓度的比值，可用如下公式来表示：

$$安全系数 = \frac{作物的 EC_{50}}{土壤农药浓度}$$

将农药对作物的危害影响风险性等级划分为四级（表 10-19）。

表 10-19　农药对作物的风险性等级划分标准

风险性等级	安全系数
极高风险性	安全系数 $\leqslant 1$
高风险性	$1 < 安全系数 \leqslant 2$

续表

风险性等级	安全系数
中风险性	2<安全系数≤10
低风险性	安全系数>10

第三节　农药环境安全性评价程序

农药在保护作物防治敌害过程中起着重要的作用，随着农业生产的发展，农药的品种和施用量也不断增加。由于它具有的负效应，同时随着农药残留性问题的日益突出（例如有机氯、有机汞、有机胂等农药），如何精确、科学地评价各类农药的安全性，早在 20 世纪 60 年代初期已引起极大重视，在世界粮农组织（FAO）与世界卫生组织（WHO）机构中分别设置了研究有关农药残毒问题的组织，共同商议农药的安全使用问题，对农药的安全性评价作出种种考虑。

一、基础资料

1. 农药方面

（1）有效成分的鉴定　结构式（根据 IUPAC 命名法命名的化学名称）。

（2）有效成分的理化性质　熔点、沸点、蒸气压、水中溶解度、分配系数、化学稳定性（氧化、还原水解速率，光解）、物理态、电离势、吸收光谱等。

（3）工业品的组成　异构体、杂质和其他副产品的性质和数量等。

（4）制剂的性质　剂型、有效成分含量、各种组分的含量和性质、贮藏稳定性、密度、酸碱度、外观等。

（5）生物活性　活性谱（包括对植物的药害）。

（6）代谢与残留研究　在植物、土壤和水中的降解率与残留水平、主要代谢物、土壤中渗透的实验室数据。

（7）对哺乳动物的毒理　急性毒性、亚急性毒性、代谢研究（吸收、分布和排泄）、繁殖研究、致毒机理。

（8）对其他动物的毒理学资料　对鸟类（鸽子、鹌鹑、雉、野鸭和孟加拉雀等，家鸡不适用）经口 LC_{50}，对鱼类急性 LC_{50}，对鱼类食料的水生动物［大型溞（*Daphnia magna*）为主］的急性 LC_{50}，对蜜蜂的急性经口 LC_{50} 接触毒性。

2. 施用方面

（1）剂型　不同剂型常常影响农药的持久性和药效，也增加对环境的潜在危险。

（2）施药方法　将对污染范围、污染程度产生影响。

（3）施药的部位与施药时间　调节不同施药部位（地上部或地下部）和施药时间往往可以避免对某些有益生物（如天敌、蜜蜂等）的有害影响。

（4）施药量与施药规模　施药对环境影响显然是很明显的。但剂量和它对环境的影响并不呈线性关系，例如对环境的影响作用增加1倍，所需的农药剂量可能增加一个数量级。施药规模不仅与环境的影响面有关，频繁地使用，促使病虫产生抗性，也会影响施药量。

（5）气候和地理位置　气候和地理位置对农药的环境危害程度有重要影响。在温带地区可能滞留期长的农药，在潮湿和温暖的热带地区其持久性会低得多，在阳光辐射较强地区，更易促使亲体化合物光解或转化为毒性更强代谢物。某些农药对水生生物的毒性也会随水温而变化。因此评价危害程度应考虑温、热带之间可能存在的差异。

利用农药的理化数据和对哺乳动物与其他动物的毒性资料，预测农药危害的重要性是显而易见的，例如从农药理化性质可成功预测对环境的危害性。

① 水中溶解度影响农药在生态系统中的分布，溶解度高的更易进入水系对水生生物构成威胁。

② 农药的辛醇-水分配系数是预测农药是否易被吸入生物体的重要参数。

③ 农药在土壤表面的吸附性关系到农药的渗滤、径流和降解等特性。

④ 农药的挥发性影响到农药在土壤或水与空气之间的分布。

⑤ 农药的降解与代谢（化学的、光化学的和生物的三种方式）速度与形式可直接预测农药残留性与对环境的污染程度。

二、农药安全性毒理学评价

现在世界各地都十分重视施用农药的环境安全性评价，使农药在开发、生产和启用过程中管理科学化，我国已建立了农药环境安全性评价体系（见图10-1），这对于保障农药的安全合理应用，预防农药对环境的污染提供了科学的依据。

同时，我国于1991年6月正式颁布了"农药安全性毒理学评价程序"。并于1995年8月正式颁布了"农药登记毒理学试验方法"，1996年1月1日以国家标准GB 15670—1995《农药登记毒理学试验方法》实施，2018年2月1日，上述标准作废，以GB/T 15670（2017版）系列标准实施。

（一）总则

1. 在评价农药的安全性时，毒理学方面应考虑以下因素

① 化学名称，化学结构。

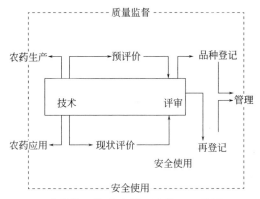

图 10-1　农药的环境安全性评价体系（雷霆，1994）

② 产品组成（有效成分含量及其他成分含量）。

③ 理化性质。如外观、密度、蒸气压、溶解度、乳化性悬浮性、相混性、熔点、沸点等。

④ 一般毒性试验和特殊毒性试验项目，依此划分为四个阶段，可根据申请登记的农药类别及有规定进行相应试验。

⑤ 每人每日容许摄入量的规定。根据动物试验中最大无作用计量再缩小 100 倍（安全系数），按下列公式计算。

每人每日容许摄入量（ADI，mg/kg）＝最大无作用剂量（mg/kg）/安全系数

每人每日容许从食品中摄入的农药量＝ADI（mg/kg）×60（kg）

注：根据农药的性质及其他因素确定安全系数，一般为 100。

⑥ 人群接触毒性和意外事故的毒性资料。开发新品种农药时，对在试验、试产和大田试验阶段的密切接触人员，必须保留完整的健康记录，并定期随访。申请登记时，递交上述资料。

在新品种农药正式投产和使用的最初阶段（根据具体情况确定年限），设置健康监测点，对包括最密切接触和高危人群在内的观察对象实施健康监测。

对已使用的农药，如发现有可疑致癌、致畸及其他严重长期危害时，要有计划地进行流行病学调查和毒理学重新评价。

发生意外事故时，应深入现场，做事故后撤调研、搜集有关资料。

⑦ 代谢产物和主要杂质的毒性。

2. 农药试验样品的选择

一般为原药，如为新品种农药，则应同时采用原药及制剂。

3. 按照申请农药登记的不同情况及生产和销售的需要，对提交评审的资料，分别要求如下

① 凡属申请正式登记的农药品种，一般需具备四个阶段的全套资料，尤其是新投产、产量大、使用面广的或估计有可疑潜在性危害的农药。

进口农药必须提交四个阶段的完善毒理学试验资料，进行必要的毒理学验证试验。

② 凡属申请临时登记或用于药效试验的农药，可先提交相当于第一、二阶段的毒理学试验资料。补充登记（改变剂型或改变含量）的农药，需提交第一阶段毒理学试验资料。根据评审结果再确定是否需要补充其他试验项目。

③ 凡要求将已登记的原药混配成各种剂型的制剂时，一般应先提供急性经口联合毒性的试验资料，以表明有无协同作用，如有明显增强作用，则需进行其他试验。

④ 根据农药的用途、品种的理化特性，对某些特殊用途的农药（如卫生杀虫药、生物农药、杀鼠药、森林用药等）可按本程序规定的项目作适当增减（如变更动物的品种、给药途径等）。

（二）农药毒理学评价项目及方法（分四个阶段）

1.动物急性毒理试验和皮肤及眼睛黏膜试验（第一阶段）

（1）急性毒性试验

① 目的：求出试验农药对试验动物的半数致死量或半数致死浓度（LD_{50} 或 LC_{50}）；观察急性毒性效应的临床表现，初步估测毒作用的靶标器官和可能的毒作用机理；为亚慢性、慢性和其他毒性试验的剂量水平设计提供参考、为急性分级和制定安全防护措施提供依据。

② 项目及受试动物：急性经口 LD_{50} 大鼠和小鼠；急性经皮 LD_{50} 大鼠；急性吸入 LD_{50} 大鼠。

③ 方法：可以用霍恩氏（Horn）、概率单位法——对数图解法或寇氏法（Karber'S method）测定。

④ 结果评定：根据《农药登记资料要求》附件 14 中的农药产品毒性分级标准进行评定（表 10-20）。

表 10-20　农药产品毒性等级划分

	剧毒	高毒	中等毒	低毒	微毒
经口半数致死量/(mg/kg)	≤5	>5～50	>50～500	>500～5000	>5000
经皮半数致死量/(mg/kg)	≤20	>20～200	>200～2000	>2000～5000	>5000
吸入半数致死浓度/(mg/m³)	≤20	>20～200	>200～2000	>2000～5000	>5000

（2）急性皮肤与眼睛黏膜刺激试验　①目的：测定农药对哺乳动物皮肤和眼睛黏膜是否有刺激、腐蚀作用及其强度，估计人体接触该农药时可能出现的类似危害，为农药生产和使用中的安全防护提供依据。②受试动物和方法：大白兔 4～6 只，将受试农药 0.5g 敷于一侧已剪毛的大白兔背部（约 6cm²）封闭性覆盖，4h 后温水洗净观察局部皮肤反应，根据 GB/T 15670.9—2017《农药登记毒理学试验方法第 9 部分：皮肤变态反应（致敏）试验》皮肤刺激反应评分（表 10-21、表

10-22）。同时以 0.1g 农药滴入或撒入一侧兔眼结膜囊内，观察用药后 1h、24h、48h、72h 眼睛角膜、虹膜、结膜的刺激反应并按照标准评价（表 10-23、表 10-24）。

表 10-21　皮肤刺激性强度分级

分级	积分均值
无刺激性	0～0.5
轻度刺激性	0.5～2.0
中等刺激性	2.0～6.0
强刺激性	6.0～8.0
腐蚀性	至少有一只动物出现不可逆的皮肤损伤和结构破坏,14d 内未能恢复

表 10-22　皮肤刺激反应评分

红斑和焦痂形成	评分
无红斑	0
轻微红斑(勉强可见)	1
明显红斑(散在或小块红斑)	2
中度至重度红斑	3
严重红斑(紫红色)至轻微焦痂形成	4
水肿形成	
无水肿	0
轻微水肿(勉强可见)	1
中度水肿(皮肤隆起轮廓清楚)	2
重度水肿(皮肤隆起约 1mm 或超过 1mm)	3
最高积分	7

注：摘自 GB/T 15670.9—2017。

表 10-23　眼刺激性反应分级

强度	刺激反应
无刺激性	受试动物均未出现眼刺激反应
轻度刺激性	受试动物结膜出现轻微刺激反应,所有反应在 24h 内完全恢复
中等刺激性	1 只以上(含 1 只)受试动物出现角膜损伤或其他眼刺激反应,所有反应在 ≤7d 内完全恢复
强刺激性	1 只以上(含 1 只)受试动物出现角膜损伤或其他眼刺激反应,所有反应在 8～21d 内完全恢复
腐蚀性	任 1 只动物的角膜、虹膜和/或结膜刺激反应在 21d 的观察期间内没有完全恢复

注：摘自 GB/T 15670.8—2017《农药登记毒理学试验方法　第 8 部分：急性眼刺激性/腐蚀性试验》。

表 10-24　眼损害的评分标准

眼损害	评分
角膜:混浊(以最致密部位为准)	
无溃疡形成或混浊	0
散在或弥漫性混浊,虹膜清晰可见	1
半透明区易分辨,虹膜模糊不清	2
出现灰白色半透明区,虹膜细节不清,瞳孔大小勉强看清	3

眼损害	评分
角膜混浊,虹膜无法辨认	4
虹膜:	
正常	0
皱褶明显加深,充血,肿胀,角膜周围有轻度充血,瞳孔对光仍有反应	1
出血,肉眼可见破坏,对光无反应(或出现其中之一反应)	2
结膜:充血(指睑结膜、球结膜部位)	
血管正常	0
血管充血呈鲜红色	1
血管充血呈深红色,血管不易分辨	2
弥漫性充血呈紫红色	3
水肿	
无	0
轻微水肿(包括瞬膜)	1
明显水肿,伴有部分眼睑外翻	2
水肿至眼睑近半闭合	3
水肿至眼睑超过半闭合	4

注：摘自 GB/T 15670.8—2017。

（3）皮肤变态反应（致敏）试验

① 目的：测定动物在反复接触农药后，机体产生免疫传递的皮肤反应的可能性，从而确定农药的变态反应性。

② 受试动物及方法：豚鼠。三次接触受试农药使其致敏（1 天、7 天、14 天）。末次致敏后 14～28 天用该农药激发性接触，再每日观察至 12 天。

③ 结果评定：将出现皮肤红斑或水肿（不论程度轻重）的动物数除以动物总数，求出动物致敏率，再按照标准进行致敏率的强度评定（表 10-25）。

表 10-25　致敏率强度分级

致敏率/%	致敏强度
0～8	弱
9～28	轻度
29～64	中度
65～80	强度
81～100	极强

注：当致敏率为 0 时,可判为未见皮肤变态反应。

注：摘自 GB/T 15670—2017《农药登记毒理学试验方法　第 9 部分：皮肤变态反应（致敏）试验》。

2. 蓄积毒性和致突变试验（第二阶段）

（1）蓄积毒性试验（表 10-26）

① 目的：了解农药蓄积毒性的强弱，并为慢性毒性试验及其他有关毒性试验

的剂量选择提供参考。当大鼠经口 LD_{50} 大于 5000mg/kg，或已作为代谢试验有半衰期（$T_{1/2}$）的数据的，可免去此项试验。

② 受试动物及方法：刚成年的哺乳动物，首选大白鼠或小白鼠，采用剂量固定的 20 天蓄积法或剂量递增的蓄积系数法。

③ 结果评定：按各族动物死亡情况判定，或者按蓄积系数来判定蓄积的强弱。

表 10-26　农药蓄积毒性等级划分

蓄积系数 K	等级
<1	高度蓄积
1~3	明显蓄积
3~5	中等蓄积
>5	轻度蓄积

（2）致突变试验

① 目的：检测农药的诱发性。预测其遗传危害和潜在致癌作用的可能性。

② 受试动物（材料）与方法：原核细胞基因突变试验，Ames 试验。

哺乳动物细胞染色体畸变分析：

A. 体细胞

a. 骨髓细胞微核试验，大鼠或小鼠。

b. 骨髓细胞染色体畸变分析，大鼠或小鼠。

B. 生殖细胞

a. 睾丸细胞（ML 期精母细胞）染色体畸变分析，小鼠。

b. 显性致死试验，小鼠。

C. 其他致突变试验　如精子畸形检测试验，体外培养细胞染色体畸形试验，程序外 DNA 修复合成试验，果蝇隐性致死试验。

以上试验中 Ames 试验、骨髓细胞微核试验和睾丸精母细胞染色体畸变分析三项为必做项目。

③ 结果评定：如三项必做项目中一项试验结果出现阳性，则再选择两项其他致突变试验，如必做项目中出现两项或两项以上的阳性结果，又有较强的蓄积作用，则一般应予以放弃，如果该品种在目前生产和使用中为不可缺少的品种，则可进行第三、第四阶段的动物试验。

3. 亚慢性毒性和代谢试验（第三阶段）

（1）亚慢性毒性试验

① 目的：观察农药以不同剂量水平较长期喂养对动物的毒作用性质和靶标器官，并初步确定最大无作用剂量和最小有作用剂量以及剂量反应关系；了解农药对动物生殖和子代的影响；为慢性毒性和致癌试验的剂量选择，试验设计提供依据；为农药安全使用和安全食用提供依据。

② 受试动物和方法：亚慢性毒性试验包括 90 天喂养试验、21 天经皮试验、21 天或 28 天吸入试验、迟发性神经毒性试验、两代繁殖试验、致畸试验，除迟发性神经毒性试验用母鸡外，其他各项试验均采用大鼠。

③ 结果评定：90 天喂养试验求得的最大无作用剂量小于或等于人可摄入量的 100 倍时，提示该农药毒性较强，一般应予以放弃。两代繁殖试验中动物接触农药后出现的异常现象发生率及严重程度，评价农药对生殖过程产生的累积性影响。致畸试验中得出最小致畸量，以此求得致畸指数。致畸指数小于 10 为基本无致畸危害，10～100 有致畸危害，大于 100 为强致畸危害。致畸危害指数＝最大不致畸剂量/最大可能摄入量，暂以致畸危害指数＞300 为危害性小；致畸危害性指数 100～300 有中等危害性；致畸危害指数＜100 为严重危害性。

（2）代谢试验　了解农药在体内的吸收、分布和排泄速度，为进一步研究农药的毒作用机制和毒性安全评价提供依据。

4. 慢性毒性（包括致癌）试验（第四阶段）

（1）目的　通过一定途径长期（动物生命大部分或终生）、反复给予试验动物不同剂量的受试农药；观察试验动物的慢性毒性效应（包括肿瘤）及其严重程度，靶器官和损害的可逆性。确定慢性阈剂量（浓度）、最大无作用剂量（浓度），为制订人类接触该农药的每日容许摄入量（ADI）和农药最大残留限量（MRL）或在车间空气中最高允许浓度（MAC）提供依据。

（2）受试动物和方法　首选大白鼠，分成不同剂量组，经口给药 2 年。观察动物一般生理状况，血和尿常规及生化多项指标变化；病理组织学检查。

（3）结果评定　致癌试验结果的评定采用 WHO 提出的四条判断致癌试验阳性结果的标准。

① 肿瘤只发生在试验组中，对照组无肿瘤。

② 试验组与对照组均有肿瘤发生，但试验组发生率高。

③ 试验组动物中多发性肿瘤明显，对照组中无多发性肿瘤，或仅有少数动物有多发性肿瘤。

④ 试验组和对照组肿瘤发生率无明显差异，但试验组中发生的时间早。

凡符合上述四条中一条者为阳性。

（4）慢性试验中求得的最大无作用剂量与人可能摄入量进行比较后根据下列三项标准评定

① 小于或等于人的可能摄入量的 50 倍者，表示毒性较强，一般应予放弃。

② 大于 50 倍而小于 100 倍者，由专家共同评议。

③ 大于 100 倍者可考虑允许使用。

凡试验结果由于给药途径（经口、经皮、经呼吸道）和动物种系的差异产生不同的结果时，应根据农药的产量、使用量、使用面积，估测对人和环境可能造成的危害，进行综合评价。

第四节　农药生态风险评价概况

农药风险评价包括健康风险评价和生态风险评价。健康风险评价研究起步较早，生态风险评价是近十多年逐渐兴起并得到发展的一个研究领域。本节就农药生态风险评价的基本概念、过程和模型，农药生态安全评价的内容和方法以及我国农药生态安全性评价状况作一介绍。

一、农药生态风险评价的基本概念

风险一般指遭受损失、损伤或毁坏的可能性。风险通常定义为在一定时期产生有害事件的概率与有害事件后果的乘积。生态风险是生态系统及其组分所承受的风险，指一个种群、生态系统或整个景观的正常功能受外界胁迫，从而在目前和将来减少该系统内部某些要素或其本身的健康、生产力、遗传结构、经济价值和美学价值的可能性。生态风险具有复杂性、内在价值性、动态性的特点。生态风险评价是环境风险评价的重要组成部分。生态风险评价是对产生不利的生态效应的可能性进行评价的过程。农药生态风险评价属于化学污染源评价系统。农药生态风险评价是采用生态风险评价技术，评价农药给整个生态环境带来的风险。国家环保总局于 1989 年主持制定了《化学农药环境安全评价实验准则》，2015 年 3月 11 日以国家标准实施。该准则将农药登记资料分为"必备资料""基础资料"和"附加资料"。农药的基本理化性质、环境行为特征和其对环境生物的毒副作用均属于"必备资料"。

二、农药生态风险评价的过程和模型

1. 农药生态风险评价的基本过程

生态风险评价分为 4 个过程：提出问题；分析（暴露和效应表征）；风险表征；风险管理和交流。加拿大和欧盟则将生态风险评价分为 4 个步骤：危害识别；剂量-反应评价；暴露评价；风险表征。Hayes 认为生态风险评价应该包括 5 个方面：危害分析；数据、理论和模型的准备、分析；风险估计；监测系统；社会评价。

2. 农药生态风险评价的基本模型

以 USEPA 为例，美国模式特别注重生态风险评价结果与环境管理之间关系的研究。USEPA 于 1998 年正式颁布了《生态风险评价指南》。当前美国已经将生态风险评价的研究重点放在了生态系统对环境干扰的敏感性以及人类活动对生态系统的影响上，研究单元主要以流域研究为主。目前很多发展中国家的生态风险评价框架都是在《生态风险评价指南》的基础上结合本国特点修改制订的，美国生态风险评价模式目前是全球应用最广泛的模式，其评价框架如图 10-2。

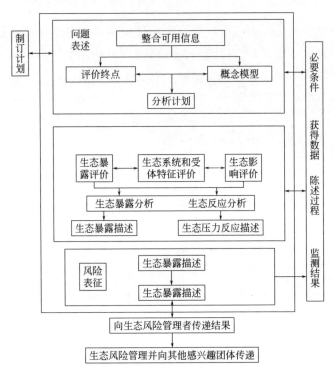

图 10-2　USEPA 生态风险评价过程

二、农药生态安全评价的主要内容

农药生态安全评价就是评价登记产品在推荐使用条件下对环境生物的毒害风险。农药生态安全评价的环境行为主要指农药在环境介质（大气、土壤、水）中的残留行为。

农药生态安全评价的环境毒性指农药对环境中天敌、有益动物和代表性环境指示动植物的毒性。

农药类 POPs 包括滴滴涕（DDTs）和六六六（HCHs），具有高毒性、半挥发性、长期残留性和生物蓄积性等特性。其进入土壤后会对土壤生态系统造成破坏。农药还影响土壤微生物、土壤酶活性和土壤呼吸。

线虫对各种农药能做出迅速反应等特点，被广泛地用作土壤污染毒理效应研究。农药不仅污染水体和影响水生生物,还对水生生态环境造成负面影响。一般选用对蜜蜂、家蚕、斑马鱼、鹌鹑、蝌蚪、藻类、大型溞、泽蛙、蚯蚓和虾等为毒性指示物。

四、农药生态安全评价的基本方法

1. 熵值法

熵值法是判定某一浓度农药是否具有潜在有害影响的半定量生态风险评价方法。一般用于水生生物和蚯蚓风险评价。其基本思路是把预计环境暴露浓度(EEC)与实验室获得的毒性终点值(LC$_{50}$、EC$_{50}$、NOEC 等)相比较得到风险熵值(RQ),然后对比关注标准加以判断,见表 10-27。当 RQ 小于临界值时,表示存在较小风险,数值越小,风险越小;当 RQ 大于临界值时,表示存在较大风险,数值越大,风险越大。

表 10-27　USEPA 制定的生物类型、关注标准和对应的风险假定

生物类型	风险熵值计算	风险熵值	风险假定
水生动物	EEC/LC$_{50}$ 或 EC$_{50}$	0.5	高急性风险,除限制使用外,还需进一步管理
	EEC/LC$_{50}$ 或 EC$_{50}$	0.1	高急性风险,但是,可以通过限制使用来减小风险
	EEC/LC$_{50}$ 或 EC$_{50}$	0.01	对濒危物种可能有不利影响
	EEC/NOEC	1	高慢性风险,需进一步管理
水生植物	EEC/LC$_{50}$ 或 EC$_{50}$	1	高急性风险,但是,可以通过限制使用来减小
	EEC/NOEC	1	对濒危物种可能有不利影响
陆生和半水生植物	EEC/LC$_{50}$ 或 EC$_{50}$	1	高急性风险,但是,可以通过限制使用来减小
	EEC/NOEC	1	对濒危物种可能有不利影响

熵值法没有考虑种群内个体的暴露差异、受暴露物种的慢性效应的不同、生态系统中物种的敏感性范围以及单个物种的生态功能。并且熵值法的计算结果是个确定的值,不是一个风险概率的统计值,熵值法只能用于低水平的风险评价。

2. 暴露-反应法

暴露评价是分析各种农药与受体之间存在和潜在的接触和共生关系的过程。暴露-反应法是依据受体在不同剂量农药的暴露条件下产生的反应。建立暴露反应曲线或模型,再根据暴露反应曲线或模型,估计受体处于某种暴露浓度下产生的效应,这些效应可能是物种的死亡率、产量的变化、再生潜力变化等的一种或数种。

暴露-反应法也是我国农药安全性评价中一种重要手段,常用农药对天敌、有益动物和代表性环境指示动植物的 LC$_{50}$ 或 EC$_{50}$ 来表示。

3. 农药残留检测

农药残留检测主要方法有:仪器分析方法,气相色谱法和高效液相色谱;酶

抑制法；免疫分析法，利用 ELISA 实现有机磷农药的快速多残留检测已经成为残留检测的一种趋势；生物传感器法，是利用生物活性物质，作为传感器的识别元件，与样品中的待测物质发生特异性反应，通过换能器将这些反应转换成可以输出检测的信号，通过分析信号对待测物进行定性和定量检测。通过农药残留检测能判断农药是否对环境生物构成潜在的威胁。

4. 生物标志物在农药生态风险评价中的应用

生物标志物是生物体受到严重损害之前，在分子、细胞、个体或种群水平上因受环境污染物影响而产生异常变化的信号指标。目前农药安全评价侧重于研究生理（生长、繁殖、发育、免疫学指标等）和生化（蛋白水平的变化、酶活性变化、DNA 分子变化等）等方面的标志物。Ensenbach 等发现很低浓度的 3，4-二氯苯胺和高丙体六六六的混合暴露即可明显减缓仔鱼的生长发育。来有鹏等就羧酸酯酶和谷胱甘肽转移酶在农药安全性评价中的应用进行了研究。在选择一个合理的生物标志物前提下，该法简单，易操作，结果可靠，在农药安全性评价上有着广泛的应用前景。

五、我国农药生态安全性评价研究现状

从 20 世纪 90 年代以来，我国学者在介绍和引入国外生态风险评价研究成果的同时，对水环境生态风险评价、农田系统与转基因作物、生物安全等领域的生态风险评价基础理论和技术方法进行了探讨。蔡道基等建立了农药涕灭威对地下水污染的敏感性模型，并就涕灭威在江苏使用后对地下水可能造成污染的情况进行了预测与区划试点。刘媛等以高效氯氟氰菊酯为供试药剂，建立了烟叶中高效氯氟氰菊酯的 ELISA 检测方法。陈建军等综述了莠去津的性质、分布和危害。张智慧等研制检测莠去津的酪氨酸酶传感器。我国农药生态安全评价的研究现已步入快速发展期。

展望：我国在农药生态风险评价的理论与实例研究方面相继开展了一些工作，但仍存在一些问题。如缺乏统一的生态风险评价指南与准则和技术体系；国内生态风险评价技术体系，目前仍以参考国外的生态风险评价技术为主，缺乏统一的适合我国的生态风险评价的准则；需加强多学科、多领域之间的交流与合作，建立毒物毒性数据库和风险事故数据库，将有助于生态风险评价的研究；将毒理学，遗传学，生态学等学科与农药生态风险评价相结合，提高生态风险评价的科学性与合理性。

参 考 文 献

[1] 蔡道基. 国家环境保护局. 化学农药环境安全评价试验准则. 1989.

[2] 阎雷生. 国家环境保护局化学品测试准则. 北京：化学工业出版社，1990.

［3］GB/T 13267—91. 水质·物质对淡水鱼(斑马鱼)急性毒性测定方法.

［4］GB/T 15670.7—2017. 农药登记毒理学试验方法 第 7 部分：皮肤刺激性/腐蚀性试验.

［5］GB/T 15670.8—2017. 农药登记毒理学试验方法 第 8 部分：急性眼刺激性/腐蚀性试验.

［6］GB/T 15670.9—2017. 农药登记毒理学试验方法 第 9 部分：皮肤变态反应(致敏)试验.

［7］蔡道基. 农药环境毒理学研究. 北京：中国环境科学出版社，1999.

［8］中国科学院南京土壤研究所微生物室. 土壤微生物学研究法. 北京：科学出版社，1985.

［9］来有鹏. 农药生态风险评价述评. 农药科学与管理，2012，33(7)：52-55.

［10］OECD. OECD Guidelines for testing of chemicals：Hydrolysis as a function of pH. No111，1981.

［11］USEPA. Sediment and soil adsorption/desorption isotherm. EPA712-C-96-298，April 1996.

［12］USEPA. Ecological effects test guidelines OPPTS 850.1730. Fish BCF EPA712-C-96-129，April 1996.

［13］ISO6341. Water quality-determination of the inhibition of the mobility of Daphnia magna Straus. Second edition，1989.

［14］USEPA. Ecological effects test guidelines. OPPTS 850.1010 Aquatic invertebrate acute toxicity test，freshwater Daphnids. EPA712-C-96-114，April 1996.

第十一章

代谢组学在农药环境毒理学
研究中的应用概况

  农药环境毒理学是研究农药在环境（水、土、气等）介质中的行为和农药对非靶标生物有机体的毒害作用及其机理的科学。随着科技的进步和人类环保意识的增强，评价一种农药的价值，不再局限于它对有害生物的防治效果和提高作用产量的经济效益，人们对于它有无损害环境质量的社会效益越来越关注。传统的农药环境毒理学评价方法周期长、灵敏度低、资源耗费较大，且不够全面，难以适应现代农药的飞速发展及毒性效应评价的需求。

  随着科技的快速发展，农药安全性评价方法上，发达国家已经逐步实现了从传统的整体动物试验到快速、灵敏、高效的替代试验的转化。代谢组学作为系统生物学的重要组成部分，其高通量筛选特征使其在毒物的毒性作用效应和机制研究上具备很大的优势。极大地提高了环境毒理评价效率，代谢组学是研究生物体内源性代谢物的整体及其随内因和外因变化的科学，主要是通过考察生物体系受到外源性污染物刺激前后，内源性代谢物的变化或其随时间的变化来进行污染物的环境毒理学研究。代谢组学技术为生物标志物的发现提供了新的思路和平台，在毒性作用机制研究上具有很大的优势，其全景式高通量筛选特征必将为生物化学测量提供综合视角，使其在21世纪毒理学测试中发挥重要作用。

一、代谢组学研究方法

  代谢组学是继基因组学、转录组学和蛋白质组学之后发展起来的一种新的组学方法。Nicholson等在1999年首次提出了代谢组学的概念，代谢组学发展迅速，已成为当今生命科学热点研究领域之一。现已广泛应用于食品安全、新药开发、环境科学以及毒理学等多个领域。

代谢组学通常分为非靶向代谢组学和靶向代谢组学，按照研究目的不同可将代谢组学分为 4 类：代谢物靶标分析（metabolite target analysis），代谢物轮廓分析（metabolite profiling analysis），代谢指纹分析（metabolite fingerprinting analysis）和代谢组学（metabonomics）分析。目前，代谢组学分析平台主要有核磁共振（NMR）和质谱（LC-MS/GC-MS）两种。两种方法各有优劣，互为补充，可以提供大量的代谢物信息。

1. 核磁共振波谱（NMR）

20 世纪 70 年代，代谢组学分析通常采用核磁共振技术，尽管 NMR 技术灵敏度较低，检测成本较高，但具有可深入物质内部而不破坏样品的特征和迅速、准确、分辨率高的优点。在最初的代谢组学研究中得到了广泛应用。NMR 是代谢组学最早应用的分析平台之一，目前常用的有^{1}H NMR 和^{13}C NMR 两种。NMR 可以检测生物体内大部分内源性代谢物，获得所测样品的信息较为丰富，且稳定性和重复性较好。NMR 对样品前处理的要求比较简单，并且可对样品进行无偏向性、非破坏性的分析和检测。但 NMR 也有其缺点，主要是灵敏度和分辨率不高，存在浓度较低的代谢物难以检出、样品量需求较大以及代谢物谱峰重叠而难以鉴别等问题。实际检测中可通过增加磁场强度、使用超低温冷却探头等提高 NMR 的灵敏度和分辨率。但核磁共振仪器价格和维护费较高，难以普及。

2. MS 分析平台

MS 是代谢组学中使用较为广泛的分析平台之一，目前常用的有液相色谱-质谱联用（LC-MS）和气相色谱-质谱联用（GC-MS）。该类方法利用色谱进行代谢物的分离，利用质谱对代谢物进行鉴定，很好地弥补了 NMR 灵敏度不足、分辨率不够的缺点。与 NMR 相比，LC-MS/MS 对样本制备要求不高，且具有灵敏度高、动态范围宽、可以检测样本中浓度相差较大的代谢物等特点，而且将广泛适用、分离能力强的 LC 和灵敏度高、准确性好的 MS 结合，既可以定量又可以定性，成为代谢组学研究中应用越来越多的技术平台。LC-MS 可对极性和分子量较大、热不稳定或不易挥发的化合物进行分析，且样品前处理相对简单，不需衍生化处理。其缺点是分析时间较长，缺乏相应的数据库等。GC-MS 的分析灵敏度高，非常适合于挥发性物质的代谢组学研究，其最大优势是拥有标准的数据库，使得代谢物定性更为方便，对极性强、挥发性低、热稳定性差的物质可通过硅烷化、甲基化和酰基化等衍生化方法改善其挥发性、峰形、分离度以及灵敏度，在代谢组学研究中被广泛应用。但该方法检测范围较小，可通过衍生化处理扩大检测范围，同时也增加了样品前处理的工作量。此外，毛细管电泳-质谱联用（CE-MS）在代谢组学研究中的应用也有报道，其优点在于样品用量更少，分离效率更高，但其灵敏度和分辨率略有不足。MS 分析平台常用于样品量较少以及探索化学物对某些特定通路的影响方面。

3. 多种分析平台联用

鉴于现有的分析平台均存在各自的局限性，研究者尝试利用多种分析平台联用技术，将多个分析平台得到的数据进行整合，从而获得更为全面、可信的代谢物轮廓信息。目前，最常见的多分析平台联用技术有 NMR 与 MS 联用，该方法可以充分利用各种技术平台的优势，最大程度地鉴别生物体内的代谢物。多平台联用技术在农药环境毒理学研究和系统生物学中得以应用。例如，利用 NMR 和 LC-MS 分析平台对联苯菊酯和高效氯氟氰菊酯的潜在毒性进行了研究，结果表明，肠道微生物代谢、脂质代谢、核苷酸分解代谢、酪氨酸代谢和能量代谢受到了影响。

4. 数据分析方法

采用 NMR 或 MS 平台进行样品测定，可获得大量复杂的代谢组学原始谱图数据。要想对这些数据进行直接统计分析，必须对这类原始数据进行数据提取。对于 NMR 分析平台，所得到的原始谱图需要进行基线校正、相位调节、归一化、数据转化等数据提取步骤；而对于 MS 分析平台，需进行滤噪、色谱解析、峰匹配、数据转化等数据提取步骤。然后采用模式识别方法对提取后的数据进行多维统计分析。模式识别方法主要包括无监督（un-supervised）方法和有监督（supervised）方法。其中无监督方法是在不提供样品分类信息时，只根据原始数据的差异对样品进行分类；有监督方法是事先提供样品的分类信息，根据原始数据建立数学模型以使组间最大程度地区分。代谢组学中常用主成分分析（principal component analysis，PCA）进行无监督统计分析，偏最小二乘法-判别分析（partial least squares discriminant analysis，PLS-DA）和正交偏最小二乘法-判别分析（orthogonal partial least squares discriminant analysis，OPLS-DA）则常用于有监督的分析。根据模式识别结果筛选出对分类有贡献的变量作为显著变化的代谢物，之后利用一些网络工具及公共数据库如 MetaboAnalyst、HMDB 和 KEGG 等进行代谢物的生物学信息解释，利用 P 值和途径影响值进行研究。

二、代谢组学在环境毒理学研究中的优势

代谢组学是继基因组学和蛋白组学后一门新兴学科，代谢物的变化是机体对环境因素影响的最终应答，机体代谢物的变化可灵敏地指示和确证外来干扰在组织和器官水平的毒性效应和毒性作用靶位点。可利用代谢组学技术来评价环境污染物暴露带来的毒性效应，进而推断其毒性作用的分子机制。代谢组学技术具有快速、灵敏度高、选择性强等特点，尤其对低剂量或环境剂量污染物的毒性效应评估具有较大的优势。代谢组学技术可以快速灵敏地对毒性物质进行筛查，即使在较低剂量暴露水平下，肝毒性和肾毒性物质对大鼠尿液代谢谱也有明显影响，

这是经典的毒理学研究方法如临床化学和显微镜观察难以完成的。

代谢组学技术在环境污染物的毒性筛查和评估方面具有较好的选择性。硫代乙酰胺的肾毒性研究中发现：代谢组学方法能够明确地将肾乳头毒性和近端肾小管毒性区分。用尿液代谢组学方法能够将肝实质毒性和胆管毒性明显区分。通过对 3 种爱胜蚓属 *Eisenia foetida*、*Eisenia andrei* 和 *Eisenia veneta* 进行的代谢表型的研究，发现 3 种不同爱胜蚓属体腔液代谢物谱有明显的不同。在形态学上很难分辨的蚓属在相同的生态环境中可以用代谢组学的方法明确区分。

代谢组学技术在亚慢性毒性或低毒性环境污染物的毒性评价方面具有很大的优势，是环境低剂量污染物和复合污染物健康风险评估的有效手段。采用代谢组学技术对环境剂量 Zn（350mg/kg）和 Cd（1.5mg/kg）对河蚬（*Corbicula flumi-nea*）的毒性效应研究，结果表明环境剂量 Zn 不改变河蚬的代谢，而 Cd 只影响小河蚬的代谢，表现为氨基酸代谢和能量代谢的改变。采用基于 LC-MS/MS 的代谢组学靶标分析研究环境剂量（$<100\mu g/L$）短链氯化石蜡（SCCPs）的短期暴露对 HepG2 细胞的代谢干扰。发现 SCCPs 暴露促进了细胞内不饱和脂肪酸和长链脂肪酸的 β 氧化，使糖酵解和氨基酸代谢紊乱，谷氨酰胺代谢和尿素循环上调，并通过改变细胞的氧化还原状态影响了细胞的增殖活性。代谢组学技术在污染物联合毒性方面，用低剂量 PCB 和 2,3,7,8-TCDD（$0.1\mu g/kg$ TEQ）污染的食物对 SD 大鼠进行暴露，并用 UPLC-Q-TOF-MS 分析血液小分子代谢物。结果发现 PCB 和 2,3,7,8-TCDD 在小剂量暴露下会引起大鼠代谢产物的显著性变化。

三、代谢组学在农药环境毒理学中的应用

代谢组学在农药环境毒理学中的应用始于 2003 年，Scanes 等首次利用代谢组学技术探索了农药对鸟类的毒理学影响；Viant 等于 2006 年首次利用基于 NMR 平台的代谢组学技术，研究了地乐酚（dinoseb）对日本青鳉鱼（*Oryzias latipes*）胚胎的毒性作用。2008 年伍一军等首次报道了毒死蜱和甲萘威单独及复合染毒对大鼠尿液及血液代谢谱的影响。代谢组学在农药毒理学研究中已广泛应用，主要用于多种生物模型的农药毒理学研究，其中备受关注的生物模型有小鼠、斑马鱼、蚯蚓和体外细胞等（表 11-1）。

表 11-1　生物模型在代谢组学研究农药毒理学效应中的应用进展

生物模型	受试药剂	检测平台	主要结果	参考文献
小鼠	吡喹酮	LC-MS	吡喹酮在小鼠体内的代谢主要是通过氧化、脱氢和葡糖醛酸化	[28]
	苯霜灵	NMR LC-MS	苯霜灵影响了小鼠的能量代谢、脂质代谢、维生素 B 族代谢、尿素循环及氨基酸代谢	[30]

生物模型	受试药剂	检测平台	主要结果	参考文献
小鼠	啶酰菌胺、克菌丹、毒死蜱、硫菌灵、噻虫啉和福美锌联合暴露	NMR	小鼠肝脏产生了氧化应激,并且肠道微生物群受到影响	[31]
	甲霜灵和精甲霜灵	NMR	精甲霜灵对尿液的代谢轮廓造成了更明显的扰动	[15]
	α-硫丹、β-硫丹和硫丹硫酸盐	NMR	β-硫丹对睾丸的代谢轮廓造成了更为严重的干扰	[47]
	(＋)-戊菌唑、(－)-戊菌唑	LC-MS	(－)-戊菌唑对血清的代谢轮廓造成了更强烈的影响	[33]
斑马鱼	水胺硫磷	NMR	暴露于水胺硫磷导致体内乳酸盐、肌酸和牛磺酸含量降低	[34]
	霜霉威	GC-MS	糖脂代谢,氨基酸代谢和核苷酸代谢受到了影响	[35]
	抑霉唑	GC-MS	糖酵解,氨基酸代谢和脂质代谢受到影响	[36]
	己唑醇和氟环唑(单体)	NMR	同一农药的两种对映体之间的毒性机制存在差异	[37]
斑马鱼(仔鱼)	氟酰胺	NMR	能量代谢,氨基酸代谢,核苷酸代谢,脂质和脂肪酸代谢受到了影响	[38]
蚯蚓	氟啶虫胺腈	LC-MS	能量代谢和尿素循环受到激活而核苷酸代谢受到抑制	[39]
	吡虫啉	NMR	破坏了蚯蚓体内的代谢轮廓	[40]
	莠去津	NMR	ATP合成受到抑制	[41]
	甲霜灵和精甲霜灵	NMR	蚯蚓代谢轮廓受到了不同程度的扰动,特别是三羧酸循环和尿素循环	[42]
	百菌清	NMR LC-MS	体腔液是蚯蚓最敏感的基质,体腔液中谷氨酰胺水平的增加可以作为生物标志物	[43]
体外培养细胞(茶树细胞)	噻虫嗪	GC-MS LC-MS	细胞的丙氨酸,天冬氨酸和谷氨酸代谢途径受到了影响	[44]
体外培养细胞(大鼠原代肝细胞)	DDT和氯菊酯	GC-MS	肝坏死和炎症相关的代谢物发生改变,此外DDT还导致了雌激素效应相关代谢物的增加	[45]
体外培养细胞	环丙唑醇、氟环唑和咪鲜胺	GC-MS	证实了三唑类的浓度加和效应	[46]
体外培养细胞	(S)-马拉硫磷和(R)-马拉硫磷	LC-MS	(S)-马拉硫磷导致了更明显的氨基酸代谢紊乱与促炎反应	[47]
鸡	α-氯氰菊酯	LC-MS	脂质代谢产生了紊乱	[48]

生物模型	受试药剂	检测平台	主要结果	参考文献
铜绿微囊藻	硫酸铜、过氧化氢和过氧化碳酸钠	GC-MS LC-MS	三种杀藻剂都导致了铜绿微囊藻的氧化应激，$CuSO_4$ 导致了藻毒素的大量释放	[49]
大型溞	二嗪磷、马拉硫磷和双酚 A	NMR	能量代谢受损	[50]

1. 代谢组学在农药对小鼠的毒理学影响中的研究

农药对哺乳动物的毒理学影响的研究大多采用小鼠为模型，有研究者采用 LC-MS 分析平台分析了吡喹酮在小鼠体内的代谢途径。口服暴露 24h 后检测小鼠的尿液和粪便样品；利用 PCA 模型筛选代谢物，结果发现了许多 Ⅰ 相代谢物和 4 种新的 Ⅱ 相代谢物，根据其代谢产物判断出主要的代谢反应包括氧化、脱氢和葡糖醛酸化。有关学者还利用 NMR 和 LC-MS 平台研究了苯霜灵对小鼠的亚慢性毒性，虽然未发现苯霜灵对小鼠的体重和肝组织病理学等表观指标有影响，但是[1]H NMR 的代谢组学结果表明，苯霜灵对小鼠的能量代谢、脂质代谢、维生素 B 族代谢、尿素循环及氨基酸代谢有影响。进一步利用 LC-MS 进行靶向代谢组学研究，发现血浆中天冬酰胺上调以及组氨酸、赖氨酸和天冬氨酸显著下调。Lukowicz 等将 6 种法国常用的农药以日允许摄入量的剂量添加到小鼠饲料中喂养 52 周，利用 NMR 平台对肝脏和尿液进行了代谢组学研究。结果显示，暴露组雌性小鼠肝脏中还原性谷胱甘肽与氧化性谷胱甘肽的比率（GSH/GSSG）显著降低，意味着小鼠肝脏产生了氧化应激，而尿液中胆碱及其主要代谢物三甲胺和氧化三甲胺表现出下调，这些物质来自肠道微生物群的代谢，表明农药混合物对肠道微生物群有一定影响。同时代谢组学也被用于比较不同农药对小鼠毒理学影响的差异，比如利用 NMR 技术平台对比甲霜灵和精甲霜灵对小鼠尿液代谢轮廓的影响，结果显示，甲霜灵与精甲霜灵对小鼠尿液代谢轮廓有不同的改变，精甲霜灵影响更多的内源性代谢物。利用 NMR 技术平台研究 α-硫丹、β-硫丹和硫丹硫酸盐对小鼠睾丸的代谢组学影响，结果显示，硫丹异构体及代谢产物影响了小鼠类固醇的合成和能量代谢，并且 β-硫丹造成了更为严重的干扰。利用基于 LC-MS 的血清靶向代谢组学显示，相比于（＋）-戊菌唑，暴露于（－）-戊菌唑会导致小鼠更严重的代谢紊乱。利用代谢组学研究农药对小鼠的毒理学影响有助于预测农药对哺乳动物的潜在毒性，便于其毒理机制的研究。

2. 代谢组学在农药对斑马鱼的毒理学影响中的研究

斑马鱼也是农药环境毒理学研究中常用的生物模型之一，斑马鱼是一种淡水硬骨鱼，易于饲养、繁殖力强，其胚胎易于获得且呈透明状。采用基于 NMR 技术的代谢组学方法研究了水胺硫磷对斑马鱼的影响，结果表明水胺硫磷可导致斑马鱼体内乳酸盐、肌酸和牛磺酸含量的减少；另一研究表明，霜霉威暴露下雄性斑马鱼肝脏总甘油三酯水平上升，利用基于 GC-MS 的肝脏代谢组学发现，霜霉威暴露导致斑马鱼体内葡萄糖和脂质代谢、氨基酸代谢和核苷酸代谢发生了显著变化。利用基于 GC-MS 的代谢组学发现，斑马鱼暴露于抑霉唑下，其糖酵解、氨基酸代谢和脂质代谢受到影响；而己唑醇和氟环唑对映体的暴露改变了斑马鱼的能量代谢、脂质代谢和氨基酸代谢，且同一农药的两种对映体之间的毒性机制存在差异。氟酰胺可造成斑马鱼仔鱼甲状腺内分泌紊乱，通过代谢组学研究发现其能量、氨基酸、核苷酸、脂质和脂肪酸代谢产生了改变。目前在农药对鱼类的毒理学影响方面主要以斑马鱼为模式生物，但斑马鱼为受试生物所需样品量较大，且对农药的反应不灵敏，因此应着重利用代谢组学研究农药对斑马鱼胚胎和仔鱼的毒理学影响。

3. 代谢组学在农药对蚯蚓的毒理学影响中的研究

农药对土壤的污染常用蚯蚓作为模式生物进行生物评价，蚯蚓是土壤生态系统中的关键成员，大约占土壤动物生物量的 80%。通过代谢组学评估土壤中氟啶虫胺腈对蚯蚓的毒性，蚯蚓的能量代谢和尿素循环受到激活，核苷酸代谢受到抑制，结果可能导致 DNA 损伤；利用基于 ^{1}HNMR 的代谢组学评估吡虫啉对蚯蚓代谢轮廓的破坏作用，蚯蚓体内代谢物水平表现为非线性改变，而莠去津可导致蚯蚓 ATP 合成受抑制；此外，研究人员发现甲霜灵和精甲霜灵对蚯蚓的代谢轮廓产生了不同程度扰动，主要是三羧酸循环和尿素循环；Griffith 等评估了百菌清对蚯蚓的毒性影响，结果表明，全蚯蚓、体腔细胞及体腔液的代谢轮廓有所改变，体腔液是蚯蚓最敏感的基质，其中谷氨酰胺水平的增加可以作为生物标志物。农药使用后易对土壤造成污染，应用代谢组学研究农药对蚯蚓的毒理学影响，可寻找生物标志物，进而预测农药对土壤的污染水平。

4. 代谢组学在农药对体外培养细胞的毒理学影响中的研究

体外细胞模型可以用来评估农药的细胞毒性，在体外反映农药的毒理学效应，有助于探索农药毒性机制。具有快速、高通量、减少动物试验、易于探究机理等优点，广泛应用于农药毒理学研究领域。噻虫嗪在茶树细胞中的代谢过程影响了茶树细胞的丙氨酸、天冬氨酸和谷氨酸的代谢途径；利用 GC-MS 技术平台研究 DDT 和氯菊酯对大鼠原代肝细胞的毒性，DDT 和氯菊酯会引起氨基酸和与肝坏死和炎症相关的代谢物 α-酮戊二酸、精氨酸和 2-羟基丁酸的改变，并影响谷胱甘肽途径和三羧酸循环。DDT 暴露可导致雌激素效应相关的代谢物如苯甲酸盐、癸酸盐、辛酸盐、棕榈酸盐、硬脂酸盐和十四烷酸盐的显著增加；此外，有研究者利用转录组学和代谢组学评估了三唑类杀菌剂的混合毒性及体外毒性效应，证实了其浓度加和效应；有研究者还利用 LC-MS 平台研究了马拉硫磷对映体对 HepG2 细胞的毒性，结果发现，(S)-马拉硫磷产生的代谢扰动比 (R)-马拉硫磷更明显，导致更明显的氨基酸代谢紊乱和促炎反应。体外细胞模型的应用排除了生物体内复杂因素的影响，易于进行基因编辑等操作，便于进行机制研究，将是未来代谢组学发展的方向。

5. 代谢组学在农药对其他生物的毒理学影响中的研究

代谢组学在农药对其他生物的毒理学影响中也有所应用。常见的有利用 LC-MS 研究 α-氯氰菊酯对新生小鸡的影响，对其血浆进行分析，结果发现小鸡的脂质代谢产生了紊乱；利用基于 GC-MS 和 LC-MS 的代谢组学技术研究了 3 种常用的杀藻剂对铜绿微囊藻的影响，结果表明 $CuSO_4$ 具有最强的除藻效果，但导致了藻毒素的大量释放，而 3 种杀藻剂都导致了铜绿微囊藻的氧化应激；采用基于 ^1H NMR 平台的代谢组学方法研究了二嗪磷、马拉硫磷和双酚 A 对大型溞的毒性效应，结果表明大型溞在暴露后能量代谢受损。总而言之，多种生物模型在农药环境毒理学中广泛应用，在农药环境毒理领域发挥重要作用。

四、代谢组学在农药安全性风险评估中的应用实例

目前农林牧渔业生产中的兽药、鱼药、农药及其生产过程中的自然代谢毒物，给农产品质量安全带来严重隐患。我国农产品质量安全风险评估研究中主要针对的是渔药、兽药及部分农药的母体化合物的残留分析，而对于农药、鱼药和兽药及其代谢产物在水产品中的风险评估的研究尚未见报道。

民以食为天，食以安为先，目前渔业生产中的兽药、鱼药、农药及其生产过程中的自然代谢毒物，给水产品质量安全带来严重隐患。拟除虫菊酯类农药广泛运用于农业、林业和渔业生产中，是传统的有机磷和有机氯水产杀虫剂的理想替代品，渔业生产中常用拟除虫菊酯农药杀灭寄生虫，运用最广的主要有甲氰菊酯、联苯菊酯、三氟氯氰菊酯、氯氰菊酯和溴氰菊酯等；其进入养殖水体会导致水生态系统结构和功能的改变，因其不正当使用导致拟除虫菊酯农药在水生生物中富集，并通过食物链进入水产品和人体，给人们生命健康带来严重威胁；拟除虫菊酯类农药对哺乳动物的生殖、免疫和心血管等多个系统具有明显的毒副作用，溴氰菊酯能引起哺乳动物遗传物质的改变，具有一定的致突变性。日本肯定列表规定水产品中氯氰菊酯最大残留量为 $10\mu g/kg$，溴氰菊酯最大残留量为 $10\mu g/kg$，欧盟规定了水产品中氯氰菊酯的最高残留限量为 $50\mu g/kg$，溴氰菊酯为 $10\mu g/kg$，我国在农业部 235 号公告中也明确规定鱼肌肉中溴氰菊酯最大残留量为 $30\mu g/kg$。目前我国水产品质量安全方面的研究主要集中在渔药、兽药及部分已被禁用的有机氯农药中，而对目前仍在大量使用的有机磷、拟除虫菊酯及其他有机氯类农药的关注较少。我国水产品质量安全风险评估研究中主要针对的是渔药、兽药及部分农药的母体化合物的残留分析，而对于农药、鱼药和兽药及其代谢产物在水产品

中的风险评估的研究尚未见报道,水产品中拟除虫菊酯类农药的风险评价大多基于母体化合物的毒性数据方面,对其代谢产物在水产品中的质量安全风险评估方面尚处于未知状况,有研究指出拟除虫菊酯类农药的部分代谢产物或环境中的降解产物的 $\lg K_{ow}$ 比母体化合物的更高,代谢产物比母体化合物更加稳定,在环境中更加持久,可能对环境和人体更具危害性,因此进行水产品中拟除虫菊酯农药及其代谢物的风险评估具有更重要的现实意义。本研究以我国养殖和出口较多的罗非鱼为研究对象,采用代谢组学方法研究拟除虫菊酯农药在罗非鱼体内的残留及代谢状况,并对其潜在风险进行评估;建立拟除虫菊酯农药在罗非鱼体内的代谢组学分析方法,明确拟除虫菊酯类农药在罗非鱼体内的代谢产物;同时研究不同剂量农药对鱼体内源代谢物的影响,筛选出拟除虫菊酯类农药在罗非鱼体内的代谢标志物,明确代谢标记物与母体化合物间的量效关系,将此类标志物作为指示物为风险评估预警监督提供预知平台,为水产品质量安全风险评估提供更加全面可靠的科学依据,为农药及其代谢物在水产品中的风险评估及其毒理学研究提供前期理论基础,为今后水产品质量安全风险评估研究提供新的思路和方法。

随着科技的日新月异、国际经济和食品贸易的全球化发展以及人们生活水平的不断提高,人们对食品安全的要求越来越高。水产品是人类日常生活中不可少的一大类食物,然而近些年来的水产品质量安全问题引起了世界人民的关注和重视,随着人民生活水平的不断提高,人们逐渐要求水产品无公害生产和销售。我国水产养殖规模较大,养殖密度较高,因此水产动物病害较重,而养殖户对鱼药的使用不合理,且往往滥用鱼药,导致水产品药物残留引起的水产品质量安全问题越来越严重。目前罗非鱼是我国养殖和出口最大的淡水水产品,其养殖区域主要分布于华南的广东、广西、福建等地,且发展迅猛,同时也带动着种苗、饲料、加工贸易等相关行业的发展。近年来欧美等发达国家对水产品贸易的质量安全要求越来越严格,纷纷制定了其限量标准,为了打破贸易壁垒,满足出口要求,进行拟除虫菊酯类农药在罗非鱼中的质量安全风险评估研究具有重要的现实意义。

水产中甲壳动物寄生虫病是我国水产养殖中最为常见的多发病,可直接引起患病鱼生长停滞或死亡,还能间接增加细菌性病害和病毒性病害的发病概率,是水产养殖中的一大难题,而拟除虫菊酯农药可以有效防治常见淡水鱼体表锚头鳋、中华鳋、鱼虱等甲壳类寄生虫,因此在水产养殖中广泛使用。在水生态系统中拟除虫菊酯农药具有亲脂性和环境持久性,能够被藻类、大型溞和鱼、虾等水生生物吸收,拟除虫菊酯对鱼类等水生生物毒性很高,LC_{50} 常在 $\mu g/L$ 级。拟除虫菊酯类农药属于神经毒剂,主要是抑制突触膜上的 ATPase,延缓 Na^+ 通道的关闭时间,使开放的 Na^+ 通道数量增加,使 ACh 等神经递质大量聚集在突触后膜,表现为神经兴奋的过表达。如黄鳝在溴氰菊酯暴露下会表现出狂游、撞击、身体扭曲和强烈抽搐等典型神经中毒症状。有研究报道拟除虫菊酯类农药可能存在 AChE、mAChR 或 nAChR 等靶标位点,其毒性效应对动物有同等重要的影响。

目前国内外对拟除虫菊酯的研究主要集中在其毒性方面和拟除虫菊酯类农药的残留检测方面，国外有关拟除虫菊酯在鱼类中的毒性的研究报道较多，Smith 等指出氯氰菊酯在大西洋蛙鱼（Salmo salar）中 96h 的 LC_{50} 为 $2.0\mu g/L$；Bradbury 等指出氯氰菊酯对鲤鱼（Cyprinus carpio）96h 的 LC_{50} 在 $0.9\sim1.1\mu g/L$ 之间；Hilal Polat 也报道了高效氯氰菊酯对古比鱼 48h 的 LC_{50} 为 $21.4\mu g/L$；Clark 研究表明氯氰菊酯对青虾（PaLaemonetes pugio）的 96h 的 LC_{50} 为 $0.016\mu g/L$。我国有关研究人员也报道拟除虫菊酯对鱼类的毒性较大，溴氰菊酯对鲤鱼和鲢鱼鱼苗均为 $0.3\mu g/L$，对草鱼 96h 的 LC_{50} 为 $2.6\mu g/L$。翟良安等还研究了溴氰菊酯对草鱼胚胎的影响，结果表明 $1.5\mu g/L$ 以上高浓度组鱼苗出膜提前，且 80% 以上畸形率高。王明学等也对溴氰菊酯对草鱼胚胎的影响进行了观察研究，发现随其浓度增大，草鱼胚胎发育过程受阻。同时有关学者还对拟除虫菊酯类农药对哺乳动物的致突变性进行了研究，牛玉杰等认为溴氰菊酯可对小鼠细胞的 DNA 造成损伤诱发细胞凋亡；溴氰菊酯还可以引起小鼠骨髓嗜多染红细胞微核率和睾丸精母细胞染色体畸变率增加；冷春梅等对罗非鱼在溴氰菊酯暴露下的基因组差异进行研究，发现溴氰菊酯在一定条件下对罗非鱼 DNA 有诱变效应。有研究表明溴氰菊酯对浮游动物、软体动物、甲壳动物和鱼类等都有很强的毒性作用，溴氰菊酯对斑马鱼、剑尾鱼和金鱼的 96h 半数致死浓度（LC_{50}）分别为 $0.45\mu g/L$、$0.75\mu g/L$、$0.34\mu g/L$。而溴氰菊酯极性很弱，20℃时在水中的溶解度仅为 $2\mu g/L$，且施用后迅速被土壤中的微生物和自然光降解，但对鱼、虾及浮游生物的影响仍不可忽视。溴氰菊酯在自然界中的降解主要是光解和水解，在碱性介质中水解主要产物是二溴菊酸钠、三苯氧基苯甲酸和氢氰酸钠（NaCN）；而光解主要降解为二溴菊酸、三苯氧基苯甲酸、氢氰酸（HCN）等，由此可知溴氰菊酯在水产养殖中对鱼类危害较大，进而通过食物链对人类健康造成重大威胁，进行其水产品中的风险评估势在必行。

国内外对拟除虫菊酯类农药研究较多的是其残留分析方法的研究，主要有气相色谱法、液相色谱法、薄层层析法，免疫分析法等。菊酯残留测定方法首先由 Simonaits 提出，用于测定玉米小麦中的苄呋菊酯；随着科技的发展建立了一系列的多残留分析方法，李晔等运用 GC-ECD 法测定浓缩果汁中 6 种拟除虫菊酯类农药，获得较高的回收率和较好的检测限；水产品中有报道采用固相萃取-毛细管电子捕获气相色谱谱测定氯氰菊酯、氰戊菊酯和溴氰菊酯的残留，可获得 78.5% ～ 100.8% 的回收率。液相色谱法也是常用的检测方法，林子俺等采用固相萃取-高效液相色谱（SPE-HPLC）同时检测 4 种蔬菜中的 5 种拟除虫菊酯类农药，获得较好的回收率。目前广泛运用的是酶联免疫分析法（ELISA），Wing 等首次将免疫分析运用于除虫菊酯农药的残留分析，骆爱兰等以间苯氧基苯甲酸为半抗原，获得对多种菊酯类农药有特异性的抗体，建立了间接竞争 ELISA 检测方法。而对于农药胁迫下水产品的代谢组学的研究尚未见报道，研究拟除虫菊酯胁迫下的代谢组信息，可以为质量安全风险评估提供更全面系统的有效数据和科学依据。

代谢组学是继基因组学、转录组学、蛋白质组学后的一门新兴学科，是系统生物学的一个重要分支，随着生物技术的不断发展，已成为国内外研究的热点。20世纪末 O. Feihn 和 J. Nicholson 两位科学家分别对植物和动物的小分子代谢物进行了大量研究和探索，在其工作基础上分别提出了代谢组学（metabolomics）和代谢组学（metabonomics）的概念。J. Nicholson 提出的代谢组学（metabonomics）研究的是生物体各种细胞整合在一起的代谢物变化，主要研究对象是生物体的体液或组织，侧重于生物体在受到外界药物、毒物或环境刺激下的代谢物谱（metabonome）的整体应激和变化的研究。代谢组学是一个整体性组学，主要有：代谢轮廓（谱）分析（metabolie profiling analysis）、代谢物靶标分析（metabolite target analysis）、代谢指纹分析（metabolic fingerprinting analysis）。经过十几年的研究，代谢组学主要在医学方面显现出巨大潜力，如人类疾病的早期诊断、药物毒理与安全性评价等，本研究主要致力于拟除虫菊酯农药胁迫下的毒理与安全性评价研究，从而进行水产品质量安全风险评估，为水产品质量安全风险评估的研究提供一种新的研究思路和方法。

代谢组学是一门发展迅速的年轻学科，其发展潜力难以估计，是目前研究的热点领域。起初主要是在药物毒理方面的研究，运用代谢组学寻找肝、肾等器官毒性的代谢标记物。代谢组学的最终目标是定性和定量测定生物体对病理生理刺激和基因改变时引起的动态代谢应答，是基因功能和药物毒性研究的新技术。可以评价药物毒性和生理变化，Nicholson 的研究团队利用核磁共振技术在药物的毒理评价方面做了大量研究，建立了一整套的代谢组学研究平台。在此研究平台上所进行的项目（the consortium for metabonomics toxicology，COMET）旨在研究新药毒理。在我国代谢组学主要用于中药毒理的研究，上海交通大学贾伟教授等人利用色谱质谱联用的代谢组学分析方法研究了关木通、雷公藤等中药对大鼠的毒性作用。

代谢组学研究中样品前处理是一个重要的研究内容，直接影响代谢组学分析结果。在代谢组学分析中样品前处理和分析过程要尽量保留样品中尤整的代谢物组学分信息，因此样品前处理在代谢组学分析中尤为重要。在代谢组学分析中新的前处理方法的研究也是近年来研究的热点和重点，在样品前处理过程中加入叠氮钠可以防止细菌污染样品；在色谱质谱分析方法研究中，采用相转移技术能够有助于分析物与离子对试剂形成离子对，可以提高衍生化效率。在尿液样品的处理中，运用尿素酶分解尿液中的尿素，可以分析出更多的信息，准确度更高。代谢组学发展至今其分析方法主要有核磁共振和色谱质谱联用技术，其中核磁共振（NMR）技术主要运用于代谢化合物的结构鉴定。NMR 技术具有无损伤性，不会对分析样品的结构和性质造成损坏，能在接近生理条件的环境下进行试验，在限定的温度和酸碱条件下可进行实时和动态的检测，可进行灵活多样性分析。但NMR 灵敏度较质谱低，难以检测相对丰度较低的代谢物质。而质谱技术也因其高灵敏度和专属性在代谢组学研究中脱颖而出倍受青睐；另外超高效液相色谱/高分辨飞行时间质谱（UPLC/TOF-MS）同样也为代谢组学研究提供了样品分析的新技术新方案。色谱质谱技术在代谢分析中可以对复杂样品进行高通量、原位和非破坏性分析，从而获得更加全面和直接的样品信息。全自动亲水色谱柱/反相色谱柱加和转换的液质联用体系的成功开发，使大极性的化合物得到成功分离，增加了代谢分析信息量，对研究对象的代谢情况获得更全面和准确的衡量。这种液质联用体系可用于复杂生物样品的分析，对极性范围较宽的化合物具有较好的分离能力。另外在 TOF-MS 基础上研发出来的飞行距离质谱（DOF-MS），因其不但具有与 TOF-MS 一致的优点，还提高了信噪比和动态学应用范围，而在代谢组学分析中也具有广阔的运用前景。利用色谱的分离作用和质谱的鉴定作用可以对代谢物进行准确的定量和快速的定性分析，因此色谱质谱联用技术成为当今代谢组学分析中最重要也是运用最为广泛的分析技术。随着科技的不断发展，分析仪器也在日新月异的改变，仪器灵敏度的提高和效率的提高为代谢组学分析提供了更好的分析检测平台，代谢组分的复杂多样性决定了更加精密和实用的分析仪器的开发。GC-MS 是代谢组学分析检测的一种手段，现有技术已经成熟，适合分析大量样品，能够捕获更多的生物学相关信息。GC-MS 在一次分析中可以同时检测不同类型的代谢物，气相色谱质谱联用具有较高的灵敏度和分辨率，并具备可供参考比对的标准谱图库，能够方便对代谢物进行鉴定分析。因此基于 GC-MS 的拟除虫菊酯农药在水产品中的代谢组分析方法的建立对研究有害物质对水产品的危害及残存和代谢情况具有重要的现实意义，更能全面地评价母体化合物及其代谢产物在水产品中的安全性和潜在风险。通过建立的可靠方法进行代谢组学分析，可以得到准确和全面的药物残留信息，是进行水产品质量安全风险评估的前提。

目前为止代谢组学的研究在水产品方面未见报道，尤其是将代谢组学运用于水产品质量安全风险评估方面，采用代谢组学方法作为水产品质量安全风险评估方法是一个全新的研究领域，运用代谢组学方法进行水产品质量安全风险评估，明确有毒有害物质胁迫下的水产品代谢组信息，有助于更好地确定有害物质的存在情况和存在状态；可以通过建立代谢谱模型等进行更全面的安全性评价，可获得农药在水产品中的代谢产物及一种或几种农药在水产品中的代谢标志物，可将此类标志物作为指示物进行质量安全风险评估模型的建立，获得的基于代谢组学的质量安全风险评估模型将更准确、更全面、更可靠。对于拟除虫菊酯类农药胁迫下的水产品代谢组学分析方法及其代谢组学研究有待深入。研究其在水产品中的代谢组信息可以为科学指引安全消费提供有效依据，并为质量安全风险评估提供新的研究方向和思路，为未来水产品质量安全风险评估的研究提供借鉴。

参 考 文 献

[1] Teng M M，Zhou Y M，Song M，et al. Chronic toxic effects of flutolanil on the liver of zebrafish(Danio re-

rio). Chem Res Toxicol, 2019, 32(6): 995-1001.

[2] Bouhifd M, Hartung T, Hogberg H T, et al. Review: toxicometabolomics. J Appl Toxicol, 2013, 33(12): 1365-1383.

[3] Andersen M E, Krewski D. Toxicity testing in the 21st century: bringing the vision to life. Toxicological Sciences: An Official Journal of the Society of Toxicology, 2009, 107(2): 324-330.

[4] 卢大胜, 薛黎明, 冯超, 等. 代谢组学在毒理学研究中的应用. 环境与职业医学, 2018, 35(9): 855-860.

[5] 杨军, 宋硕林, Jose C P, 等. 代谢组学及其应用. 生物工程学报, 2005, 21(1): 1-5.

[6] Dettmer K, Aeonov P A, Hammock B D. Mass spectrometry-based metabolomics. Mass Spectrom Rev, 2007, 26(1): 51-78.

[7] Nicholson J K, Lindon J C, Holmes E. 'Metabonomics': understanding the metabolic responses of living systems to pathophysiological stimuli via multivariate statistical analysis of biological NMR spectroscopic data. Xenobiotica, 1999, 29(11): 1181-1189.

[8] Fiehn O, Kopka J, Dormann P, et al. Metabolite profiling for plant functional genomics. Nature Biotechnology, 2000, 18(11): 1157-1161.

[9] Nicholson J K, Wilson I D. Understanding 'Global' systems biology: metabonomics and the continuum of metabolism. Nat RevDrug Discov, 2003, 2(8): 668-676.

[10] Sumner L W. Current status and forward looking thoughts on LC/MS metabolomics//Plant Metabolomics. Springer Berlin Heidelberg, 2006.

[11] Li A P, Li Z Y, Sun H F, et al. Comparison of two different astragaliradix by a ^{1}H NMR-based metabolomic approach. J Proteome Res, 2015, 14(5): 2005-2016.

[12] 马丽华, 杨宏静, 徐晓艳, 等. 代谢组学研究进展. 现代医药卫生, 2017, 33(17): 2636-2639.

[13] Wishart D S. Quantitative metabolomics using NMR. Trac Trends Anal Chem, 2008, 27(3): 228-237.

[14] 赵洁妤. 基于 CE-MS 的代谢组学分析新方法及其在烟叶研究中的应用. 大连: 大连理工大学, 2016.

[15] 张平. 几种农药在动物模型中立体选择性降解及代谢组学研究. 北京: 中国农业大学, 2016.

[16] Crockford D J, Holmes E, Lindon J C, et al. Statistical heterospectroscopy, an approach to the integrated analysis of NMR and UPLC-MS data sets: application in metabolomics toxicology studies. Anal Chem, 2006, 78(2): 363-371.

[17] Miao J Y, Wang D Z, Yan J, et al. Comparison of subacute effects of two types of pyrethroid insecticides using metabolomics methods. Pestic Biochem Physiol, 2017, 143: 161-167.

[18] 王瑶. 三种三唑类手性农药在斑马鱼体内的生物富集行为和毒性效应研究. 北京: 中国农业大学, 2017.

[19] Wang D Z, Zhu W T, Chen J, et al. Neonatal triphenyl phosphate and its metabolite diphenyl phosphate exposure induce sex- and dosedependent metabolic disruptions in adult mice. Environ Pollut, 2018, 237: 10-17.

[20] Waters N J, Waterfield C J, Farrant R D, et al. Metabonomic deconvolution of embedded toxicity: application to thioacetamide hepato and nephrotoxicity. Chemical Research in Toxicology, 2005, 18(4): 639-654.

[21] Bundy J G, Spurgeon D J, Svendsen C, et al. Earthworm species of the genus Eisenia can be phenotypically differentiated by metabolic profiling. FEBS Letters, 2002, 521(1): 115-120.

[22] Spann N, Aldridge D C, Griffin J L, et al. Size-dependent effects of low level cadmium and zinc exposure on the metabolome of the Asian clam, Corbicula fluminea. Aquatic Toxicology, 2011, 105(3/4): 589-599.

[23] Geng N B, Zhang H J, Zhang B Q, et al. Effects of short-chain chlorinated paraffins exposure on the viability and metabolism of human hepatoma HepG2 cells. Environmental Science & Technology, 2015, 49

(5): 3076-3083.

[24] O'Kane A A, Chevglier O P, Graham S F, et al. Metabolomic profiling of in vivo plasma responses to dioxin-as-sociated dietary contaminant exposure in rats: implications for identification of sources of animal and human exposure. Environmental Science & Technology, 2013, 47(10): 5409-5418.

[25] Scanes C G, Mcnabb F M A. Avian models for research in toxicology and endocrine disruption. Avian & Poul Biolog Rev, 2003, 14(1): 21-52.

[26] Viant M R, Pincetich C A, Hinton D E, et al. Toxic actions of dinoseb in medaka(Oryzias latipes) embryos as determined by in vivo ^{31}P NMR, HPLC-UV and ^{1}H NMR metabolomics. Aquat Toxicol, 2006, 76 (3/4): 329-342.

[27] 许国旺, 杨军. 代谢组学及其研究进展. 色谱, 2003, 21(4): 316-320.

[28] 王全军. 利用毒理基因组和代谢组学技术研究 Z24 的毒理机制. 北京: 中国人民解放军军事医学科学院, 2004.

[29] 王会平, 梁宇杰, 龙鼎新, 等. 尿液代谢组学用于两种农药单独及复合染毒对大鼠亚慢性毒性作用的研究//中国毒理学会生化与分子毒理专业委员会第六届全国学术会议、中国毒理学会遗传毒理专业委员会第五届全国学术会议、广东省预防医学会卫生毒理专业委员会学术会议、广东省环境诱变剂学会学术会议论文集. 2008: 276-277.

[30] Wang X R, Wang D Z, Zhou Z Q, et al. Subacute oral toxicity assessment of benalaxyl in mice based on metabolomics methods. Chemosphere, 2018, 191: 373-380.

[31] Lukowicz C, Ellero-Simatos S, Régnier M, et al. Metabolic effects of a chronic dietary exposure to a low-dose pesticide cocktail in mice: sexual dimorphism and role of the constitutive and rostane receptor. Environ Health Perspect, 2018, 126(6): 067007.

[32] 张平. 几种农药在动物模型中立体选择性降解及代谢组学研究. 北京: 中国农业大学, 2016.

[33] Meng Z Y, Liu L, Jia M, et al. Impacts of penconazole and its enantiomers exposure on gut microbiota and metabolic profiles in mice. J Agric Food Chem, 2019, 67(30): 8303-8311.

[34] Jia M, Wang Y, Teng M M, et al. Toxicity and metabolomics study of isocarbophos in adult zebrafish (Danio rerio). Ecotoxicol Environ Saf, 2018, 163: 1-6.

[35] Zhang R, Pan Z H, Wang X Y, et al. Short-term propamocarb exposure induces hepatic metabolism disorder associated with gut microbiota dysbiosis in adult male zebrafish. Acta Biochim et Biophys Sin, 2019, 51(1): 88-96.

[36] Jin C Y, Luo T, Zhu Z H, et al. Imazalil exposure induces gut microbiota dysbiosis and hepatic metabolism disorder in zebrafish. Comp Biochem Physiol Part C: Toxicol Pharmacol, 2017, 202: 85-93.

[37] Jia M, Wang Y, Wang D Z, et al. The effects of hexaconazole and epoxiconazole enantiomers on metabolic profile following exposure to zebrafish(Danio rerio) as well as the histopathological changes. Chemosphere, 2019, 226: 520-533.

[38] Teng M M, Zhu W T, Wang D Z, et al. Acute exposure of zebrafish embryo(Danio rerio) to flutolanil reveals its developmental mechanism of toxicity via disrupting the thyroid system and metabolism. Environ Pollut, 2018, 242: 1157-1165.

[39] Fang S, Zhang Y Z, You X W, et al. Lethal toxicity and sublethal metabolic interference effects of sulfoxaflor on the earthworm(Eisenia fetida). J of Agric Food and Chem, 2018, 66(45): 11902-11908.

[40] Dani V D, Lankadurai B P, Nagato E G, et al. Comparison of metabolomic responses of earthworms to sub-lethal imidacloprid exposure in contact and soil tests. Environ Sci and Pollut Res, 2019, 26(18): 18846-18855.

[41] Dani V D, Simpson A J, Simpson M J. Analysis of earthworm sublethal toxic responses to atrazine expo-

sure using ^{1}H nuclear magnetic resonance(NMR)-based metabolomics. Environ Toxicol Chem，2018，37（2）：473-480.

[42] Zhang R K，Zhou Z Q. Effects of the chiral fungicides metalaxyl and metalaxyl-M on the earthworm Eisenia fetida as determined by ^{1}H-NMR-based untargeted metabolomics. Molecules，2019，24(7)：1293.

[43] Griffith C M，Thai A C，Larive C K. Metabolite biomarkers of chlorothalonil exposure in earthworms，coelomic fluid，and coelomocytes. Sci Total Environ，2019，681：435-443.

[44] Ge G Q，Jiao W T，Cui C J，et al. Thiamethoxam metabolism and metabolic effects in cell suspension culture of tea(*Camellia sinensis* L.). J Agric Food Chem，2019，67(26)：7538-7546.

[45] Jellali R，Gilard F，Pandolfi V，et al. Metabolomics-on-achip approach to study hepatotoxicity of DDT，permethrin and their mixtures. J Appl Toxicol，2018，38(8)：1121-1134.

[46] Seeger B，Mentz A，Knebel C，et al. Assessment of mixture toxicity of(tri) azoles and their hepatotoxic effects in vitro by means of omics technologies. Arch Toxicol，2019，93(5)：2321-2333.

[47] Yan J，Xiang B，Wang D Z，et al. Different toxic effects of racemate, enantiomers, and metabolite of malathion on HepG2 cells using high-performance liquid chromatography-quadrupole-time-offlight-based metabolomics. J Agric Food Chem，2019，67(7)：1784-1794.

[48] Liu X K，Liu C，Wang P，et al. Distribution, metabolism and metabolic disturbances of alpha-cypermethrin in embryo development，chick growth and adult hens. Environ Pollut，2019，249：390-397.

[49] Zhang H，Meng G，Mao F J，et al. Use of an integrated metabolomics platform for mechanistic investigations of three commonly used algaecides on cyanobacterium Microcystis aeruginosa. J Hazard Mater，2019，367：120-127.

[50] Nagato E G，Simpson A J，Simpson M J. Metabolomics reveals energetic impairments in Daphnia magna exposed to diazinon, malathion and bisphenol-A. Aquat Toxicol，2016，170：175-186.

[51] 张征，李今，梁威，等. 拟除虫菊酯杀虫剂对水生态系统的毒性作用. 长江流域资源与环境，2006，15（1）：125-129.

[52] 李海屏. 杀虫剂新品种开发进展及特点. 江苏化工，2004，32(1)：6-11.

[53] 刘寿民，石晓琪，曹亚芬，等. 拟除虫菊酯类农药. 农林园地，2002(66)：1-2.

[54] 邹明强. 农药与农药污染. 大学化学，2004，16(6)：1-8.

[55] 李家乐，李思发. 中国大陆尼罗罗非鱼引进及其研究进展. 水产学报，2001，25(1)：6.

[56] 胡春容. 拟除虫菊酯农药的毒性研究进展. 毒理学杂志，2005(3)：239-241.

[57] 黄建勋，梁丽燕，陈润涛，等. 溴氰菊酯致突变性试验研究和评价. 卫生毒理学杂志，2001(4)：234-236.

[58] Commission Regulation(EC) No 2162/2001 of 7 November 2001. Official Journal of the European Communities, L291：9-12.

[59] 葛志荣. 食品中农业化学品残留限量. 北京：中国标准出版社，2006.

[60] 赵玉琴，李丽娜，李建华.常见拟除虫菊酯和有机磷农药对鱼类的急性及其联合毒性研究. 环境污染与防治，2008，30(11)：53-57.

[61] Belfroid A C，Drunen M V，Beek M A，et al. Relative risks of transformation products of pesticides for aquatic ecosystems. Sci Total Environ，1998，222：167-183.

[62] Tyler C R，Beresford N，Vander W M，et al. Metabolism and environmental degradation of pyrethroid insecticides produce compounds with endocrine activities. Environmental Toxicology and Chemistry，2000，19(4)：801-809.

[63] Sinclair C J，Boxall A B. Assessing the ecotoxicity of pesticide transformation products. Environ Sci Technol，2003，37：4617-4625.

[64] 邸刚. 关于我国罗非鱼产业化发展的探讨. 中国渔业经济，2002(4)：17-18.

[65] Das B K, Mukhejee S C. Toxicity of cypermethrin in Labeo rohita fingeriings: biochemical, enzymatic and haematological consequences. Comparative Biochemistry and Physiology Part C: Toxicology & pharmacology, 2003, 134(1): 109-121.

[66] 王朝晖, 尹伊伟, 林小涛, 等. 拟除虫菊酯农药对水生态系统的生态毒理学研究综述. 暨南大学学报(自然科学版), 2000, 21(3): 123-127.

[67] Vijverberg H P, Bercken J D. Neuro toxicological effects and the mode of action of pyrethroid insecticides. Critical Reviews in Toxicology, 1990, 21(2): 105-126.

[68] 向枭, 周维禄, 王小艳, 等. 甲氰菊酯对黄鳝的急性毒性试验. 内陆水产, 2002, 12: 10-11.

[69] Jiang J I. Advances on the study of molecular toxicology of pyrethroid insecticides. Entomological Knowledge, 1989, 26(1): 48-53.

[70] Smith T M, Stratton G W. Effects of synthetic pyrethroid insecticides on non-target organisms. Residue Rev, 1986, 97: 93-119.

[71] Bradbury S P, Coats J R. Comparative toxicology of the pyrethroid insecticides. Rev Environ Contarn Toxicol, 1989, 8: 133-177.

[72] Hilal P, Figen U E, Rukiye V, et al. Investigation of acute toxicity of beta-cypermethrin on guppies *Poecilia reticulata*. Chemosphere, 2002, 49: 39-44.

[73] Clark J R, Patrick J M, Moore J C, et al. Waterborne and sediment-source toxicities of six organic chemicals to grass shrimp(*Palaemonetes pugio*) and amphioxus(*Branchiostoma* caribaeum). Arch Environ Contam Toxicol, 1987, 16: 401-407.

[74] 龚瑞忠, 蔡道基. 拟除虫菊酯类农药对水生生物的毒性评价研究. 环境科学研究, 1988, 1(4): 39-44.

[75] 翟良安, 姚爱琴, 赵小春, 等. 溴氰菊酯对鱼类毒性的研究. 淡水渔业, 1990(4): 10-13.

[76] 王明学, 周志刚, 张财兵. 溴氰菊酯对草鱼种的急性毒性试验. 水利渔业, 1998, 97(3): 11-12.

[77] 王明学, 扶庆, 周志刚, 等. 溴氰菊酯对草鱼早期发育阶段的毒性效应. 水利渔业, 2000, 20(6): 39-40.

[78] 牛玉杰, 石年, 严红, 等. 溴氰菊酯对大鼠脑细胞 DNA 的损伤作用. 河北医科大学学报, 1999, 20(2): 65-68.

[79] 梁丽燕, 陈润涛, 唐小江, 等. 溴氰菊酯毒性和致突变性的研究. 中国职业医学, 2000, 27(2): 31-33.

[80] 冷春梅, 胡庚东, 瞿建宏, 等. 低浓度溴氰菊酯连续暴露对罗非鱼 DNA 的影响. 安全与环境学报, 2006, 6(5): 31-34.

[81] 陈良燕, 蔡道基. 溴氰菊酯农药对鱼塘浮游动物影响的研究. 中国环境科学, 1996, 16(6): 466-469.

[82] 姜双城. 溴氰菊酯对菲律宾蛤仔急性毒性研究. 福建水产, 2010, 1: 41-45.

[83] 潘厚军, 吴淑勤, 黄志凌, 等. 鱼类对有机磷和溴氰菊酯农药的敏感性研究. 淡水渔业, 2000, 30(7): 44-45.

[84] 尹伊伟, 王朝晖, 林小涛, 等. 拟除虫菊酯农药对水生生物的影响及其防护措施. 广州环境科学, 2000, 15(1): 9-13.

[85] Simonaitis R A, Cail R S. Gas-liquid chromatographic determination of resmethrin in corn, cornmeal, flour, and wheat. J Assoc Office Anal Chem, 1975, 58(5): 1032-1036.

[86] 李晔, 袁佗. 浓缩果汁中拟除虫菊酯类农药残留检测. 中国卫生检验杂志, 2008, 18(9): 74-75.

[87] 邱明, 张晶, 高平, 等. 水产品中拟除虫菊酯残留量 GC-ECD 测定. 湖北职业技术学院学报, 2007, 10(4): 99-103.

[88] 李云春, 易军, 弓振斌. 反相高效液相色谱法测定茶叶中氯氰菊酯和氰戊菊酯农药残留. 厦门大学学报, 203, 42(1): 78-82.

[89] 弓爱君, 邱丽娜, 高鹤永, 等. 高效液相色谱检测苏云金杆菌生物农药中氰戊菊酯的方法研究. 农药科学与管理, 2005, 26(5): 5-7.

［90］Baker P G，Bottomoley P. Determination of residues of synthetic pyrethroids fruit and vegetable by gas-liquid and high-performance liquid chromatography. Analyst，1982，107(2)：206-212.

［91］林子俺，龚巧燕，谢增鸿. 高效液相色谱测定蔬菜中拟除虫菊酯类农药残留. 福州大学学报(自然科学版)，2008，36(1)：122-125.

［92］Wing K D，Hanunock B D，Wustuer D A. Development of an S-bioallethrin specific antibody. J Agric Food Chem，1978，26(6)：1328-1333.

［93］骆爱兰，余向阳，张存政，等. 拟除虫菊酯类农药多残留酶免疫分析方法的建立. 中国农业科学，2005，38(2)：308-312.

［94］Jensen N，Jokumsen K V，Villadsen J. Determination of the phosphorylated sugars of the Embden-Meyerhoff-Parnas pathway in Lactococcus lactis Using a fast sampling technique and solid phase extraction. Biotechnology and bioengineering，1999，63(3)：356-362.

［95］Xie G，Zheng X，Qi X，et al. Metabonomic evaluation of melamine-induced acute renal toxicity in rats. Journal of proteome research，2009，9(1)：125-133.

［96］An Z，Chen Y，Zhang R，et al. Integrated ionization approach for RRLC-MS/MS-based metabonomics：finding potential biomarkers for lung cancer. Journal of proteome research，2010，9(8)：4071-4081.

［97］Chen Y，Zhang R，Song Y，et al. RRLC-MS/MS-based metabonomics combined with in-depth analysis of metabolic correlation network：finding potential biomarkers for breast cancer. Analyst，2009，134(10)：2003-2011.

［98］Shariff M I，Ladep N G，Cox I J，et al. Characterization of urinary biomarkers of Hepatocellular carcinoma using magnetic resonance spectroscopy in a nigerian population. Journal of proteome research，2010，9(2)：1096-1103.

［99］Wang J，Reijmers T，Chen L，et al. Systems toxicology study of doxorubicin on rats using ultra performance liquid chromatography coupled with mass spectrometry based metabolomics. Metabolomics，2009，5(4)：407-418.

［100］Ebbels T M，Keun H C，Beckonert O P，et al. Prediction and classification of drug toxicity using probabilistic modeling of temporal metabolic data：the consortium on metabonomic toxicology screening approach. Journal of proteome research，2007，6(11)：4407-4422.

［101］Chen M J，Su M M，Zhao L P，et al. Metabonomic study of aristolochic acid-induced nephrotoxicity in rats. Journal of proteome research，2006，5(4)：995-1002.

［102］Holmes E，Nicholson J K，Tranter G. Metabonomic characterization of genetic variations in toxicological and metabolic responses using probabilistic neural networks. Chemical research in toxicology，2001，14(2)：182-191.

［103］Yang J，Xu G W，Zheng Y F，et al. Strategy for metabonomics research based on high-performance liquid chromatography and liquid chromatography coupled with tandem mass spectrometry. Journal of Chromatography A，2005，1084(1)：214-221.

［104］Brown S A，Simpson A J，Simpson M J. Evaluation of sample preparation methods for nuclear magnetic resonance metabolic profiling studies with eisenia fetida. Environmental Toxicology and Chemistry，2008，27(4)：828-836.

［105］Webb-Robertson B M，Lowry D F，Jarman K H，et al. A study of spectral integration and normalization in NMR-based metabonomic analyses. Journal of pharmaceutical and biomedical analysis，2005，39(3)：830-836.

［106］Kaal E，Janssen H. Extending the molecular application range of gas chromatography. Journal of Chromatography A，2008，1184(1)：43-60.

［107］Kind T，Tolstikov V，Fiehn O，et al. A comprehensive urinary metabolomics approach for identifying kidney cancer. Analytical biochemistry，2007，363(2)：185-195.

［108］Bollard M E，Stanley E G，Lindon J C，et al. NMR-based metabonomic approaches for evaluating physiological influences on biofluid composition. NMR in Biomedicine，2005，18(3)：143-162.

［109］Yin P I，Zhao X J，Li Q R，et al. Metabonomics study of intestinal fistulas based on ultra performance liquid chromatography coupled with Q-TOF mass spectrometry(UPLC/Q-TOF MS). Journal of proteome research，2006，5(9)：2135-2143.

［110］Wiseman J M，Puolitaival S M，Takáts Z，et al. Mass spectrometric profiling of intact biological tissue by using desorption electrospray ionization. Angewandte Chemie，2005，117(43)：7256-7259.

［111］Wang Y，Wang J，Yao M，et al. Metabonomics study on the effects of the ginsenoside rg3 in a β-Cyclodextrin-based formulation on tumor-bearing rats by a fully automatic hydrophilic interaction/reversed-phase column-switching HPLC-ESI-MS Approach. Analytical chemistry，2008，80(12)：4680-4688.